Theory and Practice of
Enhanced Recovery after Surgery

加速康复外科
理论与实践

名誉主编　赵玉沛
主　　编　梁廷波
副 主 编　白雪莉

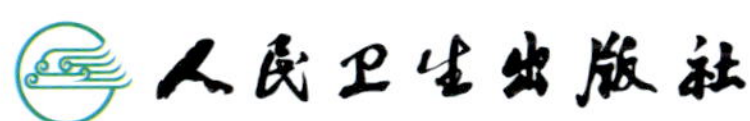
人民卫生出版社

图书在版编目（CIP）数据

加速康复外科理论与实践 / 梁廷波主编. -- 北京：人民卫生出版社，2018

ISBN 978-7-117-26396-2

Ⅰ. ①加⋯ Ⅱ. ①梁⋯ Ⅲ. ①外科手术－康复 Ⅳ. ①R609

中国版本图书馆 CIP 数据核字（2018）第 065792 号

加速康复外科理论与实践

主　　编：梁廷波
出版发行：人民卫生出版社（中继线 010-59780011）
地　　址：北京市朝阳区潘家园南里 19 号
邮　　编：100021
E - mail：pmph @ pmph.com
购书热线：010-59787592　010-59787584　010-65264830
印　　刷：三河市宏达印刷有限公司（胜利）
经　　销：新华书店
开　　本：889 × 1194　1/16　　**印张：**25
字　　数：704 千字
版　　次：2018 年 5 月第 1 版　2018 年 11 月第 1 版第 3 次印刷
标准书号：ISBN 978-7-117-26396-2/R · 26397
定　　价：129.00 元

编辑委员会

编　　委
（以姓氏笔画为序）

王　冀（浙江大学医学院附属第二医院　肝胆胰外科）
车国卫（四川大学华西医院　胸外科）
卢芳燕（浙江大学医学院附属第二医院　护理部）
白雪莉（浙江大学医学院附属第二医院　肝胆胰外科）
刘连新（哈尔滨医科大学附属第一医院　肝脏外科）
江志伟（南京军区南京总医院　普外科）
汤朝晖（上海交通大学医学院附属新华医院　普外科）
孙诚谊（贵州医科大学附属医院　普外科）
严　敏（浙江大学医学院附属第二医院　麻醉科）
杨尹默（北京大学第一医院　普外科）
杨　扬（中山大学附属第三医院　肝脏移植科）
余佩武（陆军军医大学西南医院　全军普通外科中心）
迟　强（哈尔滨医科大学附属第二医院　结直肠外科）
张太平（北京协和医院　基本外科）
陈永亮（解放军总医院　肝胆外科）
陈亚进（中山大学孙逸仙纪念医院　肝胆外科）
陈　刚（广东省人民医院　胸外科）
金静芬（浙江大学医学院附属第二医院　护理部）
周　杰（南方医科大学南方医院　肝胆外科）
郝迎学（陆军军医大学西南医院　全军普通外科中心）
荚卫东（安徽省立医院　普外科）
梁廷波（浙江大学医学院附属第二医院　肝胆胰外科）
楼文晖（复旦大学附属中山医院　普外科）
简志祥（广东省人民医院　普外科）
裴福兴（四川大学华西医院　骨科）

编写秘书　王　冀

主编简介

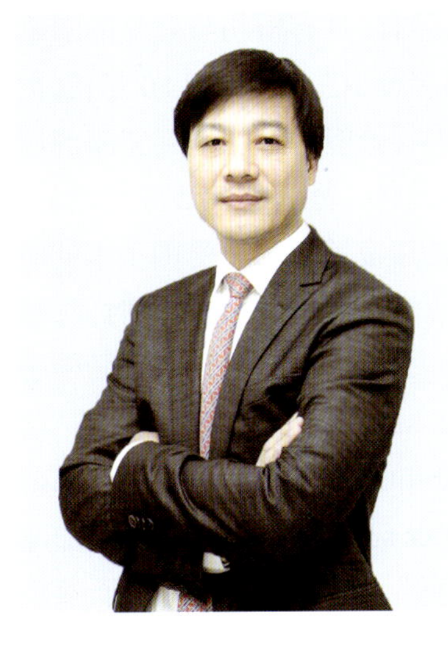

梁廷波，主任医师、教授、博士生导师，享受国务院特殊津贴。现任浙江大学医学院附属第二医院副院长、肝胆胰外科主任、器官移植中心主任，浙江省胰腺病研究重点实验室主任。为教育部长江学者特聘教授、浙江大学求是特聘教授；国家百千万人才工程“有突出贡献中青年专家”、浙江省151人才、浙江省卫生高层次人才；国家自然科学杰出青年基金获得者。

长期从事肝胆胰外科和肝脏移植的临床和基础研究，积极推行“多学科诊疗模式、术后加速康复外科策略及国际交流合作”，在国内本专业领域有较高的知名度和学术地位，擅长肝胆胰外科复杂疑难疾病和肝脏移植的治疗，尤其在肝癌、胰腺癌、胆管癌、肝内外胆管结石、门脉高压症、急慢性胰腺炎等方面有较高的造诣。

学术任职：中国研究型医院学会加速康复外科委员会主任委员、胰腺疾病专业委员会副主任委员；中国医师协会外科医师分会胆道外科学组副主任委员、胰腺病专业委员会常务委员；中华医学会外科学分会胰腺外科学组委员；中国抗癌协会肝癌专业委员会常务委员；美国外科医师协会会员（FACS）、国际肝移植协会会员（ILTS）、国际肝胆胰协会会员（IHPBA）等。担任 *Hepatobiliary & Pancreatic Diseases International (HBPD INT)*、*Chinese Medical Journal (CMJ)*、《中华外科杂志》《中华医学杂志》《中华消化外科杂志》《中国实用外科杂志》等十余种专业学术期刊的编委。

先后主持国家科技部863项目，国家自然科学基金重点项目、面上项目，浙江省科技重大专项等科研项目20余项。发表学术论文400余篇，其中以第一或通讯作者发表SCI论文86篇，分别发表在 *Hepatology*、*Cancer Research* 等期刊；主编《多学科联合诊治肝胆胰外科疑难病例精选》，参编著作13部。获国家级专利3项。以第一或主要完成人获国家科技进步二等奖、教育部科技进步一等奖、浙江省自然科学奖一等奖、浙江省医药卫生科技进步一等奖等10项。

序 一

手术治疗是外科治疗学中的一种技术，为病人去除病变，重建组织、器官，具有损伤与修复的双重性。自20世纪初，在外科治疗中重视了手术前后两阶段的处理，以求“益多害少”。20世纪80年代，更将手术前、中、后三个阶段融合为一，称为“围手术期（perioperative period）”，希望手术能达到完满的境界。1993年，丹麦外科病理生理学家Kehlet基于应激能导致下丘脑-脑垂体-肾上腺轴活性的增加，产生系列病理生理改变的理论。经循证医学与临床研究得出“手术病人的康复速度与所受围手术期应激程度成反比”，“应激越弱，康复越快”。提出优化围手术期处理，减轻应激程度，如缩短进食时间；减少放置胃管、引流管、导尿管的刺激；应用微创技术；术后早期进食活动等。经此处理，一组结直肠癌手术病人在术后2～3天即出院返家。他将这一处理程序称之为fast-track surgery（快速完成外科）。这一结果引起外科医生的兴趣，广加应用并给予多种命名，如：fast-track rehabilitation（快速完成康复）；fast-track rehabilitation in surgery（快速完成康复外科）与enhanced recovery after surgery program（术后加速康复程序）等。2006年，这一理念引入到我国后，意译为“加速康复外科”，2010年欧洲成立了学会“Enhanced Recovery after Surgery Society for Perioperative Care”，简称“ERAS”。我国于2015年成立了第一个“加速康复外科学组”，其后发展迅速，普及结直肠外科、胃外科、骨外科、心胸外科、胰腺外科、肝移植等。通过多学科的实践，证实其效果确实，降低了术后并发症的发生率，缩短了术后住院日，减少了费用，致使我国的“加速康复外科”进入了快速发展的阶段，众多学科都在学习、应用。这亟须有正确的理论指导与操作的规范化。但是现阶段在我国尚缺乏相关的资料、教材与书籍。

浙江大学医学院附属第二医院梁廷波教授组织国内有关专家编纂了这本《加速康复外科理论与实践》专著，起到了填补这方面空缺的领先作用。该书系统总结了我国不同手术学科领域近年来的工作经验、成绩，并结合国外进展，囊括了加速康复外科的发展历史、实施策略、行政管理、注意事项等。全书内容丰富，实用性强，是一本理论与实践紧密结合的参考书。

该书分为总论和各论两部分，总论中主要阐述加速康复外科的一般项目，包括围手术期的系列管理；各论中以专科疾病和专科手术为主线，紧密结合各手术特点，阐述加速康复外科的特色实践措施。该书适合我国各级医院相关人员阅读，既有普遍性，又有专科特色，对我国今后加速康复外科工作的指导具有深远的意义。

医学在不断地发展，“加速康复外科”是“围手术期处理”中的一部分，国外的学者在此基础上又做了进一步的研究，提出“围手术期外科之家（perioperative surgical home）”“围手术期医学（perioperative medicine）”等理念与措施。我诚望我国的学者，在实践“加速康复外科”的理念中加以改进、发展，使我国的外科治疗进入一个新纪元。

中国工程院院士

中国人民解放军南京总医院

序　二

加速康复外科是近年来外科学进展的标志之一，它是以精湛的外科技术为基础，以循证医学为依据，围绕努力减少病人围手术期创伤为中心的一系列优化措施。加速康复外科改变了传统的和固有的模式和方法，减少了病人围手术期的并发症，节约了医疗费用，缩短了平均住院日，减少了过度医疗行为；实现了病人、学科、医院及卫生行政管理部门的多赢，值得大力推广和深入开展。

我国的加速康复外科虽然起步晚于欧洲，但近几年来发展迅速，成绩斐然。主要表现在：理念推广广泛，各单位工作自发参与竞相开展，学会学组不断成立，跨学科交叉合作良好，基层医院各相关部门热情高涨，相关论文发表数量不断攀升，欧洲加速康复外科学会主动与我国学会进行合作等。然而，毋庸置疑的是，我国的加速康复外科仍处于初级阶段：理念尚不够开放，实施过程中也存在许多问题，原创性有影响力的研究较少，国际学术舞台上的影响力不大，相关专业书籍缺乏等。为了进一步在我国各级医院广泛推广加速康复外科工作，指导国内同行正确实施，减少和避免走弯路，提高实施中的依从性和持久性，现阶段有必要出版一本该方面的专业书籍作为指导。

浙江大学医学院附属第二医院梁廷波教授近年来在加速康复外科方面做了大量的工作，积累了不少经验，成立了相关学会，推动了我国加速康复外科的进步。最近，梁廷波教授又组织国内多位知名专家编写了这本《加速康复外科理论与实践》。我读后非常高兴，感触颇多。该书内容丰富，实践性强，既体现了近年来加速康复外科国内外最新动态和成果，又有鲜明的国内特色和中国元素，是一本适合各级医院医护人员及其管理人员参考的专著。我深信该书的出版，能够对开展或拟开展加速康复外科的单位今后工作发挥指导和示范作用，也期望我国加速康复外科工作能够尽早走向国际，为国际同行提供中国智慧和中国方案。

北京协和医院院长
中国科学院院士
中国科协副主席
中华医学会常务副会长、外科学分会主任委员

前言

加速康复外科(enhancement recovery after surgery,ERAS)是近年来医学标志性进展中的一项重要内容。20年前它始于欧洲,经过了学术界的怀疑、犹豫和争论,最终得到了大家的广泛认可和接受。ERAS效果得到了肯定,理念得到了广泛传播,各个国家的学术组织相继成立,多学科积极参与,实施学科和实施单位越来越多。我国的ERAS始于2007年,是由黎介寿院士首先把这一概念引进了国内,并在胃肠外科领域应用。然而,长期以来国内学者对此并未引起高度重视,故在其他的外科领域应用不多。近3年来,在国际大环境的影响下,国内学者又掀起了ERAS第二次高潮,积累了丰富的实践经验,取得了不少成绩,在各学科领域的推广方面取得了长足的进步。但是,在临床实际应用中,许多单位仍有颇多疑问和顾虑;在如何广泛、深入和持久地开展该项工作方面仍面临许多困难;在对ERAS的具体落实上仍缺乏行之有效的方法。针对这些问题,有必要编纂一本有关ERAS理论和实践方面的专著,以便对我国现阶段ERAS理念推广和具体临床实践进行指导。

在上述背景下及人民卫生出版社的大力支持下,中国研究型医院学会加速康复外科专业委员会组织国内优秀的专家,编写了《加速康复外科理论与实践》。编写本书的目的,一是总结和分享我国前阶段各单位各学科ERAS实施经验和成绩;二是引进国外最新的ERAS指南;三是提出ERAS今后的发展方向,最终进一步推动和提高我国ERAS工作水平和质量。该书编写人员包括普通外科、骨科、胸外科、麻醉、护理等领域的专家。全书共分总论和各论两大部分,共20章,内容覆盖了ERAS的一般性知识和各外科专科及常见手术的具体实践。编写过程中既注重国外的最新进展,又兼顾国内的自身特点和经验,故是一本中西方结合、理论实践结合、多学科交叉结合的专著。本书的读者对象是开展和计划开展ERAS学科群的医护人员、医院及其卫生行政部门的管理人员等。

鉴于目前我国ERAS在各外科专科发展的不充分、不均衡,因此本书中尚未囊括部分外科专科和具体手术方面的ERAS内容,如心脏外科、泌尿外科、神经外科、妇产科等。对我国传统特色的中医中药在ERAS的应用方面的内容也遗憾的缺失,对此我们计划在以后的再版中完善补充。

因本书是我国专家撰写的较早的一本ERAS专著,故之前的参考资料不多。由于编写时间和编写者水平所限,书中难免有错漏之处;同时,书中会涉及一些目前学术上尚有争议的内容,敬请读者在使用中提出宝贵意见,以便再版时补充更正。

在此,感谢参与本书编写各位专家付出的辛勤劳动!感谢黎介寿院士、赵玉沛院士为本书作序,并给予编写工作的指导!没有大家的共同努力,该书不可能在如此短的时间内顺利完成。谨以此书献给为我国ERAS做出贡献的所有同道。

2018年1月　杭州

目 录

第一篇 总论

第二篇　常见手术的加速康复外科实施策略

第一篇

总论

第一章 加速康复外科的历史和现状

一、加速康复外科的概念及发展历程

加速康复外科(enhanced recovery after surgery,ERAS)是基于循证医学依据提出的关于围手术期处理的一系列优化措施,其目的是减少手术病人的生理及心理创伤应激,尽可能减少手术病人的机能损伤和促进机能恢复,达到快速康复。既往又称快通道外科(fast track surgery,FTS)、加速康复路径(enhanced recovery pathways)、加速康复项目(enhanced recovery program)等。

(一) 国际发展历程

1994 年出现快通道手术(fast track)概念,最早在心脏外科提出,旨在描述冠脉搭桥术后加速康复的一组治疗措施。1997 年丹麦 Henrik Kehlet 教授报道了一组较大样本量的乙状结肠切除术病例,大多数患者在术后 2 天出院,而在其他国家和地区同类手术后住院时间普遍在 10 天以上,该研究证实通过硬膜外麻醉镇痛等多种模式能加快术后康复并减少并发症。Kehlet 教授最早提出 ERAS 概念,因而被誉为加速康复外科之父。在接下来几年里,陆续有一些报道显示,先前文献中提到的加速康复实施项目效果并不理想,因此当时在欧洲的不同医学中心加速康复外科实施项目及实施效果存在很大差异。

2002 年 Kehlet 等研究发现,通过单一的措施来减少围手术期应激反应,效果并不十分令人满意。因此,提出了通过多模式、多途径、集成综合地减少创伤及应激反应,其主要策略是优化围手术期的管理,外科、麻醉、护理等多学科应相互合作。其中最为重要的围手术期措施包括 5 项:①多模式的止痛方案,避免或减少阿片类止痛剂的使用;②避免或减少鼻胃管的使用;③术后早期下床活动;④术后早期恢复经口进食、饮水;⑤避免过多或过少地静脉输液等。随后,欧洲 6 个中心的外科医生成立了 ERAS 学组并改进了 ERAS 策略,使 ERAS 的侧重点从原来的康复速度转变成康复质量。当时的 ERAS 概念侧重于几个组成部分:①一个围绕患者的多学科团队;②多模式解决引起康复延迟和导致并发症的因素;③基于循证医学的照护策略;④持续性的改进。ERAS 在骨科、妇科、乳腺外科、泌尿外科、胸心外科等领域应用获得成功,在国际上逐渐被广泛接受并推广应用。目前,ERAS 在英国、加拿大两国已成为政府主导的临床路径。

2010 年欧洲成立了 ERAS 学会,至今已经召开了多次国际大会,制定了结直肠切除、直肠 / 盆腔手术、胃切除、胰十二指肠切除术等 ERAS 的专家共识与指南。截至 2017 年,ERAS 学会共发布了 16 个指南。ERAS 学会目前积极推广 ERAS 国际化进程,在欧洲外的许多国家建立了分支机构、网站和公开的数据登记系统。ERAS 学会是一个非营利性机构,目的是促进国际间的学术推广、交流、研究。

(二) 国内发展历程

我国的 ERAS 发展始于 2007 年,是在黎介寿院士的推动下发展起来的,主要用于胃肠道手术病人。黎介寿院士团队率先发表了有关胃癌胃切除应用 ERAS 的研究报告,相关内容在 2014 年被发表在 *The British Joruna1 of Surgery* 的国际首个胃癌胃切除应用 ERAS 的专家共识所引用。2015 年,我国成立了 ERAS 协作组,发布《结直肠手术应用加速康复外科中国专家共识(2015 版)》,在南京召开了第一届

ERAS 全国大会。同年，中国研究型医院学会肝胆胰外科专业委员会发布了《肝胆胰外科术后加速康复专家共识(2015 版)》。2016 年 2 月，中华医学会骨科学分会关节外科学组发表《中国髋、膝关节置换术加速康复——围术期管理策略专家共识》。2016 年 6 月，由普外科、麻醉科、胸心外科和神经外科专家组共同完成并发表《中国加速康复外科围手术期管理专家共识(2016)》。2016 年 3 月浙江大学医学院附属第二医院梁廷波教授牵头成立了中国研究型医院学会加速康复外科专业委员会，这是国内第一个国家级层面的有关 ERAS 委员会，该委员会在肝胆胰外科领域积极推广 ERAS 理念，获得成功，并在委员会管理下逐渐成立了肝脏、胆道、胰腺、肝脏移植、护理、麻醉、骨科、胸外科等学组，为我国的新一轮 ERAS 浪潮起到了巨大的推动作用。此后，又有几个不同协会 / 学会下面的 ERAS 委员会相继成立。区域性的加速康复外科组织也建立起来。ERAS 专家共识和专家委员会的出现极大提升了国内医务人员对 ERAS 的热情和认知，使 ERAS 理念逐渐在国内被广泛接受并深入推广起来。

二、加速康复外科现状和面临的问题

ERAS 近两年来进入了快速发展阶段，表现为概念的普及，益处显而易见，参与单位和学科越来越多，医院管理和卫生主管部门的积极推进，文章发表数量的增加，高质量的临床研究不断深入等。但发展中也存在着许多问题和争论。主要表现在以下几个方面：

(一) 国际指南的本土化

迄今为止，ERAS 国际学会所颁布的十余部指南覆盖了早期的直结肠手术到目前的胃肠和妇科肿瘤手术。国内由中华医学会肠外肠内营养学分会、中国医师协会麻醉学医师分会、中华医学会骨科学分会关节外科学组以及中国加速康复外科专家组分别颁布了各自专业 ERAS 专家共识。国内的 ERAS 专家共识所基于的文献资料主要来源于国外文章，缺乏本土化的多中心随机临床研究，证据强度和推荐力度有待加强。

(二) 实现 ERAS 是对手术操作和围手术期管理的更高要求

ERAS 能显著缩短手术患者平均住院日，降低围手术期并发症发生率，降低平均住院费用，加快床位周转，实现患者、医生、医院及政府间的共赢。然而，ERAS 的各个实施项目并不是对手术操作和围手术期管理的简单补充，而是对手术操作和围手术期管理的更高要求。ERAS 也不能解决手术缺陷本身所带来的并发症的发生，只能降低手术创伤引起的内科并发症的增加。ERAS 的实施基础是要求手术更加规范化、更加精细，创伤更小，尽量降低手术本身带来的并发症，特别是大出血、吻合口瘘、C 级胰瘘等严重并发症，才能使 ERAS 病人从中获益更多，减少 ERAS 失败。以胰腺手术为例，笔者所在单位的临床研究表明，ERAS 失败患者的外科并发症的严重程度都在 Clavein-Dindo Ⅲ级以上，换句话说，外科的缺陷不能够用 ERAS 措施来弥补，ERAS 的开展是以精准手术为前提的。临床相关性胰瘘、C 级胃排空障碍(delayed gastric emptying，DGE)和术区感染是导致胰十二指肠切除术后 ERAS 失败的最主要的并发症。这些并发症的发生，可直接导致患者进食延迟、活动受限、非计划再次手术增加、住院费用和住院时间的增加。

(三) ERAS 的评价标准不仅等于缩短平均住院日

实施 ERAS 的出院标准和传统出院标准完全一致：能进半流质饮食和排便、自由行走、停止静脉输液、口服镇痛药能有效镇痛以及病人接受出院。实施 ERAS 的本质是最大限度地减少病人的创伤和应激，加快、促进病人恢复。缩短平均住院日只是 ERAS 实施结果的一个方面。不能盲目、片面地追求缩短术后住院日，要把平均住院日和非计划二次手术和二次入院结合起来评价 ERAS 的近期效果，要明确定义 ERAS 的失败标准。ERAS 的失败并不代表治疗上的失败，失败的原因多种多样，病人的个体情况也是 ERAS 不能开展的重要因素之一，故 ERAS 的开展不能教条，不能一概而论，要结合自己的团队和病人个体情况循序渐进地开展。另外，从长远效果看，越来越多的研究表明 ERAS 与肿瘤病人的预后有关。

(四) 正确面对 ERAS 实施过程中的困惑和挑战

国外的三级卫生服务系统比较健全，我国目前尚致力于建立三级卫生服务系统，服务体系仍不甚健全和完善。在国外，已有人担忧 ERAS 的应用可能会将医疗负担转嫁给家庭医生或家庭护士。在目前国内三级卫生服务系统尚不健全的情况下，如何确保病人掌握和落实出院后的关于运动、饮食、后续治疗以及护理等医嘱，医生如何随访掌握病人的信息和病情变化，病人一旦在院外出现并发症，如何及时发现并及时处理，医院是否具备接收再入院病人的快速通道等，都是需要面对的挑战。另外，ERAS 项目的实施需要注意病种差异和患者的个体化差异。比如在结肠手术中，腹腔镜技术是 ERAS 中举足轻重的一环，但是胰腺手术特别是腹腔镜胰十二指肠切除术往往手术过程比较复杂，手术时间长，手术创伤大，存在较高的中转进腹的比例和气腹引起肿瘤播散的担忧。又如很多胃肠外科手术已废除了常规应用胃肠减压，但是对于行食管切除术或食管胃底交界性肿瘤切除术病人则推荐应用胃管进行胃肠减压，这些均需要今后更多强有力的证据支持。正如欧洲 ERAS 主席 Olle 所说，ERAS 的指南永远在变化，加速康复外科永远在路上。

(五) ERAS 的病理生理学内涵

目前，人们对 ERAS 的内容背后包含的复杂的病理生理学机制变化及其相互关系了解得不多，也不够深入。各种措施实施后机体的免疫功能，细胞水平的平衡变化，细胞和组织因子的释放及其利弊，炎症反应的“双刃剑”作用，炎症的恢复与肿瘤细胞的生长关系，肿瘤复发和病人长期生存，化疗、免疫治疗、靶向治疗及其他的治疗方法与 ERAS 的内在关系，激素的作用及其利弊等，这些内涵需要今后临床与基础的密切结合研究才能阐明。

(六) 行政管理上的作用和障碍

在实施 ERAS 中十分强调多学科协作及配合，故行政部门的协调和支持非常重要。部门间配合可以是自觉的多学科间主动的合作，遇到各种问题自己大部分可以经过讨论后解决，这种情况下医院的行政管理部门工作就容易得多；另一种情况是各学科对 ERAS 的认识不统一，主动性不够或者不完全，被动地配合医院的 ERAS 做工作，此时的行政管理角色就非常重要，可以从行政、经济、硬件软件配套等各方面全面协调，只有这样才能够克服学科间的互相扯皮和相互指责。在英国及加拿大等国家已经在国家级层面上积极推广 ERAS，这对国家的医保和医疗改革非常有益。相信我国在不久的将来也会出现国家卫生计生委、人力资源和社会保障部、财政等部门为了深化我国的医改联合推动 ERAS 在各级医院的落地。

(七) 持续质量改进不够

目前 ERAS 在国内的开展尚处于发展阶段，ERAS 实施项目多，各部门分工细，实施效果评价不一致。即使在开展 ERAS 较好的单位和科室，ERAS 实施项目之间尚存在执行率差异，提高 ERAS 项目的执行率，需要临床科室医师和护理团队的不懈努力。临床研究表明，ERAS 实施项目应用越多，预后越好，患者对实施 ERAS 的依从性越高，住院时间越短。故各开展单位要定期总结自己前期的工作，分析各个环节之间的衔接是否顺畅，分析 ERAS 失败或者患者依从性低的原因，这样才能够不断提升各单位的 ERAS 水平。目前各单位对定期总结和评价工作不够重视，不够持久，不够深入，有时又有倦怠情绪，时间一久，就会回到 ERAS 之前的状态，这种情况必须避免。

总之，ERAS 经过 20 年的发展，已经从一个起初不被人们接受的理念逐渐成为医学的一大热点，正如最近美国克利夫兰医学中心预测的 2018 年医学十大进展中，ERAS 排在了第八位。目前，不再是讨论 ERAS 该不该实施的时候，而是致力于如何更好地开展及如何深化的问题。ERAS 克服了传统的过度医疗和医疗安全问题,必将在现代医学的发展中占有一席之地。

（梁廷波　李国刚）

参考文献

1. Engelman RM, Rousou JA, Flack JE III, et al. Fast-track recovery of the coronary bypass patient. Ann Thorac Surg, 1994, 58(6): 1742-1746.
2. Bardram L, Funch-Jensen P, Jensen P, et al. Recovery after laparoscopic colonic surgery with epidural analgesia, and early oral nutrition and mobilisation. Lancet, 1995, 345(8952): 763-764.
3. Kehlet H, Mogensen T. Hospital stay of 2 days after open sigmoidectomy with a multimodal rehabilitation programme. Br J Surg,1999, 86(2): 227-230.
4. Lassen K, Coolsen MM, Slim K, et al. Guidelines for perioperative care for pancreaticoduodenectomy: Enhanced Recovery After Surgery (ERAS®) Society recommendations. Clin Nutr, 2012, 31(6): 817-830.
5. Mortensen K, Nilsson M, Slim K, et al. Consensus guidelines for enhanced recovery after gastrectomy: Enhanced Recovery After Surgery (ERAS®) Society recommendations. Br J Surg, 2014,101(10): 1209-1229.
6. Gustafsson U, Scott MJ, Schwenk W, et al. Guidelines for perioperative care in elective colonic surgery: Enhanced Recovery After Surgery (ERAS®) Society recommendations. Clin Nutr, 2012, 31(6): 783-800.
7. Nygren J, Thacker J, Carli F, et al. Guidelines for perioperative care in elective rectal/pelvic surgery: Enhanced Recovery After Surgery (ERAS®) Society recommendations. Clin Nutr, 2012, 31(6): 801-816.
8. Melloul E, Hübner M, Scott M, et al. Guidelines for Perioperative Care for Liver Surgery: Enhanced Recovery After Surgery (ERAS) Society Recommendations.World J Surg, 2016, 40(10): 2425-2440.
9. Bai X, Zhang X, Lu F, et al. The implementation of an enhanced recovery after surgery (ERAS) program following pancreatic surgery in an academic medical center of China. Pancreatology, 2016, 16(4): 665-670.
10. 中国研究型医院协会肝胆胰外科专业委员会 . 肝胆胰外科术后加速康复专家共识(2015 版). 中华消化外科杂志 , 2016, 15(1): 1-6.
11. 中华医学会肠外肠内营养学分会加速康复外科协作组 . 结直肠手术应用加速康复外科中国专家共识(2015 版). 中华胃肠外科杂志 , 2015, 18(8): 785-787.
12. 中国加速康复外科专家组 . 中国加速康复外科围手术期管理专家共识(2016). 中华外科杂志 , 2016, 54(6): 413-416.
13. 江志伟 , 黎介寿 , 汪志明 , 等 . 胃癌患者应用加速康复外科治疗的安全性及有效性研究 . 中华外科杂志 , 2007, 45(19): 1314-1317.

第二章 加速康复外科围手术期管理

第一节 加速康复术前宣教

绝大多数病人在术前会有恐慌与焦虑的情绪，他们会担心手术的安全、效果，害怕术中、术后的疼痛及可能出现的并发症，部分病人还会产生严重的紧张、恐惧、悲观等负面情绪，这些都会带来不良的反应，影响手术的顺利进行及术后的正常康复；术前的不良情绪被认为与术后的并发症发生、疼痛、认知障碍、延迟恢复等有相关性。研究指出，个体化的围手术期宣教是ERAS成功与否的独立预后因素，建议医护人员在术前通过面对面交流，以口头或书面的形式向病人及其家属介绍围手术期治疗的相关知识及促进康复的各种建议，以缓解病人的紧张焦虑情绪、减轻其担忧，以使病人更好地理解与配合，利于促进术后加速康复。

具体形式上，可以采用宣传册、展板或运用多媒体材料，将围手术期相关事项向病人作详细的介绍、说明，解答病人的疑问，取得病人的配合，从而使得病人在围手术期的饮食管理、早期活动、功能锻炼、胃肠道功能恢复、呼吸道管理、疼痛控制等方面均能更好地配合，最终降低术后并发症概率。

建议具体告知的内容包括但不限于：①告知病人麻醉和手术相关内容，以减轻病人对麻醉和手术的恐惧和焦虑，保障良好的睡眠质量；②告知病人ERAS方案的目的和主要项目，鼓励病人术后早期进食、早期活动，宣传疼痛控制及呼吸管理等相关知识，增加方案施行的依从性；③告知病人预设的出院标准；④告知病人随访安排和再入院途径及有关注意要点等。

对病人的宣传教育应贯穿围手术期的整个过程，并延续至出院随访。

（周 杰 钱建平）

第二节 禁食和肠道准备

以往，针对择期手术病人的围手术期处理方案认为需要在术前一天禁食过夜，认为这么做能确保在麻醉时胃已充分排空，从而降低麻醉时误吸的风险，然而，并没有科学的证据支持这种做法。近十多年来的研究表明，绝大多数病人没有必要在术前夜间禁食，这种做法应予以废除。

研究显示，长时间禁食使病人处于代谢的应激状态，抑制了胰岛素的分泌，促使分解代谢激素（胰高血糖素、糖皮质激素等）的释放，禁食过夜可引起胰岛素抵抗和增加病人的不适感，并且有可能导致病人血容量不足，尤其是那些接受机械性肠道准备的病人，不利于降低术后并发症发生率。更多的研究结果表明，90分钟内胃即可彻底排空，麻醉前2小时给予清流食是安全的。另两项研究显示，相比于术前一天禁食过夜的病例，按照麻醉前6小时禁食固体饮食、麻醉前2小时禁食清流食实施的病例中，胃内容物是一样的甚至更小，说明胃排空不受影响。越来越多的循证医学证据表明，麻醉前2小时进清流食并未增加并发症的发生率，此外，术前避免长时间禁食还可减轻病人的不适。一项RCT研究显示，在数种手术病例中，避免术前禁食过夜使胰岛素抵抗率降低了 50%。

此外，研究表明，术前口服糖水，术前一晚口服 100g(800ml)，麻醉前 2 ~ 3 小时口服 50g(400ml)，可降低分解代谢状态，同时增加胰岛素分泌水平，可降低术后胰岛素抵抗，维持糖原储备，减少蛋白质分解，增加肌肉力量。

欧洲和美国的麻醉学会指南已经修改了原先的禁食部分意见。各国出台的 ERAS 指南基本建议：无胃肠道动力障碍病人麻醉前 6 小时禁食固体饮食，麻醉前 2 小时禁食清流食。若病人无糖尿病史，推荐麻醉前 2 小时饮用 400ml 含 12.5% 碳水化合物的饮料，可减缓饥饿、口渴及焦虑情绪，同时降低术后胰岛素抵抗和高血糖的发生率。

部分肥胖以及糖尿病病人，可能存在胃排空延迟，麻醉前给予进食清流食的量可能需要适当控制；研究显示，对于肥胖病人，麻醉前 2 ~ 3 小时给予 300ml 清流食，其胃排空程度与瘦弱的病人是类似的；单纯的 2 型糖尿病病人，胃排空无异常，接受普通的糖尿病药物治疗的人群，口服碳水化合物对胃排空没有影响。

总之，术前应用口服碳水化合物是安全的，但是针对明确存在胃排空延迟的病例，不建议使用。糖尿病和肥胖病例的应用安全性仍有待进一步评估。

传统的术前肠道准备包括机械性肠道准备和口服抗菌药物清除肠道细菌。目前，多个领域的 ERAS 方案均不建议术前行机械性肠道准备。包括结直肠手术在内的多个外科领域的研究结果表明，机械性肠道准备会给病人带来不利的生理效应，可导致病人脱水、电解质紊乱，尤其是老年病人，同时增加病人的痛苦；且并不能减少术后并发症发生。在结肠手术后，术前的机械性肠道准备还有可能延缓术后肠功能恢复时间。针对胰十二指肠手术的回顾性研究结果也表明，机械性肠道准备并不能使病人获益。

（周　杰　钱建平）

第三节　营养支持及饮食管理策略

创伤和外科手术会引发身体成分和应激代谢的一系列反应，包括应激激素及炎症介质的释放，引起由细胞因子主要介导的炎症相关的代谢改变，并在炎症刺激下持续存在，最终导致炎症反应综合征(systemic inflammatory response syndrome，SIRS)的出现。糖原、脂肪和蛋白质的正常代谢原本是用以维持外周蛋白组分的(尤其是肌肉中)，炎症反应综合征导致了这些底物的分解，致使葡萄糖、游离脂肪酸和氨基酸释放入血，从而去完成加速愈合及免疫反应的任务。应激后的代谢改变包括能量消耗的增加、瘦组织分解代谢(蛋白质分解)、液体向细胞外转移、急性期蛋白质变化、高血糖等。蛋白质的分解致使肌肉组织减少，短期和长期均会对功能康复造成影响。外科手术所致的生理创伤和代谢改变可致使病人营养状况恶化，如不及时加以纠正，将增加并发症发生概率。

欧洲临床营养和代谢协会(European Society for Clinical Nutrition and Metabolism，ESPEN)认为，从代谢和营养的角度而言，围手术期治疗的重点应该包括：①将营养整合入病人的整体管理；②避免术前长时间禁食；③术后尽早重新建立经口喂养；④一旦营养风险变得明显，尽早开始实施营养治疗；⑤代谢控制，例如调控血糖；⑥减少加重应激相关分解代谢或影响胃肠功能的因素；⑦缩短用于术后呼吸机管理的麻醉药物使用时间；⑧早期活动以促进蛋白质合成和肌肉功能恢复等方面。

按照美国肠外肠内营养协会(American Society for Parenteral and Enteral Nutrition，ASPEN)的意见，营养不良被定义为“一种急性、亚急性或慢性的营养状态，存有不同程度的营养过剩或营养不足，伴或不伴炎症活动，导致身体成分的变化和功能减退”。临床实践中，基于病因分类的成人营养不良包括三类:饥饿相关的营养不良,比如神经性食欲缺乏,往往不伴有炎症反应;慢性病相关的营养不良,往往存在轻到中度的慢性炎症,比如器官衰竭、胰腺癌、类风湿关节炎等;急性疾病或损伤相关的营养不良,往往伴有较为严重的炎症反应,比如烧伤、创伤、颅脑损伤或重大感染等。

研究显示,营养不良是术后并发症的独立预后因素,尤其在大型手术及上消化道手术病人中增加了术后并发症概率。

筛查与治疗营养不良是术前评估的重要内容之一,在促进快速康复方面具有重要意义,多个欧美外科营养指南均建议在手术前进行常规的营养筛查,对营养筛查判断出有营养风险的病人进行更充分的营养评定,推荐对筛查和评定判断出有营养风险或已有营养不良的病人进行营养支持干预。

美国肠外肠内营养协会提出的相关定义中,营养筛查被定义为“一个判断个体是否已有营养不良或有营养不良风险以决定是否需要进行详细的营养评定的流程”;用以判断成人病人是否存在营养风险的标准如下(满足一条以上即考虑有营养风险):① 6 个月内体重下降≥ 10%,或 1 个月内下降≥ 5%(非计划性的);② 6 个月内体重下降或增加 4.5kg(10 磅)以上;③ BMI<18.5kg/m^2 或 >25kg/m^2 ;④合并有慢性病;⑤饮食或饮食习惯改变;⑥营养摄入不足,包括一周以上未进食或摄入营养物质。存在营养风险的病人,往往要进行营养支持治疗,就需要对其进行营养评定,以确定是否存在营养不良及程度,从而制订营养支持计划。营养评定被定义为“通过结合病史、体格检查、营养史、用药史、人体测量学方法、检验检查数据等,以诊断营养问题的综合方法”。ASPEN 指出,临床筛查、评定(包括再筛查和再评定)是一个连续的过程,并提供了一个诊疗流程以做参考(图 2-1)。

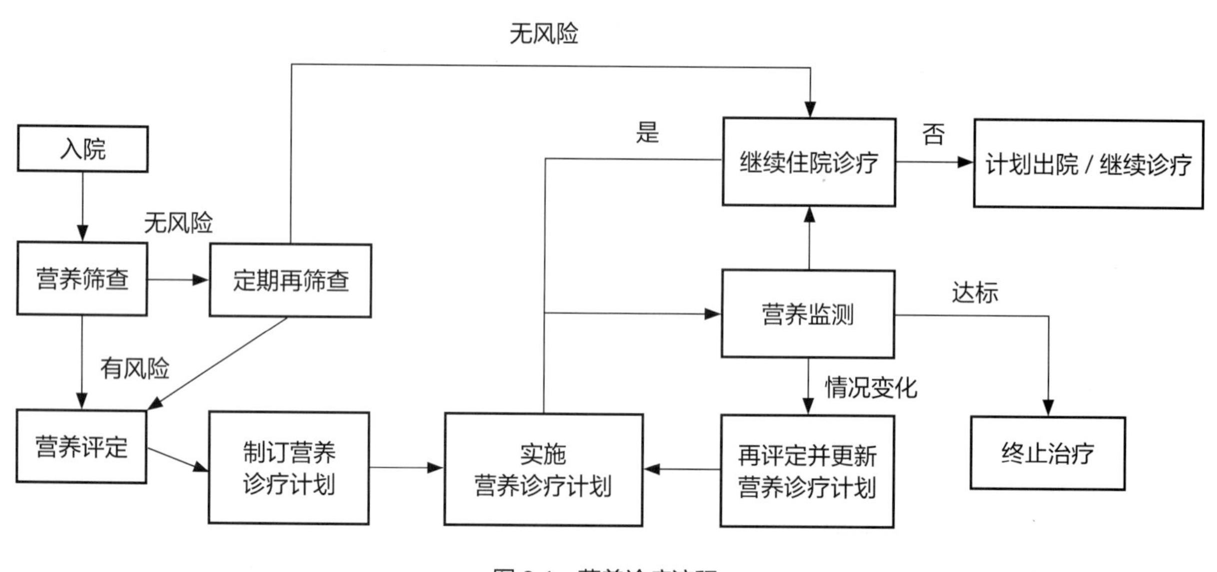

图 2-1 营养诊疗流程

欧洲临床营养和代谢协会于 2002 年提出了一种营养评定工具,称之为“营养风险筛查 2002”(nutritional risk screening 2002,NRS 2002)。NRS 2002 采用评分的方法对营养风险加以量度,具体见表 2-1 和表 2-2 ;ESPEN 建议采用 NRS 2002 对所有住院病人进行营养风险筛查,以检测现有的营养不良或者将来可能出现营养不良的风险,并根据结果决定是否实施营养支持治疗。

表 2-1 营养风险筛查 2002：初始筛查

	NRS 2002 初始筛查	是	否
1	体质指数(BMI)<20.5kg/m²？		
2	病人在近 3 个月内体重是否有下降?		
3	病人在近 1 周内饮食摄入是否有减少?		
4	病人是否有严重疾病? (譬如在监护室治疗)		
是:如果某个问题答案为"是",则进入表 2-2 筛查。			
否:如果所有问题答案为"否",则间隔一周再对病人进行筛查。			

表 2-2 营养风险筛查 2002：最终筛查

NRS 2002 最终筛查			
营养状况受损程度		疾病严重程度(即应激代谢程度)	
无 0 分	正常营养状况	无 0 分	正常营养需求
轻度 1 分	3 个月内体重下降 >5%,或近 1 周内进食量 < 正常需求量的 50% ~ 75%	轻度 1 分	如髋部骨折,肝硬化,慢性阻塞性肺疾病,血液透析,糖尿病,肿瘤等(慢性病病人因并发症住院,病人较虚弱但可下床)
中度 2 分	2 个月内体重下降 >5%,或 BMI 18.5 ~ 20.5kg/m²,且一般状况差,或者近 1 周内进食量为正常需求量的 25% ~ 60%	中度 2 分	如大型腹部手术,脑卒中,重症肺炎,血液系统恶性肿瘤等(病人往往难以下床)
重度 3 分	1 个月内体重下降 >5%(3 个月内 >15%),或 BMI< 18.5kg/m²,且一般状况差,或者近 1 周内进食量为正常需求量的 0 ~ 25%	重度 3 分	如严重的颅脑损伤,骨髓移植,ICU 病人(APACHE 评分 >10)等
总分:营养状况受损程度得分 + 疾病严重程度得分			
年龄≥ 70 岁:总分加 1 分,得出年龄校正后分值			
分值≥ 3 分:病人存在营养风险,给予营养支持治疗			
分值 <3 :每周筛查,重大手术必要时可预防性给予营养支持			

在 2017 年推出的指南里,欧洲临床营养和代谢协会在营养不良的诊断标准方面建议参考两个条目:①:BMI<18.5kg/m² ;②:3 个月内体重下降 >10% 或 3 个月内体重下降 >5% 且 BMI 减低或低去脂肪体重指数(fat free mass index,FFMI)。其中 BMI 减低指:70 岁以下病人 BMI<20kg/m²,70 岁以上病人 BMI<22kg/m² ;低 FFMI 指:女性 <15kg/m²,男性 <17kg/m²。FFMI 计算公式:FFMI= 体重(kg)×(1-体脂率)/ 身高(m)² ;体脂率 =1.2 × BMI+0.23 × 年龄 -5.4-10.8 × 性别(男性为 1,女性为 0)。

欧洲临床营养和代谢协会建议采用以下指标判断病人是否存在重度营养风险:① 6 个月内体重下降 10% ~ 15% 或更高;② BMI<18.5kg/m² ;③ NRS>5 分;④血清白蛋白 <30g/L(无肝肾功能不全)。如病人存在上述任何一项或几项,则判断为存在重度营养风险。

有研究表明,既往营养状况良好的病人可以耐受 7 天仅少许或无营养供给,因此,对于没有明显营养不良的病人，除非预计病人围手术期有较长时间无法进食或者经口摄入，否则暂时不需要实施营养支持治疗。

营养支持治疗是指在饮食摄入不足或不能摄入的情况下，通过肠内或肠外途径进行补充，为病人提供全面、充足的机体所需各种营养素，以达到预防和纠正病人营养不良，增强病人对手术创伤的耐受度，减少并发症概率，加速病人康复的目的。Waitzberg 等的一项研究显示，对于严重营养不良的病人，术前 7 ～ 10 天开始给予营养支持治疗有显著效果，可降低术后感染及吻合口漏等风险。合理的营养支持应充分了解机体各种状况下的代谢变化，正确进行营养状况评估，选择合理的营养支持途径，提供合适的营养底物，尽可能地避免或减少并发症的发生。

NRS 2002 评分≥ 3 分说明病人存在营养风险，术前应给予营养支持治疗。对存在重度营养风险的病人，建议在专业营养干预小组（包括外科医师、营养师及营养专科护士等）指导下进行营养支持治疗，以改善营养状况。

术前营养支持治疗的方式首选经口或肠内营养支持治疗，并根据病人个体实际情况制订个体化的方案和目标。

术后病人建议尽快恢复经口进食，可降低感染风险及术后并发症发生率，缩短住院时间。欧洲临床营养和代谢协会推荐早期经口喂养作为术后病人营养的首选方式，指出营养支持治疗可避免大手术后喂养不足的风险。考虑到营养不良和喂养不足是术后并发症的风险因素，早期肠内喂养对于任何有营养风险的手术病人尤为重要，特别是那些进行上消化道手术的病人。当然，我们应考虑到腹部手术后肠麻痹可能会影响术后早期经口进食。

欧洲临床营养和代谢协会更新的 2017 版指南是围绕 ERAS 围手术期临床营养治疗以及重大手术病人的特殊营养需要制定的，凸显了营养支持治疗在 ERAS 实施中的重要性，指南中提出的多条推荐意见值得我们参考借鉴，其部分推荐意见如下：

推荐大型手术前后均对病人进行营养状况评估，对营养不良和存在营养风险的病人进行围手术期营养支持治疗。如果预计病人在围手术期超过 5 天无法经口进食，或者经口摄入量减少、不能维持推荐摄入量的 50% 以上超过 7 天，也应立即进行营养支持。营养疗法首选肠内途径：口服营养素（oral nutritional supplements，ONS）或管饲（tube feeding，TF）。如果经口和单独肠内营养 7 天内无法满足机体能量和营养素需要，应同时进行肠内和肠外营养；如果肠内营养存在禁忌（如合并肠梗阻），应尽早进行肠外营养。肠外营养应优先选择全合一营养液（3L 袋或药房配制），而不是多瓶输注；同时推荐采取标准化操作流程来确保营养支持治疗的效果。对于无法得到充足的肠内营养、需要额外补充肠外营养的病人应考虑静脉补充谷氨酰胺、ω-3 脂肪酸。

重度营养风险的病人大手术前应该进行营养支持治疗，即便会因此推迟手术，给予 7 ～ 14 天的营养支持是恰当的，癌症病人也是如此。方式上尽量采用经口 / 肠内营养疗法。

如果术前病人无法从食物中获取充足的能量，无论其营养状况如何，均需要经口补充营养素。所有营养不良的癌症病人和腹部大手术的高危病人术前均需经口补充营养素，高危病人中一类特殊人群是患肌肉减少症的老年病人，术前应使用 5 ～ 7 天富含免疫营养素（如精氨酸、ω-3 脂肪酸、核糖核苷酸）的配方。

术前肠内营养 / 经口营养素补充的最佳时间是在入院前，以此可缩短术前在院天数，并降低院内感染发生的风险。

对于严重营养不良或重度营养风险、且肠内营养无法满足能量需要的病人才建议术前进行 7 ～ 14 天的肠外营养。推荐癌症、重大手术中营养不良的病人围手术期或者术后补充富含免疫营养素（如精氨酸、ω-3 脂肪酸、核糖核苷酸）的配方。

在饮食管理策略方面，术前禁食及口服碳水化合物相关问题如前所述。通常来讲，术后不应中断经口进食；推荐大部分病人在术后数小时内开始经口进食清流食，后继根据病人个体耐受性和手术类型来调整经口摄入，特别要关注老年病人；经口摄入的初始量需要与病人的胃肠功能及个体耐受性相符。当然，需要指出，这些推荐意见所采用的证据大部分基于结直肠手术，对于上消化道手术及胰腺手术病人，尤其是老年人，术后早期经口进食是否能获益尚不清楚。对于食管手术而言，更是尚无相关的研究资料。

推荐对于无法早期经口进食或经口进食 7 天内无法满足能量需要的病人术后早期进行管饲(24 小时内)，特别是以下几类病人：①头颈部大手术或胃肠道肿瘤手术病人；②严重创伤(包括脑损伤)病人；③手术时存在明显营养不良的病人。大部分病人推荐采用标准整蛋白配方。管饲方式上，接受上消化道大手术和胰腺手术的营养不良病人，推荐放置鼻空肠管或行针刺导管空肠造口术进行管饲。如果有管饲指征，建议术后 24 小时之内尽早进行管饲，管饲从低流速开始(10 ~ 20ml/h)，根据个体肠道耐受情况慢慢增加，每个人达到目标流速的时间是不同的，一般需要 5 ~ 7 天。如果管饲时间较长(大于 4 周)，建议经皮置入管道(如经皮内镜下胃造瘘)。

对于围手术期进行营养支持、出院时经口摄食无法满足能量需求的病人，建议住院期间定期进行营养状况评估，出院后继续进行营养支持治疗并进行膳食指导。

最后需要指出，尽管欧美许多学科疾病指南在我国被广泛参考应用，但在临床实践中，对这些指南应有清醒的认识，因为指南不是法规，不能代替临床判断，况且随着新的更有力的证据出现，指南需要不断更新。虽然指南的建议具有很好的普遍性、很强的共性，但具体应用时仍应根据病人的情况而定。

(周　杰　钱建平)

第四节　抗生素应用和感染防治

一、感染防治

院内发生的外科感染最常见的是手术部位感染(surgical site infection，SSI)以及发生在外科病人中的导管相关血流感染、肺炎和泌尿道系统感染，其中 SSI 受到临床的重点关注。SSI 在接受手术住院病人中的发生率达 2% ~ 5%，是目前最常发生、治疗费用最高的医疗相关感染，并且是最有可能被预防的外科感染。

SSI 的定义对于 SSI 的监控、防治尤其重要，然而在全球范围内对 SSI 有超过 30 种定义。SSI 定义模糊是目前相关防治措施推广的重要屏障，SSI 定义的确定有利于相关指南的推广与应用。目前，最全面、应用最广的是 1999 年美国疾病控制与预防中心(Centers for Disease Control and Prevention，CDC)提出的 SSI 定义：围手术期发生在切口、手术深部器官或腔隙的感染。根据该定义，SSI 分为以下几类：①浅表切口 SSI；②深部切口 SSI 涉及筋膜和(或)肌层；③器官或间隙 SSI。另外，包括感染致病菌诊断的英国健康保护署(Health Protection Agency，HPA)对 SSI 定义与根据感染严重性进行的 ASEPSIS 评分构建的 SSI 定义在国际上应用较多。

目前，有些 SSI 预防措施已有强有力的循证医学证据，并在多个指南达成共识：①遵守疾病控制中心和鉴定机构 JACO 的指南，包括有效的无菌技术、空气处理、环境表面的清洁、灭菌技术、外科团队成员的活动和手术衣；②控制血糖和肥胖、戒烟、改善营养状况；③减少术前住院时间；④术前沐浴；⑤必要时才去除毛发；⑥切开皮肤前对皮肤消毒；⑦缩短手术时间，进行手术引流，术中维持病人血氧、体温；⑧仔细、合理处理组织，减少组织损伤，关闭无效腔；⑨术中必要时才进行输血；⑩术后敷料覆盖伤口至少 24 ~ 48 小时；⑪严格按照相关指南预防性使用抗生素。

2014版SHEA/IDSA指南为目前最新的SSI预防指南，其依据大量更新的循证医学证据对既往一些预防措施进行了改进、补充和纠正，同时也提出了一些新的方法，主要包括：

1. 明确了血糖控制的具体水平，提出麻醉清醒后18～24小时内血糖应控制到<10mmol/L，同时强调不应过分控制血糖，否则可能增加不良转归的发生率。

2. 明确围手术期维持正常体温的下限为35.5℃。

3. 强调如无禁忌证则术前使用含酒精的消毒液常规消毒皮肤，与酒精联合使用最有效消毒剂的效果目前尚不清楚，聚维酮碘-酒精、氯己定-酒精可能是目前最佳选择。

4. 首次提到切口保护器在预防SSI中的作用，但目前证据表明在其他手术中切口保护器无法显著降低SSI发生率，故仅推荐在胃肠道和胆道手术中使用。

5. NICE指南不推荐使用灭菌生理盐水对切口及腔体进行无菌灌洗，但一篇纳入了24项随机对照试验的荟萃分析显示，使用稀释的聚维酮碘溶液灌洗可以降低SSI的发生率，所以新指南推荐如需要进行灌洗，应使用稀释的聚维酮碘溶液而非灭菌生理盐水或蒸馏水灌洗。

6. 2011版美国CDC和医院感染控制实践顾问委员会（HICPAC）指南中强调了抗菌缝线在预防SSI中的作用。然而，近期一篇对7项随机临床试验进行的荟萃分析显示，是否使用抗菌缝线对SSI的发生率及切口裂开率均无显著影响，故并不推荐常规使用抗菌缝线，其作用还有待进一步研究。

7. 明确提出无抗菌成分的切口保护膜能增加SSI风险，而含抗菌成分（如胺碘酮）的保护膜对SSI发生率无影响。

综上所述，针对加速康复外科病人围手术期感染防治的推荐措施：

1. 控制血糖和肥胖、戒烟、改善营养状况；

2. 术区彻底备皮，术前一天沐浴；

3. 切开皮肤前，如无禁忌证使用聚维酮碘-酒精或氯己定-酒精常规消毒皮肤；

4. 胃肠道手术、胆道手术中可使用切口保护器预防SSI，若需使用切口保护膜，推荐使用含抗菌成分（如胺碘酮）的保护膜；

5. 缩短手术时间，进行手术引流，术中维持病人血氧、体温，维持正常体温的下限为35.5℃；

6. 仔细、合理处理组织，减少组织损伤，关闭无效腔。关闭切口前推荐使用稀释的聚维酮碘溶液对切口及腔体进行无菌灌洗。术后敷料覆盖伤口至少24～48小时。

7. 严格按照相关指南预防性使用抗生素。

二、抗生素应用

国内外多个指南在抗生素的使用时机、使用剂量、药品种类等方面原则上已基本一致，但在具体细节及详细程度方面仍有差异或更新。我国2015版指导原则根据手术部位以及切口类型给出了抗菌药物的品种选择方案，但其仍以药物类型进行推荐，并主要以一、二代头孢为主，未指出具体药物，而国外部分指南已给出各类型手术的具体推荐药品，可能临床参考价值更高。由于国外指南中涉及的推荐药品是依据不同地区、不同时间的多个研究结果综合考虑获得，未必完全适用于所有地区和医院，故实际工作仍须依据各地区及其医院的围手术期感染监测数据及细菌耐药数据进行综合考量。

（一）国外指南推荐

1. 手术开始前30～60分钟应该常规经静脉途径给予抗生素预防感染；

2. 增加的药物剂量应该根据使用药物的半衰期而定，并在手术过程中给药；

3. 术前2小时内备皮，以清洁、消毒为主，只在术野可见的毛发需要剔除。

（二）中国共识推荐（肝胆胰外科术后加速康复专家共识）

1. 有充分的研究证据支持术前预防性使用抗菌药物，认为其可降低手术部位感染发生率，肝胆胰手术中预防性使用抗生素对减少感染是有利的。

2. 预防用药应同时包括针对需氧菌及厌氧菌的药物。

3. 主张切开皮肤前 0.5 ~ 1.0 小时或麻醉开始时给予抗菌药物，推荐静脉给药，且抗菌药物有效覆盖时间应包括整个手术过程。如手术时间 >3 小时或超过所用抗菌药物半衰期的 2 倍，或成年病人术中出血量 >1000ml，术中应追加单次剂量。

（三）推荐措施

预防性抗生素应用须充分了解病人的基础疾病、营养状态、手术部位、是否有侵入性操作及管道停留、手术方式、手术时间、术中出血量等，这些均可导致感染风险增加。

1. **术前抗生素** 头孢曲松钠 2.0g 静脉滴注，切皮前 30 分钟应用，如果手术时间超过 3 小时，重复使用 1 次相同剂量。

2. **术后预防感染** 头孢曲松钠 2.0g 静脉滴注，每天 1 次，连用 2 天，同时予以甲硝唑 100ml 静脉滴注，每天 2 次，连用 2 天。

3. **头孢菌素过敏者** 使用克林霉素 + 氨基糖苷类或者氨基糖苷类 + 甲硝唑。

4. **注意事项** 治疗性使用抗生素时候应该尽早根据药敏结果选用；因大肠埃希菌对氟喹诺酮药物时效率高，预防应用时需严加限制。

针对外科感染的高危病人，须根据手术部位常规定植菌和相关指南建议经验性使用抗生素预防感染；通过动态监测降钙素原（PCT）、C 反应蛋白（CRP）以及 G 试验、血培养等了解病人感染情况，并根据治疗效果与药敏结果进一步调整抗生素应用。此外，在急诊、门诊和普通病房内开展外科感染风险的快速评估，启动与专科感染特点对应的经验性治疗措施，有助于提高治疗效果，抢救生命。

（简志祥　卢　昕）

第五节　精神卫生和心理干预

一、围手术期精神卫生

健康人转换为“病人角色”后，普遍会因疾病折磨、新人际关系和环境陌生等因素产生心活动，影响其生活质量。多数病人在术前存在不同程度的恐慌与焦虑情绪，担心手术的成功与安全，害怕术中、术后的疼痛及并发症，甚至出现严重的紧张、恐惧、悲观等负面情绪，造成不良的应激反应，妨碍手术的顺利进行与术后的康复。

二、围手术期心理干预

心理干预是一种专门针对心理问题的护理干预，其作用机制是分析病人心理活动规律、反应特征，并对其心理活动采取干预措施影响其认知、感受，以此改善病人心理状态与行为活动，帮助其适应医疗环境与新人际关系，为其提供有益于康复与治疗的最佳心理状态。心理护理的作用意义如下：

1. 解除病人抑郁、悲观等负面情绪，增强其治愈信心；

2. 帮助病人早期适应新的角色、环境等；

3. 建立新的人际关系，尤其是医患关系，可帮助其适应新环境。心理护理不仅利于病人康复，还可提升护理依从性及临床治疗效果。

术前心理干预

麻醉和手术前病人的心态复杂并且多变，故在术前进行有效的心理干预最为重要。应采取支持性心理干预，包括解释、鼓励、保证、指导、促进环境的改善等。

1. 认知干预

(1)针对病人对麻醉和手术的不恰当认识做好解释工作，应用通俗易懂的语言讲解疾病的相关知识以及麻醉和手术的必要性，现代麻醉和手术的安全保障，使病人对其有比较科学、客观的认识。

(2)针对不同的手术，使病人接受相应的术前教育，消除疑虑，稳定情绪。手术后可能留有鼻胃管、引流管、导尿管时，应向病人说明。

(3)针对围手术期所担心的各种问题，有的放矢并灵活应用规范化语言进行个体化心理疏导。

(4)应注意语言的艺术性，保持医患沟通的有效性，从而减轻和消除病人因认知缺乏或异常导致的心理问题，培养病人对医务人员的心理易感性和依从性，保证术前良好的情绪和睡眠。

2. 情绪干预 主要是情绪支持。对病人术前的焦虑给予同情、理解、鼓励和安慰，向病人讲解情绪与疾病及其所产生症状的关系，让其了解负性情绪的不良影响，帮助缓解压力，逐渐恢复心理平衡，同时强化家庭和社会支持系统。

3. 行为干预 针对不同手术，使病人在术前接受相关教育，从各方面学习适应麻醉和手术。告知麻醉后即使有头痛、恶心等不适也很短暂；行放松训练，并教会病人行为应对的一些具体方法，如深呼吸、肌肉放松、咳嗽等，应对疼痛和不适。

4. 示范疗法 请手术后恢复期病人现身说法，互相交流，使病人消除术前恐惧。

心理社会因素对心身疾病的发生、发展、转归起着十分重要的作用。麻醉和手术对每一位病人来说是一种特殊的经历，由于对麻醉和手术的意义、目的和预后缺乏足够的认识，加上周围环境的不良刺激，以及担心麻醉和手术医师的技术等，几乎所有病人都产生不同程度的焦虑和恐惧。焦虑和恐惧都可影响病人的痛阈，以至轻微的疼痛即可引起剧烈的反应。心理干预能降低病人对疼痛的敏感性。据观察，手术后的疼痛程度与病人的精神状态密切相关，而有效的心理干预可调节病人的心理环境，减轻心理负担，提高痛阈，并可有效调节围手术期病人的应激水平，促进术后心理和生理康复。

三、常见心理障碍病人的围手术期处理

(一) 焦虑症

焦虑症是一种以焦虑情绪为主的神经症，包括广泛性焦虑障碍(generalised anxiety disorder，GAD)、惊恐障碍等，其中以GAD最为常见，常表现为没有事实根据，也无明确客观对象和具体观念内容的提心吊胆和恐惧不安的心情，伴有自主神经症状(如头晕、胸闷、心慌、呼吸困难、口干、排尿困难、厌食恶心、便秘等)和肌肉紧张，以及运动性不安，不仅给病人带来巨大的精神痛苦和躯体不适，严重影响病人的生活质量和社会功能，而且给病人的家属带来沉重的负担。

多数病人在术前存在不同程度的恐慌与焦虑情绪，担心手术的成功与安全，害怕术中、术后的疼痛及并发症，甚至出现严重的紧张、恐惧、悲观等负面情绪，造成不良的应激反应，对已罹患焦虑症的病人影响更大，围手术期不当的处理可能会妨碍手术的顺利进行与术后的康复。

临床实践中药物治疗仍是治疗焦虑症最常用的方法之一。氯硝西泮、地西泮、阿普唑仑等苯二氮䓬类药物具有很好的抗焦虑作用，但该类药物易导致困倦、肝功能损害等不良反应，长期使用易形成依赖、耐受、停药反应等，使用受到限制，临床中常短期应用。多项研究表明，多种抗抑郁药(米氮平、文拉法辛、舍曲林等)对焦虑症具有较好的疗效，而且病人不会形成依赖，可以长期应用。非典型抗精神病药，如喹硫平，作为增效剂改善焦虑症病人的症状具有一定的争议，有待在临床实践中进一步证实。

心理治疗方法包括精神分析疗法、认知行为治疗、后现代主义疗法、家庭疗法、森田疗法、团体治疗等。研究证明，在众多心理治疗方法中，认知行为治疗（cognitive-behavioral therapy，CBT）是 GAD 治疗有效性证据最充分的心理治疗方法。能够明显改善病人的社会功能、生活质量及生活的满意度，对于焦虑症病人有较好的疗效。

因此，对于术前评估罹患焦虑症病人可采取认知行为治疗辅以适当的药物治疗，能较大限度缓解病人焦虑及紧张情绪，方便加速康复外科各项措施的执行及手术的顺利开展。

（二）抑郁症

抑郁症状（depression）为心境障碍的一种临床症状，抑郁症是以显著而持久的心境低落、思维迟缓、认知功能损害、意志活动减退和躯体症状为主要临床特征的一类心境障碍。WHO 最新统计全球抑郁症和恶劣心境者患病率达 12.8%，并预计 2020 年抑郁症将成为全球第二位医疗疾患。抑郁症不仅使病人健康受到损害，生活质量下降，而且给家庭、社会造成极大负担，已经成为一个严重的社会和医疗问题。抑郁症的发病与性别、年龄、种族、婚姻、社会环境、经济状况、文化程度、生活事件和应激等因素有关。抑郁症的病因不清楚，发病机制复杂。随着基因组学、脑影像学、神经科学研究的深入，2010 年《自然》杂志主编 Philip Campbel 提出抑郁症是脑部发育性疾病，药物治疗仍然是当前抑郁症治疗的主要手段。尽管第三、四代抗抑郁药有更高的治疗缓解率、更好的耐受性而成为一线抗抑郁药物，而且对中、重度抑郁症也具有良好的疗效，但目前一线抗抑郁药物的治愈率仅为 30%，导致病人及家属对治疗效果不满意。

症状的复燃和复发是抑郁症的病程特征，抑郁症状复燃和复发的原因涉及生理、心理及社会等多种原因，因此，心理治疗作为治疗抑郁症的一个重要手段越来越受到关注。尽管循证研究证实认知行为治疗（CBT）对抑郁症治疗有效，同时，大量证据显示药物治疗和心理治疗联合方式可以更好地改善抑郁症状及其预后。可根据病人的具体情况而选择不同的心理治疗方法，如精神分析、家庭治疗、人际关系治疗以及团体治疗等。

四、外科术后精神和认知障碍的处理

（一）术后谵妄

外科病人急性精神障碍系指术前或伤前无精神异常的病人在严重创伤或外科手术后数天内所出现的大脑功能活动紊乱，导致认识情感行为和意志等不同程度的活动障碍。精神障碍常发生在创伤、手术后第 1 ~ 3 天，多出现于夜间，有夜晚加重、早晨缓解的特点，通常持续 1 ~ 2 天。主要表现有意识障碍、幻觉、迫害妄想及兴奋状态，常伴有躁狂和恐惧行为。近年来国内报道有增多趋势。其确切的发生机制尚不明确，一般认为是多因素协同作用的结果，其中高龄、疼痛、严重创伤、大量失血及大手术和麻醉打击、术中或术后发生血压波动和缺氧、术前或伤前心理因素等是外科病人急性精神障碍的重要诱发因素。临床观察发现，重症监护病房（ICU）病人发生精神障碍者较多，推测监护室的环境对术后精神障碍的发生也可能起重要作用。外科病人在严重外伤或接受大手术后，通常会出现类固醇、儿茶酚胺、5- 羟色胺等代谢异常和酸碱平衡失调，这些改变可引起脑代谢和神经递质传递的广泛而可逆的变化。中枢胆碱能通路涉及注意、记忆和睡眠的调节机制，对代谢障碍和中毒损害高度敏感，胆碱能神经递质功能减退，可能是谵妄发展的最终共同通路。此外，本文中，胃癌、结肠癌、食管癌等消化道病变病人占有较大比例，分析其原因，考虑这些病人术前或术后常伴有营养不良（如白蛋白降低、贫血等）和代谢、酸碱平衡紊乱，增加了术后精神障碍发生的危险性，而既往研究显示术后某些药物如奥美拉唑、复合氨基酸等的使用也与精神障碍的发生存在一定的关联。病人的家庭与社会环境、经济状况在不同程度上也影响手术病人的心理反应。

在对该类病人的诊治过程中，笔者体会到关键是提高对该综合征的认识，临床上出现严重创伤，大手术后出现意识障碍、幻觉、迫害妄想及兴奋状态，常伴有躁狂和恐惧行为者要高度怀疑该综合征的可能，在除外颅脑疾病、颅脑损伤及中毒性、代谢性疾病等类似情况后积极治疗原发性疾病；一般性治疗如吸氧，补充能量和营养，纠正水和电解质、酸碱平衡紊乱，保持循环稳定；充分镇痛及镇静。治疗过程中，笔者还体会到轻症病人针对兴奋状态采取静脉给药或肌内注射方式给药即可，常用药物有氟哌啶醇、异丙酚、地西泮等。氟哌啶醇效果良好，对心肺肝肾功能影响小，对老年病人、心肺功能较差者尤为适宜，较大剂量使用时注意监测生命体征、血氧饱和度，必要时可以给予面罩吸氧。重症病人采用硬膜外自控镇痛辅以芬太尼静脉给药优于芬太尼静脉给药或阿片类药物肌内注射方式给药，可使中枢神经系统应激和外周病灶刺激产生的应激所导致的不良反应降至最低。在外科病人急性精神障碍的康复期都有共同的反应特点，如病人多考虑康复后社会适应、工作能力变化、生活功能锻炼等问题。这类心理反应的发生与病前个性特性、伤残程度、心理社会环境因素有关。伤残程度严重、影响功能活动明显者，病后适应也较困难。一般面部伤残和肢体功能的受损对心理影响最为明显。对这类病人实施支持性心理治疗是很重要的。所有病人都应该接受心理治疗直至症状控制 1 周。围手术期医患之间良好的沟通和信任是预防该综合征的有力措施。总之，提高对 PTSD 和 POP 的认识，对高危病人及时行心理干预，以减少术后并发症，促进病人术后康复。

（二）ICU 综合征

ICU 综合征是指重症疾病病人转出 ICU 后，在认知、心理和生理方面新出现或加重的一系列功能障碍，并且这些障碍在出院后持续影响病人。该定义最早于 2010 年由美国危重症学会（Society of Critical Care Medicine，SCCM）在全球危重症会议上提出。

认知障碍是 ICU 转出病人最常见的症状之一，ICU 期间的急性认知功能障碍主要表现为谵妄，如接受呼吸机辅助呼吸的病人谵妄发生率更是超过 80%。2013 年 SCCM 公布的《ICU 成年患者疼痛、躁动和谵妄处理指南》指出，ICU 期间发生谵妄与 ICU 成年病人转出后发生的认知障碍相关，而谵妄会增加 ICU 成年病人的病死率、延长 ICU 入住时间和总住院时间。ICU 转出病人的心理障碍症状普遍存在，55% 的 ICU 转出病人会出现 PTSD、焦虑、抑郁等症状。PTSD 是指突发性、威胁性或灾难性生活事件导致个体延迟出现和长期持续存在的精神障碍，最常见的临床表现是再度体验创伤，存在幻觉、错觉或妄想。抑郁症状表现为情绪低落、遇事冷漠，通常与其他症状并存，发生率为 28% ~ 46%，为非 ICU 住院病人的 2 ~ 4 倍，尤其是呼吸机辅助通气时间延长的病人。焦虑症状表现为忧虑、烦躁、肌张力增高、恐惧等，即使在镇静剂和止痛药物使用的情况下仍会感到焦虑。

疾病因素是影响 ICU 综合征发生的关键因素，包括先前病史与 ICU 期间的疾病，包括：全身性炎症反应综合征、器官衰竭、ICU 期间糖代谢异常、低氧血症、低血压等都会使病人产生幻觉、梦魇甚至谵妄。ICU 期间的治疗因素也会存在影响：①药物因素：麻醉、镇静、止痛药、组胺受体阻滞剂、呋塞米等药物有降低脑部血供、中枢抗胆碱能作用，促进谵妄的发生。②其他因素：日夜颠倒、呼吸机辅助呼吸、长期卧床与制动、肺功能长时间受损、噪音、灯光、频繁的护理操作、无法交流等众多压力与刺激，促使病人产生一系列急性心理应激反应，是早期心理障碍的表现。

认知治疗是根据认知过程影响情感和行为的理论假设，通过引导病人正确认知来改变病人不良认知的一类疗法。认知疗法高度重视病人的不良认知和思维方式，通过对疾病相关知识的培训教育，消除或减轻病人对疾病及其预后的不良认知和思维方式，缓解病人精神紧张的水平。在病人进入 ICU 治疗前简要介绍 ICU 的环境、仪器设备、人员配备、探视制度及入住所需的生活用品，可以使病人有一定的心理准备，减轻病人恐惧和焦虑情绪。同时，对 ICU 住院病人实施护理干预措施尤其是心理干预，能够明显降低 ICU 综合征的发病率。根据病人身心、社会、文化需求状况，了解病人产生焦虑、恐惧等不良心理的原因和病人社会及家庭支持状况，给予病人心理暗示、行为矫正。

另外一些行为干预措施，如保护性约束、前期行为指导（床上大小便的指导、非语言性沟通方式学习、术后肢体功能锻炼的指导）、鼓励并协助病人床上料理个人生活，对降低ICU综合征的发生率亦有帮助。

（简志祥　卢　昕）

第六节　疼痛管理

一、疼痛管理在加速康复外科中的重要性

早在1997年Kehlet教授提出加速康复外科理念时，就指出加速康复外科的目标是达到无痛、无风险的手术，其中充分关键的环节是疼痛管理。

调查研究表明，80%的病人经历术后疼痛，其中约75%经历中到重度疼痛，这是病人术前焦虑的主要原因。术后疼痛一方面会造成病人术后痛苦、焦虑，生活质量下降；另一方面还会加重病人手术应激反应，增加术后并发症风险，导致术后认知障碍的发生；更重要的是，未能充分缓解的术后疼痛可能导致神经敏感，引发持续性的术后慢性疼痛。

传统的观念对围手术期疼痛管理存在三个误区：①观念错误，认为术后疼痛是不可避免的、镇痛方法不良反应大、只有重度疼痛才需要处理等；②时机错误，镇痛措施往往滞后于疼痛产生的时间；③方式错误，疼痛管理模式单一，主要依赖药物，镇痛药物又主要倚重于阿片类药物，不良反应多，如药物依赖、呼吸抑制、过度镇静、恶心呕吐和尿潴留等，与此同时，病人或医生常因为担心阿片类药物的不良反应而选择降低剂量，从而也造成镇痛不充分。错误的疼痛管理，不仅导致病人术后康复延迟，还因此延长了术后住院时间、增加了医疗费用。这与加速康复外科的目的相悖。

加速康复外科时代，如何降低术后病人的疼痛程度，对疼痛病人进行规范化管理，最大限度地增进病人舒适度已引起医学界的高度关注。通过有效的疼痛管理，不仅减轻疼痛引起的相关应激，缓解病人紧张和焦虑情绪，也有助于病人早期活动，促进胃肠道功能早期恢复，减少并发症的发生，加速病人术后康复。

二、加速康复外科中的疼痛管理的特点

加速康复外科的疼痛管理主张预防性镇痛、按时镇痛、多模式镇痛。预防性镇痛指应早于疼痛产生的时间实施镇痛，而不是等到疼痛产生后才用药。按时镇痛指按时、有规律地应用镇痛措施，主动持续性镇痛。多模式镇痛指联合应用多种镇痛方法和药物，作用于疼痛的神经化学通路的各个节点，在达到最优镇痛效果的同时降低阿片类药物的用量，从而安全加速病人术后康复。镇痛措施应始于术前，贯穿术中和术后，延伸至出院后，覆盖整个围手术期，而不仅仅局限于术后镇痛。

良好的术后镇痛应是个体化的，且与手术方式、创伤范围、疼痛强度息息相关，综合各种外科手术的镇痛要求，术后良好的镇痛目标应充分保证病人安全，给予持续有效的镇痛，包括制止突发痛和运动痛，保持病人意识清醒、感到不痛或仅微痛，不良反应少。为加速康复外科其他实施项目提供基础，增加加速康复外科依从性。

此外，围手术期疼痛管理需重视多学科联合诊疗，涉及麻醉、外科、护理等，各学科应互相合作、合理分工，为病人制订科学有效的疼痛管理方案。外科医生是围手术期疼痛管理的核心成员，术前、术中、术后需全程关注病人疼痛情况，除了负责制订优化的镇痛方案，分析术后镇痛中出现的问题，寻找更好的

措施，更要考虑手术本身微创化而减轻疼痛。麻醉科医师根据手术方式、时长、病人情况选用合适的麻醉方式、术后切口镇痛、自控静脉镇痛泵（patient-control intravenous analgesia，PCIA）等最佳镇痛策略，同时也需要考虑镇痛策略对术后康复进程的影响以及对外科医师术后病情判断的影响。

护理人员在围手术期疼痛管理中发挥重要作用。病房护士负责疼痛宣教、疼痛评估、镇痛实施以及镇痛效果的评估。麻醉护士按时到病房随访手术病人术后 PCIA、硬膜外镇痛泵的使用情况、使用效果、不良反应等，对病房护士反映的问题进行处理。

三、疼痛评估

疼痛评估是疼痛管理的重要环节。只有客观、全面地评估和记录疼痛情况，才能达到有效缓解疼痛的目的。疼痛评估必须全面，包括疼痛的部位、性质、程度和持续时间等，而且要评估疼痛对器官功能的影响。

疼痛的部位、性质和持续时间主要依靠病人口述确定。对于疼痛对器官功能的评估可简要分为以下三个方面：疼痛有无影响病人睡眠质量，病人是否能够完成深呼吸和有效的咳嗽，病人是否能够下床并轻度活动。

疼痛程度的量化评估方法，围手术期常用的有以下几种：视觉模拟评分法（visual analogue scale，VAS）、数字评分法（numerical rating scale，NRS）、面部表情疼痛量表修订版（faces pain scale-revised，FPS-R）、McGill 疼痛评估量表（McGill pain questionnaire，MPQ）及简化版 McGill 疼痛评估量表（short-form McGill pain questionnaire，SF-MPQ）等。

（一）视觉模拟评分法（VAS）

视觉模拟评分法是一种单维度评估方法，被广泛应用于不同的学科领域。这是一条 10cm（100mm）长的水平线或垂直线标尺，在标尺的两端，标有 0 ～ 10 的数字，数字越大，表示疼痛程度越强（图 2-2）。可将疼痛强度描述为无、轻度、中度或重度，以下是建议的分节点：无疼痛（4mm）、轻度疼痛（5 ～ 44mm）、中度疼痛（45 ～ 74mm）和重度疼痛（75 ～ 100mm）。虽然 VAS 是一种简单有效的测量方法，但需要抽象思维，因此不适合文化程度较低或有认知障碍的病人。

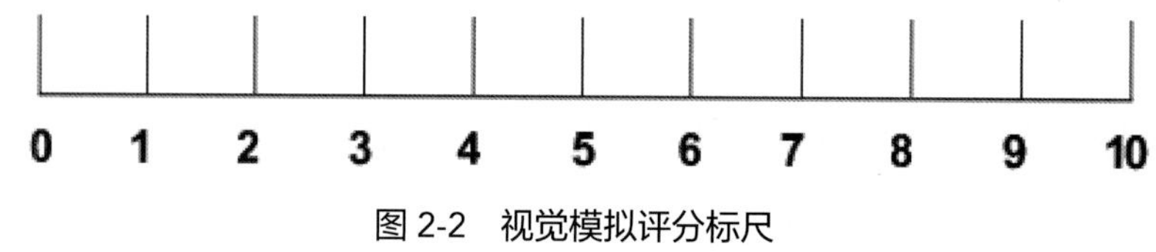

图 2-2 视觉模拟评分标尺

（二）数字评分法（NRS）

数字评分法也是一种单维度评估方法，是一种分段式的数字版本的 VAS，用 0 ～ 10 代表不同程度的疼痛：0 为无痛，1 ～ 3 为轻度疼痛，4 ～ 6 为中度疼痛，7 ～ 9 为重度疼痛，10 为剧烈疼痛。由医务人员询问病人疼痛的严重程度，做出标记，或者让病人自己圈出一个最能代表自身疼痛程度的数字。此方法既简单又容易掌握，护士也容易对病人进行宣教，但缺点是分度不精确，有时病人难以对自己的疼痛进行定位。

（三）面部表情疼痛量表修订版（FPS-R）

该量表是在原有面部表情疼痛量表的基础上修订的，使用 6 个不同的面部表情呈水平排列状，分别对应 0、2、4、6、8、10 六个分数等级，由受试者选择能代表其疼痛强度的面部表情进行疼痛评分。该方法易于掌握，评估费时少，不需任何其余的附加设备（图 2-3）。

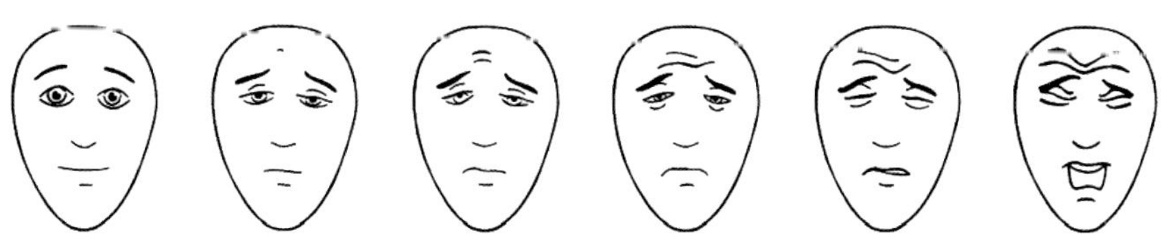

图 2-3 面部表情疼痛量表修订版

（四）McGill 疼痛评估量表（MPQ）

McGill 疼痛评估量表首先由 Melzack 在 1975 年发展起来，是一种多维疼痛问卷，旨在测量疼痛和疼痛强度的感觉、情感和评估方面，包括风湿性疾病引起的疼痛。这个量表包含了 4 个子量表，评估了疼痛的部位、性质、强度和随时间变化的特点，还包括疼痛评分指数的反应，以及一个 5 点的疼痛强度量表。虽然该评估量表较为详细准确，但较前两种耗时较长，所需的人力资源较多。

（五）简化版 McGill 疼痛评估量表（SF-MPQ）

在 McGill 疼痛评估量表的基础上，Melzack 在 1987 年研制出简化版，该表由三个子量表组成：①疼痛分级指数评估：包含 11 个感觉项和 4 个情感项，分别有 0、1、2、3 四个等级的程度分级；② VAS 评分法；③现时疼痛强度评估：0 为无痛，1 是轻度疼痛（偶尔因疼痛引起烦恼），2 是中度疼痛（常引起烦恼，但克制可以忍受），3 是重度疼痛（克制只能忍受部分疼痛），4 为剧烈疼痛（疼痛较重，常引起呻吟），5 是难以忍受的疼痛（呻吟不止，严重致自杀）。该方法将疼痛描述词缩简，并且增加了 VAS 内容，使其与 MPQ 有相同功能，但耗时减少，实用性大大提高。

四、疼痛管理方法与用药

（一）术前疼痛宣教

术前疼痛宣教是一种有效的疼痛管理措施，可以帮助病人在疼痛管理计划和术后恢复中发挥作用。宣教应该包括关于疼痛控制的重要性、治疗的目标、病人可能经历的疼痛程度和及时向医护人员报告疼痛状态，特别是良好的疼痛管理与病人后期康复的关系要向病人说明。疼痛管理的方案，包括药物和非药理学的方法，都应该对病人解释和说明。另外，疼痛的感觉强度存在个体差异，不同手术类型带来的疼痛也不一样，需对病人进行告知，有利于病人做好术后准备。具体可以可采取面对面交流、多媒体播放或展板宣传等多种方式促进病人更好地理解和接受。研究表明，良好的术前疼痛宣教能降低术后疼痛的严重程度，减少镇痛药物不良反应的发生率，增加病人对非药物方法来控制疼痛的使用，减少术后疼痛对病人活动的负面影响。

（二）预防性镇痛

预防性镇痛指的是在疼痛产生前阻断手术伤口上的任何疼痛和传入信号，这一概念的包含范围较广，重点在于镇痛措施的强度和持续时间。超前镇痛通常被定义为在手术前进行的治疗，重点在于镇痛措施的实施节点，包含在预防性镇痛之中。预防性镇痛的目的是减少因手术应激引起的神经敏感，避免术后急性或慢性疼痛的产生。首先，它能够降低术后疼痛的程度；其次，干预效果的持续时间应超过镇痛药物的作用时间。故而，术前 1 ～ 3 天可使用能快速通过血脑屏障的药物进行预防镇痛，其中非甾体类抗炎药物（non-steroidal anti-inflammatory drugs，NSAIDs）可以有效通过血脑屏障，发挥预防性镇痛的作用。

（三）多模式镇痛

多模式镇痛就广义而言应为不同镇痛方式与不同药物联合应用。镇痛模式方面，围手术期多模式镇痛可分为中枢性镇痛、区域性镇痛、局部镇痛和系统性镇痛，具体常用的模式包括硬膜外镇痛

(epidural analgesia, EDA)、病人自控静脉镇痛泵(patient-control intravenous analgesia, PCIA)、腹横肌平面(transverses abdominis plane, TAP)阻滞、切口周围浸润镇痛、口服药物镇痛等。

硬膜外镇痛(EDA)属于中枢性镇痛,作为加速康复的一部分,EDA 被证明能够加快肠道功能的恢复和减轻疼痛。硬膜外麻醉能提供全面的镇痛,包括静息痛和运动痛,同时也能够提供伤口和内脏的镇痛。并且,在手术前建立有效的硬膜外麻醉,并联合不同作用途径的药物,比单药物效果更有效。可联合应用阿片类药物和局部麻醉药物,如二乙酰吗啡和布比卡因;或局部麻醉药物和相应佐剂,如罗比卡因和可乐定连用。这在多个外科领域中都能提供覆盖术中及术后的镇痛效果,并且减少了术后应激反应、肠梗阻及心肺器官并发症等多种术后并发症。

腹横肌平面(TAP)阻滞属于区域性镇痛,在多模式镇痛中的应用日渐增加,同时也越来越多地参与到加速康复外科中,被多项研究证实能够减少术后阿片类药物的应用并缩短术后住院日。常用药物有芬太尼、布比卡因、左布比卡因等,常联合两种不同药理作用药物,可在术中或手术结束时应用。

病人自控静脉镇痛泵(PCIA)属于系统性镇痛,具有持续、稳定的镇痛效果,有效减少疼痛带来的危害,并在一定范围内给予病人个体化的用药。可联合应用不同药理作用的药物,其镇痛效果相比单药镇痛更佳,相应用药剂量也可降低。近年来,非阿片类药物联合应用阿片类可使病人不良反应减少,其中非甾体类抗炎药物(non-steroidal anti-inflammatory drugs, NSAIDs)被我国及国外多个国家的指南推荐为基础用药,建议若无禁忌证可首选 NSAIDs,其针剂可与弱阿片类药物联合应用。此外,病人自控镇痛泵装置也可以结合 EDA 和区域神经阻滞镇痛应用。

局部麻醉作为多模式镇痛的一部分,同样能够减少阿片类药物的使用、降低其带来的副作用,可在手术部位使用如利多卡因、布比卡因等药物。研究显示,在关节镜手术和全膝关节置换术等骨科手术后,关节腔内的止痛剂使用可以减少疼痛和阿片类药物的需求。

续贯口服镇痛是预防术后慢性疼痛的有效措施,医疗环境要求低、易于施行,对于病人术后恢复期的轻度疼痛治疗效果较好,可持续应用至病人出院后,推荐 NSAIDs 类片剂。

(四) 常用镇痛药物

1. 阿片类药物 阿片类药物是外科常用镇痛药物,脑内与痛觉传递和疼痛应激反应有关的部位都是此类药物的作用位点,故而阿片类药物可以提供高质量的镇痛效果。阿片受体广泛存在于中枢神经系统,属于 G 蛋白耦联受体家族,阿片类药物对这些 G 蛋白受体的刺激抑制了神经递质释放和传递疼痛,同时激活了下行的疼痛抑制途径用。目前,有三种阿片受体被认为主要负责镇痛,分别是 μ 受体、δ 受体和 κ 受体,镇痛、欣快感等作用和呼吸抑制、药物依赖等不良反应主要是由于 μ 受体的激活。

阿片类药物通常用于治疗中、重度疼痛,但它们的使用常常受到不良反应的限制,如过度镇静、呼吸抑制、恶心呕吐等,尤其是胃肠道不良反应,延迟了肠道功能的恢复。故而目前越来越多的应用多模式镇痛来减少阿片类药物的应用。

阿片类药物几乎可以通过任何途径来给药,手术后最常见的是静脉注射镇痛,此外还有口服缓释药剂等。常用的阿片类镇痛药物有吗啡、芬太尼、羟考酮等。吗啡属于强效阿片受体激动剂,常应用于急性中重度疼痛,但吗啡长期使用会产生耐受,且吗啡镇痛效果在病人个体间也存在较大差异。此外,吗啡通过葡萄糖醛酸转移酶进行代谢,代谢产物主要是吗啡 -6- 葡萄糖苷酸,这种代谢物在受损肾脏中有显著积累,因此在发生过肾脏损害或急性肾脏损伤的病人中,最好避免使用吗啡。羟考酮是新型阿片类镇痛药,起效快、镇痛效果强,对内脏痛镇痛效果较好。除了静脉给药外,吗啡和羟考酮还有口服缓释药剂,是恶性癌痛的首选用药。芬太尼为人工合成的苯基哌啶类强效麻醉镇痛药,是一种高选择性的 μ 受体激动剂,目前在临床麻醉和镇痛中被广泛应用,作用强度优于吗啡,常联合局麻药或 NSAIDs 类药物进行术后静脉镇痛。此外,他喷他多是美国食品及药物管理局(FDA)最近批准的新型阿片类药物,有激动阿片受体和抑制去甲肾上腺素再摄取的双重作用，在提供强阿片类药物的镇痛作用的同时，减少了胃肠功能紊乱等不良反应。

2. **非甾体类抗炎药（NSAIDs）** NSAIDs具有解热、镇痛、抗感染的作用，是全球使用最多的药物种类之一，也是最为常用的镇痛药。当各种致炎因素和免疫原刺激组织细胞时，导致细胞膜发生紊乱，膜磷脂酶A2（phospholipase A2，PLA2）被激活，其水解细胞内膜磷脂从而释放出游离的花生四烯酸，花生四烯酸可经环氧合酶（cyclooxygenase，COX）生化途径代谢，产物为前列腺素（prostaglandins，PGs）和前列环素（prostacyclin，PGI）等，它们与诱发炎症、发热、致痛有着密切关系。NSAIDs类药物能够抑制COX，减少PGs和PGI等的合成、聚积，通过阻断机体对内源性炎性因子的反应，从而发挥镇痛、抗感染作用。NSAIDs可联合其他药物用于大手术后中、重度疼痛的镇痛，也可以单独用于术前预防性镇痛或术后轻、中度疼痛的镇痛。目前，国内外众多指南均主张预防性、按时、多模式镇痛的镇痛理念；而NSAIDs为多模式镇痛的基础用药。指南推荐如无治疗禁忌应对病人进行规律的NSAIDs处方治疗，阿片类药物仅作为暴发痛的保留用药。

NSAIDs临床上常用的给药方式包括口服、注射等，此类药物的血浆蛋白结合率高，故不应同时使用两种同类药物。常用NSAIDs分为非选择性NSAIDs和选择性NSAIDs。最新STARSurg研究证实：应用NSAIDs并不增加主要并发症、术后出血以及吻合口瘘的风险。国外大样本荟萃分析证实：可以减少阿片类药物的需求量，减少其相关副作用，非选择性NSAIDs药物在节省阿片需求量、降低阿片相关不良反应方面可能更具优势。近年，基于药物转运系统和靶向治疗的先进概念，研究开发出了以脂质微球为药物载体，能够实现靶向给药，在保证其镇痛效果的前提下，减少摄入量，降低不良反应，提高了安全性，大大减少了对胃肠道的刺激。包封氟比洛芬酯的新型脂微球制剂，是目前唯一可静脉注射的脂微球载体靶向镇痛药物。研究证实，氟比洛芬酯脂微球药物载体系统胃肠道安全性是传统口服给药方式的3 ~ 20倍，其卓越的镇痛疗效和良好的安全性得到了广泛的认可。

3. **局部麻醉药物** 局部麻醉药物也可用于术后镇痛治疗，用药途径主要有表面浸润、静脉、神经阻滞等，局部麻醉药物与阿片类药物联合应用，可增强镇痛作用并延长镇痛时间，同时降低阿片类药物用量，改善内脏功能并提供镇痛和有益的效果。常用于术后镇痛的局部麻醉药有：利多卡因、布比卡因、罗哌卡因等。其中，罗哌卡因对神经阻滞和镇痛作用好，且对感觉神经的阻滞优于运动神经阻滞，“动感分离”现象更明显、毒性低，是用于术后镇痛较理想的局部麻醉药。

4. **门冬氨酸（N-methyl-D-aspartate，NMDA）受体拮抗药物** NMDA受体拮抗剂，如氯胺酮，可以减少病人术后阿片类物质的需求。对于高阿片类药物要求或难治性疼痛的术后病人，氯胺酮可能比较有效。由于NMDA受体参与病理性疼痛（如痛觉过敏等）的发生发展，氯胺酮等也已被证明能够减轻手术后的慢性疼痛和降低阿片类药物的需求量。多模式镇痛中可以考虑应用低剂量的氯胺酮作为组分之一，其在临床上的应用还需更多研究推进。

5. **伽马氨基丁酸（gamma-aminobutyric acid，GABA）类似物** GABA类似物，如加巴喷丁等，既往在慢性神经性疼痛的治疗中扮演着重要角色，可以通过阻断突触前神经细胞的敏感性来降低突触前神经元的灵敏度，从而降抑制疼痛传导的途径。目前，GABA类似物在加速康复外科中也可作为多模式的镇痛的组分之一，用以减少术后阿片类物质的需求，同时降低术后急性和慢性疼痛。

6. **其他镇痛药物** 除了上述药物之外，还有其他类别的镇痛药物可以作为多模式镇痛的药物之一进行联合镇痛，如β受体阻滞剂、α_2受体激动剂、糖皮质激素等，可以作为佐剂联合上述药物应用，但这些药物的联合镇痛作用均需要更多循证依据的支持，且考虑到这些药物本身主要的药理作用，对其应用需慎重。

（五）非药物镇痛方法

非药物镇痛法可作为辅助手段，用以减少镇痛药物的需求和相应的不良反应。常见的措施有针刺疗法、经皮电神经刺激（transcutaneous electric nerve stimulation，TENS）、音乐舒缓、冷敷及催眠疗法等。

五、老年病人的疼痛管理

老年病人因年龄相关性生理变化，大多会罹患心血管、呼吸系统等疾病，用药需慎重考虑不良反应，加上多种药物在围手术期联合应用产生的相互作用，对药物的敏感性增强。要时刻关注老年病人的精神状态和认知功能，老年病人术后易出现谵妄或认知功能障碍（post-operative cognitive dysfunction，POCD），病人年龄、阿片类药物使用的剂量及疼痛控制的质量都与谵妄及POCD的发生有关。故而，需额外关注老年病人的镇痛管理，建议使用镇痛药物时起始剂量减半或比正常人间歇延长两倍。

六、出院后疼痛管理

出院时应对病人进行全面的出院宣教，包括疼痛的后续治疗和自我监控，应使病人了解详细的出院随访方案和再入院途径。出院后疼痛是一种普遍现象，最简便的措施是口服药物续贯镇痛，且应按时随访评估病人的疼痛状态。

理想的疼痛管理是加速康复外科的核心部分，其目标是充分镇痛，减少并发症，加速病人安全康复。疼痛管理应以预防镇痛、按时镇痛、多模式镇痛、个体化镇痛为指导，联合外科、麻醉科、护理等多学科协作，以病人为中心，宣教病人主动参与，才能最大限度地实现理想的疼痛管理。

（梁廷波　白雪莉　张晓雨）

第七节　静脉血栓栓塞防治

随着人口老龄化和心血管疾病的增多，围手术期静脉血栓栓塞（venous thromboembolism，VTE）已经成为术后常见的并发症，一旦发生，影响术后恢复、增加治疗费用、延长住院时间，严重者会危及病人生命。欧美文献报道，未采取预防措施的普外科大手术后深静脉血栓发生率为15% ~ 30%，致死性肺栓塞发生率为0.2% ~ 0.9%。目前我国普外科手术尚缺乏未采取预防措施时VTE发生率的资料；而且，临床医生对血栓形成的危害认识也不足。外科医师必须重视围手术期VTE事件的发生，并采取相应的防治措施，这是保证病人快速康复的必要措施。

普通外科住院病人围手术期VTE发生风险差异很大，应根据危险程度制订预防措施。通过Caprini评分对每例病人进行血栓风险评估，对于极低危病人一般仅须填写观察表格，进一步动态观察以确定后续预防策略。而对于低、中、高危病人，须同时评估出血风险，综合血栓、出血风险选择指南推荐的措施启动VTE预防。入院、术前、术后、转科、病情变化时须重新进行VTE风险与出血风险评估，当风险等级变化时及时调整预防措施。密切观察病人是否具有疑似VTE发生的症状，一经诊断立刻进行VTE治疗。

一、静脉血栓栓塞的风险评估

VTE 风险评估可参照 Caprini 模型，该模型包含了若干病人自身或手术相关的风险因素，通过相应分值算出病人的风险评分，继而判断病人的风险等级（表 2-3）。其中，0 分风险等级为极低危，无预防措施时预计 VTE 基线风险 < 0.5%；1 ~ 2 分为低危，VTE 基线风险为 1.5%；3 ~ 4 分为中危，VTE 基线风险为 3.0%；≥ 5 分为高危，VTE 基线险高达 6%。一位病人可能合并多个危险因素，因此最后根据总分来评估病人 VTE 风险。

表 2-3 外科住院病人静脉血栓栓塞症的风险评估表（参考 Caprini 评分）

A1 每项 1 分	B 每项 2 分
□年龄 41 ~ 60 岁 □计划小手术 □近期大手术（< 1 个月） □肥胖（BMI > 25kg/㎡2） □卧床的内科病人 □炎症性肠病史 □下肢水肿 □静脉曲张 □严重的肺部疾病，含肺炎（< 1 个月） □肺功能异常（COPD） □急性心肌梗死（< 1 个月） □充血性心力衰竭（< 1 个月） □败血症（< 1 个月） □输血（1 个月内） □其他高危因素	□年龄 61 ~ 74 岁 □大手术（> 45 分钟） □腹腔镜手术（> 45 分钟） □恶性肿瘤（现在或既往） □限制性卧床 > 72 小时 □中心静脉置管 □关节镜手术 □石膏固定（< 1 个月） **C 每项 3 分** □年龄≥ 75 岁 □ DVT/PE 史 □血栓家族史 □肝素诱导的血小板减少症 □未列出的先天或后天血栓形成 □抗心磷脂抗体阳性 □凝血酶原 20210A 阳性 □因子 V Leiden 阳性 □狼疮抗凝物阳性 □血清同型半胱氨酸酶升高
A2 仅针对女性（每项 1 分）	**D 每项 5 分**
□口服避孕药或激素替代治疗 □妊娠期或产后（< 1 个月） □原因不明的死胎史，复发性自然流产（≥ 3 次），由于毒血症或发育受限原因早产	□脑卒中（< 1 个月） □急性脊髓损伤（瘫痪）（< 1 个月） □选择性下肢关节置换术 □髋关节、骨盆或下肢骨折 □多发性创伤（< 1 个月）
总分：	

二、出血风险的评估

出血风险评估参照外科住院病人大出血并发症危险因素评估表（表 2-4），综合考虑出血的常规危险因素、手术特异性危险因素以及出血并发症可能会导致严重后果的手术类型，病人具有表格中任何一项危险因素，则为出血高风险或出血会导致严重后果的人群。

表 2-4 外科住院病人大出血并发症危险因素评估表

常规危险因素	手术特异性危险因素
□活动性出血	**腹部手术：**
□既往大出血病史	□男性恶性肿瘤病人，术前血红蛋白＜ 13g/dl，行复杂手术（联合手术、分离难度高或超过一个吻合术）
□已知、未治疗的出血疾病	**心脏手术：**
□严重肾或肝功能衰竭	□使用阿司匹林
□血小板减少症	□术前 3 天使用氯吡格雷
□急性脑梗死	□ BMI ＜ 25kg/m^2，非择期手术，放置 5 个以上支架，老龄
□未控制的高血压	□老龄，肾功能不全，非搭桥手术但心脏体外循环时间较长
□腰穿，硬膜外或椎管内麻醉前 4 小时至后 12 小时	**胰十二指肠切除术：**
□同时使用抗凝药、抗血小板治疗或溶栓药物	□败血症，胰瘘，定点出血
出血并发症可能会导致严重后果的手术	**肝切除术：**
□开颅手术	□肝叶切除数量，伴随肝外器官切除，原发性肝癌，术前血红蛋白数量和血小板计数低
□脊柱手术	**胸部手术：**
□脊柱创伤	□全肺切除术或扩大切除术
□游离皮瓣重建手术	

三、普外科住院病人静脉血栓栓塞的防治

外科医生综合考虑评估得出的血栓风险与出血风险，按照指南的推荐，采取相应预防措施（表 2-5）。机械预防措施包括 IPC、弹力袜等，药物预防措施包括普通肝素、低分子肝素、磺达肝癸钠等，其中以普通肝素与低分子肝素最为常用。

表 2-5 VTE 风险、出血风险及预防措施

VTE 风险等级	出血风险	预防措施
极低风险（Caprini 0）	-	早期离床活动，无须使用机械或药物抗凝措施
低风险（Caprini 1 ～ 2）	-	机械预防措施，建议使用 IPC
中等风险（Caprini 3 ～ 4）	不伴高出血风险	低分子肝素、低剂量普通肝素或使用 IPC
	伴高出血风险	使用 IPC
高风险（Caprini ≥ 5）	不伴高出血风险	低分子肝素、低剂量普通肝素，建议同时使用机械预防措施，如弹力袜或 IPC
	伴高出血风险	使用 IPC，直至出血风险消失可启用药物预防
高风险（Caprini ≥ 5）但禁忌低分子肝素、普通肝素的病人	不伴高出血风险	磺达肝癸钠，小剂量阿司匹林，建议同时使用机械预防措施，如 IPC
高风险（Caprini ≥ 5）的腹盆腔肿瘤手术病人	不伴高出血风险	延长低分子肝素预防（4 周）

机械性预防血栓的方法主要应用于出血高风险的病人，或作为抗凝剂预防血栓的辅助方法。使用间歇气囊压迫（intermittent pneumatic compression，IPC）和（或）梯度弹力袜（graduated compression stockings，GCS）时必须谨慎，以确保正确使用。以下情况禁用物理预防措施：①充血性心力衰竭，肺水肿或腿部严重水肿；②下肢深静脉血栓症、血栓（性）静脉炎或肺栓塞；③间歇充气加压装置和梯度压力

弹力袜不适用于腿部局部情况异常(如皮炎、坏疽、近期接受皮肤移植手术)、下肢血管严重的动脉硬化或其他缺血性血管病、腿部严重畸形。

四、VTE的治疗

深静脉血栓的治疗措施有:①抗凝治疗:腿部急性期深静脉血栓(DVT),推荐使用维生素K拮抗剂联合肠道外抗凝如低分子肝素、普通肝素或磺达肝癸钠;②溶栓治疗;③手术取栓;④下腔静脉滤器置入。

PE的治疗措施有:①抗凝治疗:急性期PE推荐使用胃肠外抗凝如普通肝素、低分子肝素或磺达肝癸钠,肠道外抗凝应与维生素K拮抗剂联用;②溶栓治疗;③外科血栓清除术;④经皮导管介入治疗;⑤静脉滤器置入。

临床病人个体差异显著,血栓栓塞一旦发生后果严重,从围手术期快速康复的角度出发,应该强调以预防为主,治疗中应该强调循证。国人与西方人体质不同,因此抗凝治疗上应该有所差别。

(楼文晖)

第八节 液体管理

液体管理是外科病人围手术期治疗的重要组成部分,目的在于维持围手术期电解质平衡,纠正液体失衡和异常分布。加速康复外科实施策略包括缩短病人的禁食时间、早日恢复经口摄食、缩短补液时间及补液量,这些都对液体管理提出了新的要求,必须针对病人个体情况,制订并实施更合理的液体管理方案,并根据病情变化及恢复状态不断进行调整和修正。

一、围手术期液体管理的目的及原则

围手术期液体管理可分为针对脱水的补液治疗及有效循环血量减少所致休克的复苏治疗,以及禁食或不能经口充分补充液体的液体治疗,在补充细胞外液及有效循环血量的同时,维持电解质平衡。

液体治疗的原则包括:①每日评估和管理病人的液体及电解质需要量,在术后早期留置胃肠减压、不能经口或胃肠道补充液体的病人应提供静脉液体治疗,一旦拔除胃管,且应尽可能早地减少补液量;②制订24小时输液计划,包括液体的种类、输液的量和速度等,并随时调整,尤其是针对老年病人及心肺并发症的病人,要减少补液总量及减慢补液速度;③须兼顾其他途径如经胃肠道补充的水分与电解质,还应考虑静脉途径药物、营养和输血对液体及电解质补充的影响。

(一)维持性液体治疗(routine maintenance)

对于术后禁食水及不存在低血容量的病人,可根据病史、体格检查、手术情况、临床监测和实验室检查结果,确定液体和电解质的需要量。如病人不存在异常丢失、异常分布等情况,则给予维持性液体治疗。

维持性液体治疗,即补充病人生理需要量:25 ~ 30ml/(kg·d)液体,1mmol/(kg·d)的Na^+、K^+、Cl^-,50 ~ 100g/d葡萄糖。对于肥胖病人,应根据实际体重计算,一般不超过3lg/d。对于心肺功能不全、营养不良或者有再营养综合征风险的病人,可适当减少液体量[如20 ~ 25ml/(kg·d)]。一旦拔除胃管恢复经口补液,即可减少相应的补液量。

(二)纠正失衡(replacement)与再分布(redistribution)

当病人因原发疾病、手术或外科并发症导致水电解质失衡、消化液丢失或异常分布时,在维持性液体治疗的基础上,应补充丢失、纠正失衡与异常分布。有些病人因原发疾病导致进食进水受限,术前出现水电解质失衡，则术前就要及时行液体治疗。

显性的液体丢失如胃肠减压、腹腔引流等较易识别，应关注发热、消化道内瘘等非显性丢失。液体异常分布的情况包括水肿、严重脓毒症、高钠/低钠血症、肾/肝/心功能受损、术后液体积聚/再分布、营养不良和再营养综合征等，病人总体液量可呈过负荷表现，但有效循环血量仍存在不足，液体治疗时应注意纠正。

（三）再评估（reassessment）

液体治疗的目的及方案需随病人恢复的情况而不断调整，康复进程、出血、感染、代谢异常与器官功能障碍等均可随时影响对液体的治疗需求。因此，对接受静脉液体治疗的病人须进行反复再评估，及时调整液体治疗方案。

对于完全依赖液体治疗的病人，应动态分析病人的心率、血压、呼吸频率、尿量的变化，动态分析组织灌注、血乳酸水平、血 pH、碱剩余等，评估容量状态，及时调整补液方案。

对合并有大量消化液丢失的病人，监测尿钠具有临床价值，尿钠浓度 <30mmol/L 常提示机体总钠耗竭。尿钠监测还可提示低钠血症的原因，但合并肾功能不全或使用利尿剂时，可影响结果的准确性。

如果病人输注的液体含 Cl^->120mmol/L（如 0.9% NaCl），应注意监测血中 Cl^- 的浓度，防止发生高氯酸血症。

二、围手术期容量状态的评估方法

围手术期容量状态的评估方法包括病史、体格检查、临床指标和实验室检查等。

（一）病史

既往史及现病史对病人液体状态的评估极为重要，不同病史可反映出病人不同的容量状态，对液体治疗方案的制订定有指导意义。

（二）体格检查

通过详细的查体，可简单、快速、直观地获得择期手术病人术前、术中及术后的容量状态，经验性地判断液体容量并指导液体治疗。虽然目前各种临床及实验室检查已非常普及丰富，但体格检查作为基本功不应被忽视，可为进一步完善后续临床及实验室检查提供参考及指导。

（三）临床指标

包括无创检查和有创检查，对于一般择期手术病人多采用无创检查，如心电监护和指脉氧监测（> 90%，吸氧情况下 > 95%）、血压（> 90/60mmHg）（1mmHg=0.133kPa）、脉搏（60 ~ 100 次/分）、呼吸（12 ~ 20 次/分）、血氧饱和度等，在多数情况下可完成对一般病人的容量检测。少数择期大手术病人可能需要有创检查，这些指标包括中心静脉压（CVP）、每搏输出量（SV，50 ~ 80ml）、心排血量（CO，4500 ~ 6000ml）、每搏量变异度（SVV，10%）、脉压变异度（PPV，10.5%）和中心静脉氧饱和度（$ScvO_2$，60% ~ 80%）等。尿量也是间接评估容量状态的有效临床指标。

（四）实验室检查

常规检查包括血常规、凝血功能、肝肾功能、电解质和 pH 值（7.35 ~ 7.45）等，评估病人血红蛋白、电解质平衡、酸碱平衡、凝血功能状态等，术前需完善对病人的实验室检查，避免术前准备不充分影响术中及术后液体治疗方案。术中需要检测的特殊指标包括乳酸含量（0.5 ~ 1.7mmol/L）、二氧化碳分压（$PaCO_2$，33 ~ 46mmHg，平均 40mmHg）和标准碳酸氢盐（SB，22 ~ 27mmol）等，术后需要检测指标有电解质、血红蛋白、红细胞、白细胞和白蛋白水平等。

三、液体管理需注意的问题

规范化的液体管理是降低外科病人围手术期全身及局部并发症发生率的关键途径，也是加速康复外科的基石。在临床实践中，还必须注意以下各方面的问题。

（一）平衡盐液和生理盐水在复苏治疗中的差异

平衡盐溶液的电解质浓度与血浆相仿，包括乳酸林格液和醋酸平衡盐溶液。生理盐水中 Na^+ 和 Cl^- 浓度均高于血浆，特别是输注富含 Cl^- 的液体不仅可致高氯性酸中毒，还可促进肾血管收缩、减少肾脏血流灌注并致肾小球滤过率降低，具有增加肾损伤的风险。生理盐水中不含钾、钙、镁等电解质，缺乏维持血浆 pH 值所需的碳酸氢盐或其前体缓冲剂，大量输注不利于病人内环境的稳定。研究表明，对择期腹部开放手术的病人，平衡盐液具备更小的风险和更低的术后病死率，应作为复苏及液体治疗的基础。

（二）晶体液和胶体液在复苏治疗中的差异

理想的液体治疗应在有效而快速补充血容量的同时，不增加血管外间隙液体所致的间质水肿，无过敏及肾功能损害，不影响凝血功能。目前晶体液与胶体液在液体治疗中的地位仍有争论。晶体液可有效补充人体生理需要量及电解质，但扩容效果差，维持时间短，大量输注可致组织间隙水肿及肺水肿等副作用。人工胶体扩容效能强，效果持久，有利于控制输液量及减轻组织水肿，但存在过敏、干扰凝血及肾损伤等副作用。天然胶体在具备安全优势的同时，存在价格高昂、来源短缺、血源性感染等不足。近年来不断有文献比较研究晶体液与胶体液在液体及复苏治疗中的作用，但尚无足够证据表明两者在安全性及有效性方面存在显著性差异，“晶胶之争”依然存在。临床实践中，应根据液体治疗的不同目的、疾病的种类、功能性血流动力学状态、围手术期的不同阶段等多方面因素，个体化地选择液体种类与治疗方案。当病人存在血容量不足而需大量补液时，建议补充晶体液的同时适量输注胶体，以控制输液量，减少组织水肿；如病人无低血容量，仅需补充细胞外液或功能性细胞外液时，建议以晶体液补充生理需要量；对于需大量液体复苏的危重病人，尤其是合并急性肺损伤时，建议选择白蛋白实施目标导向的限制性液体治疗。

（三）开放性补液或限制性补液治疗

开放性补液理念曾长期占据主导地位，近年来随着快速康复外科理念的发展，更多提倡限制性补液方案。两者的差异主要在于是否需要补充应激状态下渗入第三间隙的液体量。有研究发现，病人限制性液体治疗可明显缩短住院时间和胃肠功能恢复时间，减少术后并发症的发生率。在临床实践中，开放性与限制性液体治疗往往难以界定，标准不一，目标导向的围手术期液体治疗更有助于确定治疗方案。

（四）人工胶体在液体管理中的应用

人工胶体作为天然胶体的替代物已广泛应用于病人围手术期的液体及复苏治疗。近年来有前瞻性研究认为，HES 有导致肾损伤及凝血机制障碍的风险，发生率随累积使用量的增加而升高。在 ICU 的低血容量病人中，使用 HES（130/0.4）与晶体液比较，28 天死亡率无显著性差异，但晶体组病人显示出更高的 90 天死亡率。对于严重脓毒症、严重肝功能损伤、凝血机制障碍、肾功能不全的病人，不建议使用 HES（130/0.4）进行容量复苏。对于急性失血导致的低血容量病人，可酌情使用 HES（130/0.4），使用时间不宜超过 24 小时，最大日使用量应不超过 50ml/kg，同时应密切监测肾功能。

（五）目标导向液体治疗

目标导向液体治疗（goal-directed fluid therapy，GDFT）指根据病人性别、年龄、体重、疾病特点、术前全身状况和血循环容量状态等指标，采取个性化补液方案。基本原则是按需而入，控制补液总量及补液速度，重视心肺基础性病变，结合术前 3 天和手术当天病人的症状体征，制订合理的补液方案。目标导向液体治疗的原则是优化心脏前负荷，既维持有效循环血容量、保证微循环灌注和组织氧供，又避免组织水肿，减少并发症，缩减住院天数。实施 GDFT 的过程中，需要连续、动态监测病人容量反应性指标，以指导液体治疗。

（楼文晖　吴文川）

第九节　体温管理

围手术期体温管理及术中体温正常范围的维持是 ERAS 的一个重要的组成部分，需要外科医师、麻醉师、护师、病人及家属的积极配合、协作，对临床工作不断优化，从而达到促进病人加速康复的目的。

一、正常温度调节及体温对生理的影响

温度调节与其他许多生理控制系统相似，通过大脑的正反馈和负反馈来减少“正常范围”的波动。大量文献报道包括皮肤表层、下丘脑、腹部深组织、脊髓冷热变化均会出现机体主动的温度调节，因此温度调节几乎是所有组织参与的、广泛的、大量信号为基础的过程。温度调节信号处理分三个阶段：传入信号、中枢调节以及传出反应。温度由中枢结构（主要是下丘脑）调节，它首先整合来自皮肤表面、神经轴和深部组织等传入信号，再与阈值温度进行比较。大多数温度信号已在脊髓和中枢神经系统的其他部分进行过“预处理”。如何确定绝对阈值温度尚不清楚，具体机制相当复杂。当中心温度低于寒冷反应的阈值时，就产生血管收缩、非寒战性产热和寒战；中心温度高于高温阈值则引发主动性血管扩张和出汗；中心温度介于两者之间则不会启动温度调节反应。这些温度确定了机体阈值范围，人类的阈值范围通常仅约 0.2℃。女性的出汗与血管收缩阈值均比男性高 0.3 ~ 0.5℃，在黄体期差异更加显著。婴儿的中枢温度调控已经比较完整，而老年人的温度调控可有不同程度损害。

婴儿调节体温的能力非常强。相反，年老体弱或药物都能削弱机体的温度调节反应，增加低体温的风险。如肌松药、神经肌肉疾病、肌肉肌纤维减少等均抑制寒战反应，因而提高了可耐受环境温度的最低阈值。同样，抗胆碱药物能抑制出汗，降低了可耐受温度的最高阈值。一般情况下，效应器如血管收缩作用先达到最大，之后才启动代谢性消耗反应，例如寒战。皮肤血管收缩是机体最常用的自主神经效应器机制，代谢热主要从皮肤表面通过对流和辐射方式散失，而血管收缩可以减少这种热丢失。非寒战性产热可增加代谢热量的产生而不产生机械做功，这种产热方式可让婴儿产热量增加一倍，而对成人影响轻微，骨骼肌和棕色脂肪组织是成人非寒战性产热的主要来源。成人持久寒战可使代谢产热增加 50% ~ 100%，这种产热比运动产热小并且效率低下，新生儿不会发生寒战。出汗是由神经节后胆碱能纤维所介导，因此是一种主动过程，可被神经阻滞或阿托品所抑制，并且出汗是机体在温度高于中心温度的唯一散热机制，其效果十分显著。另外，中心温度明显高于引起最大出汗强度的温度时，才会出现皮肤血管的最大扩张。

二、全麻期间的温度调节

体温是重要的生命体征之一，围手术期维持体温波动在正常范围是加速康复的重要环节。所有的全麻药物均可明显损害自主神经系统的温度调控能力，并且抑制体温调节中枢的反射性调节功能，从而引起温觉反应阈值的轻度升高，冷觉反应阈值的显著降低（使中心体温触发的血管收缩、寒战阈值降低 2 ~ 3℃，导致寒战反应也受到抑制），加之麻醉药对全身血管的扩张作用、病人暴露于手术室的低温环境、手术野的长时间暴露、消毒液体蒸发等均可导致病人散热增加，体温降低，因此所有的全身麻醉病人都可能会出现低体温。体热从中心到外周的重新分布是多数病人低体温的主要原因。大量文献指出，围手术期低体温发生率为 50% ~ 90%，其中大约一半病人全身麻醉手术期间体温会下降到 36℃以下，

1/3 的病人甚至降到 35℃以下。特别是椎管内麻醉损害中枢和外周温度调控能力,与显著低体温有关。

术中体温降低时,麻醉药物在机体中代谢速度减慢,对麻醉的耐受力降低,苏醒时间延长。大规模的随机临床试验已经证实即使是术中浅低体温(即降低 1.5 ~ 2℃)也会引起不良后果,轻度的低体温与围手术期心肌缺血、凝血功能异常以及切口感染等并发症相关。浅低体温可使心血管不良事件及并发症的发生率增加 3 倍,伤口感染发生率增加 3 倍,对凝血功能有损害,可增加失血量,增加异体输血风险,从而导致麻醉苏醒延迟,并延长病人在麻醉恢复室的滞留时间,最终导致延长恢复时间和增加住院时间。因此,掌握麻醉药物影响下的温度调节有助于预防和及时处理上述问题及其他与温度相关的并发症。

全麻期间低体温具有其特征性的模式。首先中心温度快速下降,随后缓慢线性降低,最后逐渐稳定,之后基本保持不变。中心温度开始阶段快速降低是因为机体热量自中心向外周再分布所致。之后中心温度缓慢线性降低则是由于热丢失大于产热量。最后中心温度处于平台期可能是被动型温度稳态或充分低体温触发温度调节性血管收缩所致。麻醉诱导后 30 分钟中心温度通常会降低 0.5 ~ 1.5℃,该低体温是由于体内热量再分布和其他各种难以预料的因素所致。

术中也会出现中心体温升高,例如心动过速和呼气末二氧化碳分压与分钟通气量不成正比例的增加可能提示恶性高热。术中体温升高更常见的是保暖过度、感染性发热、第四脑室出血、输血血型不匹配等原因。用于区域性阻滞的局部麻醉药和用于监测麻醉(MAC)的镇静药均不会引发恶性高热。

三、术后加速康复与体温管理

中心体温监测(热电偶测定骨膜、肺动脉、食管远端以及鼻咽温度等中心热隔室)常用于监测术中低体温,防止过热,帮助发现恶性高热。中心热隔室由高灌注组织构成,其温度一致,且高于身体其他部位,即使温度迅速变化(如体外循环),这些温度监测部位仍然十分可靠。皮肤表面温度明显低于中心温度,皮肤表面或肌肉温度可用于评估血管收缩及舒张功能和确保外周神经肌肉监测的正确性。

麻醉期间不慎造成的低体温是目前围手术期最常规的温度失调。在 ERAS 中,麻醉医师和外科医师应对持续时间较长的中大型外科手术和急诊手术病人行术中保温,并运用到各个环节。老年人、婴幼儿使用全麻药时其温度调节性血管收缩都相应受到削弱,老年人、婴幼儿对周围环境变化的能力差,因此术中保暖尤为重要。如加强术中体温监测;采用预加温措施,如手术床上铺保暖床垫,也可使用加温毯、暖风机、暖箱、WarmTouch™ 等;提高手术室室温,可调节室温为 25℃左右;减少病人皮肤暴露;术中使用液体加温装置,将静脉输注液体或冲洗液加热到 37℃左右;同时要特别注意手术间与病房转运途中的保暖等,这些保温措施能够促进加速康复。

根据最新的 ERAS 循证医学证据,病人手术时间超过 30 分钟就应监测体温;围手术期病人术中中心体温应维持大于 36℃;区域麻醉期间可能、预期或怀疑体温变化时也应该监测体温。当前提供保温的最佳设备是压力空气加热设备,高效、廉价又安全。

(楼文晖 韩 序)

第十节 恶心、呕吐的预防

一、定义和概述

术后恶心、呕吐(postoperative nausea and vomiting,PONV)是指病人术后出现胃部不适伴强烈呕吐欲望、胃内容物强力上排的感觉,是全麻术后常见的并发症,也是病人不满体验和延迟出院的最主要原因。住院病人 PONV 的发生率达 20% ~ 30%,高危病人 PONV 发生率可达 70% ~ 80%。PONV 主要发生在术后 24 ~ 48 小时内,少数病人可持续至术后 3 ~ 5 天。PONV 直接影响病人术后饮食恢复,延缓手术康复进程,是 ERAS 顺利开展的重要障碍之一,虽然不是最严重的术后并发症,但其对病人生活质量的影响和医疗资源的浪费不容忽视。持续的 PONV 可引发电解质紊乱、营养不良、脱水、伤口愈合延迟甚至切口裂开等并发症,延长住院时间,严重影响病人主观体验。因此,必须重视并采取有效措施预防和治疗 PONV。

二、发生机制

恶心是一种可以引起呕吐冲动的胃内不适感,常为呕吐的前驱感觉,也可单独出现,主要表现为上腹部的特殊不适感,常伴有头晕、流涎、脉搏缓慢、血压降低等迷走神经兴奋症状。呕吐是将胃及肠内容物从口腔强力驱出的动作。机械和化学的刺激作用于舌根、咽部、胃、肠道、胆总管、泌尿生殖器官等处的感受器,都可引起呕吐。视觉和前庭的位置感觉发生变化时,也可引起呕吐。呕吐动作是反射性活动,传入冲动由迷走神经和交感神经的感觉纤维、舌咽神经及其他神经传入至延髓内呕吐中枢,再由呕吐中枢发出神经冲动沿迷走神经、交感神经、膈神经和脊神经传到胃、小肠、膈肌和腹壁肌等处。

呕吐中枢具体神经元的位置并不完全清楚,缺乏替代人类的研究动物是恶心、呕吐神经生物学研究中的一个突出问题。总的来说,呕吐中枢位于第四脑室腹面极后区化学触发带(有丰富的多巴胺受体、阿片受体、5-HT 受体)和孤束核上方(富含脑啡肽、组胺和 M 胆碱受体),分为化学感受器触发带(chemoreceptor trigger zone,CTZ)和神经反射中枢。恶心可能通过前脑通路产生,在恶心的持续过程中,岛叶皮质、扣带回、前额叶眶面、前额叶也参与其中。后脑尾部是催吐神经回路的位置,孤束核和延髓外侧网状结构中特异核团(包括呼吸核团)是产生呕吐的重要位置。2013 年 Napadow 等使用功能性磁共振成像(fMRI)研究人类的恶心神经反应,发现背侧脑桥(臂旁核)、杏仁核、壳核被激动早于晕动的感觉。背侧脑桥是后脑催吐中枢与前脑区域的中继,接受孤束核的感觉输入,因此尤为重要。

呕吐的发生是由一系列受体、化学物质及器官系统相互作用引起的。有 4 种基本的传入途径参与刺激呕吐中枢,分别是前庭迷路系统、胃肠系统、化学感受器触发区、大脑皮质区。

1. 前庭迷路系统 前庭器官也是内耳器官,参与平衡感觉异常引起的呕吐,前庭核接受来自内耳前庭运动相关神经的传入。前庭传入通路引发呕吐的神经递质是乙酰胆碱 ACH 和组胺。术后病人前庭迷路系统功能尚未恢复,体位改变时由小脑影响延髓呕吐中枢引发呕吐。

2. 胃肠系统 胃肠道的机械性感受器接受膨胀、牵拉等机械刺激,释放 5- 羟色胺(5-HT),通过迷走神经与呕吐中枢相联系。胃肠道炎症释放的 P 物质、5-HT 或其他介质亦可刺激胃肠迷走神经引发呕吐。

3. 延脑化学感受器触发区 它位于第四脑室的底部,与脑脊液紧密相连,有丰富的血供,没有血脑屏障的保护,受到刺激后将神经冲动传入到孤束核,孤束核传出通路到脑干基底部产生呕吐反射,传到中脑或前脑产生恶心的感觉。在围手术期,麻醉药物和手术创伤导致血液和脑脊液变化,刺激脑干内 CTZ。CTZ 通过 5-HT 受体和多巴胺 2 型受体起作用。

4. 大脑皮质区 由额叶及岛叶皮质发出的下行通路至呕吐中枢,可能参与视觉或精神相关的呕吐反射。术后病人视觉、味觉、嗅觉、疼痛、低血压、缺氧、颅内压增高等刺激,可能影响高级中枢,如视觉皮层系或边缘系统等,影响延髓呕吐中枢。

三、危险因素

(一) 病人因素

病人自身的危险因素为以下4项:女性、病人年龄50岁以下、非吸烟者、有PONV病史或晕动病史。

成年女性PONV的发生率是男性的2 ~ 4倍,有文献将其解释为促性腺激素和性激素水平不同所致,因为女性病人黄体酮的含量较高。女性出现PONV,与月经周期密切相关。Honkavaara发现,黄体期需要更多止吐药;Beattie发现月经期PONV的发生率是其他时期的4倍;Coborn发现,血浆雌二醇水平峰值与PONV有相关性。但青春期前的小儿病人和老年人的PONV发生率并没有性别差别。

多数研究表明,成人PONV的发生率随年龄增加而降低,30 ~ 40岁的病人PONV发生率最高。70岁以上老年人PONV发生率低于年轻人,可能与老年人各种反射不活跃有关。但对于小儿,3岁以上更易发生PONV,2岁以下很少出现。青春期前,PONV的发生率随年龄的增长而增加。

吸烟者PONV发生率比非吸烟者更低,可能的原因是吸烟能通过诱导细胞色素P450酶系统影响麻醉药物代谢。Apfel等认为吸烟影响多巴胺系统,阻断多巴胺受体的激活,降低PONV的发生。

有PONV病史或有晕动病史的病人更易出现PONV,其对PONV的影响可能比性别更加重要。女性病人既往无PONV病史,也没有使用阿片类药物,PONV发生率为6.7%;但若有PONV病史,PONV发生率则上升2倍;若使用阿片类药物,PONV发生率上升8倍。对于男性,既往无PONV病史,不使用阿片类药物,PONV发生率仅为1%;若有PONV病史,发生率上升25倍,若果术后使用阿片类药物,则发生率上升76倍。

此外,术前焦虑、肥胖、胃瘫、ASA分级较高,亦可能是PONV的高危因素。术前焦虑使交感神经兴奋,导致儿茶酚胺释放,抑制胃肠排空,引发呕吐;肥胖病人脂肪含量高,吸入麻醉剂积累于脂肪组织较多导致PONV发生率升高。但以上危险因素尚存争议。

(二) 麻醉相关因素

与麻醉相关的危险因素主要包括术中应用挥发性麻醉药、术中和术后应用阿片类药物。吸入麻醉药中,使用乙醚和笑气PONV发生率大于氟烷、安氟醚及异氟醚,因为笑气可使肠道扩张、肠胀气或进入中耳刺激前庭器官。阿片类药物通过作用于阿片受体诱发PONV,在芬太尼家族中,瑞芬太尼引起的PONV较其他明显增多。静脉麻醉药物中,依托咪酯、硫喷妥钠、氯胺酮容易引起PONV,异丙酚则不容易引起PONV,用异丙酚实施全凭静脉麻醉也降低了PONV发生率。咪唑安定(咪达唑仑)作为术前用药和全麻诱导药,能减轻应激,缓解病人焦虑紧张心理,对PONV有一定预防作用。术中维持麻醉较深,PONV发生率将上升。术中保持容量充足,术中给氧可减低PONV发生率。全麻前使用吗啡10mg,PONV发生率上升3倍,全麻前联用吗啡和阿托品,则PONV可下降一半。

麻醉方法对于PONV发生有很大影响,局部麻醉、神经阻滞麻醉可降低PONV;椎管内麻醉后的PONV发生率为13% ~ 42%。硬膜外麻醉中,低血压和麻醉平面过高,PONV发生率上升。术中缺氧也易导致PONV。此外,麻醉药物剂量越大,手术时间越长,PONV的风险越高。

手术本身对胃和肠道运动的抑制作用比麻醉更强。不同部位手术和手术方法的PONV发生率有较大区别,腹腔镜手术、妇科手术、某些儿科及整形科手术PONV发生率较高:腹腔镜胆囊切除术为53% ~ 72%,开放腹部手术为50% ~ 60%,小儿斜视矫正术和扁桃体切除术PONV发生率为40% ~ 88%。

四、评估与预测

PONV可以使用视觉模拟评分法(VAS)进行评估,以10cm直尺作为标尺,一端表示无恶心、呕吐,另一端为10，表示难以忍受的最严重的恶心、呕吐。7 ~ 10分为重度，5 ~ 6分为中度，1 ~ 4分为轻度。也可以使用“轻”“中”“重”等词语直接描述。

现有多种风险预测方法，最常见的是Apfel简化成人PONV风险评分，主要包括四项，即女性、非吸烟、PONV病史或晕动症病史、术后阿片类药物使用。无以上四种情况PONV发生率为10%，每具备以上一种情况者PONV发生率增加20%。总分0分、1分、2分、3分、4分的PONV发病率分别为10%、20%、40%、60%、80%。儿童PONV的高危因素是：手术时间长于30分钟、年龄大于3岁、斜视手术、PONV史。计0分、1分、2分、3分、4分的PONV发病率分别为10%、10%、30%、50%和70%。但在具体衡量病人时，以上评分方法并不完全可靠，比如成人短小手术PONV发生率很低。

大多数指南将无以上四项风险的病人定义为PONV低危；有一项或两项的定义为PONV中危；有两项以上的定义为PONV高危。

五、止吐药物的选择和使用

根据止吐药物的作用部位可以将止吐药物大致分为以下五类：①作用在皮层：苯二氮䓬类；②作用在化学触发带：吩噻嗪类（如氯丙嗪、异丙嗪、氯拉嗪）、丁酰胺类（氟哌利多）、5-HT3受体拮抗药（昂丹司琼、格拉司琼、托烷司琼、阿扎司琼、多拉司琼和帕洛司琼）、NK-1受体拮抗药（阿瑞匹坦）、苯甲酰胺类；③作用在呕吐中枢：抗组胺药（苯甲嗪和羟嗪）、抗胆碱药（东莨菪碱）；④作用在内脏传入神经：5-HT3受体拮抗药、苯甲酰类（甲氧氯普胺）；⑤其他：皮质激素类（地塞米松、甲基强的松龙）。选择止吐药物应根据其效能、作用时间、不良反应以及费用来确定。

（一）5-HT3受体拮抗剂

5-HT是一种兴奋性神经递质，5-HT3受体位于细胞膜上，属于半胱氨酸环家族配体门控离子通道，约90%广泛分布于胃肠道（肠黏膜下和肠嗜铬细胞），1% ~ 2%存在于中枢化学感受器触发带，延髓最后区及孤束核分布较密集。5-HT3受体拮抗剂阻断位于迷走神经末梢或延髓的呕吐中枢的5-HT3受体，从而达到中枢外周双重抑制呕吐的作用。此类药物不良反应较少，无锥体外系反应，不影响复苏时间，与其他手术麻醉常用药无相互作用，是比较理想的止吐药物。文献报道其可将术后恶心、呕吐的发生风险减少约30%。建议5-HT受体拮抗剂用于PONV的预防，特别是高危病人的预防，但不推荐使用多次治疗剂量，如果使用一次无效应使用另一类药物。

5-HT3受体拮抗剂是目前临床应用最广的止吐药，常见包括昂丹司琼、格拉司琼、托烷司琼。代表药物为昂丹司琼，因其有效性和低花费而成为止吐药物的金标准，其半衰期约4小时，常见不良反应有胃肠道蠕动减少、便秘、头昏、头痛等。昂丹司琼4mg联合地塞米松8mg预防疝手术后恶心、呕吐可达气管导管拔管后2小时内94% ~ 97%和24小时内83% ~ 87%的优良效果。昂丹司琼治疗PONV的推荐剂量是4mg，其不良反应为：头痛（5% ~ 7%）、腹泻（1% ~ 16%）、便秘（1% ~ 9%）、发热（1% ~ 8%）、不适或疲乏（0% ~ 13%）、肝酶升高（1% ~ 5%）。托烷司琼更具特异性，推荐剂量为2mg。本药半衰期长（8 ~ 12小时，昂丹司琼3小时，格拉司琼3.1 ~ 5.9小时），有口服制剂。帕洛诺司琼是第二代高选择性、高亲和性5-HT受体拮抗药，半衰期长达40小时。和第一代5-HT3受体拮抗药相比，帕洛诺司琼的结构类似于5-HT，更易与5-HT3受体结合。研究表明，0.075mg帕洛诺司琼可有效预防术后24小时内PONV的发生，其效应与4mg昂丹司琼相似，主要经CYP2D6酶代谢，临床剂量不受年龄、肝肾功能影响，对QT间期无明显影响。

（二）吩噻嗪药物

吩噻嗪是一类有很长历史的廉价止吐药物，如氯丙嗪、异丙嗪等，其效果与5-HT3受体拮抗剂相似，主要抑制CTZ的D2受体，也有抗组胺和抗胆碱能作用，但对前庭引起的呕吐无效。但这类药物不良反应较大，如镇静过度、低血压、锥体外系反应等，目前临床上已较少使用。氯丙嗪 5 ~ 10mg 或异丙嗪 12.5 ~ 25mg 在手术结束时静脉给药。

（三）糖皮质激素

地塞米松、甲泼尼龙等糖皮质激素药物用于预防肿瘤病人化疗后恶心、呕吐已有三十多年历史。糖皮质激素一般用于恶心、呕吐的预防，常联合用药，治疗恶心、呕吐效果不佳。糖皮质激素预防恶心、呕吐的具体机制尚不明确，可能与其抗感染作用、抑制 5-HT 表达及反馈抑制下丘脑 - 垂体 - 肾上腺轴有关。同时，糖皮质激素的抗感染作用可减轻病人疼痛并减少阿片类药物使用量，从而减少胃肠功能不良及术后恶心、呕吐。文献报道地塞米松可减少 PONV 发生风险约 26%，与昂丹司琼、氟哌利多效果接近。但应用糖皮质激素需注意可能增高糖尿病病人的血糖水平。成人最常用剂量为麻醉诱导前 8 ~ 10mg 静脉注射。

（四）抗组胺药物

组胺受体可分为 H1、H2 和 H3 三种类型，H1 受体与过敏、炎性反应相关，H2 受体与胃酸分泌相关，H3 受体与组胺释放相关。大多数术后发生呕吐的病人，血清中组胺浓度明显提高，术前使用茶苯海明可阻断前庭器的乙酰胆碱受体和孤束核 H1 受体，常用于防治运动型眩晕和控制中耳手术后的呕吐，减少 PONV 的发生。系统回顾发现，苯海拉明预防 PONV 的效果与 5-HT 受体拮抗剂及氟哌利多效果相近。苯海拉明的推荐剂量是 1mg/kg 静推。

（五）丁酰苯类

为多巴胺受体拮抗剂，包括氟哌利多、氟哌啶醇。小剂量氟哌利多（0.625 ~ 1.25mg）即能有效预防 PONV，与昂丹司琼 4mg 效果相似。氟哌利多可能导致 QT 间期延长和尖端扭转性室速而受到美国 FDA 的黑框（black box）警告，建议即使小量氟哌利多，也应在其他一线药物使用无效时才考虑使用，在使用过程中应检测十二导联心电图。但不少学者和文献认为此类并发症是时间和剂量依赖的，主要见于抗精神病的几周或几个月连续使用，而小剂量应用于 PONV 是安全的，成人使用低剂量的本品对 QT 间期的影响与昂丹司琼及安慰剂无差别。但也提示在防治 PONV 时应避免大剂量使用丁酰苯类或与其他可延长 QT 间期的药合用，已证明甚至在非常小剂量时（10 ~ 15μg/kg），也有抗呕吐作用。增加剂量虽增强抗呕吐疗效，但也带来不良反应增加的危险，如镇静、锥体外系症状。锥体外系症状主要发生在较年长的儿童，剂量大于 50 ~ 75μg/kg。氟哌啶醇被推荐为氟哌利多的替代品，0.5 ~ 2mg 静注或肌注对 PONV 有较好的预防作用，可在诱导后或手术结束前给药。研究发现，0.5mg 氟哌啶醇对于预防男性 PONV 效果强于女性，这可能由于男女代谢不同导致，但这种差异将随着氟哌啶醇剂量增加而减小。

（六）促胃肠动力药

莫沙必利是一种 5-HT 的受体激动剂，可用于治疗胃食管反流、恶心、呕吐、机械性消化不良。研究发现莫沙必利可以减少氟伏沙明引起的恶心、呕吐。动物实验发现，莫沙必利通过增加胃肠排空而减少呕吐发生。莫沙必利还可拮抗昂丹司琼及阿片类药物导致的胃肠蠕动减慢，从而减少便秘及呕吐的发生。

（七）抗胆碱药

抗胆碱药物作用机制是抑制毒蕈碱样胆碱能受体，并抑制乙酰胆碱能受体，抑制乙酰胆碱释放。该类药物包括阿托品、东莨菪碱，可阻滞前庭的冲动传入，主要用于治疗晕动病、眩晕、梅尼埃病、肿瘤所致的恶心、呕吐。东莨菪碱属于毒蕈碱性乙酰胆碱拮抗剂，其在胃肠道吸收完全，易透过血脑屏障；但半衰期短，且存在与剂量相关的不良反应，如口干、嗜睡、烦乱、幻觉、头昏。目前在围手术期主要用于解除迷走神经对心脏的抑制作用。东莨菪碱头皮贴是最常用的剂型。

（八）苯甲胺类

甲氧氯普胺是一种半衰期较短的多巴胺受体拮抗剂，有中枢和外周多巴胺受体拮抗作用，也有抗血清素作用，可增加食管下括约肌的张力，并促进胃排空运动加速胃排空，抑制胃的松弛并抑制呕吐中枢化学触发带。甲氧氯普胺的常用剂量为每次 10mg，但系统评价显示用量没有显著的临床预防 PONV 的作用。有研究认为 25 ~ 50mg 的甲氧氯普胺有较显著的效果，但在较高的剂量下，有明显的锥体外系症状，因此一般避免高剂量使用。甲氧氯普胺的不良反应除了锥体外系症状外，还可对病人心境产生负面影响。

（九）NK-1 受体拮抗剂

研究发现吗啡等阿片类药物可导致中枢神经系统 P 物质与 NK-1 受体结合引发呕吐。阿瑞匹坦是一种选择性的高亲和力 NK-1 受体拮抗剂，可以阻断 P 物质和神经肌肽 1（NK-1）受体的结合，且可通过血脑屏障作用于大脑中枢的 NK-1 受体，抑制呕吐反射。术前 1 ~ 3 小时口服 40mg 阿瑞匹坦能有效预防术后 48 小时内的 PONV，已有研究显示其效果优于昂丹司琼。

（十）其他

针灸内关穴，透皮电神经刺激，催眠，生姜以及小剂量纳洛酮等治疗措施均有一定的止吐效果。

六、防治策略

（一）PONV 防治的一般原则

过去 20 年，PONV 的发生率并无明显降低。由于可能仅有 30% 的病人会发生 PONV，症状持续者占 25%，因此普遍预防用药并不可取，无 PONV 危险因素的病人不需要预防用药。

根据 2014 年国际麻醉研究协会更新的术后恶心、呕吐管理指南，降低 PONV 基础风险的推荐策略包括：①应用局部麻醉，避免全麻；②避免使用吸入麻醉药；③静脉麻醉药首选异丙酚；④适当水化；⑤尽量限制使用阿片类药物。对于中危以上病人应给予有效的药物预防。不同作用机制的 PONV 药物联合用药的防治作用优于单一用药，作用相加而不良反应不相加。5-HT3 受体抑制药、地塞米松和氟哌利多或氟哌啶醇是预防 PONV 最有效且不良反应最小的药物。低、中危病人可选用一种或两种药物预防。高危病人可用 2 ~ 3 种药物组合预防。如预防无效应加用不同作用机制的药物治疗。PONV 高危病人的麻醉选择包括使用丙泊酚麻醉或区域阻滞麻醉，选用短效阿片类药物如瑞芬太尼，术中足量补液，避免脑缺氧缺血，术后使用非甾体类抗炎药物镇痛。

预防用药应考虑药物起效和持续作用时间。口服药物，如昂丹司琼、多拉司琼、丙氯拉嗪、阿瑞匹坦应在麻醉诱导前 1 ~ 3 小时给予；静脉抗呕吐药应在手术结束前静注，但静脉制剂地塞米松应在麻醉诱导后给予。

对于未预防用药或预防用药无效的 PONV 病人，离开麻醉恢复室后发生持续恶心和呕吐时，首先应在床旁检查除外药物刺激和机械刺激，包括用吗啡进行病人自控镇痛、沿鼻咽道的引流或腹部梗阻等，在排除药物和机械性因素后，可开始止吐治疗。

如果病人没有预防性用药，第一次出现 PONV 时，应开始小剂量 5-HT3 受体拮抗药治疗。5-HT3 受体拮抗药的治疗剂量通常约为预防剂量的 1/4，昂丹司琼 1mg、多拉司琼 12.5mg、格拉司琼 0.1mg，氟哌利多 0.625mg，或异丙嗪 6.25 ~ 12.5mg。病人在 PACU 内发生 PONV 时，可考虑静注丙泊酚 20mg 治疗。如果已预防性用药，则治疗时应换用其他类型药物。如果三联疗法（如 5-HT3 受体抑制药、地塞米松和氟哌利多或氟哌啶醇）预防后病人仍发生 PONV，用药 6 小时内不应重复使用这三种药物，应换用其他止吐药。如果 PONV 在术后 6 小时以后发生，可考虑重复给予 5-HT3 受体拮抗药和氟哌利多或氟哌啶醇，剂量同前。不推荐重复应用地塞米松。

（二）术前阶段

1. **术前抗焦虑** 术前向病人做好解释沟通工作，缓解紧张心理。手术前一天晚上给予咪唑安定（咪达唑仑）口服，保证睡眠，术前用抗胆碱药物如阿托品抑制消化液分泌，降低迷走神经张力，术前给予镇静剂解除病人紧张心理。

2. **术前禁食6小时，禁饮2小时** 术前短时间内进食导致胃部膨胀，胃部食物残留，麻醉后，人的意识和咳嗽反射会暂时消失，此时胃中的食物或水容易反流到口腔引起呕吐。术前当晚零点后若病人需要使用药物，避免口服给药，尽可能通过肌肉或静脉注射途径给药。亦有报道称，ERAS流程中术前饮用碳水化合物清亮液体改善了机体的能量供应，亦能降低PONV的发生。对于消化道梗阻病人术前应插入胃管单次抽吸或持续引流，对于术中胃膨胀病人亦可在手术结束前放入胃管一次性抽吸，抽吸后拔除胃管以减少胃管刺激和反流。

3. **戒烟** 有研究表明，香烟中的尼古丁等有毒物质容易进入血液循环，透过血脑屏障进入脑脊液，刺激CRTZ中的化学感受器，兴奋呕吐中枢。再加上脑血管痉挛，引发短暂性脑供血不足，进而更易出现恶心、头痛、头晕等症状，尤其吸烟者脑血管对烟毒耐受性差，更易在围手术期出现恶心、呕吐。因此建议病人至少于术前1 ~ 2天严格戒烟。

4. **控制血压** 血压过高，脑组织过多的血流灌注将增高颅内压，刺激脑干的呕吐中枢。术前病人常常对即将进行的手术产生极度紧张、焦虑，这种不稳定的情绪可能导致既往有高血压病史的病人术前血压急剧增高，超过血管调节血压的能力，产生恶心、呕吐症状。因此在术前务必控制血压在稳定状态。但是值得注意的是，长期罹患高血压尤其平时血压控制不佳的病人，不应该追求过度降压，血压一般不高于150/90mmHg即可。另外，对于高血压病人，手术当日清晨如必须口服降压药，应尽可能以最少的水吞服药物。

5. **控制血糖** 糖尿病病人术前处于紧张状态，血糖常常不易控制，在各种病因的作用下可能导致血糖过度增加，甚至导致电解质紊乱、代谢性酸中毒，进而诱发糖尿病酮症酸中毒等，临床上可能导致严重的恶心、呕吐。因此，术前需积极控制血糖。血糖长期升高者术前应检测糖化血红蛋白，糖化血红蛋白小于7%提示血糖控制满意，术前空腹血糖应控制在10mmol/L以下，随机或产后2小时血糖应该控制在12mmol/L以下为宜；手术当日停用口服降糖药物和非胰岛素注射剂，术后改为胰岛素治疗。

（三）术中阶段

术前注意评估手术创伤及时间，选择适当的麻醉方式，尽可能避免吸入麻醉。单纯吸入性麻醉、氯胺酮等全麻药物易引起术后呕吐，尽量采用局部麻醉、椎管内麻醉，全身麻醉尽量选用异丙酚。另外，在确保手术安全的前提下，尽可能地缩短手术时间，因为手术时间越长，病人使用的麻醉药物越多，术后恶心呕吐发生概率越高。

（四）术后阶段

1. **术后禁食禁水6小时** 防止在麻醉药物没有代谢完全时加重胃肠道负担，引起上消化道功能紊乱，诱发恶心、呕吐，若呕吐物污染切口，增加感染概率，影响快速康复。

2. **术后体位** 去枕平卧位，头偏向一侧，原因在于：去枕平卧位可以充分补充脑脊液，以致清醒后不容易出现头晕、恶心、呕吐；病人术后会出现嗜睡或昏睡，极易发生舌后坠引起窒息，去枕平卧可保持气道通畅，利于分泌物排出，防止误吸引起的呼吸道梗阻及术后肺部感染和肺不张。

3. **术后镇痛** 良好的术后镇痛可提高病人生活质量，有利于早日下地活动，促进胃肠道功能恢复，避免因胃排空延迟引发的恶心、呕吐。术后镇痛也是ERAS的重要环节，主张预防、按时、多模式镇痛。术后应尽可能避免使用诱发呕吐或者胃肠损伤的口服药物（如吗啡、NSAIDs），以及尽量避免使用自控镇痛泵，术后镇痛应首选NSAIDs类药物，因非选择性NSAIDs可能增加出血和应激性溃疡风险，推荐选择选择性 COX-2 抑制剂。此外，病人自控硬膜外镇痛广泛应用于术后的镇痛，但其不良反应会导致恶心、呕吐。对于慢性疼痛的病人，PCEA 或更为有效。

4. 预防术后肠麻痹，促进胃肠蠕动 术后肠麻痹是外科手术常见的并发症，减少术后肠麻痹的发生率可以减少 PONV 的发生。过去的观点认为肠道休息、鼻胃管减压可以缩短肠麻痹恢复的时间。但目前的研究已经证实肠道休息并不能减少术后肠麻痹发生率，术后少量进食可以缩短肠麻痹时间；而胃肠减压不能促进术后肠麻痹的恢复，除某些特定的手术外，目前腹部手术不推荐常规留置胃肠减压管。

在具体的临床实践中，有一些新的治疗方法可以促进胃肠蠕动的恢复。咀嚼口香糖可以缩短腹腔镜结肠术后肠麻痹的恢复时间。术后早期大多数病人可以耐受肠内营养，并且可以缩短术后第一次排气时间。术后硬膜外镇痛将局麻药注入胸段硬膜外，阻断了腹部切口及内脏传入的抑制性信号，减少交感神经信号传入，增加胃肠道血流，可以减轻术后肠麻痹。但腰段硬膜外麻醉则无此作用。建议将胸段中部 T6 ~ 8 硬膜外麻醉作为全麻的补充，术中即开始在硬膜外腔应用局麻药物，可以显著缩短术后长麻痹时间，其镇痛作用利于病人早期活动，减少阿片类药物使用量，减少交感神经兴奋。非甾体类抗炎药物可以减少胃肠道及腹膜的炎症反应，其镇痛作用还可以减少 20% ~ 30% 的阿片类药物的使用，达到减轻术后肠麻痹的作用。过量补水可能继发肠道水肿，但是否会加重肠麻痹尚无定论。有研究将结肠癌根治手术随机分为正常补液组和限制水钠组，结果表明限制水钠组胃排空时间，首次排气时间，肠道蠕动恢复时间较正常明显缩短。促胃肠动力药物的使用也有一定的意义，甲氧氯普胺广泛用于术后肠麻痹的治疗，但多个对照试验没有发现其对术后肠麻痹有明显的效果。胃动素受体激动剂红霉素虽有促进胃动力的作用，但尚无研究证实可以缩短术后肠麻痹时间。西沙比利作为 5-HT3 受体激动剂对术后肠麻痹的作用存在争议，但由于其可引起致死性的心律失常，国外已经退市。部分机构也使用缓泻剂和直肠栓剂治疗术后肠麻痹，但没有相关临床研究的支持，缓泻剂本身对术后肠麻痹可能有一定的效果，但它同样有腹痛、腹胀等不良反应，直肠栓剂可能可以缩短首次肠蠕动时间，但对肠麻痹效果有限。

术后肠麻痹的发生重在预防，目前还没有单一的方法可以避免，在不影响病人安全和舒适性的前提下，将上述方法进行整合，合理联合应用，可能有一定效果。

5. 术后饮食恢复 术后饮食恢复应根据手术类型和病人情况合理恢复。术后早期拔除胃管、早期进食及营养支持治疗都能促进病人胃肠功能恢复及全身营养状态提升，已在外科许多领域得到证实。因此建议拔除胃管后当天开始进流质食物，逐渐由半流质、软食过渡到正常饮食。对于营养不良病人推荐口服营养制剂有利于病人恢复。

6. 其他 术后应合理规划早期活动，若情况允许及时下地行走，不仅有利于防止血栓等并发症，更有利于胃肠蠕动，恢复正常饮食，在循序渐进中快速恢复正常。术后亦可用多种模式刺激肠道功能恢复，如咀嚼口香糖或口服缓泻剂等。避免使用胃肠道反应重的抗生素，如莫西沙星及大环内酯类抗生素。

（杨尹默　田孝东）

第十一节　引流管和其他管道的管理

手术区域放置引流管可能有助于早期发现并引流术后出血、术区积液（或腹水）、吻合口瘘、淋巴漏等情况。传统手术处理流程中一般主张放置术区引流管，尤其是涉及消化道重建吻合（胃肠吻合、肠肠吻合、胆肠或胰胰吻合等）时，引流管拔除标准一般为引流量较少、引流液清亮并判断无漏存在，甚至病人恢复饮食后观察引流液量及性状均无明显变化时方予拔除，因此引流管多于术后 5 ~ 7 天拔除。此外，腹部手术前准备中常规放置鼻胃管及尿管，胃管多于手术后胃肠功能恢复（肛门排气）后拔除，尿管拔除时间一般为术后 3 ~ 5 天，病人可正常离床活动后。在 ERAS 理念指导下，随着新的循证医学证据的完善，这些传统的围手术期处理方式及理念均受到挑战。本节着重探讨 ERAS 理念下术区引流管及胃管、尿管在腹部手术围手术期的管理及应用。其他管道（中心静脉导管、静脉输液通路及麻醉镇痛管道）的管理不在本节讨论。

一、手术区域引流管管理

传统理念认为手术后由于术野创面可能在一定时间内持续渗出，或者在淋巴清扫过程中造成淋巴管开放导致术后一定时间内淋巴液漏出，术野放置引流管可使积液或积血及时引流至体外，避免血液或淋巴液积聚甚至继发感染造成脓肿形成。对于某些消化道吻合或闭合手术，为防止吻合口或闭合残端有发生溢漏的可能，从而导致腹腔或纵隔继发出血、感染等严重并发症，因此，要求常规在吻合口或封闭残端附近放置引流管。传统理念中腹部手术放置引流管的适应证包括：①无效腔及渗出；②消化道溢漏；③严重污染；④化脓性感染和脓肿形成。按此标准绝大多数腹部手术后需放置引流管，涉及肝脏切除及消化道重建的手术几乎全部放置创面或吻合口周围引流管。传统理念下引流管排除的指征一般包括：①引流量少于 50 ~ 100ml/d；②引流液颜色清亮；③恢复进食后引流量及性状无明显变化；④排除吻合口溢漏。按此标准，当无消化道吻合口时，创面引流多于恢复进食后方可拔除（如肝切除术、胆道探查、胰体尾切除术等），上消化道吻合术区引流多于恢复进半流质食物后方予拔除，而结直肠吻合口引流管多于排便后方予拔除。

传统理念认为，放置引流管可以降低总体术后并发症发生率。然而近年越来越多研究表明，手术野常规放置引流管并不能降低术后并发症的发生率，相反，由于引流管可能导致腹腔内粘连的发生，同时由于引流管造成的疼痛影响了病人术后早期活动，而且术后长期放置引流管可延长术后恢复时间，在 ERAS 理念指导下，多不主张常规放置引流管，而应根据手术复杂程度、术野止血满意程度、吻合脏器质地、吻合满意程度等情况，结合循证医学证据综合判断，即使放置术区引流管，也主张在无漏、无感染的情况下，尽早拔除引流。

择期腹部手术如不涉及消化道（包括胆道、胰腺）吻合或残端闭合，如单纯胆囊切除术等，无须常规留置引流管。而肝脏外科领域，放置引流管是否有助于早期发现出血及术后胆漏，目前仍存在争论。日本学者 Kyoden 等研究表明，肝脏切除术后引流管的放置有助于减少术后膈下液体积聚和胆瘘及胆汁瘤的发生率。然而，2016 年一项包含美国医师协会数据库中 1868 个病例的回顾性研究指出：肝切除术后放置肝创面引流管对术后胆漏的诊断并无明显帮助，反而由于过度干预，增加病人术后住院时间和 30 天内再入院率。由于肝切除术后引流管放置受到多重因素影响，包括手术方式和技巧、肝脏切除部位、手术的复杂程度等，目前尚无确切的临床研究可以评估预防性引流管放置对病人术后康复的利弊权重。2016 年发表的肝脏手术的 ERAS 管理指南，仅将术后引流管的放置列为低成效的管理措施，目前循证医学证据尚不足以支持肝切除术后有必要常规放置引流管。然而指南中亦明确指出其中绝大多数循证证据来源于非肝硬化病人。因此，结合目前循证医学证据及指南推荐，正常肝脏行常规肝切除术后肝创面放置引流管并不能减少肝脏术后并发症的发生，也不能降低术后重新穿刺置管的发生率。而对于较为复杂的大范围肝脏手术，或者合并严重肝硬化的病人，则需综合考虑手术复杂程度、病人肝硬化程度、出凝血功能、胆管是否结扎满意等情况决定，必要时可放置创面引流管，并于术后 1 ~ 2 天确定无出血及胆漏等情况后尽早拔除。

对于行胆肠吻合的病人，目前尚无高证据级别临床研究讨论胆肠吻合口旁放置引流管是否有利于减少术后并发症发生率，及其对病人术后康复的影响。有限的证据均来自于针对胰十二指肠切除后吻合口（包括胰肠及胆肠吻合口）周围是否需常规放置引流管的争论。胰十二指肠切除术手术操作复杂，术后并发症发生率高，达 20% ~ 40%，且多与胰瘘相关，因此传统理念下通常建议在胰肠及胆肠吻合口周围放置 2 ~ 4 根引流管，放置时间至少至术后 1 周，有腹腔并发症者放置时间更长。然而，近年来随着 ERAS 理念的发展，越来越多的临床研究显示胰十二指肠切除术后不常规放置腹腔引流管，并没有增加术后并发症的发生率，但此类临床研究也存在选择偏移的局限性，且既往关于胰十二指肠切除术后无须留置腹腔引流管的 RCT 研究有矛盾性的结论。Conlon 等 2001 年首次报道 PD 术后腹腔常规放置引流组并发症和腹腔积液的发生率显著高于不放置腹腔引流组；Witzigmann 等 2016 年的最新研究结果亦表明，术中不放置腹腔引流管病人术后并发症发生率并未增加，认为胰十二指肠切除术后不需常规放置引流管。然而，Diener 等研究发现，胰腺术后不放置腹腔引流管虽未增加严重并发症的发生率，但再次行腹腔穿刺引流发生率显著升高；而在 Van Buren 等的 RCT 研究中，无引流管组腹腔积液、脓肿的发生率和术后 90 天死亡率显著升高，该研究因此被提前终止。鉴于胰十二指肠切除术后较高的腹部并发症发生率，目前指南或共识性文献均建议术后常规留置腹腔引流。近年来在 ERAS 理念指导下，胰十二指肠切除术后早期拔除腹腔引流管成为热点课题。Zelga 等回顾性研究 405 例胰十二指肠切除术后病人的临床资料，认为术后引流液淀粉酶测定对早期拔管具有指导意义，如术后第 1 天引流液淀粉酶 < 1400IU/L，术后第 2 天 < 768IU/L，则可拔除引流管，其对于术后胰瘘的阴性预测值达到 97% ~ 99%。Ven Fong 等前瞻性研究 126 例 PD 病人的临床资料，以腹腔引流液淀粉酶水平作为术后是否胰瘘的判断标准，如术后第 1 天引流液淀粉酶 < 600IU/L，仅有 0.9% 的病人发生胰瘘；如术后第 1 天引流液淀粉酶 > 600IU/L，则 31.4% 的病人发生胰瘘；作者随后通过 369 例胰十二指肠切除术病人对上述标准进行了验证，其判断术后胰瘘的准确性、敏感性及特异性分别达到 86%、93%、79%，认为术后第一天如引流液淀粉酶 < 600IU/L（占全部病人的 60% 以上），应予拔除腹腔引流管。2012 年出版的胰十二指肠切除术后 ERAS 管理指南中，建议对于胰瘘低风险病人（术后第 3 天引流液淀粉酶 < 5000IU/L），可在术后第 3 天拔除腹腔引流管。笔者的经验认为，对于吻合满意的胰十二指肠切除术后病人，如果术后第 3 天引流液淀粉酶 < 5000IU/L，在排除乳糜瘘、出血及腹腔感染等并发症后，拔除腹腔引流管是安全可行的。

传统理念认为胃癌根治性手术淋巴结清扫范围较大，手术创面渗出较多，故临床上对胃癌手术病人常预防性使用腹腔引流管，期望引流腹腔积液防止腹腔感染，早期发现吻合口瘘以及监测术后出血等。但已有的临床研究结果显示：胃癌手术后常规放置腹腔引流管对术后胃胀气、住院时间、进食时间、排气时间及术后 30 天并发症发生率均无影响。2015 年 Wang 等发表的 Cochrane meta 分析中，4 项 RCT 研究中共纳入 438 例胃癌手术病人（引流组 220 例，无引流组 218 例），结果显示两组病人术后死亡率、再手术率、总并发症发生率及恢复进食时间均无显著性差异，而引流组手术时间、术后住院时间及引流管相关并发症发生率均高于无引流组，由此得出结论目前尚无循证医学证据支持胃切除手术后应常规留置腹腔引流管。2014 年 ERAS 指南中认为胃切除术后应避免常规放置引流管，以减少引流管相关并发症发生率并缩短住院时间。但对于全胃切除和近端胃切除，可于术中留置一根腹腔引流管，若引流液清亮，且引流液少于 100ml/d，需于术后 2 ~ 3 天拔除。因此，在 ERAS 理念下，择期胃切除手术中建议根据术中情况选择性使用腹腔引流管，如果术中放置了腹腔引流管，建议术后 1 ~ 2 天临床情况稳定后尽早拔除。

由于结直肠内容物中细菌含量高，一旦发生吻合口溢漏常合并腹盆腔脓肿及严重感染，因此传统理念下一般建议于结直肠吻合口旁放置引流管以便及时发现吻合口溢漏、降低腹盆腔感染程度，甚至通过充分引流达到降低再手术率或死亡率的目的。然而，近年来越来越多的研究证实，择期结直肠切除术后不常规放置腹腔引流管并不增加术后感染及吻合口瘘并发症的发生率及其严重程度。对于吻合口位于腹膜腔内的结肠或高位直肠手术，大多数外科医师能够接受不常规放置吻合口旁引流管。然而，对于吻合口位于腹膜反折以下的低位直肠癌手术，是否应放置盆腔引流管仍存在争议。2017 年发表的多中心、随机对照研究（GRECCAR 5 随机试验）结果显示，与未放置引流组相比，常规放置吻合口旁引流组术后总并发症发生率、盆腔脓肿发生率、术后住院时间、再手术率及造口还纳率均无显著差异，表明低位直肠癌术后放置盆腔引流病人无任何获益。因此，在 ERAS 理念指导下，结直肠手术后不建议常规放置吻合口旁引流管，除非由于吻合口血运、张力以及吻合满意程度等原因，可以酌情放置引流。如果术中放置了腹 / 盆腔引流管，术后应在肠功能恢复后尽早拔除引流管，而不必等待排便。

总之，目前的临床研究结果均显示，腹部择期手术病人术后常规放置腹腔引流管并不降低吻合口瘘及其他并发症的发生率或减轻其严重程度。因此，在 ERAS 理念指导下，目前不推荐对腹部择期手术常规放置腹腔引流管；对于存在吻合口漏的危险因素，如血运、张力、感染、吻合不满意等情形时，建议留置腹腔引流管；术后主张在无瘘、无感染的情况下，尽早拔除腹腔引流管。

二、腹部手术的鼻胃管管理

自从 1932 年 Wangensteen 等首次报告使用鼻胃管减压成功治疗肠梗阻以来，鼻胃管减压作为腹部手术的常规术前准备项目，已在全世界范围内被广泛应用了几十年。传统理念认为，鼻胃管减压能预防胃扩张、减少麻醉时误吸风险、治疗肠麻痹、防止术后呕吐和腹胀、减轻吻合口张力、减少切口裂开的风险，腹部手术后继续留置鼻胃管有助于加速胃肠道功能恢复、减少肺部并发症、降低吻合口瘘风险，从而缩短术后住院时间。然而，鼻胃管减压增加病人的痛苦，常引起鼻咽部疼痛、吞咽疼痛、鼻腔溃疡甚至鼻中隔坏死等症状，部分病人表现为胃痛或胃痉挛、胃液反流等症状，甚至耳痛或中耳炎。此外鼻胃管还可引起呼吸道并发症，由于鼻胃管阻碍了呼吸和咳嗽，使通气量降低，支气管黏液栓积聚，且病人由于鼻咽部不适常不愿主动咳嗽，增加了肺不张和肺部感染的发生率。同时，由于鼻胃管刺激鼻咽部黏膜可能造成刺激性咳嗽，部分病人清醒后频繁恶性、呕吐，造成腹压增加，反而加重了吻合口张力并增加了切口裂开的危险。插鼻胃管过程中也可能造成环杓关节脱位导致声音嘶哑、鼻咽部穿孔、食管穿孔等并发症。因此，腹部手术后是否应常规留置鼻胃管减压治疗始终存在争议。

1995 年 Cheatham 等首次系统分析了腹部手术后常规应用鼻胃管减压对减少围手术期并发症的意义，26 个临床研究中共 3964 例病人被纳入分析，结果显示与常规留置术后鼻胃管减压病人相比，无鼻胃管组病人的术后肺部并发症发生率显著降低，术后腹胀、呕吐的发生率明显增加，但其他并发症（切口裂开、吻合口漏等）发生率均无显著性差异，同时无鼻胃管组病人首次进食时间明显缩短，因此作者认为腹部手术后鼻胃管减压并不能降低术后并发症发生率，不应常规应用。近年来随着 ERAS 理念的推广应用，越来越多的临床研究结果证实腹部手术后常规留置鼻胃管的病人术后肺部并发症显著增加，肠功能恢复延迟。大量的高级别循证医学证据均表明，各种范围的胃切除术和结直肠手术后常规应用鼻胃管减压不能降低术后腹部并发症发生率，反而增加了肺部并发症发生率，延缓了胃肠功能恢复和术后进食时间，不利于术后康复。关于胰十二指肠切除术后鼻胃管减压的高级别循证医学证据不多，有限的回顾性研究均证实胰十二指肠切除术后无须保留鼻胃管减压，麻醉结束前即可拔除鼻胃管，以利于病人早期进食。PD 术后 10% ~ 25% 的病人合并胃排空延迟，出现这一并发症后应置入鼻胃管减压。

因此，目前 ERAS 指南中均建议择期腹部手术前不需常规使用鼻胃管减压。如果在气管插管时有气体进入胃中造成胃扩张，或上腹部手术中因胀大的胃影响手术野显露，可在麻醉后（或术中）留置鼻胃管以排出胃内气体，但建议在病人麻醉清醒前拔除，除非术前即明确存在胃排空功能障碍或肠梗阻等情况。如果因吻合口血运、张力或吻合满意程度等原因术后保留鼻胃管减压，建议于术后除外吻合口溢漏后尽早（1 ~ 2 天内）拔除，而不必等待肠功能恢复或肛门排气。术后病人如果发生胃潴留、腹胀或严重恶心、呕吐时，可以考虑再插入鼻胃管进行减压治疗。

三、尿管管理

手术前留置导尿管有助于监测术中尿量并指导补液治疗，下腹部及盆腔手术中还可减少胀大的膀胱对手术野显露的影响，同时可降低术后腹壁切口张力并减少术后尿潴留的发生率，因此留置导尿管是外科（尤其是腹部外科）术前准备的常规措施之一。传统理念中，术后导尿管通常保留至少 2 ~ 3 天，待病人能自由行动、膀胱功能完全恢复正常后再予拔除，老年病人及盆腔手术后导尿管拔除时间可能更晚。传统观念认为硬膜外麻醉，尤其是术后经硬膜外镇痛泵持续泵入麻醉药物时，会导致病人排尿困难，影响膀胱功能恢复，因此主张在停止向硬膜外注入麻醉药物后 1 ~ 2 天再拔除导尿管。此外，很多临床医师习惯在拔除导尿管前进行膀胱功能训练，待病人恢复膀胱“憋尿感”后再予拔除，这通常意味着更晚拔除导尿管。

然而，近年来越来越多的临床研究结果对上述传统理念提出了挑战。长期留置尿管不仅为病人带来不适感，影响病人早期活动，而且增加了尿路感染的风险。McPhail 等通过 meta 分析结果证实，与术后保留导尿管相比，耻骨上膀胱穿刺更易于被病人接受，且尿路感染发生率显著降低。Zaouter 等研究显示，接受胸段硬膜外置管镇痛病人术后第 1 天拔除尿管并不增加术后尿潴留发生率，且显著降低尿路感染发生率并缩短住院时间。而近期一项包括 10 项临床研究的 meta 分析表明，短期留置尿管后，拔除尿管时不必进行夹闭尿管、锻炼膀胱。基于以上循证医学证据，目前各类手术 ERAS 指南中均建议腹部手术后不必长时间留置导尿管，即使行下腹或盆腔手术者，在排除了尿潴留高危因素（老年男性、有前列腺增生病史、开腹手术、术前接受新辅助治疗、巨大盆腔肿瘤、腹会阴联合手术等）以后，均建议于术后第 1 ~ 2 天拔除导尿管，而不必考虑是否留置中胸段硬膜外镇痛泵，拔管前也不需进行膀胱训练。对于存在上述尿潴留危险因素病人，如预计保留导尿管时间超过 4 天，可进行耻骨上膀胱穿刺造瘘术，以增加病人术后的舒适性。

（杨尹默　田孝东）

第十二节　早期活动

长期卧床可能导致胰岛素抵抗、血栓形成、骨骼肌萎缩、坠积性肺炎、压疮等问题，影响消化系统、呼吸系统等多系统功能恢复，延迟术后恢复时间，甚至远期影响术后病人的肌肉强度。早在 20 世纪 80 年代就有观察性研究指出，术后早期活动有利于术后恢复并减少呼吸系统并发症。虽然早期活动并无明确的定义及分类，但有研究认为术后早期活动主要包括床上活动、坐起、站立、病房内走动、走廊内走动及低强度运动。还有观察性研究指出术后早期活动有益于帮助呼吸功能及消化功能的恢复，并有助于减轻病人的恐惧和焦虑感。因此，术后早期下地活动成为 ERAS 的重要环节之一，与 ERAS 是否成功显著相关。

一、早期活动的意义

（一）预防血栓形成

血栓性疾病是围手术期严重并发症之一。恶性肿瘤、手术创面大、术中出血多等因素打破了凝血 / 纤溶平衡，使病人处于高凝状态，增加围手术期深静脉血栓形成和肺动脉栓塞风险，一旦出现轻则导致患肢水肿、制动，从而影响术后恢复，重者可能导致危及生命。术后早期下地活动是预防血栓性疾病的基础措施，术后因疼痛、体能状态、心理抗拒差等原因，病人长期卧床休息，肌肉松弛，下肢血流迟滞，极易诱发下肢深静脉血栓形成，从而进一步导致更为严重的并发症。鼓励病人早期下地活动，通过肌肉挤压的泵作用加速下肢深静脉血流，协同机械预防及药物预防措施，预防血栓形成。

（二）保护骨骼肌功能

长期卧床导致肌蛋白流失、骨骼肌萎缩。Browning 等的观察性研究指出，术后早期下地活动的病人，在同等热量和蛋白摄取条件下，术后 2 个月骨骼肌强度显著优于术后长期卧床的病人。术后早期开始锻炼骨骼肌有助于改善病人对下地活动的依从性，对术后自理能力的恢复有重要意义。

（三）减少呼吸系统并发症及其他部位感染风险

长期卧床不利于痰液排出，增加坠积性肺炎风险，且易对髂后上嵴体、骶尾部等突出部位造成长期压迫，影响局部血液循环，导致压疮，造成活动困难，形成恶性循环，加重感染。Moradian 等的 RCT 试验指出，术后早期下地活动能够显著降低冠状动脉旁路移植术后肺不张、胸腔积液等呼吸系统并发症的发生率。早期下地活动能够促进肌肉骨骼系统、呼吸系统等多系统功能恢复，可预防肺部感染、压疮等非手术区域感染，减少相关并发症发生，改善预后。

二、帮助病人早期活动的措施

（一）术前宣教

术前被动咨询、主动面对面交流、书面（展板、宣传册）或多媒体等途径，向病人宣讲术后早期下地活动的目的、优势，以及所采取的措施，使其理解术后早期下地活动带来的益处并能够积极配合医生的工作，指导病人合理规划每日活动目标，记录每日活动量，并逐日酌情增加活动量，达到鼓励病人术后积极早期下地活动的目的。

（二）术后镇痛

术后镇痛是 ERAS 的重要环节之一。80% 的病人术后经历中重度疼痛，术后疼痛不仅可能使病人处于紧张焦虑的情绪中，增加其对下地活动的抗拒甚至是恐惧感，延迟下床时间。有观察性研究指出，术后疼痛缓解不充分严重影响术后早期活动的时长。因此，推荐通过多模式镇痛对术后疼痛进行管理，不仅能够提高病人围手术期生活质量，缓解紧张和焦虑情绪，更能够减轻病人对肌肉收缩、下地活动的恐惧感，提高病人的依从性，为术后早期活动提供了可靠的保障。

（三）术后营养支持和早期进食

接受消化系统手术的病人术后常需禁食水，病人长期处于负氮平衡，营养状态差，体力恢复差，影响病人早期下地活动。通过术后早期拔除胃管、早期进食及积极的肠内肠外营养支持治疗为病人提供全面、充足的机体所需各种营养素，预防和纠正营养不良，增强病人对手术创伤的耐受力，促进其胃肠功能恢复及全身营养状态提升，促进体力恢复，提高其早期活动的依从性。

（四）术后早期拔除引流管

胃管、导尿管及手术区域引流管，除可能导致发热、胃食管反流、尿路感染等并发症外，亦可因下地活动时携带不便，使病人产生对各种引流管不慎脱出的顾忌，影响病人早期下地活动的依从性，降低完成每日活动目标的积极性。术后早期拔除引流管，不仅可避免相关并发症的发生，亦可解决病人对携带引流管的顾虑，提高下地活动的依从性。

（五）制订与完成活动目标

通过系统而具体的术前宣教，指导病人制订合理的术后活动目标，“量力而行，尽力而为”，为病人建立活动日记，利用计步器等设备，记录每日活动情况，鼓励和督促病人确切落实每日活动目标，并根据体能状态酌情逐日增加活动量。

多数研究认为，术后早期活动的常规目标是术后清醒即可半卧位或适量床上活动，无须去枕平卧 6 小时，术后第一天下地活动 1 ～ 2 小时，根据病人体能状况步行时间每日持续延长，至出院时每日步行时间达到 4 ~ 6 小时，同时鼓励病人每日步行进行上厕所、称体重等日常活动。

（杨尹默　田孝东）

参考文献

1. Halaszynski TM, Juda R, Silverman DG. Optimizing postoperative outcomes with efficient preoperative assessment and management. Crit Care Med, 2004, 32(Suppl): S76-S86.
2. Carli F, Charlebois P, Baldini G, et al. An integrated multidisciplinary approach to implementation of a fast-track program for laparoscopic colorectal surgery. Can J Anaesth, 2009, 56: 837-842.
3. Stergiopoulou A, Birbas K, Katostaras T, et al. The effect of interactive multimedia on preoperative knowledge and postoperative recovery of patients undergoing laparoscopic cholecystectomy. Methods Inf Med, 2007, 46: 406-409.
4. Broadbent E, Kahokehr A, Booth RJ, et al. A brief relaxation intervention reduces stress and improves surgical wound healing response: a randomised trial. Brain Behav Immun, 2012, 26: 212-217.
5. Cerantola Y, Valerio M, Persson B, et al. Guidelines for perioperative care after radical cystectomy for bladder cancer: Enhanced Recovery After Surgery (ERAS(R)) society recommendations. Clin Nutr, 2013，32:879-887.
6. Lassen K, Coolsen MM, Slim K, et al. Guidelines for perioperative care for pancreaticoduodenectomy: Enhanced Recovery After Surgery (ERAS(R)) Society recommendations. Clin Nutr，2012，31:817-830.
7. Edward GM, Naald NV, Oort FJ, et al. Information gain in patients using a multimedia website with tailored information on anaesthesia. Br J Anaesth, 2011, 106: 319-324.
8. Haines TP, Hill AM, Hill KD, et al. Patient education to prevent falls among older hospital inpatients: a randomized controlled trial. Arch Intern Med, 2011, 171: 516-524.
9. Clarke HD, Timm VL, Goldberg BR, et al. Preoperative patient education reduces in-hospital fall safter total knee arthroplasty. Clin Orthop Relat Res, 2011, 470: 244-249.
10. Stergiopoulou A, Birbas K, Katostaras T, et al. The effect of interactive multimedia on preoperative knowledge and postoperative recovery of patients undergoing laparoscopic cholecystectomy. Methods Inf Med, 2007, 46: 406-409.
11. Ljungqvist O, Søreide E. Preoperative fasting. Br J Surg, 2003, 90: 400-406.
12. Maltby JR. Fasting from midnight-the history behind the dogma. Best Pract Res Clin Anaesthesiol, 2006, 20: 363-378.
13. Holte K, Nielsen KG, Madsen JL, et al. Physiologic effects of bowel preparation. Dis Colon Rectum, 2004, 47: 1397-1402.
14. Svanfeldt M, Thorell A, Brismar K, et al. Effects of 3 days of ‘postoperative’ low caloric feedingwith or without bed rest on insulin sensitivity in healthysubjects. Clin Nutr, 2003, 22: 31-38.
15. Lobo DN, Hendry PO, Rodrigues G, et al. Gastric emptying of three liquid oral preoperative metabolic preconditioning regimens measured by magnetic resonance imaging in healthy adult volunteers: a randomized double-blind, crossover study. Clin Nutr, 2009, 28: 636-641.
16. Brady M, Kinn S, Ness V, et al. Preoperative fasting for preventing perioperative complications in children. Cochrane Database Syst Rev, 2009, 4: CD005285.

17. Brady M, Kinn S, Stuart P. Preoperative fasting foradults to prevent perioperative complications. Cochrane Database Syst Rev, 2003, 4: CD004423.
18. Nygren J. The metabolic effects of fasting and surgery. Best Pract Res Clin Anaesthesiol, 2006, 20(3): 429-438.
19. Ljungqvist O. Modulating postoperative insulin resistance by preoperative carbohydrate loading. Best Pract Res Clin Anaesthesiol, 2009, 23: 401-409.
20. Crowe PJ, Dennison A, Royle GT. The effect of pre-operative glucose loading on postoperative nitrogen metabolism. Br J Surg, 1984, 71(8): 635-637.
21. Svanfeldt M, Thorell A, Hausel J, et al. Randomized clinical trial of the effect of preoperative oral carbohydrate treatment on postoperative whole-body protein and glucose kinetics. Br J Surg, 2007, 94(11): 1342-1350.
22. Yuill KA, Richardson RA, Davidson HI, et al. The administration of an oral carbohydrate-containing fluid prior to major elective upper-gastrointestinal surgery presser vesskeletal muscle mass postoperatively-a randomised clinical trial. Clin Nutr, 2005, 24: 32-37.
23. Henriksen MG, Hessov I, Dela F, et al. Effects of preoperative oral carbohydrates and peptides on postoperative endocrine response, mobilization, nutrition and muscle function in abdominal surgery. Acta Anaesthesiol Scand, 2003, 47(2): 191-199.
24. Smith I, Kranke P, Murat I, et al. Perioperative fasting in adults and children: guidelines from the European Society of Anaesthesiology. Eur J Anaesthesiol, 2011, 28: 556-569.
25. American Society of Anesthesiologists C. Practice guidelines for preoperative fasting and the use of pharmacologic agents to reduce the risk of pulmonary aspiration: application to healthy patients undergoing elective procedures: an updated report by the American Society of Anesthesiologists Committee on Standards and Practice Parameters. Anesthesiology, 2011, 114:495-511.
26. Hausel J, Nygren J, Lagerkranser M, et al. A carbohydrate-rich drink reduces preoperative discomfort in elective surgery patients. Anesth Analg, 2001, 93(5):1344-1350.
27. Nygren J, Soop M, Thorell A, et al. Preoperative oral carbohydrate administration reduces postoperative insulin resistance. Clin Nutr, 1998, 17(2): 65-71.
28. Jackson SJ, Leahy FE, McGowan AA, et al. Delayed gastric emptying in the obese: an assessment using the noninvasive(13)C-octanoic acid breath test. Diabetes Obes Metab, 2004, 6: 264-270.
29. Harter RL, Kelly WB, Kramer MG, et al. A comparison of the volume and pH of gastric contents of obese and lean surgical patients. Anesth Analg, 1998, 86: 147-152.
30. Maltby JR, Pytka S, Watson NC, et al. Drinking 300 ml of clear fluid two hours before surgery has no effect on gastric fluid volume and pH in fasting and non-fasting obese patients. Can J Anaesth, 2004, 51: 111-115.
31. Breuer JP, von Dossow V, von Heymann C, et al. Preoperative oral carbohydrate administration to ASA III-IV patients undergoing elective cardiac surgery. Anesth Analg, 2006, 103(5):1099-1108.
32. Gustafsson UO, Nygren J, Thorell A, et al.Pre-operative carbohydrate loading may be used in type 2 diabetes patients. Acta Anaesthesiol Scand, 2008, 52(7): 946-951.
33. Jung B, Lannerstad O, Pahlman L, et al. Preoperative mechanical preparation of the colon: the patient' s experience. BMC Surg, 2007, 7: 5.

34. Lavu H, Kennedy EP, Mazo R, et al. Preoperative mechanical bowel preparation does not offer a benefit for patients who undergo pancreaticoduodenectomy. Surgery, 2010, 148: 278-284.
35. Gillis C, Carli F. Promoting perioperative metabolic and nutritional care. Anesthesiology, 2015, 123:1455-1472.
36. Alazawi W, Pirmadid N, Lahiri R, et al. Inflammatory and immune responses to surgery and their clinical impact. Ann Surg, 2016, 64:73-80.
37. Aahlin EK, Tranø G, Johns N, et al. Risk factors, complications and survival after upper abdominal surgery: a prospective cohort study. BMC Surg, 2015,15:83.
38. American Society for Parenteral and Enteral Nutrition(A.S.P.E.N.) Board of Directors and Clinical Practice Committee. Definition of terms, style, and conventions used in A.S.P.E.N. Board of Directors—approved documents. Published May, 2015.
39. Van Stijn MF, Korkic-Halilovic I, Bakker MS, et al. Preoperative nutrition status and postoperative outcome in elderly general surgery patients: a systematic review. JPEN J Parenter Enteral Nutr, 2013, 37: 37-43.
40. Grotenhuis BA, Wijnhoven BP, Grüne F, et al. Preoperative risk assessment and prevention of complications in patients with esophageal cancer. J Surg Oncol, 2010, 101: 270-278.
41. Heys SD, Schofield AC, Wahle KW,et al. Nutrition and the surgical patient: triumphs and challenges. Surgeon, 2005, 3: 139-144.
42. Weimann A, Braga M, Harsanyi L, et al. ESPEN Guidelines on enteral nutrition: surgery including organ transplantation. Clin Nutr, 2006, 25: 224-244.
43. Guenter P, Robinson L, DiMaria-Ghalili RA, et al. Development of Sustain: ASPENs National Patient Registry for Nutrition Care. JPEN J Parenter Enteral Nutr, 2012, 36: 399-406.
44. Weimann A, Breitenstein S, Breuer JP, et al. Clinical nutrition in surgery. Guidelines of the German Society for Nutritional Medicine. Chirurg, 2014, 85: 320-326.
45. Mueller C, Compher C, Ellen DM, et al. Clinical Guidelines: Nutrition Screening, Assessment, and Intervention in Adults. JPEN J Parenter Enteral Nutr, 2011, 35(1):16-24.
46. Ukleja A, Freeman KL, Gilbert K, et al. Standards for nutrition support: adult hospitalized patients. Nutr Clin Pract, 2010,25:403-414.
47. ASPEN. Board of Directors. Guidelines for the use of parenteraland enteral nutrition in adult and pediatric patients. JPEN, 2002,26(2):144.
48. Kondrup J, Allison SP, Elia M, et al. ESPEN guidelines for nutrition screening 2002. Clin Nutr, 2003, 22: 415-421.
49. Cederholm T, Bosaeus I, Barazzoni R, et al. Diagnostic criteria for malnutrition - an ESPEN consensus statement. Clin Nutr, 2015, 34:335-340.
50. Weimann A, Braga M, Carli F, et al. ESPEN guideline: Clinical nutrition in surgery. Clinl Nutr, 2017, 36:623-650.
51. Waitzberg DL, Saito H, Plank LD, et al. Postsurgical infections are reduced with specialized nutrition support. World J Surg, 2006, 30(8):1592-1604.
52. Bu J, Li N, Huang X, et al. Feasibility of Fast-Track surgery in elderly patients with gastric cancer. J Gastrointest Surg, 2015, 19:1391-1399.

53. Bozzetti F, Mariani L. Perioperative nutritional support of patients undergoing pancreatic surgery in the age of ERAS. Nutrition, 2014, 30: 1267-1271.
54. 杨春明 . 重视外科感染的防治 . 中国普外基础与临床杂志,2010,17(11):1113-1115.
55. 李玉民 . 外科手术部位感染(SSI)预防指南:2007 年中国外科周暨第 16 届亚洲外科年会论文摘要集 . 北京,2007.
56. Wenzel RP. Minimizing surgical-site infections. N Engl J Med,2010,362(1): 75-77.
57. Leaper D,Tanner J,Kiernan M. Surveillance of surgical site infection: more accurate definitions and intensive recording needed. J Hosp Infect,2013,83(2): 83-86.
58. Wilson AP,Treasure T,Sturridge MF,et al. A scoring method (ASEPSIS) for postoperative wound infections for use in clinical trials of antibiotic prophylaxis. Lancet, 1986, 1(8476):311-313.
59. Umpierrez GE,Hellman R,Korytkowski MT,et al. Management of hyperglycemia in hospitalized patients in non-critical care setting: an endocrine society clinical practice guideline. J Clin Endocrinol Metab,2012,97(1): 16-38.
60. Lazar HL,Mcdonnell M,Chipkin SR,et al. The Society of Thoracic Surgeons practice guideline series: Blood glucose management during adult cardiac surgery. Ann Thorac Surg, 2009, 87(2): 663-669.
61. Wong PF,Kumar S,Bohra A,et al. Randomized clinical trial of perioperative systemic warming in major elective abdominal surgery. Br J Surg,2007,94(4): 421-426.
62. Edwards JP,Ho AL,Tee MC,et al. Wound protectors reduce surgical site infection: a meta-analysis of randomized controlled trials. Ann Surg,2012,256(1): 53-59.
63. Fournel I,Tiv M,Soulias M,et al. Meta-analysis of intraoperative povidone-iodine application to prevent surgical-site infection. Br J Surg,2010,97(11): 1603-1613.
64. Chang WK,Srinivasa S,Morton R,et al. Triclosan-impregnated sutures to decrease surgical site infections: systematic review and meta-analysis of randomized trials. Ann Surg, 2012, 255(5): 854-859.
65. Bratzler DW, Houck PM. Antimicrobial prophylaxis for surgery: an advisory statement from the National Surgical Infection Prevention Project. Am J Surg, 2005, 189(4): 395-404.
66. 陈伟 , 罗捷 . 米氮平与丁螺环酮治疗焦虑症的对照研究 . 四川精神卫生 , 2013, 26(4):315-316.
67. 雷玲 . 文拉法辛治疗广泛性焦虑症的临床疗效分析 . 中国卫生标准管理 , 2015, 6(4):118-119.
68. 叶才凤 . 广泛性焦虑症应用文拉法辛缓释剂与阿米替林治疗的疗效与安全性研究 . 心血管病防治知识 , 2015, 14(1):133.
69. 董豹 . 舍曲林与帕罗西汀治疗广泛性焦虑症临床治疗效果比较研究 . 吉林医学 , 2014, 35(35):7806.
70. 李桃源 , 黄自勇 . 奎硫平对广泛性焦虑患者抗焦虑治疗增效作用的初步观察 . 临床精神医学杂志 , 2014, 24(6):415.
71. Chen YC, Chen CK, Wang LJ. Quetiapine fumarate augmentation for patients with a primary anxiety disorder or a mood disorder: a pilot study. BMC Psychiatry, 2012, 12:162.
72. Katzman M, Bleau P, Blier P, et al. Canadian clinical practice guidelines for the management of anxiety, post-traumatic stress and obsessive-compulsive disorders. BMC Psychiatry, 2014, 14(S1):1-83.
73. 江开达 . 精神病 . 北京:人民卫生出版社 , 2005.
74. Dennis CL, Dowswell T. Interventions (other than pharmacological, psychosocial or psychological) for treating antenatal depression. Cochrane Database Syst R ev, 2013, 7(7) : 6795-6802.
75. Insel TR, Wang PS. Rethinking Mental Illness. JAMA, 2010, 303(19):1970-1971.

76. 陈晓岗，谭立文，赵靖平，等．瑞美隆与氟西汀治疗抑郁症的临床及心理学评价．中国临床心理学杂志，2002, 10(2):100-102.
77. 王祖新．抑郁症的药物治疗．中华内科杂志，1998, 37(11):783.
78. Kocsis JH, Leon AC, Markowitz JC, et al. Patient preference as a moderator of outcome for chronic forms of major depressive disorder treated with nefazodone, cognitive behavioral analysis system of psychotherapy, or their combination. J Clin Psychiatry, 2009, 70(3): 354-361.
79. Abildstrom H, Rasmussen LS, Rentowl P, et al. Cognitive dysfunction 1-2 years after non-cardiac surgery in the elderly. ISPOCD group. International study of post-operative cognitive dysfunction. Acta Anaesthesiol Scand, 2000, 44(10):1246-1251.
80. Selwood A, Orrell M. Long term cognitive dysfunction in older people after non-cardiac surgery. BMJ, 2004, 328(7432):120-121.
81. 熊玉芳，林德云，曾玲．住院老年精神障碍患者跌倒相关因素及对策．临床合理用药杂志，2010, 3(15):104.
82. Rosenberg J, Kehlet H. Postoperative mental confusion-association with postoperative hypoxemia. Surgery, 1993, 114(1):76-80.
83. 周静，周苏明．老年人手术后精神障碍临床分析．实用老年医学，2006, 20(1):46.
84. 叶向红，王晓东，虞文魁，等．外科危重患者精神障碍的预防及护理对策．医学研究生学报，2005, 18(5):421.
85. Moore JC, Hayward CP, Warkentin TE, et al. Decreased von Willebrand factor protease activity associated with thrombocytopenic disorders. Blood, 2001, 98(6):1842-1846.
86. 沈渔邨．精神病学．第 5 版．北京：人民卫生出版社，2009.
87. Gallinat J, Moller H, Moser RL, et al. Postoperative delirium: risk factors, prophylaxis and treatment. Anaesthesist, 1999, 48(8):507-518.
88. 韩巍，杨秋平，李秀江，等．ICU 内老年人手术后精神障碍．白求恩医科大学学报，1997, 23(4): 405-406.
89. Kimmel PL, Peterson RA, Weihs KL, et al. Psychosocial factors, behavioral compliance and survival in urban hemodialysis patients. Kidney Int, 1998, 54(1):245-254.
90. 黄志强．现代基础外科学．第 2 版．北京：人民军医出版社，1992.
91. Needham DM, Davidson J, Cohen H, et al. Improving long-term outcomes after discharge from intensive care unit. Crit Care Med, 2012, 40(2):502-509.
92. Jackson JC, Mitchell N, Hopkins RO. Cognitive Functioning, Mental Health, and Quality of Life in ICU Survivors: An Overview. Psychiatr Clin North Am, 2015, 38(1):91-104.
93. Barr J, Fraser GL, Puntillo K, et al. Clinical practice guidelines for the management of pain, agitation, and delirium in adult patients in the intensive care unit. Crit Care Med, 2013, 41(1):263-306.
94. Peitz GJ, Balas MC, Olsen KM, et al. Top 10 myths regarding sedation and delirium in the ICU. Crit Care Med, 2013, 41(9 suppl 1):S46-S56.
95. Wade DM, Brewin CR, Howell DC J, et al. Intrusive memories of hallucinations and delusions in traumatized intensive care patients: An interview study. Br J Health Psychol, 2015, 20(3):613-631.
96. Wade DM, Howell DC, Weinman JA, et al. Investigating risk factors for psychological morbidity three months after intensive care: a prospective cohort study. Crit Care, 2012, 16(5):R192.

97. Chlan L, Savik K. Patterns of anxiety in critically ill patients receiving mechanical ventilatory support. Nurs Res, 2011, 60(3 Suppl):S50-S57.
98. Davydow DS, Gifford JM, Desai SV, et al. Depression in general intensive care unit survivors: a systematic review. Intensive Care Med, 2009, 35(5):796-809.
99. Davydow DS, Desai SV, Needham DM, et al. Psychiatric morbidity in survivors of the acute respiratory distress syndrome: a systematic review. Psycchosom Med, 2008, 70(4):512-519.
100. Jackson JC, Ely EW. Cognitive impairment after critical illness: etiologies, risk factors, and future directions. Semin Respir Crit Care Med, 2013, 34(2):216-222.
101. Svenningsen H, Langhorn L, Agard AS, et al. Post-ICU symptoms, consequences, and follow-up: an integrative review. Nurs Crit Care, 2015, 22(4):212-220.
102. Chahraoui K, Laurent A, Bioy A, et al. Psychological experience of patients 3 months after a stay in the intensive care unit: A descriptive and qualitative study. J Crit Care, 2015, 30(3):599-605.
103. 杨小曲，熊宇．认知心理治疗对预防精神分裂症复发的疗效研究．中外医疗，2012, 31(5):18-20.
104. 何玉敏．浅析认知心理治疗在疾病中的应用．家庭医学：新健康，2005(6):48-49.
105. 吴小燕．ICU 患者精神障碍高风险因素调查分析．中国现代医生，2012, 50(16): 105-106.
106. Kehlet H. Multimodal approach to control postoperative pathophysiology and rehabilitation. Br J Anaesth, 1997,78(5):606-617.
107. Gan TJ, Habib AS, Miller TE, et al. Incidence, patient satisfaction, and perceptions of post-surgical pain: results from a US national survey. Curr Med Res Opin,2014,30(1):149-160.
108. Nimmo SM, Foo ITH, Paterson HM. Enhanced recovery after surgery: Pain management. J Surg Oncol, 2017,116(5):583-591.
109. Vadivelu N, Mitra S, Narayan D. Recent advances in postoperative pain management. Yale J Biol Med, 2010,83(1):11-25.
110. Oderda GM, Evans RS, Lloyd J, et al. Cost of opioid-related adverse drug events in surgical patients. J Pain Symptom Manage,2003,25(3):276-283.
111. American Society of Anesthesiologists Task Force on Acute Pain M. Practice guidelines for acute pain management in the perioperative setting: an updated report by the American Society of Anesthesiologists Task Force on Acute Pain Management. Anesthesiology, 2012,116(2):248-273.
112. Oderda GM, Gan TJ, Johnson BH, et al. Effect of opioid-related adverse events on outcomes in selected surgical patients. J Pain Palliat Care Pharmacother, 2013,27(1):62-70.
113. Dahl JB, Kehlet H. Preventive analgesia. Curr Opinion Anaesthesiol, 2011,24(3):331-338.
114. Reed MD, Van Nostran W. Assessing pain intensity with the visual analog scale: a plea for uniformity. J Clin Pharmacol,2014,54(3):241-244.
115. Jensen MP, Chen C, Brugger AM. Interpretation of visual analog scale ratings and change scores: a reanalysis of two clinical trials of postoperative pain. J Pain,2003,4(7):407-414.
116. Childs JD, Piva SR, Fritz JM. Responsiveness of the numeric pain rating scale in patients with low back pain. Spine, 2005,30(11):1331-1334.
117. Hicks CL, von Baeyer CL, Spafford PA, et al. The Faces Pain Scale-Revised: toward a common metric in pediatric pain measurement. Pain, 2001,93(2):173-183.

118. Melzack R. The McGill Pain Questionnaire: major properties and scoring methods. Pain,1975,1(3):277-299.
119. Melzack R. The short-form McGill Pain Questionnaire. Pain, 1987,30(2):191-197.
120. Patyk M, Gaynor S, Verdin J. Patient education resource assessment: project management. J Nurs Care Qual, 2000,14(2):14-20.
121. Topcu SY, Findik UY. Effect of relaxation exercises on controlling postoperative pain. Pain Manag Nurs, 2012,13(1):11-17.
122. O' Donnell KF. Preoperative pain management education: a quality improvement project. J Perianesth Nurs, 2015,30(3):221-227.
123. Rosero EB, Joshi GP. Preemptive, preventive, multimodal analgesia: what do they really mean?. Plast Reconstr Surg,2014,134(4 Suppl 2):85S-93S.
124. Katz J, Clarke H, Seltzer Z. Review article: Preventive analgesia: quo vadimus?. Anesth Analg, 2011,113(5):1242-1253.
125. Tan M, Law LS, Gan TJ. Optimizing pain management to facilitate Enhanced Recovery After Surgery pathways. Can J Anaesth,2015,62(2):203-218.
126. Khan SA, Khokhar HA, Nasr AR, et al. Effect of epidural analgesia on bowel function in laparoscopic colorectal surgery: a systematic review and meta-analysis. Surg Endosc, 2013,27(7):2581-2591.
127. Guay J, Nishimori M, Kopp S. Epidural local anaesthetics versus opioid-based analgesic regimens for postoperative gastrointestinal paralysis, vomiting and pain after abdominal surgery. Cochrane Database Syst Rev, 2016,7:CD001893.
128. Favuzza J, Delaney CP. Laparoscopic-Guided Transversus Abdominis Plane Block for Colorectal Surgery. Dis Colon Rectum, 2013,56(3):389-391.
129. Johns N, O' Neill S, Ventham NT, et al. Clinical effectiveness of transversus abdominis plane (TAP) block in abdominal surgery: a systematic review and meta-analysis. Colorectal Dis,2012,14(10):e635-e642.
130. 冷希圣，韦军民，刘连新，等 . 普通外科围手术期疼痛处理专家共识 . 中华普通外科杂志，2015,30(2):166-173.
131. Gibbs DM, Green TP, Esler CN. The local infiltration of analgesia following total knee replacement: a review of current literature. J Bone Joint Surg Br,2012,94(9):1154-1159.
132. Ripamonti CI, Santini D, Maranzano E, et al. Management of cancer pain: ESMO Clinical Practice Guidelines. Ann Oncol,2012,23（Suppl 7):vii139-vii154.
133. 杨世杰 . 药理学 . 北京：人民卫生出版社 ,2010.
134. Pyati S, Gan TJ. Perioperative pain management. CNS Drugs,2007,21(3):185-211.
135. Ripamonti CI. Pain management. Ann Oncol,2012,23（Suppl 10):x294-x301.
136. Staahl C, Dimcevski G, Andersen SD, et al. Differential effect of opioids in patients with chronic pancreatitis: an experimental pain study. Scand J Gastroenterol,2007,42(3):383-390.
137. Shibasaki S, Kawamura H, Homma S, et al. A comparison between fentanyl plus celecoxib therapy and epidural anesthesia for postoperative pain management following laparoscopic gastrectomy. Surg Today,2016,46(10):1209-1216.

138. Maund E, McDaid C, Rice S, et al. Paracetamol and selective and non-selective non-steroidal anti-inflammatory drugs for the reduction in morphine-related side-effects after major surgery: a systematic review. Br J Anaesth,2011,106(3):292-297.
139. Gan TJ, Joshi GP, Zhao SZ, et al. Presurgical intravenous parecoxib sodium and follow-up oral valdecoxib for pain management after laparoscopic cholecystectomy surgery reduces opioid requirements and opioid-related adverse effects. Acta Anaesthesiol Scand,2004,48(9):1194-1207.
140. Ventham NT, Kennedy ED, Brady RR, et al. Efficacy of intravenous lidocaine for postoperative analgesia following laparoscopic surgery: a meta-analysis. World J Surg,2015,39(9):2220-2234.
141. Remerand F, Le Tendre C, Baud A, et al. The early and delayed analgesic effects of ketamine after total hip arthroplasty: a prospective, randomized, controlled, double-blind study. Anesth Analg,2009,109(6):1963-1971.
142. Khan ZH, Rahimi M, Makarem J, et al. Optimal dose of pre-incision/post-incision gabapentin for pain relief following lumbar laminectomy: a randomized study. Acta Anaesthesiol Scand,2011,55(3):306-312.
143. Krenk L, Kehlet H, Baek Hansen T, et al. Cognitive dysfunction after fast-track hip and knee replacement. Anesth Analg,2014,118(5):1034-1040.
144. Geerts WH, Heit JA, Clagett GP, et al. Prevention of venous thromboembolism. Chest, 2001,119(suppl 1):132S-175S.
145. Mismetti P, Laporte S, Darmon JY, et al. Meta-analysis of low molecular weight heparin in the prevention of venous thromboembolism in general surgery. Br J Surg,2001,88:913-930.
146. The American College of Chest Physicians Antithrombotic Therapy and Prevention of Thrombosis Panel. Antithrombotic therapy and prevention of thrombosis. ACCP guideline 2012; 9th edition. Chest, 2012,141(Suppl 2): 326S-350S.
147. National comprehensive cancer network panel. NCCN guidelines for venous thromboembolic disease. NCCN 2011. Version 2.
148. 胡大一 . 心血管疾病防治中国专家共识 . 北京：人民卫生出版社,2006 :154-162.
149. JCS Working Group. Guidelines for perioperative cardiovascular evaluation and management for noncardiac surgery (JCS 2008). Circ J, 2011,75: 989-1009.
150. Theask Force for Preoperative Cardiac Risk Assessment and Perioperative Cardiac Management in Non-cardiac Surgery of the European Society of Cardiology (ESC) and endorsed by the European Society of Anaesthesiology (ESA). Guidelines for preoperative cardiac risk assessment and perioperative cardiac management in non-cardiac surgery. Eur Heart J, 2009, 30(22): 2769-2812.
151. Padhi S, Bullock I, Li L, et al. Intravenous fluid therapy for adults in hospital: summary of NICE guidance. BMJ, 2013, 347:f7073.
152. Shaw AD, Bagshaw SM, Goldstein SL, et al. Major complications, mortality, and resource utilization after openabdominal surgery: 0.9% saline compared to Plasma-Lyte. Ann Surg, 2012, 255(5):821-829.
153. Myburgh JA, Finfer S, Bellomo R, et al. Hydroxyethyl starch or saline for fluid resuscitation in intensive care. N Engl J Med, 2012, 367(20):1901-1911.

154. Zarychanski R, Abou-Setta AM, Turgeon AF, et al. Association of hydroxyethyl starch administration with mortality and acute kidney injury in critically ill patients requiring volume resuscitation: a systematic review and meta-analysis. JAMA, 2013, 309(7):678-688.
155. Ronald D. Miller; associate editors, Cohen N H, Eriksson L I, et al. Miller's anesthesia. Elsevier/Saunders, 2015.
156. Gustafsson UO, Scott MJ, Schwenk W, et al. Guidelines for perioperative care in elective colonic surgery: Enhanced Recovery After Surgery(ERAS) Society recommendations. World J Surg, 2013,37(2): 259-284.
157. Hornby PJ. Central neurocircuitry associated with emesis. Am J Med, 2001, 111(Suppl8A): 106S-112S.
158. Napadow V, Sheehan JD, Kim J, et al. The brain circuitry underlying the temporal evolution of nausea in humans. Cereb Cortex, 2013, 23(4): 806-813.
159. Apfel CC, Heidrich FM, Jukar-Rao S, et al. Evidence-based analysis of risk factors for postoperative nausea and vomiting. Br J Anaesth, 2012, 109: 742-753.
160. White PF. Effect of low-dose Droperidol on the QT interval during and after general anesthesia. Anesthesiology, 1999,91(5):1246-1252.
161. Gan TJ, Diemunsch P, Habib AS, et al. Consensus Guidelines for the management of Postoperative Nausea and Vomiting. Anesth Analg, 2014, 118(1):85-113.
162. 中华医学会麻醉学分会 . 中国麻醉学指南与专家共识 . 北京 : 人民卫生出版社 , 2014:208-214.
163. Hausel J, Nygren A. Ljungvist Randomized clinical trial of the effects of oral preoperative carbohydrates on postoperative nausea and vomiting after laparoscopic cholecystectomy. Br J Surg, 2005, 92(4):415-421.
164. 中国研究型医院学会肝胆胰外科专业委员会 . 肝胆胰外科术后加速康复专家共识(2015 版). 中华消化外科杂志 , 2016, 15(1):1-6.
165. Kyoden Y, Imamura H, Sano K, et al. Value of prophylactic abdominal drainage in 1269 consecutive cases of elective liver resection. J Hepatobiliary Pancreat Sci, 2010,17(2):186-192.
166. Brauer DG, Nywening TM, Jaques DP, et al. Operative Site Drainage after Hepatectomy: A Propensity Score Matched Analysis Using the American College of Surgeons NSQIP Targeted Hepatectomy Database. J Am Coll Surg, 2016, 223(6): 774-783.
167. Melloul E, Hübner M, Scott M, et al. Guidelines for perioperative care for liver surgery: enhanced recovery after surgery (eras) society recommendations. World J Surg, 2016, 40(10):2425-2440.
168. Fisher WE, Hodges SE, Silberfein EJ, et al. Pancreatic resection without routine intraperitoneal drainage. HPB (Oxford), 2011, 13(7):503-510.
169. Conlon KC, Labow D, Leung D, et al. Prospective randomized clinical trial of the value of intraperitoneal drainage after pancreatic resection. Ann Surg, 2001, 234(4):487-494.
170. Witzigmann H, Diener MK, Kienkötter S, et al. No need for routine drainage after pancreatic head resection: the dual-center, randomized, controlled pandra trial (ISRCTN04937707). Ann Surg, 2016, 264(3): 528-537.
171. Diener MK, Tadjalli-Mehr K, Mehr KT, et al. Risk-benefit assessment of closed intra-abdominal drains after pancreatic surgery: a systematic review and meta-analysis assessing the current state of evidence. Langenbecks Arch Surg, 2011, 396(1): 41-52.

172. Van Buren G, Bloomston M, Hughes SJ, et al. A randomized prospective multicenter trial of pancreaticoduodenectomy with and without routine intraperitoneal drainage. Ann Surg, 2014, 259:605-612.
173. Zelga P, Ali JM, Brais R, et al. Negative predictive value of drain amylase concentration for development of pancreatic fistula after pancreaticoduodenectomy. Pancreatology, 2015, 15(2):179-184.
174. Ven Fong Z, Correa-Gallego C, Ferrone CR, et al. Early drain removal-the middle ground between the drain versus no drain debate in patients undergoing pancreaticoduodenectomy: a prospective validation study. Ann Surg, 2015, 262(2):378-383.
175. Lassen K, Coolsen MM, Slim K, et al. Guidelines for perioperative care for pancreaticoduodenectomy: Enhanced Recovery After Surgery (ERAS®) Society recommendations. World J Surg, 2013, 37(2):240-258.
176. Kim J, Lee J, Hyung WJ, et al. Gastric cancer surgery without drains: a prospective randomized trial. J Gastrointest Surg, 2004, 8(6):727-732.
177. Liu HP, Zhang YC, Zhang YL, et al. Drain versus no-drain after gastrectomy for patients with advanced gastric cancer: systematic review and meta-analysis. Dig Surg, 2011, 28(3):178-189.
178. Wang Z, Chen J, Su K, et al. Abdominal drainage versus no drainage post-gastrectomy for gastric cancer. Cochrane Database Syst Rev, 2015(5):CD008788.
179. Mortensen K, Nilsson M, Slim K, et al. Consensus guidelines for enhanced recovery after gastrectomy: Enhanced Recovery After Surgery (ERAS®) Society recommendations. Br J Surg, 2014, 101(10):1209-1229.
180. Sugisawa N, Tokunaga M, Makuuchi R, et al. A phase II study of an enhanced recovery after surgery protocol in gastric cancer surgery. Gastric Cancer, 2016,19(3):961-967.
181. Tanaka R, Lee SW, Kawai M, et al. Protocol for enhanced recovery after surgery improves short-term outcomes for patients with gastric cancer: a randomized clinical trial. Gastric Cancer, 2017, 20(5):861-871.
182. Karliczek A, Jesus EC, Matos D, et al. Drainage or nondrainage in elective colorectal anastomosis: a systematic review and meta-analysis. Colorectal Dis, 2006, 8(4):259-265.
183. Puleo FJ, Mishra N, Hall JF. Use of intra-abdominal drains. Clin Colon Rectal Surg, 2013, 26(3):174-177.
184. Denost Q, Rouanet P, Faucheron JL, et al. To drain or not to drain infraperitoneal anastomosis after rectal excision for cancer: the greccar 5 randomized trial. Ann Surg, 2017, 265(3):474-480.
185. Cheatham ML, Chapman WC, Key SP, et al. A meta-analysis of selective versus routine nasogastric decompression after elective laparotomy. Ann Surg, 1995, 221(5):469-478.
186. Nelson R, Edwards S, Tse B. Prophylactic nasogastric decompression after abdominal surgery. Cochrane Database Syst Rev, 2007, 3:CD004929.
187. Wang D, Li T, Yu J, et al. Is nasogastric or nasojejunal decompression necessary following gastrectomy for gastric cancer? A systematic review and meta-analysis of randomised controlled trials. J Gastrointest Surg, 2015, 19(1):195-204.
188. Rao W, Zhang X, Zhang J, et al. The role of nasogastric tube in decompression after elective colon and rectum surgery: a meta-analysis. Int J Colorectal Dis, 2011, 26(4):423-429.

189. Kunstman JW, Klemen ND, Fonseca AL, et al. Nasogastric drainage may be unnecessary after pancreaticoduodenectomy: a comparison of routine vs selective decompression. J Am Coll Surg，2013, 217(3):481-488.
190. Park JS, Kim JY, Kim JK, et al. Should gastric decompression be a routine procedure in patients who undergo pylorus-preserving pancreatoduodenectomy? World J Surg, 2016, 40(11):2766-2770.
191. Gustafsson UO, Scott MJ, Schwenk W, et al. Guidelines for perioperative care in elective colonic surgery: Enhanced Recovery After Surgery (ERAS®) Society recommendations. Clin Nutr, 2012, 31(6):783-800.
192. Nygren J, Thacker J, Carli F, et al. Guidelines for perioperative care in elective rectal/pelvic surgery: Enhanced Recovery After Surgery (ERAS®) Society recommendations. Clin Nutr, 2012, 31(6):801-816.
193. McPhail MJ, Abu-Hilal M, Johnson CD. A meta-analysis comparing suprapubic and transurethral catheterization for bladder drainage after abdominal surgery. Br J Surg, 2006, 93(9):1038-1044.
194. Zaouter C, Kaneva P, Carli F. Less urinary tract infection by earlier removal of bladder catheter in surgical patients receiving thoracic epidural analgesia. Reg Anesth Pain Med, 2009, 34(6):542-548.
195. Wang LH, Tsai MF, Han CS, et al. Is Bladder training by clamping before removal necessary for short-term indwelling urinary catheter inpatient? a systematic review and meta-analysis. Asian Nurs Res (Korean Soc Nurs Sci),2016,10(3):173-181.
196. 中国研究型医院学会肝胆胰外科专业委员会 . 肝胆胰外科术后加速康复专家共识 (2015 版). 中华消化外科杂志 , 2016, 15(1): 1-6.
197. 浙江省结直肠肿瘤加速康复外科研究工作组 . 基于临床多中心研究的结直肠癌加速康复外科综合治疗模式浙江共识 . 中华胃肠外科杂志 , 2016, 19(3): 241-245.
198. 中华医学会肠外肠内营养学分会加速康复外科协作组 . 结直肠手术应用加速康复外科中国专家共识 (2015 版). 中华消化外科杂志 , 2015, 14(8): 606-608.
199. 中国研究型医院学会机器人与腹腔镜外科专业委员会 . 胃癌胃切除手术加速康复外科专家共识 (2016 版). 中华消化外科杂志 , 2017, 16(1): 14-17.
200. 中国加速康复外科专家组 . 中国加速康复外科围术期管理专家共识 (2016 版). 中华消化外科杂志 , 2016, 15(6): 527-533.
201. Mortensen K, Nilsson M, Slim K, et al. Consensus guidelines for enhanced recovery after gastrectomy: Enhanced Recovery After Surgery (ERAS) Society recommendations. Br J Surg, 2014, 101(10): 1209-1229.
202. Melloul E, Hubner M, Scott M, et al. Guidelines for Perioperative Care for Liver Sugery: Enhanced Recovery After Surgery (ERAS) Society Recommendations. World J Surg, 2016, 40(10): 2425-2440.
203. Lassen K, Coolsen MME, Slim K, et al. Guidelines for Perioperative Care for pancreaticoduodenectomy: Enhanced Recovery After Surgery (ERAS) Society Recommendations. Clinical Nutrition, 2012, 31: 817-830.
204. Kehlet H, Wilmore DW. Multimodal strategies to improve surgical outcome, The American J Sug, 2002, 183:630-641.
205. Browning L, Denehy L, Scholes RL. The quantity of early upright mobilisation performed following upper abdominal surgery is low: an observation study. Aust J Physiother, 2007, 53(1): 47-52.

206. Moradian ST, Najafloo M, Mahmoudi H, et al. Early mobilization reduces the atelectasis and pleural effusion in patients undergoing coronary artery bypass graft surgery: A randomized clinical trial. J Vasc Nurs, 2017, 35(3): 141-145.
207. Henriksen MG, Jensen MB, Hansen HV, et al. Enforced mobilization, early oral feeding, and balanced analgesia improve convalescence after colorectal surgery. Nutrition, 2002, 18: 147-152.
208. Brower RG. Consequences of bed rest. Crit Care Med, 2009, 37(10 Suppl): S422-S428.

第三章 重要脏器功能评估及合并症处理

第一节 感染性疾病或潜在感染灶的处理

应对即将纳入加速康复外科的病人进行关于感染性疾病的综合评估，排查是否罹患感染性疾病，并积极对潜在感染灶进行对症处理。必要的筛查与检验项目包括胸片、腹部CT、血常规、CRP、尿常规、粪便常规。

一、社区获得性肺炎

社区获得性肺炎（community-acquired pneumonia，CAP）是指在医院外罹患的感染性肺实质（含肺泡壁，即广义上的肺间质）炎症，包括具有明确潜伏期的病原体感染在入院后于潜伏期内发病的肺炎。欧洲及北美国家承认CAP的发病率为（5 ～ 11）/（1000人·年），随着年龄增加而逐渐增高。我国仅有CAP年龄构成比的研究，尚无成人CAP的发病率数据，2013年一项国内研究结果显示，16 585例住院的CAP病人≤ 5岁（37.3%）及> 65岁（28.7%）人群的构成比远高于26 ～ 45岁青壮年（9.2%）。

目前国内多项成人CAP流行病学调查结果显示，肺炎支原体和肺炎链球菌是我国成人CAP的重要致病原。其他常见病原体包括流感嗜血杆菌、肺炎衣原体、肺炎克雷伯菌及金黄色葡萄球菌，铜绿假单胞菌、鲍曼不动杆菌少见。

1. CAP的临床诊断标准

（1）社区发病。

（2）肺炎相关临床表现：①新近出现的咳嗽、咳痰或原有呼吸道疾病症状加重，伴或不伴浓痰 / 胸痛 / 呼吸困难 / 咯血；②发热；③肺实变体征和（或）闻及湿性啰音；④外周白细胞 $> 10 \times 10^9/L$ 或 $< 4 \times 10^9/L$，伴或不伴细胞核左移。

（3）胸部影像学检查显示新出现的斑片状浸润影、叶 / 段实变影、磨玻璃影或间质性改变，伴或不伴胸腔积液。

CAP的诊断应除外肺结核、肺部肿瘤、非感染性肺间质性疾病、肺水肿、肺不张、肺栓塞、肺嗜酸性粒细胞浸润症及肺血管炎等。推荐使用CAP严重程度的评分系统（如CURB-65、CRB-65、肺炎严重指数等）进行病情评估，对于选择经验性抗感染药物和辅助支持治疗至关重要。建议病人完善必要的病原学检查，包括痰涂片及培养、支原体 / 衣原体 / 军团菌筛查、呼吸道病毒筛查，对于存在发热的病人可行血培养，合并胸腔积液的病人可行胸腔积液穿刺液培养。

2. CAP经验性抗感染治疗推荐

（1）轻症CAP病人，尽量使用生物利用度好的口服抗感染药物治疗，建议口服阿莫西林或阿莫西林 / 克拉维酸治疗，青年无基础疾病病人考虑支原体、衣原体感染病人可口服多西环素 / 米诺环素，呼吸喹诺酮类可用于药物过敏 / 不耐受病人的替代治疗。

(2)静脉用药推荐单用β-内酰胺类或联合多西环素、米诺环素/大环内酯类或单用呼吸喹诺酮类。

(3)重症CAP病人,无基础病青壮年推荐青霉素类/酶抑制剂复合物、三代头孢菌素、厄他培南联合大环内酯类或单用呼吸喹诺酮类静脉治疗,而老年人或有基础疾病病人推荐联合用药。

3. CAP目标性抗感染治疗 一旦获得CAP病原学结果,就可以参考体外药敏试验结果进行目标性治疗。

4. CAP的辅助治疗 除了针对病原体的抗感染治疗外,补液、保持水及电解质平衡、营养支持以及物理治疗等辅助治疗对中重症CAP病人也是必要的。合并低血压的CAP病人早期液体复苏是降低严重CAP病死率的重要措施。低氧血症病人的氧疗和辅助通气也是改善预后的重要治疗措施。此外,雾化、体位引流、胸部物理治疗等也被用于CAP的治疗。

二、泌尿系感染

泌尿系感染又称尿路感染(urinary tract infection,UTI),是肾脏、输尿管、膀胱和尿道等泌尿系统各个部位感染的总称。

UTI的诊断标准:尿路感染有诊断意义的症状和体征为尿频、尿急、尿痛、血尿、背部疼痛和肋脊角压痛,如果女性病人同时存在尿痛和尿频,则尿路感染的可能性为90%。急性膀胱炎病人可有耻骨上区压痛,但缺乏特异性。发热、心动过速、肋脊角压痛对肾盂肾炎的诊断特异性高。

建议病人完善尿常规检查,包括尿液物理学检查、尿生化检查和尿沉渣检查。

(1)应用最普遍的是尿液的干化学分析仪检查和尿沉渣人工镜检。①尿生化检查:与尿路感染相关的常用指标包括:亚硝酸盐,阳性见于大肠埃希菌等革兰阴性杆菌引起的尿路感染,尿液中细菌数>10^5/ml时多数呈阳性反应,阳性反应程度与尿液中细菌数成正比;白细胞酯酶,正常值为阴性,尿路感染时为阳性。②尿沉渣显微镜检:有症状的女性病人尿沉渣显微镜检诊断细菌感染的敏感性60%～100%,特异性49%～100%。

(2)尿培养:治疗前的中段尿是诊断尿路感染最可靠的指标。

抗菌治疗方案包括抗菌药物的选用品种、剂量、给药次数、给药途径、疗程等,需综合考虑病原菌、感染部位、感染程度和病人的生理、病理情况。

(1)抗菌药物选择:抗菌药物品种的选用原则上应根据病原菌种类及病原菌对抗菌药物的敏感性,即细菌药物敏感试验的结果而定。此外,应根据不同药物的代谢动力学特点并结合病人感染部位选择抗菌药物。推荐:左氧氟沙星和β-内酰胺类抗菌药物的血药浓度和尿药浓度均高,既可用于治疗下尿路感染,又可用于治疗上尿路感染。

(2)给药剂量:治疗上尿路感染,尤其是严重感染时,抗菌药物剂量宜较大(治疗剂量范围高限);而治疗单纯性下尿路感染时,由于多数药物尿中药物浓度远高于血药浓度,则可应用较小剂量(治疗剂量范围低限)。同时,要根据肝肾功能情况调整给药剂量。

(3)给药途径:对于上尿路感染,初始治疗多选用静脉用药,病情稳定后可酌情改为口服药物;对于下尿路感染,应予口服治疗,选取口服吸收良好的抗菌药物品种,不必采用静脉或肌内注射给药。仅在下列情况下可先予以注射给药:①不能口服或不能耐受口服给药的病人(如吞咽困难者);②病人存在可能明显影响口服药物吸收的情况(如呕吐、严重腹泻、胃肠道病变或肠道吸收功能障碍等);③所选药物有合适抗菌谱,但无口服剂型;④病人对治疗的依从性差。

(4)疗程:对于急性单纯性下尿路感染,疗程基本少于7天,但上尿路感染,如急性肾盂肾炎疗程一般为2周。对于反复发作的尿路感染,可根据情况进行长期抑菌治疗。

三、皮肤和软组织感染

皮肤及软组织感染(skin and soft tissue infection,SSTI)是由化脓性致病菌侵犯表皮、真皮和皮下组织引起的炎症性疾病。SSTI临床十分常见,涉及范围广泛,从浅表的局限性感染到深部组织坏死性感染,甚至肢残、危及生命。皮肤屏障功能的障碍或破坏是引起SSTI的主要诱因,包括生理性皮肤功能障碍、疾病导致的皮肤屏障功能破坏、创伤导致皮肤屏障功能破坏等。长期应用糖皮质激素、免疫抑制剂,以及肿瘤、糖尿病、艾滋病等病人,因机体免疫功能下降,易并发SSTI。

常见引起SSTI的病原菌有葡萄球菌、链球菌、铜绿假单胞菌、肠球菌、不动杆菌及大肠杆菌等。常见浅表局限性SSTI,病原菌相对简单且明确,主要为金葡菌和化脓性链球菌。而特殊来源感染或条件致病的情况下,如糖尿病、中性粒细胞减少、手术后切口感染,其SSTI相关的致病菌就十分复杂,条件性或少见的致病菌常常成为感染的主要病原菌,甚至存在多种细菌混合感染的可能。

病人围手术期的评估应注意病史和体格检查,注意局部红、肿、热、痛等表现外,应注意皮损性质、溃疡形成状况以及坏死程度,同时要注意全身状况,如发热、乏力、精神萎靡等,有无感染性休克等征象。致病菌培养鉴定意义重大,可取来自溃疡或创面的分泌物、活检组织、穿刺组织、血液等标本。

外用抗生素在防治SSTI中占有较重要地位,莫匹罗星软膏是理想的外用抗菌药物,夫西地酸软膏也有较强的抗菌作用,而传统的外用抗生素如红霉素软膏、氧氟沙星软膏,因渗透性差、容易产生交叉或多重耐药,不宜选择或不作为首选。特殊情况SSTI,如糖尿病足感染、动物咬伤后感染,其致病菌比较复杂,应根据分离的致病菌种类,结合药物敏感试验选择抗生素。对于局限性SSTI,药物治疗效果不佳的情况下可考虑外科治疗,包括切开引流、手术切除病灶等,也能达到较好的效果。

(简志祥 卢 昕)

第二节 心功能评估和心脏相关并发症的处理

随着我国老龄化等问题日趋严重,非心脏手术心血管并发症引起的发病率和病死率越来越值得关注。心脏病病人接受非心脏手术和麻醉时,心血管系统受到多种刺激影响,包括心肌收缩力和呼吸被抑制、体温、动脉压、心室充盈压、血容量和自主神经活动的波动,都会增加身体的应激,使心脏氧耗增加。此外,手术和麻醉引起的出血、感染、发热、肺栓塞,也会增加心血管系统的负担,使本来术前处于代偿期的心脏不能增加相应氧供,导致心肌缺血和心力衰竭。围手术期的心血管并发症影响了手术病人的预后,延长住院时间,增加医疗费用。近几十年来,心血管疾病病人行非心脏手术的围手术期处理的循证医学证据逐步积累,为临床实践提供了很好的指导。

一、术前评估及准备

(一)手术本身对心血管造成的风险评估

非心脏手术后心血管(CVD)并发症好发于明确诊断或无症状的缺血型心脏病(IHD)、左室功能不全、心脏瓣膜疾病(VHD)及心律失常的病人。非心脏手术引起长时间血流动力学异常及心脏异常负荷。老龄化自身对非心脏手术CVD并发症的影响较小,急症或重症心脏、肺部及肾脏疾病与CVD并发症风险率关联性更为显著。因此,以上因素也应纳入CVD并发症的评估指标。表3-1为各种介入或手术治疗风险率归类。多数稳定型心脏病病人可以承受低中度风险手术治疗,无须进一步评估。对于存在潜在或已知CVD风险且风险因素较为复杂的病人,必须全面评估其手术造成的CVD风险。

表 3-1 各种介入或手术治疗风险率归类

低危（< 1%）	表浅手术、胸部、牙科、甲状腺、眼部、置换型手术、无症状颈动脉手术、微小整形术、微小妇科手术、微小泌尿外科手术
中危（1% ~ 5%）	腹膜内手术、症状型颈动脉手术、外周动脉成形术、血管瘤修复术、头颈部手术、大型神经手术、大型妇科手术、大型整形术、大型泌尿外科手术、肾移植、非大型胸腔内手术
高危（> 5%）	主动脉及主要大血管手术、开放式下肢血运重建术、开放式下肢截肢术、开放式下肢血栓栓塞清除术、十二指肠 - 胰腺手术、肝部分切除术、胆管手术、食管切除术、肠穿孔修复术、肾上腺切除术、胆囊全切术、肺切除术、肺或肝移植

（二）非心脏手术术前心血管并发症评估

手术引起机体包括体液、交感及温度在内多方面得到应激反应，这些应激导致心肌供氧需求增高，增加 CVD 风险。手术可导致凝血功能及纤溶功能紊乱，在冠脉上表现为血液高凝状态。减少侵入性麻醉使用可以降低 CVD 中高危病人的病死率，限制围手术期 CVD 并发症。

对于接受低中度危险非心脏手术的心脏病病人，建议在麻醉师辅助下评估其 CVD 风险率，优化治疗。对于接受高危非心脏手术的已知心脏病病人或 CVD 高风险病人，建议组合多学科专家组进行会诊评估围手术期 CVD 风险率。

1. 评估病人功能能力 评估病人功能能力（functional capacity，FC）是评估围手术期 CVD 风险率的重要一步，具体方式为，借助代谢当量（METs）进行 FC 评估。若病人 METs < 4，FC 较差，病人围手术期 CVD 事件发生率较高。

ESC/ESA 汇总研究结果，根据修正后风险指标，下列因素为 CVD 风险因素：IHD、心力衰竭、卒中或短暂性脑缺血、肾功能不全、糖尿病且需胰岛素治疗。推荐临床使用风险指标进行病人术前风险分层。

在围手术期心脏事件风险率分层方面，推荐使用 NSQIP 模型或 Lee 风险指标。对于高危组病人，可考虑在术前及大手术后 48 ~ 72 小时内进行肌钙蛋白检测。对于高危组病人，可考虑检测 NT-proBNP 和 BNP 以获得有关病人围手术期及长期的独立预后信息。不推荐使用普适性常规围手术期生物标志物进行风险分层及 CVD 预防。

2. 常用的术前心脏检测 若病人存在风险因素且接受中高危手术，推荐术前 ECG。若病人存在风险因素且接受低危手术，可考虑术前 ECG。若病人无风险因素，但年龄超过 65 岁且接受中度风险手术，可考虑术前 ECG。若病人无风险因素，且接受低危手术，不推荐将 ECG 作为术前常规检查。若病人无症状且无心脏病指征或心电图异常，如接受高危手术，可考虑静息超声心动图；如接受低中危手术，则不推荐将超声心动图作为术前常规检查。

围手术期病人接受冠脉造影及血运重建的适应证与非手术背景的病人相同。若病人诊断有心肌缺血伴不稳定胸痛，且接受适宜治疗，近期接受非急诊、非心脏手术，推荐行术前冠脉造影。若病人心脏状况稳定，且接受低危手术，不推荐术前冠脉造影。

3. 降 CVD 风险率的措施

（1）β 受体阻滞剂：若病人近期正在服用 β 受体阻滞剂，推荐术前继续服用。若病人存在两个以上风险因素或 ASA 评分≥ 3 分，可考虑术前 β 受体阻滞剂治疗。若病人诊断有 IHD 或心肌缺血，可考虑术前 β 受体阻滞剂治疗。不推荐术前使用不加滴定的大剂量 β 受体阻滞剂治疗。不推荐接受低危手术的病人术前使用 β 受体阻滞剂治疗。

（2）他汀：若病人服用他汀为长半衰期或缓释型，推荐术前继续使用。若病人接受血管手术，可考虑至少在术前 2 周开始他汀治疗。

(3) ACEIs 及 ARBs 药物:若病人存在左室功能不全及心力衰竭,但状况稳定,可考虑在密切观察病情的基础上,继续使用 ACEIs 及 ARBs 药物治疗。若病人存在左室功能不全及心力衰竭,但状况稳定,至少应在术前 1 周开始 ACEIs 及 ARBs 药物治疗。若病人有高血压,可考虑在非心脏手术前短暂停用 ACEIs 及 ARBs 药物。

(4) 抗血小板治疗:除非阿司匹林造成严重出血事件,否则推荐阿司匹林应在裸金属支架(BMS)放置后使用 4 周或药物洗脱支架(DES)放置后使用 3 ~ 12 个月。若病人已往服用阿司匹林,可在权衡利弊,尊重病人选择的基础上考虑术前继续使用。若预计病人术后血流动力学状况难以控制,可考虑停用阿司匹林。除非造成严重出血事件,否则 $P2Y_{12}$ 阻滞剂应在裸金属支架(BMS)放置后使用 4 周或药物洗脱支架(DES)放置后使用 3 ~ 12 个月。若病人服用 $P2Y_{12}$ 阻滞剂,且需行手术治疗,除非有严重缺血事件,否则可考虑停用替卡格雷或氯吡格雷 5 天后再手术,或停用普拉格雷 7 天后再手术。

(5)根据介入史择期手术:若病人已往 6 年间曾接受 CABG 治疗,除非风险率较高,否则推荐非急诊、非心脏手术无须行血管造影评估。病人接受过 BMS 治疗,则至少 4 周后,且心脏手术宜在术后至少 12 个月后进行,对于二代 DES,此数值为 6 个月。若病人近期接受球囊扩张术,则非心脏手术至少宜推迟 2 周。

(6) 血运重建:根据手术应激造成的灌流缺损程度,可考虑高危术前行预防型血运重建术。不推荐为确诊 IHD 的病人行低中危术前预防型血运重建。若 NSTE-ACS 病人非心脏手术可安全延期实施,推荐依照 NSTE-ACS 指南诊治。极其特殊情况下需分析讨论 NSTE-ACS 血运重建术与非心脏手术的先后顺序。对于非心脏手术后病人,推荐根据 NSTE-ACS 指南给予积极的血运重建治疗。

4. 疾病各论

(1) 心力衰竭:充血性心力衰竭是围手术期危险性的一个决定因素。非心脏手术的病死率与心功能分级成正比,特别是存在肺瘀血时。若病人确诊或疑似心力衰竭,且近期接受中高危手术,推荐术前行食管超声评估左室功能和(或)检测利钠肽水平。若病人确诊心力衰竭,且近期接受中高危手术,推荐在使用 β 受体阻滞剂、ACEIs 或 ARBs 药物、盐皮质激素拮抗剂及利尿药的基础上,优化治疗。若病人最近确诊心力衰竭,推荐至少在心力衰竭治疗 3 个月后,行中高危手术。目的是稳定左室功能。推荐心力衰竭病人术前继续服用 β 受体阻滞剂;术前早晨应根据病人血压,决定是否用 ACEIs 或 ARBs 药物,若决定使用,应监测病人血流动力学情况并及时调整剂量。除非有充足的剂量滴定时间,否则不推荐心力衰竭病人术前服用大剂量 β 受体阻滞剂。

(2) 高血压:一般来说,没有并发症的高血压病人不必延迟或取消手术。抗高血压药物在围手术期必须继续使用,血压应该维持在接近术前水平以减少心肌缺血的风险。若病人最近确诊高血压,推荐术前监测病人终末器官损伤情况及心血管风险因素。若病人收缩压 < 180mmHg,舒张压 < 110mmHg,临床医生可考虑不推迟该病人的非心脏手术时间。在更严重的高血压病人,如舒张压高于 110mmHg,为优化抗高血压药物治疗而推迟手术的收益必须与推迟手术造成的风险权衡考虑。通常使用快速作用的静脉内药物,血压在数小时内得到控制后可当天手术。

(3) 瓣膜心脏病(VHD):若 VHD 病人接受择期中高危手术,推荐行心脏超声检查评估心功能。若主动脉瓣狭窄病人症状严重,且可以排除手术高危因素,则推荐在择期低中危非心脏手术前进行主动脉瓣置换术。若主动脉瓣狭窄病人症状严重,且可以排除手术高危因素,则可以考虑在择期高危危非心脏手术前进行主动脉瓣置换术。若主动脉瓣狭窄病人无明显症状,既往无主动脉瓣手术史,则可以考虑在择期低中危非心脏手术前进行主动脉瓣置换术。若主动脉瓣狭窄病人症状严重,且瓣膜手术风险过高,则可以考虑在专家组指导下行主动脉球囊瓣膜成形术或经导管主动脉瓣置入术(TAVI)。若病人存在严重瓣膜反流,无严重左室功能异常及心力衰竭,可以考虑行择期非心脏手术。若病人存在严重二尖瓣狭窄及肺动脉高压症状，则可以考虑在择期中高危非心脏手术前行经皮二尖瓣连合处分离术。

(4)心律失常：心律失常在围手术期很常见，单纯的房性或者室性期前收缩无须特殊处理，应对其病因进行治疗。慢性房颤应控制心室率。室上性心动过速发作时若病人血流动力学不稳定，推荐电复律治疗。室上速病人血流动力学稳定，推荐迷走神经刺激法或抗心律失常治疗。缓慢型心律失常术前临时起搏器适应证与永久起搏器相同。推荐医院委派专人负责围手术期起搏器事宜。若病人有植入型心脏除颤器，但已停用，则推荐术中监测病人心功能，并准备体外除颤装置。若双束支或三束支传导阻滞病人无症状，则不推荐将术前临时起搏作为常规治疗。

(5)麻醉：与全身麻醉相比，椎管内麻醉可降低围手术期患病率及病死率。避免术中低血压(平均动脉压 < 60mmHg)累计时间超过 30 分钟。若无禁忌证，可考虑以椎管内麻醉作为术后镇痛方式。避免使用非甾体类抗炎药(特别是 COX-2 抑制剂)作为 IHD 或卒中病人一线镇痛药物。

二、术中及术后心血管并发症的处理

心脏病病人术后并发症较术中多。术后心肌梗死发生的高峰是在术后第 3 天，低心排综合征出现得还要迟一些，因此术后的密切监护非常重要。术后应当及早恢复应用原用的降血压药物、抗心律失常药物、抗心绞痛药物以及控制心力衰竭的药物，必要时可静脉给药，使心脏保持稳定状态。

(一) 充血性心力衰竭

心功能障碍是外科围手术期最常见的并发症之一，也是导致外科病人病死率高、住院时间长、住院费用高的主要原因之一。近年来，随着临床诊疗水平的提高，围手术期心功能障碍的检出率越来越高。因此，早期发现和治疗显得尤为重要。诱发围手术期心功能障碍的常见原因有不恰当的液体治疗、心律失常、心血管事件、高血压、麻醉、手术应激等。

在围手术期，一些病人可能需要大量、快速补液和输血。对于心肺功能较好的病人，机体可自身调节而不会对心功能造成不利影响。但对于心肺功能较差的病人，则可能由于心脏前负荷过多，超出心脏代偿能力，发生充血性心力衰竭，导致心功能障碍。因此，术前心功能评估、围手术期正确的液体治疗是防治心功能障碍的关键因素。心功能障碍的治疗除恰当的液体治疗外，也应包括强心、利尿、扩血管、控制液体进出量等常规治疗。此外，还可应用无创呼吸机增加胸腔内压，减少回心血量，减轻心脏前负荷。部分重症病人可能需要床边血液滤过治疗。

出现急性肺水肿时，推荐静脉注射吗啡，迅速减轻周围血管阻力，降低左心室充盈压，静脉注射呋塞米，降低肺动脉楔压，大量利尿。必要时可用扩血管药物如硝普钠或硝酸甘油静脉滴注，以减轻心脏前、后负荷，如经上述处理心力衰竭未能得到控制，可使用正性肌力药物。

(二) 心律失常

围手术期心律失常并不少见，极少数为恶性心律失常，引起血流动力学异常。心律失常可因原有基础心脏疾病或慢性肺部疾病等导致，也可继发于外科疾病本身或与外科疾病手术相关的因素。对于围手术期心律失常发作的病人，应及时判断评估并予相应的处理。

1. 窦性或室上性心动过速

(1)窦性心动过速：在围手术期常见。重点是找出窦性心动过速的原因进行治疗(如心力衰竭、血容量不足、发热、缺氧等)，而不是强行减慢心率。在去除引起心律失常的诱因后，一般不需要特殊处理。除非心动过速与心功能受损有关，一般不用洋地黄类药物。

(2)房性心动过速：主要指持续、无休止发作和某些频繁的短阵发作。折返性者可以终止发作，对于室上性心动过速，血流动力学稳定时，先可试用迷走神经刺激。无心功能受损者可首选钙拮抗剂(维拉帕米、地尔硫䓬)和腺苷等。也可选用 β 受体阻滞剂、普罗帕酮、地高辛。药物不能终止时可考虑电转复。

自律性增高者(如慢性持续性房性心动过速)急诊以减慢心室率为主。

(3)室上性期前收缩:包括房性**期前收缩**和交界性**期前收缩**,如合并其他心律失常(如心房颤动),则按心房颤动处理;如不合并其他心律失常者可密切观察。**期前收缩**较多且影响病人时可考虑使用抗心律失常药控制症状,如β受体阻滞剂、Ⅰc类抗心律失常药物等。

2. 心房纤颤或心房扑动伴快速心室率 在术后常见。治疗需要针对基础病因并控制心室率。阵发性心房纤颤最好能终止发作,如果是持续性房颤心率过快,或者不清楚是阵发性还是持续性,则大多数情况下以减慢心室率为处理目标。可以选用洋地黄类药物,使心室率维持在60 ~ 80次/分。如果术后交感神经兴奋,心室率控制不好,可以加美托洛尔类药物,美托洛尔有禁忌者也可以选用维拉帕米。若伴有预激综合征、梗阻性肥厚型心肌病和其他可造成血流动力学障碍者,即使是阵发心房纤颤、心房扑动,也应紧急终止。

3. 室性心律失常

(1)室性心动过速:不合并器质性心脏病的偶发短阵室性心动过速可以密切观察;持续室性心动过速,不论是否合并其他情况,都应该进行急诊处理。多出现在有严重心脏病基础上,再加上电解质紊乱,特别是低钾血症或酸碱平衡失调、缺氧等诱发因素,必须及时治疗。血流动力学稳定的室性心动过速,可首选普鲁卡因胺、索他洛尔、胺碘酮、β受体阻滞剂和利多卡因等药物进行治疗;有心功能不全的病人首先考虑胺碘酮,心功能正常者也可试用普罗帕酮。若试用一种药物无效,或心室率快,持续时间长,应尽快考虑电转复治疗。

(2)心室颤动和伴有血流动力学障碍的持续室性心动过速:应立即采取措施终止发作。首先应进行除颤,不能转复或无法维持稳定灌注节律者应启动心肺复苏程序。抗心律失常药首选胺碘酮,也可使用利多卡因和镁剂。

(3)有器质性心脏病的室性期前收缩:首要的任务是基础心脏病的治疗。应积极寻找有无造成**期前收缩**的诱因,如心肌缺血,交感神经和儿茶酚胺系统的过度兴奋,肾素-血管紧张素系统的激活,电解质紊乱等。去除诱因,对原发病进行治疗后,一般无须抗心律失常药物治疗,但如果**期前收缩**较多,或出现多形复杂室性**期前收缩**,或合并心肌缺血、急性或严重心功能不全,或某些特殊情况(如洋地黄中毒、QT延长综合征等可诱发严重心律失常),应急诊治疗,可使用Ⅲ类抗心律失常药物。

4. 心动过缓 如心率不低于50次/分,无血流动力学改变,去除原发病和诱因后,可继续观察。对于心率<50次分,伴血压降低者,可给予异丙肾上腺素、阿托品。对于高度传导阻滞者,可予安置永久起搏器或临时起搏器,以保证手术顺利进行,提高围手术期安全性。

(三) 高血压的处理

术后高血压最可能在停用正压通气不久或在康复室内发生,常见的促发因素包括停用正压通气后液体负荷过重、低氧血症、焦虑、疼痛。主要的治疗方法是保持适当供氧、控制疼痛和液体量。吸氧、吗啡和利尿剂是术后高血压治疗的关键。严重高血压时可使用硝普钠和拉贝洛尔。

(四) 心脏缺血性事件(心肌梗死、心绞痛、无症状性心肌缺血)

围手术期心脏心血管事件的处理原则与非围手术期大致相似,但围手术期抗凝治疗与手术部位出血、血肿形成与切口愈合之间存在矛盾,需要权衡利弊。多次随访心电图、肌钙蛋白和心肌酶测定可检出许多心肌梗死。心肌供氧和需氧不平衡引起早期术后心肌梗死,术后高凝状态则引起延迟性心肌梗死。围手术期心肌梗死经常为无痛性,如果不系统随访心电图、心肌标志物,则围手术期心肌梗死的发生率常被明显低估。小剂量肝素预防性抗凝治疗可降低术后血栓栓塞并发症的危险性。

(五) 低排综合征

手术后心脏指数<1.5L/(m^2·min),混合静脉血氧张力<25mmHg,则表示心脏功能严重抑制,可以

导致死亡。低排综合征在非心脏手术的病人，可由多种因素引起，非心源性因素主要是循环血容量减低，如外科创伤部位体液流失、大量出汗、呕吐、腹泻、肠管引流、出血、败血症、过敏等。心源性因素有心肌坏死或缺血、心律失常、心力衰竭、瓣膜关闭不全、过量补液、肺栓塞等。其临床表现主要是皮肤湿冷、四肢发绀、手背静脉收缩、脉搏微弱、低血压、烦躁不安或者神志淡漠，尿量减少，尿素氮或肌酐上升。治疗主要是纠正血容量及增强心肌收缩力，怀疑有血容量不足可快速静脉补液。在补液过程中如出现脉搏呼吸增快，中心静脉压及肺动脉楔嵌压升高，尿量不增，则表示低排综合征可能由心源性或过多补液引起，应停止补液，强心利尿治疗。

（六）休克

术中及术后出现低血压及休克，可能由血容量不够、出血过多、酸碱平衡紊乱或电解质紊乱、严重心律失常、败血症或心肌梗死引起。感染性或过敏性休克时，周围血管阻力低，治疗时必须查明休克的原因，如由血容量过低引起者，必须快速补液，如由失血过多引起，必须输血。如果周围血管阻力低，可用血管活性药，如间羟胺。代谢性酸中毒可用碳酸氢钠纠正。一般在休克纠正后，酸中毒可自行达到平衡。尿量为观察休克是否纠正的一个重要标志。如果少尿或者无尿持续存在，多表示未能得到缓解。对不能解释而持续存在的低血压，应考虑有术后心肌梗死的可能。此时系列心电图检查、肌钙蛋白及血清酶测定，有助于及时确诊与治疗。

（楼文晖　张　磊）

第三节　肺功能评估和呼吸系统并发症的处理

一、呼吸系统功能评估方法

肺癌外科治疗仍然是病人获得根治的唯一方法，而术后并发症（肺部相关并发症）是影响病人围手术期快速康复及术后生活质量，甚至威胁病人生命的主要因素。病人术前肺功能状态直接与术后并发症相关，因此，肺功能检测是肺癌病人术前必备检查之一。肺功能检测（pulmonary function test，PFT）目前仍沿用 1992 年美国麻醉协会推荐的检测方法及评价标准，当时主要是适用于开胸手术的肺叶切除术及全肺切除术术前评估，对肺癌外科治疗起到了巨大的作用，临床上以其简单、易操作和良好的预测功能而得到世界范围内的广泛认可。但肺外科治疗人群及手术方式的发展，也使肺功能检查的局限性日渐显露。肺癌外科治疗人群的变化：①早期肺癌（如小结节等），新辅助化疗和二次手术（转移瘤、肺重复癌）病人比例均增加。②高龄（大于 65 岁）和有伴随疾病（如糖尿病、高血压和慢性阻塞性肺疾病）病人显著增加。手术方式的变化：胸腔镜手术已成为主流术式(80% 以上)，开放手术已成为腔镜手术的补充。肺段切除比例增加，肺叶切除有所降低，全肺切除显著减少。而准确的术前评估及肺康复训练是预防术后并发症的主要措施，同时术前正确评估也是加速肺康复的主要内容。

（一）肺功能检查常用指标

当前肺功能检测的主要优势是简单、廉价、重复性好且易于操作。研究表明 FEV_1 和 FVC 是术前评估肺功能程度的主要客观指标。术前肺功能测试在 20 世纪 50 年代被认为是评估胸外科术后并发症发生率和死亡率最有效的方法。直到 70 年代仍提示 FEV_1 小于 1.2L，RV 大于 3.3L 和肺总量（total lung capacity，TLC）大于 7.9L 与术后并发症发生率呈正相关。近年对肺功能认识的加深和完整，及肺术后并发症发生原因的分析，越来越发现术前肺功能指标 FEV_1 和 FVC 已不能准确评估肺功能状况和预测肺切除术后的风险，需要加一氧化碳弥散量(diffusing capacity for carbon mon oxide，DLCO)等指标，分述如下。

1. 一秒用力呼气容积 FEV_1（forcedexpiratory volume in one second，FEV_1） 1971 年，Boushy 等研究发现支气管肺癌行肺叶切除术后肺部相关并发症发生的病人术前肺功能评估 FEV_1 均小于 2L，认为术前 FEV_1 绝对值大小与术后并发症与否密切相关。根据术前 FEV_1 大小与术后并发症发生的关系，Miller 等研究认为全肺切除 FEV_1 需大于 2L，肺叶切除 FEV_1 需大于 1L，肺段切除 FEV_1 需大于 0.6L，这个标准以其临床应用的可靠性而一直被应用至今。英国胸科协会（British Thoracic Society，BTS）指南要求肺叶切除 FEV_1 大于 1.5L 和全肺切除 FEV_1 大于 2L，是依据 20 世纪 70 年代 3 个研究中心超过 2000 份的病例研究，其发现 FEV_1 大于 1.5L 和全肺切除 FEV_1 大于 2L 时，病人的死亡率小于 5%。但单纯用 FEV_1 绝对值作为预测肺功能数值较低的病人（如老年、身材瘦小和女性）肺手术后并发症因素时差异较大。尤其是近年来肺外科技术和管理进步，肺功能的要求呈下降趋势使 FEV_1 绝对值临床应用中的缺陷表现更加突出。

Berry 研究发现，术前 FEV_1%（实测值 / 预计值）小于 30% 的病人术后呼吸相关并发症发生率高达 43%，而 FEV_1% 大于 60% 发生率仅为 12%，认为 FEV_1% 是肺切除术后肺部并发症独立预测因素且优于 FEV_1 绝对值。Ferguson 等的研究也得到了相似的结果：FEV_1 每下降 10%，肺相关并发症发生率增加 1.1 倍，而心血管并发症发生率增加 1.3 倍。因此，Licker 认为 FEV_1%=60% 是预测术后肺部并发症最佳临界值。Wyser 报道 FEV_1% ≥ 80%，则不需要进一步评估就能进行肺切除手术。但是 FEV_1% 可能不适用于胸腔镜肺叶切除术及越来越多的解剖性肺手术（如肺段，肺部分和楔形切除等），因此，2013 年美国胸科医师协会（American College of Chest Physicians，ACCP）肺切除术前评估指南，初筛没有 FEV_1 绝对值和百分比的相关推荐，建议术前用术后预计肺功能作为指标。

2. 一氧化碳弥散量（DLCO） 20 世纪 80 年代 Ferguson 等研究发现若术前病人 DLCO 小于 60%，则术后肺部并发症发生率 40%，且死亡率高达 20%，认为 DLCO 可作为术前评估肺切除手术风险评估的重要指标。也有研究表明，[(90.1 ± 5.9)%] 术后肺部并发症发生率在术前 DLCO 正常病人显著低于低弥散功能 [(65.3 ± 5.0)%] 病人。DLCO 的临床价值不但可以预测术后并发症和死亡率，且术前较低的 DLCO 导致再入院频率增加和生活质量低下。

肺叶切除术病人 DLCO 是否为术前必需和常规检查项目存在争议。多数医生认为若术前病人 FEV_1 大于 80%，DLCO 检查则非必需。ACCP 分析发现 2000—2006 年行肺切除的病人，仅 57% 有弥散功能结果，欧洲胸外科数据库显示，只有 23% 的肺切除病人有弥散值。Brunelli 研究提示，FEV_1 大于 80% 的病人中，约 40% 的病人 DLCO 小于 80%，有 7% 的病人 PPO DLCO 小于 40%，因而 ERS/ESTS 指南建议 DLCO 应在肺切除病人术前常规测试。

（二）术后预计肺功能（predicted postoperative pulmonary function，PPOPF）

2003 年 ACCP 指南 PPO FEV_1 计算公式：肺叶切除 PPO FEV_1= 术前实测 FEV_1 × (剩余肺段数 / 总肺段数)，全肺切除 PPO FEV_1= 术前实测 FEV_1 × (1- 切除的有灌注的肺)。依据此公式 Olsen 等提出肺叶切除手术 PPO FEV_1 下限为 0.8 L。而 Pate 等认为 PPO FEV_1 值 0.7 L 时也可耐受开胸肺癌肺叶切除术。因此，采用这个公式得出的 PPO FEV_1 也可能存在和 FEV_1 绝对值同样的问题（影响老年，身材瘦小和女性病人术前肺功能的正确评估）。因此 2007 年 ACCP 指南建议用 PPO 百分比作为评估手术风险的指标。2007 年和 2013 年 ACCP 指南 PPO FEV_1% 计算公式：全肺切除 PPO FEV_1%= 术前实测 FEV_1 × (1- 切除的有灌注的肺)；肺叶切除 PPO FEV_1%= 术前实测 FEV_1 × (1-y/z)，其中 y 为被切除的有功能的或者通畅的肺段，z 为有功能的肺段总数，术前实测 FEV_1 值最好是使用支气管扩张剂后测得值。

肺切除术前评估 PPO FEV_1 临床作用是建议进一步测试或排除手术治疗。Pierce 等报道 PPO FEV_1% 小于 40%，术后并发症发生率和死亡率会增加到 16% ~ 50%。Nakahara 等发现 PPO FEV_1% 小于 30%，术后并发症增加 60%。两项研究表 PPO FEV_1% 小于 40% 时死亡率达 50%（病例分别为 6 例中的 3 例和 10 例中的 5 例)，但存在样本太小的问题。Wahi 发现 PPO FEV_1% 小于 41% 的围手术期死亡率为 16%，而肺功能更好的围手术期死亡率为 3%。Pierce 报道 13 例 PPO FEV_1% 小于 40% 的病人，其中 5 例在手术不久后死亡，Bolliger 报道 4 例类似肺功能病人，其中 2 例在围手术期死于呼吸衰竭。Alam 等研究了 1400 例接受肺切除病人，发现随着 PPO FEV_1 和 PPO DLCO 下降，术后肺部并发症增加(PPO 肺功能每下降 5%，并发症风险增加 10%)，Kearney 等认为 PPO FEV_1% 是肺切除风险因素的最佳预测因子。

PPO FEV_1 临床应用中存在的问题是：术后实际肺功能被高估。Varela 等前瞻性研究了 125 例病人，术前和术后每天，直到出院均测试肺功能，结果表明术后第 1 天实际 FEV_1 比预计低 30%。所以，2009 年 RES/ESTS 指南建议：对中、重度 COPD 肺癌病人，PPO FEV_1 不能单独作为肺切除高危因素的唯一标准。若 FEV_1 大于 70%，则 PPO FEV_1% 可显著预测肺切除术后并发症，而若 FEV_1 小于 70%，则二者相关性不明显。对这种现象的解释可能是因为“肺减容效应”，中度到重度 COPD 合并肺癌的病人，切除肺实质后可能改善肺弹性回缩，改善气道阻力和改进通气 / 血流比。“肺减容效应”应该在肺切除早期就发生，161 例患者肺切除术后测试肺功能(中位数为 8 天)，发现术前 FEV_1 小于 70% 的病人平均 FEV_1 损失 12.6%，而术前 FEV_1 大于 70% 的病人平均 FEV_1 损失为 30%；这一发现也被 Varela 证实，肺叶切除后第一天肺功能损失和 COPD 指数成反比关系。

PPO FEV_1 的这种不足仅限于根据肺段和术前 FEV_1 计算 PPO FEV_1，弥补方法有两种，一是采用术后肺功能，Varela 通过回归分析发现术后第一天实测 FEV_1 比 PPO FEV_1 有更好的预测作用；二是建议计算 PPO FEV_1 时采用定量通气 / 灌注显像等影像学技术。在实际临床工作中，这些影像技术不是常用技术，但是灌注显像是预测肺切除术后肺功能最广泛的方法，ERS 2009 年指南建议当支气管镜检查或 CT 检查没有发现有阻塞气管存在时，计算术后肺功能可以基于肺段计算。

20 世纪 90 年代第一次提出 PPO DLCO 可以可靠预测肺切除术后肺部并发症发生率和死亡率，其计算方法和 PPO FEV_1 相同。研究表明 PPO DLCO 低于 40% 的病人，术后死亡率高达 23%，建议把 PPO DLCO 作为预测肺切除术后肺部并发症独立高危因素。Ribas 等选取了 PPO FEV_1 或 PPO DLCO 小于 40% 的 65 例病人，肺叶或楔形切除 44 例，全肺切除 21 例，术后 4 例死亡，心肺并发症 34 例。考虑到围手术期护理和手术技巧的进步，建议把 PPO DLCO 极限值定为 30%。Pierce 建议结合预测术后肺功能，把 PPO FEV_1 × PPO DLCO 小于 1650 视为不能进行手术。而 Pieretti 建议 PPO DLCO 值作为是否病人术后进入 ICU 的依据，以减少手术风险。

随着手术方式的改进和 VATS 的成熟运用，可以更好地改善术后恢复，Endoh 证实 VATS 术后肺功能下降程度较开胸手术低。同时加强围手术期管理和治疗，根据情况选取局部切除等方法，制订个体化的治疗方案可能会取得更好的临床效果。因此，2013 版 ACCP 指南建议 PPO FEV_1 和 PPO DLCO 大于 60% 时肺切除手术风险低危；当 PPO FEV_1 或 PPO DLCO 介于 30% 和 60% 之间时，建议行简易运动试验；当 PPO FEV_1 或 PPO DLCO 小于 30% 时，则建议行心肺运动试验以评估手术风险。

(三) 运动测试临床应用进展

目前，肺手术病人呈现高龄化和伴随疾病增多的趋势，尤其是高血压和糖尿病病人增多，使隐匿的心脏疾病增多，导致术后风险增加，而现有术前心肺功能检测不能充分发现可能存在的心肺功能问题。运动试验可用于补充肺切除目前评估心肺功能的不足。Stringer 等研究表明，开胸手术引起的氧耗量由静息时的 110 ml/(min·m^2)增加到术后的 170 ml/(min·m^2)，增加幅度为 50%，关键是高氧耗量持续时间长，因此需要足够的心肺储备才能满足术后氧耗量的增加，从理论上证明术前足量心肺储备的重要性。

1. 简易运动测试 简易运动测试可粗略估计病人有氧运动能力，具有简单易操作的优点，缺点为测试的有氧运动能力比较粗略。常用方法有：6/12 分钟步行试验，步行往返试验(shuttle walk test,

SWT),爬楼梯试验(stair climb test,SCT)。

(1) 6 分钟步行试验(6-minute walk test,6MWT):6 分钟步行试验在 COPD 和移植病人的健康调查和最大耗氧量(maximal oxygen consumption,VO_2max)密切相关,然而步行试验测试结果和肺切除术后并发症风险关系还需研究,一些作者发现 6 分钟步行测试和术后并发症无相关性。因而,ERS/ESTS 指南建议不把 6 分钟步行试验作为术前评估方法。

(2) 步行往返试验(SWT):SWT 是指病人在 10m 距离来回步行,步行随着已定制的固定节律,速度逐渐增加,直到呼吸困难或者不能继续步行为止,记录步行距离,血氧饱和度,Borg 评分,恢复时间和运动停止原因。如果病人不能完成 250m 的步行距离,其 VO_2max 小于 10ml/(min·m^2),手术风险高危,而步行距离超过 450m,且 VO_2max 大于 15ml/(min·m^2),手术风险低危。然而 Lewis 发现 SWT 会低估 VO_2max,ERS/ESTS 指南建议不能把 SWT 单独作为评估术后风险的指标,可以作为一个筛选试验。Benzo 发现完成 250m 以上的病人有 90% 表现出 VO_2max 大于 15 ml/(min·m^2),因此建议 COPD 病人不能完成 CPET 试验时,SWT 可作为筛选试验。

(3) 爬楼试验(SCT):1968 年,Van Nostrand 发现不能爬 2 层楼梯的病人,肺切除术后死亡率高达 50%。Olse 等在 1991 年证实了 SCT 可有效预测肺切除术后严重并发症;爬 2 楼对应 VO_2max 为 12 ml/(min·m^2),爬 5 楼的 VO_2max 均超过 20 ml/(min·m^2)。Brunelli 等报道对 640 例肺切除病人进行症状限制性 SCT,爬楼梯高度低于 12 m 病人术后并发症的发生率是能完成高度 22 m 病人的 2 倍,死亡率高达 13 倍;能完成高度 22 m 以上的病人死亡率在 1% 以下,并且在能完成 22 m 的病人中,即使 PPO FEV_1 和(或)PPO DLCO 小于 40%,死亡率也为 0,而小于 12 m 的病人死亡率为 20%。Koegelenberg 等报道了另一种标准化爬楼梯测试,参考指标为爬楼梯的速度而不是高度。Pate 用爬楼梯阶数代替高度来标准化运动测试,用这个标准值,Brunelli 发现这个标准值是老年病人肺切除术后心肺并发症的重要预测指标。ERS/ESTS 指南建议把标准化症状限制性 SCT 作为肺切除术前第一线筛选试验。

2. 心肺运动试验(cardiopulmonary exercise test,CPET) CPET 被认为是术前评价肺切除风险的金标准,与简易运动测试相比,CPET 具有以下优点:是在受控制的环境中连续监测各种心源性和呼吸参数;并且是一个标准化运动测试,具有良好的可重复性;可准确识别氧转运系统中的各种问题,从而在围手术期中及时处理,以提高心肺整体功能状态。峰值耗氧量(peak oxygen consumption,VO_2peak)是目前反映运动能力的最有效的指标。

1972 年,Reichel 最早报道 CPET 可用于全肺切除手术病人的术前评估,Eugene 等发现 VO_2max 与肺切除术后死亡率密切相关,同时发现 VO_2max 用于评价不同年龄和身高的病人,利用绝对值可能会过多排除那些适合肺切除手术的病人,建议 VO_2max 应用体重进行校正,以最大公斤耗氧量评估手术风险更为科学,并发现如果 VO_2max 小于 15 ml/(min·m^2) 肺切除术后并发症发生率达 100%,而如果 VO_2max 大于 20 ml/(min·m^2) 并发症发生率为 10%。1995 年 Bolliger 等运用大数据分析发现 VO_2max 占预计值的百分比也是一个很好的预测术后并发症的参数,病人 VO_2max 占预计值的 75% 以上,肺切除术后并发症发生率为 10%,而 VO_2max 占预计值的 43% 以下,术后并发症发生率为 90%。随着围手术期管理方法的改善和手术技术的进步,2013 年 ACCP 指南建议 VO_2max 大于 20 ml/(min·m^2) 或预计值高于 75%,肺切除术后并发症风险低,而 VO_2max 小于 10 ml/(min·m^2) 或预计值低于 35%,则为手术禁忌。

3. 运动过程中氧饱和度下降(exercise oxygen desaturation,EOD) 特指在运动测试过程中,受试者动脉血氧饱和度下降大于 4%。早期研究表明运动过程中氧饱和度下降与肺切除术后早期并发症的相关性并不确切,来自英国的文献报道,步行往返试验中出现运动过程中氧饱和度下降与否和围手术期是否发生并发症没有相关性。但也有研究发现,运动过程中氧饱和度下降可作为肺切除术前评估有价值的参数,运动过程中氧饱和度下降可用于判别术后呼吸衰竭,是否需要进入重症监护室等;Brunelli采用回归分析后发现发生运动过程中氧饱和度下降现象与肺切除术后并发症显著相关。并且SWT和6分钟步行试验比CPET能更有效地鉴别出哪些病人会出现运动过程中氧饱和度下降。ERS/ESTS指南建议出现EOD的病人需进一步完成CPET,以更好地评估心肺功能。

(四) 肺功能测试指标临床应用中的困难与不足

目前,术前肺功能检查指标仍不能满足临床需要,主要体现在以下几方面:①肺功能检查主要以通气指标为主,不能完全反映肺功能的真实状态;②静态肺功能检测,不能检测到病人的运动耐力和心脏功能储备;③肺术后主要原因是痰潴留,而目前检测方法不能预测病人术后的排痰能力;④当前的肺功能检测标准也不能真实反映术前的危险因素,尤其是微创手术的大量运用。从理论和实践上,应该和手术方式同样变化的术前评估体系和高危因素预防治疗却没有发生变化。肺功能检测已从单纯的肺通气和部分换气功能检测,延伸到亚极量(登楼试验)和极量(心肺运动试验)检测,以及最近研究比较多的最大氧耗量和能量代谢,以期达到准确的心、肺功能评价。当前的研究及标准方案的制订仍存在临床应用单一的检测,可能不能正确评估术前肺功能,若组合应用又检查繁琐,临床难以执行。研究简单、实用的术前肺功能评估方法是目前的方向和重点。

二、呼吸系统并发症处理及临床效果

肺癌根治的主要手段仍是外科治疗,但只有不到40%的病人能够接受手术。虽然手术技术不断进步、围手术期管理持续改善,但术后肺部并发症(postoperative pulmonary complications,PPCs)发生率仍有12% ~ 40%。肺切除术后发生PPC不但导致84%的病人死亡,且也是住院时间延长和再次进入重症监护病房(intensive care unit,ICU)的主要原因。预防并控制术后肺部并发症的发生不但决定手术成功与否,也影响病人术后的加速康复。有研究均表明术前肺康复训练可以降低术后并发症的发生,或只改善肺功能而没有减少并发症。研究结果存在争议,可能与以下因素有关:①训练方案不统一;②训练对象单一且各不同;③训练时间不同;④术后并发症评价标准不同。这些已有的研究结果再某种程度上限制了肺康复训练的临床应用,尤其是术前肺康复训练,但均改善了肺功能和心肺耐力。

(一) 术前肺功能评估后常见的并发症

1. 气管定植菌

(1)定义:不吸烟的健康人群,气管内通常为无菌环境,而慢性肺部疾病病人,如慢性支气管炎、COPD、支气管扩张、肺癌等,由于其气道机械屏障的破坏,气管内可能存在一定数量的定植菌。依其致病性分为潜在致病菌(potentially pathogenic micro-organisms,PPMs)与非潜在致病菌(non-potentially pathogenic micro-organisms,Non-PPMs)两类。PPMs为可引起呼吸道感染的细菌,例如铜绿假单胞菌、肠科杆菌、嗜血杆菌、金黄色葡萄球菌、肺炎链球菌、黏膜炎莫拉菌、嗜麦芽窄单胞菌等;Non-PPMs指在免疫功能正常病人体内通常不引起肺部感染的口咽部或胃肠道定植菌,例如草绿色链球菌、奈瑟菌属、棒状杆菌属、念珠菌属等。

(2)气管定植菌异常的高危因素(通过病史进行评定):高龄、长期大量吸烟为肺癌病人气管内细菌定植的高危因素。高龄:年龄≥70岁(男性若合并吸烟则年龄大于60岁;女性年龄大于70岁);长期大量吸烟:吸烟史≥400年支。

2. 术前戒烟时间短(<15天)

(1)定义:戒烟时间是从完全戒烟(指不管原来抽多少烟,从1支烟都不抽开始计算)开始的时间,国外要求戒烟8周手术治疗,根据国内情况一般要求戒烟至少2周,可仍有要求马上手术而戒烟时间小于2周,这类病人术后发生肺部感染的风险增加,可考虑通过术前肺康复的方案进行补救,我们研究发现术前戒烟时间短的肺癌病人通过肺康复训练也可减少术后并发症。

(2)评定方法(通过病史进行评定):病史询问时,戒烟时间小于 15 天。

3. 气道高反应性(airway high response,AHR)

(1)定义:气道高反应性指因气道炎症而处于过度反应状态,表现出敏感而过强的支气管平滑肌收缩反应,引起气道狭窄和气道阻力增加,从而引发咳嗽、胸闷和喘息等症状。由于气道炎症可导致气道平滑肌呈易激性,使气道处于痉挛易激状态,从而导致气道高反应性。气道炎症的其他变化如渗出增加、黏膜水肿、腺体分泌亢进、上皮损伤等均可加剧气道高反应性。气道高反应性是哮喘病的重要特征之一,是气道存在炎症的间接反映。

(2)常用的检测方法

1)吸入激发试验:吸入激发试验常用的试验激发剂包括:①药物:组胺和乙酰甲胆碱是最常用的试验药物;②高渗或低渗溶液;③过敏源提取液。

2)运动激发试验:在室内环境中,病人要以尽可能大的运动量运动 6 ~ 8 分钟。病人应通过口呼吸,因此需要一个鼻夹。因为哮喘病人对运动后不适感的程度不同,心率是测量运动强度的理想方法。通过监测心率,适当地调整运动量,保证安全。在运动激发试验中,运动后的呼气峰值流量(PEF)和一秒用力呼气量(FEV_1)比运动前下降至少 15% 就可诊断为运动性哮喘。如果应用特异性传导(SGaw)或最大呼气中期流速(FEF25-75,FEF50)评价运动性哮喘,降低 35% 或以上具有诊断意义。一般在运动后 3 ~ 12 分钟可以记录到 PEF、FEV_1 和 SGaw 的最低值。用这个数值计算肺功能下降的百分数,评价运动性哮喘的严重程度。从哮喘病人休息状态的肺功能水平预测不出运动后是否发生运动性哮喘和其严重程度。肺功能正常的哮喘病人中有 73% 发生运动性哮喘,在运动前存在气道阻塞的哮喘病病人中有 85% 可发生运动性哮喘。

4. 肺功能处于临界状态(marginal pulmonary function) 肺功能检测指标处于现在外科肺叶切除的标准低限。目前研究标准的选用也不尽相同:① ACOSOG Z4099/RTOG 标准:FEV_1%:50% ~ 60% 或年龄 >75 岁和 DLCO 50% ~ 60%;② ACCP 标准:预计术后 FEV_1<40% 或 DLCO<40%。

5. 呼气峰流量(peak expiratory flow,PEF)

(1)定义:PEF 又称最大呼气流量,是指用力肺活量测定过程中,呼气流量最快时的瞬间流速。主要反映呼吸肌的力量及气道有无阻塞。简易通气指标,亦反映咳嗽能力。

(2)常用测定方法:微型呼气峰流量测定仪:最大峰流速值(PEF)应用峰流速仪主要是测量呼气峰流速(PEF),也就是用力呼气时,气流通过气道的最快速率,它的正确测量依赖于病人的配合和掌握正确的使用方法。目前峰流速仪的种类很多,但使用的技术大致相同:①取坐位,手拿峰流速仪,注意不要妨碍游标移动,并确认游标位于标尺的基底部;②深吸气后将峰流速仪放入口中,用嘴唇包住咬嘴,避免漏气,尽可能快而用力地呼气,注意不要将舌头放在咬嘴内;③再重复检查三次,选择三次的最高数值。评定标准:国外研究认为 PEF<3 L/s,则被认为术后排痰困难,我们研究发现国人 PEF<250 L/min 则存在术后排痰困难,因此,我们认为若 PEF<250 L/min,则需进行肺康复训练。

(二)术前肺康复训练方案

1. 抗感染 根据标准应用。

2. 祛痰 术前 3 ~ 7 天及术后 3 ~ 7 天。

3. 平喘或消炎 支气管舒张剂或激素类雾化吸入类药物。

4. 激励式肺量计吸气训练 病人取易于深吸气的体位,一手握住激励式肺量计,用嘴含住咬嘴并确保密闭不漏气,进行深慢的吸气,将黄色的浮标吸升至预设的标记点,屏气 2 ~ 3 秒,移开咬嘴呼气。重复以上步骤,每组进行 6 ~ 10 次训练,然后休息。在非睡眠时间,每 2 小时重复一组训练,以不引起

病人疲劳为宜。疗程为 3 ～ 7 天。(必需)

5. 功率自行车运动训练 病人自行调控速度，在承受范围内逐步加快步行速度及自行车功率。运动量控制在呼吸困难指数(Borg)评分 5 ～ 7 分，若在运动过程中有明显气促、腿疲倦、血氧饱和度下降(< 88%)或其他合并疾病引起身体不适，告诉病人休息，待恢复原状后再继续进行训练。每次 15 ～ 20 分钟，每天 2 次，疗程为 7 ～ 14 天。(可选)

6. 登楼梯训练 在专业治疗师陪同下进行，在运动过程中调整呼吸节奏，采用缩唇呼吸，用力时呼气，避免闭气，稍感气促时可坚持进行，若有明显呼吸困难，可做短暂休息，尽快继续运动。每次 15 ～ 30 分钟，每天 2 次，疗程为 3 ～ 7 天。(可选)

(三) 肺康复训练的必要性

ERAS 理念正在从各个方面影响着医学的发展，尤其是从各个学科单独发展及治疗疾病，走向以“病人为中心”多科协作或重新组建新的学科或专业，如加速康复学科等。加速康复外科的核心是降低应激或减少创伤，而关键是降低围手术期外科相关并发症，微创外科的兴起已大大降低治疗自身带来的创伤，而病人因年龄或伴随疾病的增加使因自身原因(如冠心病、COPD 和糖尿病等)导致的并发症增加。大量临床研究已证明围绕微创技术对围手术期流程优化和多学科协作的治疗效果，可降低医疗干预(过度治疗)且促进病人机能尽快恢复(效果)。肺癌合并 COPD 或需要二次手术的病人，术后心肺相关并发症发生率均显著增加。而现有肺癌手术术前评估方法及危险因素预测，均不能适应改变了的治疗人群及外科技术，需要重新研究合理并适用的术前评估方法和高危因素，关键是对高危因素的预防措施，即术前肺康复训练方案。问题是目前尚没有统一的术前高危因素的评估体系及肺康复训练方案及标准，无法合理评估临床应用及效果，从而限制临床推广。肺康复训练对于有症状、日常生活能力下降的慢性呼吸系统疾病病人，通过稳定或逆转疾病的全身表现而减轻症状，优化功能状态。已有研究表明，术前肺康复训练有助于肺癌合并高危因素病人手术后的快速康复。我们借助于呼吸内科对 COPD 病人评估和训练方案，结合外科手术的特殊性进行临床研究，形成了目前临床应用的术前肺癌病人高危因素评估体系和肺康复训练方案，并经回顾性和前瞻性研究，得出了以下结论：病史、静态肺功能检测(PFT)和心肺运动试验较单独应用 PFT 评估，可以发现气道高反应性和 PEF 值低两类高危因素。术前短期肺康复训练可以提高肺癌病人的运动耐力相关指标，降低术后并发症且有助于术后加速康复。主要体现在经过 1 周高强度肺康复训练后，试验组病人 6 分钟运动距离及能量消耗得到了提高，PEF 可以反映术后咳痰能力，PEF 经肺康复训练后可增加约 10%。

(四) 肺康复训练方案临床应用的局限性及研究方向

尽管如此，本方案仍然存在以下不足和需要改进的地方：第一，临床研究样本量小且是单中心研究，导致实验结果在相关实验干扰因素(如病人的个体差异)的影响下偏倚较大，同时使得一些实验结果(如术后肺部相关并发症，P=0.416)无统计学意义；需要进行多中心研究和增加样本含量，提高肺康复训练方案的可重复性。第二，很多医院不能开展术前心肺运动试验，使其应用得到限制，需要有备选方案，提高其可评估性及可操作性。第三，术前训练多为 7 天，这种方案增加临床在胸外科病房实施的难度，而应用于社区医院或家庭进行肺康复训练，存在依从性差及训练有效性合理评估的问题；需要不断将方案简化且有正确的评价体系，使训练效果得到保障，进一步增加肺康复方案的可操作和可重复性。第四，研究发现术前药物康复也应采纳，可以有效、快速缓解支气管痉挛和气道高反应性，但临床应用仍有许多研究工作要做。

(车国卫)

第四节 肝功能评估和肝脏疾病的处理

肝脏的功能繁多,具有物质代谢、分泌、排泄、生物转化及胆红素、胆汁酸代谢等多个方面的功能,肝脏功能的受损大多会直接反映到实验室检查的变化中。在本节中,我们将在第一部分阐述临床常用的肝功能的评估方法;在第二部分阐述肝功能不全病人围手术期的治疗要点;考虑到中国是慢性乙型病毒性肝炎高发国家,且肝硬化合并腹水的病人较多,因此我们将在第三部分阐述慢性乙型肝炎病毒(HBV)相关肝硬化的诊治新进展;在第四部分结合饮酒病人的情况,叙述酒精性肝病的诊治新进展。

一、肝功能评估

(一)血清酶学检测

1. 血清氨基转移酶 临床常称为转氨酶,用于肝功能检查的主要是丙氨酸氨基转移酶(alanine aminotransferase,ALT)和天门冬氨酸氨基转移酶(aspartate aminotransferase,AST),ALT 及 AST 的升高常常意味着肝细胞的损伤,急性病毒性肝炎、慢性病毒性肝炎、酒精性肝病、药物性肝炎、脂肪肝、肝癌、肝硬化、胆汁淤积、急性心肌梗死等疾病均有可能引起转氨酶的升高。

2. 碱性磷酸酶(alkaline phosphatase,ALP) ALP 的检查常用于肝胆疾病和骨骼疾病的临床诊断和鉴别诊断,尤其是黄疸的鉴别诊断,ALP 升高常见于梗阻性黄疸,也用于黄疸的鉴别诊断,如 ALP 明显升高伴转氨酶稍高、胆红素无明显变化时常见于肝内局限性胆道阻塞(原发性肝癌、肝转移癌、肝脓肿等),ALP 和胆红素明显升高伴转氨酶轻度升高常见于胆汁淤积性黄疸,ALP 正常或稍高伴转氨酶明显升高、胆红素轻度升高常见于肝细胞性黄疸。

3. γ- 谷氨酰转移酶(γ-glutamyl transferase,GGT) GGT 的升高常见于胆道阻塞性疾病,如原发性胆汁性肝硬化、硬化性胆管炎、肝癌等疾病,此时 GGT 的升高常与 ALP、血清胆红素升高呈平行关系;急慢性病毒性肝炎、急慢性酒精性肝炎、药物性肝炎时也会导致 GGT 的升高。

(二)蛋白质代谢功能检测

肝脏合成如白蛋白、糖蛋白、脂蛋白、多种凝血因子、抗凝因子、纤溶因子及各种转运蛋白。

1. 白蛋白(albumin,ALB) 白蛋白是血清中主要的蛋白质成分,起着维持血液交替渗透压、体内代谢物质转运及营养等多方面的作用。白蛋白的降低常见于肝细胞的严重损害(急慢性肝炎、肝硬化、肝癌等),会导致白蛋白合成减少、营养不良(摄入不足)、蛋白丢失过多(肾病综合征、烧伤、大出血)、消耗增多(甲状腺功能亢进、恶性肿瘤等)等。同时,白蛋白的测定是病人营养风险筛查及营养支持后是否达标的重要指标:在 NRS 2002 量表里,白蛋白的降低意味着病人极有可能存在营养风险,经过营养支持后,目前一般要求白蛋白升至 35g/L 时才能达到择期手术指标。

2. 前白蛋白(prealbumin,PAB) 前白蛋白比白蛋白更能早期反映肝细胞的损害,它在血清中的浓度受营养状况及肝功能改变的影响。有学者认为,在病人存在营养风险时,前白蛋白和白蛋白升高同样是营养支持的目标,且前白蛋白能快速反映病人营养支持后的疗效。

3. 凝血因子的测定 除组织因子及有内皮细胞合成的 vW 因子外,其他凝血因子几乎均在肝脏中合成。临床中,通常进行的过筛检测包括凝血酶原时间(prothrombin time,PT)、活化部分凝血活酶时间(activated partial thromboplastin time,APTT)、凝血酶时间(thrombin time,TT)等。PT 是肝功能 Child-Pugh 评级及终末期肝病 MELD 评分的重要组成部分。

4. 血氨(blood ammonia) 氨对中枢系统有着严重的毒性作用,而肝脏是唯一能解除氨毒性的器官。因此,血氨升高意味着严重的肝损害,血氨升高同样见于上消化道出血、尿毒症及肝外门脉系统分流形成等情况。

（三）脂类代谢功能检测

1. 血清胆固醇和胆固醇酯检测 肝细胞损害时，胆固醇酯减少；当肝脏严重受损时，总胆固醇也降低。而当胆汁淤积时，血中总胆固醇会增加。

2. 阻塞性脂蛋白 X 检测 阻塞性脂蛋白 X 常用于胆汁淤积性黄疸的鉴别诊断，肝外阻塞比肝内阻塞引起的胆汁淤积更严重，故升高可能更明显。

（四）胆红素代谢

1. 血清总胆红素（total bilirubin）、直接胆红素及间接胆红素 用于判断有无黄疸、黄疸的程度及演变过程；黄疸的病因诊断；根据不同胆红素的升高程度判断黄疸的类型。

2. 尿中胆红素 尿中胆红素升高提示直接胆红素增加，常见于胆汁排泄受阻、肝细胞受损等情况。

（五）胆汁酸代谢

血清胆汁酸测定可作为一项灵敏的肝清除功能试验，尤其适用于可疑有肝病但其他生化指标正常或轻度异常的诊断。总胆汁酸升高可见于肝细胞损害、胆道梗阻、门脉分流等情况。

（六）摄取、排泄功能检查

1. 靛氰绿滞留率实验（indocyanine green retention ratio，ICGR） 靛氰绿进入血液后迅速与白蛋白及 α_1- 脂蛋白结合，经过肝脏时，90% 以上被肝细胞摄取，再以原形从胆道排泄，不经过肝肠循环。清除率主要取决于肝血流量，正常肝细胞数量级胆道排泄的通畅程度，功能障碍时，血浆 ICG 清除率 K 值明显降低，血肿 ICG 滞留率 R 值则明显升高。$ICGR_{15}$ 是目前能全面反映肝脏储备功能的指标，对肝脏手术切除方案的制订具有指导意义。有学者认为 $ICGR_{15}$ 是肝细胞癌病人术前肝储备功能评估的最佳指标。目前公认的结果是，当 $ICGR_{15}<14\%$ 时，对于有肝硬化且 Child-Pugh 评级为 A 级的病人行半肝切除是可行的；但当 $ICGR_{15}>14\%$ 时，行半肝切除手术的死亡风险是前者的 3 倍。

2. 磺溴酞钠（BSP）试验 由于人体内其他组织处理 BSP 的能力很小，其几乎完全由肝脏清除和排泄。因此，BSP 在血液内的清除受到有效肝血流量、肝细胞功能（摄取、结合和排泄功能）及胆道系统畅通程度等因素的影响。作为较为灵敏的功能试验之一，BSP 试验可间接地推测有效肝细胞的总数，了解肝脏的储备功能。临床上常用的是 BSP 排泄试验，即静脉注射 BSP 5mg/kg 后测定其 30 分钟或 45 分钟时的滞留率。BSP 45 分钟滞留率的正常参考值为 0 ~ 6%，≥ 8% 为有临床意义。

3. 单乙基二甲苯甘氨酸（MEGX）试验 MEGX 是利多卡因的代谢产物，MEGX 试验正是基于利多卡因向 MEGX 的代谢转变，反映肝血流和肝细胞代谢的活性。正常人 MEGX 的浓度为（127.25 ± 26.25）μg/L。鉴于 MEGX 试验具有灵敏、准确、快速、定量、重现性好、特异性高等优点，有学者认为其检验效果显著优于 ICG 试验、咖啡因清除试验及 Child-Pugh 分级，故被广泛应用于肝移植领域，以预测肝脏疾病及其他危重病病人的预后、评价围手术期肝功能、评估内脏血流、指导利多卡因的个体化用药。

（七）其他评估方法

1. 肝功能 Child-Pugh 分级 Child-Pugh 分级标准是临床上常用的对肝硬化病人的肝脏储备功能进行量化评估的分级标准，该标准最早由 Child 于 1964 年提出，当时 Child 将病人 5 个指标（包括一般状况、腹水、血清胆红素、血清白蛋白浓度及凝血酶原时间）的不同状态分为三个层次，分别计 1、2、3 分，并将 5 个指标计分进行相加，总和最低分为 5 分，最高分为 15 分，从而根据该总和的多少将肝脏储备功能分为 A、B、C 三级，预示着三种不同严重程度的肝脏损害（分数越高，肝脏储备功能越差）。最初主要用于评估酒精性肝硬化伴静脉曲张破裂出血病人门体分流术后的死亡风险。

目前采用 Child-Pugh 分级方法具体见下表（表 3-2）。

表 3-2 Child-Pugh 分级

临床生化指标	1 分	2 分	3 分
肝性脑病(级)	无	1 ~ 2	3 ~ 4
腹水	无	轻度	中、重度
总胆红素(μmol/L)	<34	34 ~ 51	>51
白蛋白(g/L)	>35	28 ~ 35	<28
凝血酶原时间延长(秒)	<4	4 ~ 6	>6

注:A 级为 5 ~ 6 分:手术危险度小,预后最好;B 级为 7 ~ 9 分:手术危险度中等;C 级为≥ 10 分:手术危险度较大,预后最差

2. 终末期肝病评分模型(MELD) MELD 可有效预测终末期肝病的死亡风险,其计算公式为 R=3.8 × ln[胆红素(mg/dl)]+11.2 × ln[INR]+9.6 × ln[肌酐(mg/dl)]+6.4 × (病因:胆汁或酒精性 0,其他 1)。R 值越高提示病情越严重,生存率越低。MELD 最初用于评估经颈静脉肝内门体分流术病人的短期死亡风险,2002 年后在美国用于评估各种病因肝硬化病人的三个月死亡风险。由于可准确地评估终末期肝病的病情严重程度和近期的死亡风险,在等待肝移植的候选者中,MELD 评分决定着器官的分配顺序。近年发展的 MELD-Na 模型也对终末期肝病的病情严重程度评估和死亡风险预测有重要价值。

3. 肝脏三维可视化技术 为了建立具有空间构想结构、定位准确、三维数据和立体图像的肝脏及肝脏管道系统,三维医学影像可视化技术近年来已经被开发并应用于临床。目前,应用三维医学影像可视化技术在肝脏外科应用较为广泛,它可以对肝脏、肝脏病灶及肝内管道系统进行活体个体化三维重建、诊断分析、仿真手术并指导手术,它简化了人脑对二维断层影像的综合思维过程,更加直观、准确地显示肝脏及其管道系统和病灶的全方位立体信息,大大提高了外科医师在术前对肝脏内部各管道结构及其变异判断的精确性和可靠性。针对需要行切肝手术的病人,近年来肝脏三维可视化技术得到了较为广泛的推广,其最终目的是指导精准肝胆外科手术,优点在于可以反复且直观地分析肝内复杂管道系统的分布、走行、变异及其与病灶的毗邻关系,并对肝脏血管及胆管的关系进行评定,模拟肝胆外科手术。

二、肝功能不全病人的围手术期治疗

临床实践证明,许多肝功能不全的病人经过一段时间的保肝治疗后,可有很大的改善,结合上一部分叙述的肝功能评估方法,本部分内容将简要叙述肝功能不全病人的术前、术中及术后的临床关注点。

(一) 术前治疗

1. 若凝血酶原时间明显延长及活动度降低应及时治疗。一般情况下,活动度低于 30% 是手术禁忌,可通过输注维生素 K 治疗,反复查凝血功能直至活动度提高至 50% 以上才可考虑手术。

2. 白蛋白过低应积极治疗 ①行择期手术的能经口或经鼻胃管营养支持的病人可考虑经胃肠道补充营养;②急诊手术或限期手术的病人应争取通过输注人血白蛋白或血浆提高白蛋白的水平,目标值为 35g/L。

3. 有腹水的病人应综合评估 Child-Pugh 分级,同时限制钠盐的摄入,必要时还可应用利尿剂和静脉输注人血白蛋白或血浆减轻腹水。

4. 对有肝性脑病的病人应严格限制氮的摄入,同时用缓泻剂或灌肠清除肠道中的氮,口服抗生素抑制肠道细菌。此外,应用左旋多巴、谷氨酸和精氨酸、离子交换树脂可使血氨下降。

5. 营养支持需要增加热量的摄入,给予高热量饮食,必要时静脉给予足量的葡萄糖,并给予富含维

生素的食物。

6. 大量补充维生素C和维生素B在一定程度上可以改善病人的糖、氨基酸代谢，改善凝血机制。梗阻性黄疸病人可静脉注射维生素K，必要时配合PTCD减轻黄疸。

7. 手术前2天口服非吸收性的抗生素可抑制肠道细菌，预防术后肝性脑病和感染。

（二）术中问题

1. 避免过量使用麻醉药物，麻醉过程中应尽量维持血压平稳，防止血压过低，保持良好的通气，避免缺氧和二氧化碳蓄积。

2. 肝功能不全的病人注意术中输液不宜过快过多；对于有腹水的病人，在开腹手术后大量腹水丢失，极有可能会使血流动力学急剧改变，甚至出现休克。

3. 提倡微创及精细化手术，同时术中需注意止血。

4. 肝功能不全的病人常常合并凝血功能障碍，术中可给予止血药物，如维生素K等。

（三）术后治疗

1. 术后需要严密监测病人的生命体征、尿量及中心静脉压，同时监测病人肝功能、血小板、凝血酶原、电解质、肾功能、血气、腹围及体重。

2. 术后饮食尚未恢复前，给予静脉营养支持；高浓度的葡萄糖和氨基酸混合液、谷氨酰胺在肝功能不全的病人中应作为首选。低蛋白血症的病人可适量补充人血白蛋白或血浆。另外，术后应早期恢复经口进食，一方面促进肠道功能恢复，另一方面可加快病人的康复速度。

3. 肝功能不全的病人术后发生感染的概率并不比一般人高，但是一旦发生感染，往往导致病情发展迅速，病死率高，因此术后应选用强效的抗生素，必要时根据药敏结果选用有效抗生素。

三、慢性HBV相关肝硬化及腹水的治疗

HBV相关肝硬化是慢性HBV感染的重要临床结局，且在我国，HBV感染是肝硬化的重要原因。据世界卫生组织估算，2002年全球死于肝硬化的病人中约30%为HBV相关肝硬化。慢性HBV感染进展为肝硬化的5年累积发生率为8% ~ 20%。有研究显示，持续高病毒载量是发生肝硬化的主要危险因素，与肝硬化累积发生率呈正相关，可独立预测肝硬化的发生。研究显示，有效抑制HBV复制可改善肝纤维化，延缓或阻止代偿期肝硬化向失代偿期肝硬化的进展，减少失代偿期肝硬化病人病情进一步恶化，减少门静脉高压及相关并发症的发生，延长生存期。另外，其他慢性HBV感染进展为肝硬化的危险因素也包括免疫状态、男性、年龄因素、嗜酒、合并HCV感染、合并HDV感染或HIV感染。

（一）肝硬化的临床分类

1. 根据肝脏功能储备情况

（1）代偿性肝硬化：早期肝硬化，一般属Child-Pugh A级。虽可有轻度乏力、食欲减少或腹胀症状，但无明显肝功能衰竭表现。白蛋白降低，但仍常常超过35 g/L，胆红素一般不超过35 μmol/L，凝血酶原活动度多大于60%。血清ALT及AST轻度升高，AST可高于ALT，γ-谷氨酰转肽酶可轻度升高，可伴有或无门静脉高压症，如轻度食管静脉曲张，但无腹水、肝性脑病或上消化道出血。

（2）失代偿性肝硬化：中晚期肝硬化，一般属Child-Pugh B或C级。有明显肝功能异常及失代偿征象，如白蛋白常常小于35 g/L，白球比小于1.0，伴有明显黄疸，胆红素超过35 μmol/L，ALT和AST升高或明显升高，凝血酶原活动度常低于60%。病人可出现腹水、肝性脑病及门静脉高压症引起的食管、胃底静脉明显曲张或破裂出血等症状。

2. 根据肝脏炎症活动情况

（1）活动性肝硬化：慢性肝炎的临床表现依然存在，特别是ALT升高或明显升高；黄疸存在，白蛋白

水平下降，肝质地变硬，脾进行性增大，并伴门静脉高压症。

(2)静止性肝硬化：ALT常常正常或轻度升高，无明显黄疸，肝质地硬，脾大，伴有门静脉高压症，血清白蛋白水平低。肝硬化的影像学诊断B超或CT见肝脏缩小，肝表面明显凹凸不平，锯齿状或波浪状，肝边缘变钝，肝实质回声不均、增强，呈结节状，门静脉和脾门静脉内径增宽，肝静脉变细，扭曲，粗细不均，腹腔内可见液性暗区。

(二) HBV相关肝硬化的临床评估

1. 病毒复制状况评估 病毒学指标HBV-DNA是临床评估和监测HBV复制情况的重要指标，可反映病毒的复制水平，用于慢性HBV感染的诊断、抗病毒治疗适应证的选择及疗效的判断。不同检测方法和试剂，灵敏度和检测的范围不尽相同，检测值越高，提示更多的病毒在体内复制；但阴性或低于检测下限，并不一定意味着无病毒复制。初始治疗后的1～3个月检测一次，以后每3～6个月应定期检测HBV-DNA，以评估病毒复制的情况、抗病毒治疗的疗效。

2. 肝脏功能评估 本节前半部分已经做了简要的讲解，此处不再展开。需要指出的是，常用的酶学指标如ALT、AST等并不能反映肝脏的特定功能的受损或障碍，仅能作为提示肝损伤的标志，反映肝细胞损伤的程度。

(三) HBV相关肝硬化的治疗

肝硬化病人因具有进展至终末期肝病或肝细胞癌的风险，建议早期即开始抗病毒治疗，尤其是失代偿期肝硬化。

1. 代偿期肝硬化 决定是否开始治疗的唯一因素是HBV-DNA水平，与ALT水平无关。2012年EASL指南建议只要HBV-DNA可测，即使ALT正常，须考虑治疗。

2. 失代偿期肝硬化 失代偿期肝硬化病人只要HBV-DNA可检出，应尽早开始抗病毒治疗。

3. 药物选择 常用药物包括干扰素、核苷和核苷酸类药物(NAs)。根据慢性乙型肝炎防治指南(2015版)的推荐：①对于已经存在代偿期和失代偿期乙型肝炎肝硬化的病人，初治优先推荐选用恩替卡韦(ETV)或替诺福韦酯(TDF)。IFN-α有导致肝功能衰竭等并发症的可能，因此禁用于失代偿性肝硬化病人，代偿性肝硬化病人也应慎用。②对于HBeAg阳性的慢性乙型病毒性肝炎病人，初治优先推荐选用恩替卡韦(ETV)、替诺福韦酯(TDF)或聚乙二醇干扰素(PegIFN)。对于已经开始服用拉米夫定(LAM)、替比夫定(LdT)或阿德福韦酯(ADV)治疗的病人，如果治疗24周后病毒定量超过300 copies/ml，改用TDF或加用ADV治疗。NAs的总疗程建议至少4年，在达到HBV-DNA低于检测下限、ALT复常、HBeAg血清学转换后，再巩固治疗至少3年(每隔6个月复查1次)仍保持不变者，可考虑停药，但延长疗程可减少复发。IFN-α和PegIFN-α的推荐疗程为1年，若经过24周治疗HBeAg定量仍超过20 000IU/ml，建议停止治疗。③对于HBeAg阴性的慢性乙型病毒性肝炎病人，初治优先推荐选用ETV、TDF或PegIFN。对于已经开始服用LAM、LdT或ADV治疗的病人：如果治疗24周后病毒定量超过300copies/ml，改用TDF或加用ADV治疗；NAs治疗建议达到HBsAg消失且HBV DNA检测不到，再巩固治疗1年半(经过至少3次复查，每次间隔6个月)仍保持不变时，可考虑停药；IFN-α和PegIFN-α的推荐疗程为1年。若经过12周治疗未发生HBsAg定量的下降，且HBV-DNA较基线下降小于2Log10，建议停用IFN-α，改用NAs治疗。

(四) 肝硬化腹水的治疗

腹水是肝硬化最常见的并发症，代偿期肝硬化病人约50%在10年内可发生腹水，肝硬化腹水病人1年病死率为15%，5年病死率为44%。美国肝病学会2012年肝硬化腹水诊疗指南推荐的治疗选择见表3-3。

表 3-3 肝硬化腹水的推荐治疗方案

分级治疗	具体方案
一线治疗	
	戒酒
	限盐和饮食宣教
	联合使用利尿剂，通常螺内酯配合呋塞米，每日服一次
	停用非甾体抗炎药
	肝移植评估
二线治疗	
	停用β受体阻滞剂、血管紧张素转换酶抑制剂和血管紧张素受体拮抗剂
	考虑服用米多君，特别是有低血压者
	系列的治疗性腹腔放液
	肝移植评估
	TIPS
三线治疗	
	腹腔静脉分流术（PVS）

四、酒精性肝病的治疗

酒精性肝病（alcoholic liver disease，ALD）是世界范围内导致慢性肝病的主要原因。美国国立卫生院酒精滥用与成瘾研究所（NIAAA）的报告显示，在美国肝硬化已成为导致死亡的第12大原因。据报道，全球3.8%的死亡与酒精消耗有关，肝硬化的病死率与人均酒精消耗密切相关。一项meta分析发现，男性和女性每天摄入乙醇12～24g，增大了肝硬化的死亡风险。

（一）ALD的诊断

EASL指南指出，酒精消耗超过30 g/d以及存在肝损伤的临床和（或）生化异常，通常应怀疑为ALD。多数中度ALD病人无症状，仅可通过适当的筛选方法检测。而一些病人则存在有害饮酒的体征，如双侧腮腺肥大、肌肉萎缩、营养不良、杜普伊特伦征和对称性外周神经病变。多数肝硬化病人体格检查表现无特异性，但男性乳腺发育和较大的蜘蛛痣在以酒精为主要发病原因的病人中更为常见。在实验室检查中，常常会见到以下变化：平均红细胞体积（MCV）、GGT、ALT和AST异常可提示早期ALD，如果存在白蛋白（ALB）下降、凝血酶原时间（PT）延长、胆红素水平上升或血小板（PLT）减少，则应怀疑为进展期ALD。GGT通常在ALD病人中升高更明显，但在很多进展期肝病中GGT无诊断ALD的特异性，因为无论何种原因引起的广泛纤维化都可引起其活性上升。AST通常2～6倍升高，很少超过300IU/ml，而ALT通常更低，AST/ALT ≥ 1被认为是进展期纤维化的间接标志。70%的ALD病人AST/ALT ≥ 2，对于没有肝硬化的ALD病人这一比值可能更高，如果AST/ALT ≥ 3，则高度怀疑ALD。另外，影像学检查可用于诊断肝病的存在但不能确定酒精是肝病的病因。在诊断肝脏脂肪性改变、判断是否存在肝硬化及肿瘤时，建议应用超声、CT以及磁共振成像（MRI）等影像学检查，同时需结合其他实验室检查结果。

EASL指南还指出，ALD的组织学诊断需要肝活组织检查，但并非所有怀疑为ALD的病人都必须行肝穿刺，其适应证包括：进展期 ALD 病人，如重症 ASH 需要特殊治疗者［如应用皮质类固醇和（或）己酮可可碱（pentoxifylline，PTX）治疗］，以及怀疑存在其他与肝病发生相关辅因子的病人。在一些临床试验的背景下，建议通过肝活组织检查进行肝脏组织学评估，可更好地预测预后。多数病人可经皮行肝活组织检查，PLT 低和（或）PT 延长的病人需经颈静脉进行检查。ALD 的组织学表现：①以大泡为主的脂肪变性，伴或不伴大小泡混合性的脂肪变性；②肝细胞气球样变；③小叶内肝细胞炎症浸润明显；④不同程度的纤维化和小叶变形，可进展为肝硬化。在一个特定的个体中，可发现一种或多种基本损害。ALD 的组织学损害中大泡样脂肪变性出现最早且最常见。

（二）酒精性肝炎（alcoholic hepatitis，AH）的诊断和治疗

AH 是一种临床综合征可发生于 ALD 的任何阶段，即进行性酒精滥用的病人近期出现黄疸和（或）腹水等。进行性黄疸是有症状 ASH 的主要特征，可伴随发热（有或无感染）、体质量下降、营养不良、肝大和触痛阳性。严重 ASH 可诱发腹水、肝性脑病和胃肠道出血等肝功能失代偿。生化检查方面，AST 可升至 2 ~ 6 倍正常值上限，AST / ALT ≥ 2，高胆红素血症和中性粒细胞增多症亦很常见。严重者可见血清蛋白下降，PT 延长及国际标准化比率（INR）升高。重症 ASH 易发细菌感染，如有型肝肾综合征者易发生急性肾衰竭。

AH 的治疗包括：①戒酒，AASLD 指南指出对于成功戒酒的酒精成瘾者，为降低复饮的可能性，除咨询医生外，还可以联合应用纳曲酮或阿坎酸；拟定择期手术时间后，应完全戒酒达到 4 周后才可以考虑手术治疗；②评估营养状态，建议补充 B 族维生素复合物，确保每日蛋白摄入量超过 1.5g/kg，补充脂溶性维生素，如存在营养风险，应积极进行营养支持；③建议进行一些防止肾衰竭发生的治疗，包括必要情况下扩容和早期治疗肝肾综合征；④建议进行系统的体液培养和密切的临床监测，以尽早发现感染，这对重症 ASH 病人尤为重要，因为 1/4 的重症 ASH 病人入院时可能已存在感染。虽然在无有力证据的情况下进行经验性抗感染治疗比较普遍，但这一做法存在争议。重症 ASH 病人在住院期间发生临床和生化指标恶化，提示感染风险很高，需重复进行感染的筛选。ASH 的药物治疗较为复杂，因与本书主旨不同，暂不对此部分内容进行叙述。

（孙诚谊）

第五节　肾功能评估和肾脏疾病的处理

肾脏是重要的生命器官，主要功能是生成尿液，以维持体内水、电解质、蛋白质和酸碱等代谢平衡，同时兼有内分泌的功能。

一、肾功能评估

肾功能检测包括肾小球滤过功能、肾小管重吸收、酸化等功能。本节主要阐述肾脏疾病病人的围手术期处理，在肾功能评估中，主要对肾小球滤过功能进行叙述。

（一）肾小球功能检测

1. 肾小球滤过率（glomerular filtration rate，GFR） GFR 是评估肾小球功能最重要的参数，被公认为目前最好的健康以及疾病状态下肾脏功能评价指标。正常成人每分钟流经肾脏的血液量为 1200 ~ 1400ml，其中血浆量为 600 ~ 800 ml/min，有 20% 的血浆经肾小球滤过，产生的滤过液为 120 ~ 160 ml/min，即单位时间内的经肾小球滤过的血浆液体量，成为肾小球滤过率。临床上，某物质的肾血浆清除率试验被用来测定 GFR。

2. 血清肌酐（creatinine，Cr） 肌酐由机体肌肉代谢产生，每天肌酐的生成量相当恒定，血中肌酐主要由肾小球滤过排出体外，肾小管基本不重吸收且排泌量较少，因此在外源性肌酐摄入量稳定的情况下，血液中的浓度取决于肾小球滤过能力，当肾实质损害时，GFR 降低到临界点后，血中肌酐浓度就会明显升高，故测定血肌酐浓度可作为 GFR 受损的指标。因此，临床中，血清肌酐主要用于评价肾小球滤过功能，出现血清肌酐增高见于急性肾衰竭、慢性肾衰竭，另外血清肌酐可用于鉴别肾前性少尿和肾实质性少尿。近年来，Chertow 等人发现血清肌酐增加 >0.3mg/dl 与死亡独立相关。Lassnigg 等人在一群经历心脏手术的病人中也有类似发现，无论是血清肌酐增高≥ 0.5 mg/dl 还是下降 >0.3 mg/dl 都与较差的生存率相关。

3. 内生肌酐清除率（endogenous creatinine clearance，Ccr） 人体血液中的肌酐生成可有内源性和外源性两种，如在严格控制饮食条件和肌肉活动相对稳定的情况下，血清肌酐的生成量和尿的排出量较恒定，因而此时血肌酐主要受内源性肌酐影响，而且肌酐不被肾小球重吸收，排泌量很少，故肾脏在单位时间内把若干毫升血液中的内生肌酐全部清除出去，称为 Ccr。临床中，常用标准 24 小时留尿计算法和 4 小时留尿改良法等方法计算 Ccr。Ccr 有助于判断肾小球损害程度、评估肾功能、指导肾衰竭的治疗。

4. 血尿素氮（blood urea nitrogen，BUN） BUN 是蛋白质代谢的终末产物，尿素主要经过肾小球滤过随尿排出，当肾实质受损害时，GFR 降低，致使血尿素浓度升高，因此临床中常用 BUN 粗略观察肾小球滤过功能。BUN 升高见于器质性肾功能损害、肾前性少尿、蛋白质分解或摄入过多。另外，血 BUN 可作为肾衰竭透析充分性的指标。

5. 血清胱抑素 C 测定（cystatin C，cys C） 胱抑素 C 是半胱氨酸蛋白酶抑制蛋白 C 的简称。人体内几乎各种有核细胞均可表达，且每日分泌量较恒定，其可自由透过肾小球滤膜。原尿中的 cys C 在近曲小管几乎全部被上皮细胞摄取、分解，不回到血液中，尿中仅微量排出，因此血清 cys C 水平是反映肾小球滤过功能的一个灵敏且特异的指标。与 Cr、BUN 相比，在判断肾功能早期损伤方面，血清 cys C 水平更为灵敏。

针对上述各种评估肾小球滤过率的方法，2012 年国际肾脏病组织“肾脏病：改善全球预后”指南中提到血清 Cr 的重要价值，但也指出血清胱抑素 C 的重要意义：可用血清肌酐 GFR 估算公式对 GFR 进行初步评估，即 cGFRcreat，当该方法估算的 GFR 欠准确时，建议补做如胱抑素 C 或清除率测定进行验证。

（二）尿蛋白测定

正常人每日自尿中排出 40 ～ 80mg 蛋白，上限不超过 150 mg，其中主要为白蛋白，其次为糖蛋白和糖肽。这些蛋白的 60% 左右来自血浆，其余来源于肾、泌尿道、前列腺的分泌物和组织分解产物，包括尿酶、激素、抗体及其降解物等。衡量尿蛋白指标的高低需要做 24 小时尿蛋白定量检测，结果出现减号（ – ）表示呈阴性，是正常情况；出现加号（+）表示呈阳性，加号越多说明尿蛋白越高。具体表示如下：尿蛋白 <0.1 g/24 h 评价为阴性（ – ）；尿蛋白为 0.1 ～ 0.2 g/24h 评价为可疑阳性；尿蛋白为 0.2 ～ 1.0 g/24h 评价为阳性（+）；尿蛋白为 1.0 ～ 2.0 g/24 h 评价为 ++；尿蛋白为 2.0 ～ 4.0 g/24 h 评价为 +++；尿蛋白超过 4.0 g/24 h 评价为 ++++。病人尿蛋白升高，最主要的原因仍考虑是肾脏疾病的发生，而且尿蛋白是评价病人是否存在慢性肾脏疾病的重要指标。另外，尿蛋白也可见于一些生理性情况，如体位性蛋白尿、运动性蛋白尿、发热、情绪激动、过冷过热的气候等。

（三）肾小管功能检测

1. β_2- 微球蛋白清除试验 β_2- 微球蛋白是体内除成熟红细胞和胎盘滋养细胞外所有细胞的轻链蛋白组分，由于其分子量小且不与血浆蛋白结合，因此可自由经肾小球滤过至原尿，但是原尿中 99.9% 的 β_2- 微球蛋白在近端肾小管被重吸收，并在肾小管上皮细胞中分解破坏，仅微量自尿中排出。根据 β_2-

微球蛋白的排泄过程，尿 $β_2$- 微球蛋白的升高非常灵敏地反映近端肾小管重吸收功能的受损，如肾小管-间质性疾病、药物或毒物所致的早期肾小管损伤等情况。

2. 尿浓缩与稀释功能试验 正常尿生成的过程中，远端肾小管对原尿有稀释功能，集合管则具有浓缩功能。检测尿比重可间接了解肾脏的稀释-浓缩功能。正常生理情况下，夜尿较昼尿量少且比重高。测量方法为实验日病人摄普通饮食，昼夜 24 小时内每隔 3 小时排尿一次，分别收集于清洁标本瓶内。正常的日间尿量与夜间尿量比为 3 ～ 4 ： 1；12 小时夜间尿量不超过 750 ml；尿液最高比重在 1.020 以上。最高比重之差不少于 0.009。夜间尿量超过 750 ml，此种现象常为肾功能不全的早期表现；最高比重小于 1.08 表示肾浓缩功能不全；各次标本的比重相差很小，尿比重大多固定在 1.010 左右，表示肾浓缩功能严重障碍；日间尿比生固定在 1.019 或更高，多为脱水病人。

（四）血尿酸测定

尿酸是核蛋白和核酸中嘌呤的代谢产物，既可来自体内，也可来自食物中嘌呤的分解代谢。肝是尿酸主要的生成场所，主要通过肾脏排泄。尿酸可自由透过肾小球，但原尿中 90% 的尿酸会在肾小管重吸收中回到血液，因此血尿酸的浓度受肾小球滤过功能和肾小管重吸收功能的影响。血尿酸升高可见于肾小球滤过功能的损伤，且有时候血尿酸可反映早期肾小球滤过功能，较血清肌酐和血尿素更为灵敏；血尿酸升高同样见于痛风、血液疾病、恶性肿瘤等情况。血尿酸降低可见于各种原因引起的肾小管重吸收功能损害的疾病或肝功能严重受损致尿酸生成减少的疾病。

二、肾功能不全病人的围手术期处理

肾功能不全病人围手术期处理最重要的原则是保持内环境的稳定，避免由于手术创伤而引起的急性肾功能损伤。肾功能不全病人 GFR 降低的程度与术后发生肾衰和手术并发症有密切关系。因此，术前测定 GFR 格外重要。有文章指出，GFR 为 50 ～ 75 ml/min 时，有可能于手术前后发生肾衰竭；GFR 为 25 ～ 50 ml/min 时，危险性更大，需要密切注意病人围手术期的体液及电解质平衡，并对所用的药物剂量做适当的调整；GFR 小于 25 ml/min 时，在发生肾衰竭的基础上增加了发生肾外并发症（如渗血增多）的危险。慢性透析病人手术死亡率在 2% ～ 4%，其手术并发症可高达 60%。一般来说，病人肌酐清除率高达 50 ml/min 或者肌酐低于 2 mg/dl 时，手术危险性不大；如果肌酐清除率低于 15 ml/min 或肌酐高于 6 mg/dl 时，就可在手术时发生严重并发症，如出血、内环境紊乱、心肺功能衰竭等危急情况。

（一）术前处理

1. 维持水、电解质平衡 ①水和钠：肾功能不全病人一般情况下不会出现水钠平衡紊乱除非肾功能严重减退，而当肾功能明显损害时，手术前后的液体过多可能会导致充血性心衰；因此，肾功能不全病人，多因游离水过多，容易出现低钠血症，紧急的处理包括快速利尿或输入高渗盐水，或进行透析。②钾：高钾血症是肾功能不全病人最大的问题。正常情况下，只要 GFR 不低于 10 ml/min，病人都能维持钾的平衡。手术时，由于术中内源性和外源性钾的负荷增多，增加了发生高钾血症的危险性：内源性钾的来源包括横纹肌损伤溶解、手术造成的组织创伤及溶血。外源性钾的来源主要来自于补液和输血。此外，围手术期发生的酸中毒及麻醉诱导所致的高碳酸血症也会导致血钾升高。因此，血钾浓度超过 5.5 mmol/L，择期手术应予以推迟；超过 6.5 mmol/L，需紧急处理，常规应用氯化钙、碳酸氢钠、胰岛素和葡萄糖，这些药物均可使钾向细胞内转移。但是这些药物持续效应较差，而离子交换树脂治疗或透析治疗效果更佳。另一方面，低钾血症可能由于使用利尿剂引起，血钾浓度低于 3 mmol/L 时，择期手术应推迟，且尽可能予以口服补钾。

2. 维持酸碱平衡 酸碱平衡是重要的围手术期检测指标，择期手术前应给予纠正。肾功能不全病人由于肾脏排泄正常酸性产物和再生碳酸氢钠的能力下降，常常发生代谢性酸中毒。肾功能不全引起的代谢性酸中毒可通过慢性过度通气来代偿；代谢性碱中毒很少起因于肾脏，常常由于术后胃肠液的丢失引起，但是肾功能不全会导致碱中毒不能代偿。

3. 贫血 严重的肾功能不全会出现贫血，主要是由于红细胞生成素减少或活性减低导致，还可能与胃肠道出血、溶血以及铁和叶酸缺乏有关。肾性贫血常常会导致严重后果，具体治疗请参加下一节术前贫血的处理。

4. 中重度肾功能不全 病人手术前后会出现渗血增多的风险，主要是由于血小板功能异常所致。手术前需注意凝血功能的检查，必要时以凝血功能异常治疗。另外，BUN 明显升高时应进行透析治疗以减少手术出血的危险。

5. 肾功能不全与药物不良反应 肾功能不全时，需密切注意药物不良反应，特别是通过肾脏排泄的药物要格外谨慎，应根据肾功能减退的程度适当减少药物的用量。而有些药物虽然不经过肾脏排泄，但是有可能会导致尿毒症的加重，也应特别注意，如抗凝药物，镇静药物及止痛药物等。

（二）术中处理

1. 适当的补液 手术与麻醉会引起抗利尿激素的释放，这会使体内的游离水的排出进一步减少，加上肾功能不全病人排泄游离水能力下降，可能会导致病人体液过多出现充血性心衰。相反，肾功能不全病人浓缩尿液的能力下降，也有出现体液丢失过多的风险，因此，术中需要密切监测水、电解质的平衡，需要根据术中测定的结果决定补液的量和质。

2. 利尿剂的使用 肾功能不全的病人术中预防性的使用利尿剂，可增加 GFR 以阻止肾损害的进一步发展。有研究表明，术中使用甘露醇和利尿剂有保护肾功能的作用，可联合使用这两种药物。同时术中检测电解质的变化情况，并根据结果调整补液中的钠钾量。

3. 合理使用麻醉剂与肌松药物 吸入性麻醉剂的排泄不依赖肾功能，因此吸入性麻醉剂用于肾功能不全的病人一般是安全的。麻醉前如使用吗啡和哌替啶可使肾功能轻度减退，但给予中等剂量还是安全的。肌松药物应慎用于肾功能不全的病人。

（三）术后治疗

肾功能不全病人术后需仔细监测病人生命体征、水电解质平衡，有中心静脉导管的病人需要测定血容量状态，同时注意记录病人 24 小时出入量。肾功能不全的病人伤口愈合可能会出现延迟，伤口缝线可适当多保留几天。术后适当的营养支持对肾功能不全的病人尤为重要，不仅利于伤口愈合，更有助于减少尿毒症病人术后感染的风险。营养最好经口给予，如经肠内给予困难，仍应考虑全静脉营养支持。

三、急性肾损伤 / 伤害（acute kidney injury/impairment，AKI）

在病人围手术期的治疗过程中我们经常会遇到 AKI 的发生，首先是病人本身的疾病状态的变化，其次是外科手术、麻醉等情况对病人机体造成的影响。本节将从 AKI 的诊断、分期、评估、预防和治疗来阐述此疾病。

（一）AKI 的定义

改善全球肾脏病预后组织（KDIGO）针对 AKI 的诊治指南中提到，AKI 定义为以下任一情况：①血清肌酐 48 小时内升高 ≥ 0.3 mg/dl；或②血清肌酐在 7 天内升高达基础值的 1.5 倍；或③尿量 <0.5 ml/(kg·h)，持续 6 小时。AKI 是影响肾脏结构和功能的疾病状态之一，特征是肾功能的急性减退，包括急性肾衰竭。AKI 是临床综合征，由多种不同的病因引起，包括急性肾小管损伤、急性间质性肾炎、急性肾小球和血管性肾脏病、肾前氮质血症和急性肾后性梗阻性肾病等。AKI 的分级如表 3-4。AKI 是常见、危险但可以治疗的疾病，即使肾功能轻度下降也会对预后产生不良影响，早期发现和治疗 AKI 可以改善预后。

表 3-4 AKI 的分期

分期	血肌酐	尿量
1	升高达基础值的 1.5 ~ 1.9 倍;或升高达≥ 0.3 mg/dl	<0.5 ml/(kg·h),持续 6 ~ 12 小时
2	升高达基础值的 2.0 ~ 2.9 倍	<0.5 ml/(kg·h),持续≥ 12 小时
3	升高达基础值的 3.0 倍;或升高达≥ 4.0 mg/dl;或开始肾脏替代治疗;或年龄 <18 岁的病人,Egfr 下降达 <35 ml/(min·1.73 m^2)	<0.3 ml/(kg·h),持续≥ 24 小时;或无尿≥ 12 小时

(二) AKI 的风险评估

很多损伤都会导致 AKI 的发生,而且不同个体之间的易感因素也大有不同。AKI 的诊治指南中总结了 AKI 的损伤因素包括脓毒血症、危重疾病状态、循环休克、烧伤、创伤、心脏手术、非心脏大手术、肾毒性药物的使用、放射对比剂的使用、植物和动物毒素;另一方面,诊治指南也同样总结了 AKI 的易感性为脱水状态或容量不足、高龄、女性、黑种人、慢性肾疾病(chronic kidney disease,CKD)、慢性肝肺疾病、糖尿病、癌症、贫血。

在临床中,指南推荐:

(1) 针对 AKI 高风险的病人,应进行 AKI 的筛查并持续监测直至高风险状态解除:①临床中,AKI 的临床筛查包括详细的病史询问和体格检查,而且体格检查应包括对体液的评估,是否具有急性和慢性心脏衰竭、感染和脓毒血症;②监测的实验室检查指标包括:血清肌酐、BUN、电解质、全血细胞计数、尿液分析,还应该包括心搏出量、液体负荷、腹腔压力等,超声检查对 AKI 的评价非常重要。

(2) 对于已经发生 AKI 的病人,应快速判断病因,特别注意是否存在可逆性的因素。

(3) 对已经发生 AKI 的病人,监测病人血清肌酐和尿量,并对 AKI 的严重程度进行分期诊断。

(4)根据 AKI 的分期和不同病因进行相应的治疗:AKI 的分期与病人短期甚至长期的预后直接相关,应根据 AKI 分期调整治疗方案。

(5) AKI 发生 3 个月后,需重新评估肾脏恢复情况,是否存在新发的 AKI,或者原有 CKD 是否有加重:由于 AKI 是 CKD 的危险因素,因此很重要的是要判断 AKI 是否发生在原有的 CKD 的基础上,如果病人原有 CKD,应根据 CKD 的诊治指南选取相应的治疗措施;如果病人没有 CKD 基础,由于 AKI 病人本身是 CKD 的高发人群,则应该根据 CKD 的诊治指南对 CKD 高危人群进行相应的监控。

(三) AKI 的预防和治疗

AKI 的一般性治疗原则是基于分期制定的,如表 3-5 所示。

KDIGO 指南推荐了上述根据 AKI 分期的一般性治疗原则后,又给出了 AKI 预防和治疗的一些具体措施,包括:有 AKI 风险或已经存在 AKI 的病人,在没有失血性休克的证据时,建议使用等张晶体液而不是胶体液作为扩张血管内容量的起始治疗;建议对存在 AKI 风险或已经存在 AKI 伴血管性休克的病人,在补液的同时联合使用升压药物;建议对围手术期或败血症休克的病人,依据治疗流程管理血流动力学与氧合参数来预防 AKI 的发生或恶化;对于危重病人建议使用胰岛素控制血糖为 6.11 ~ 8.27 mmol/L;建议 AKI 任何分期的病人总摄入量达到 20 ~ 30 kcal/(kg·d);针对非高分解、不需要透析的 AKI 病人摄入蛋白质为 0.8 ~ 1.0 g/(kg·d),存在 AKI 并行 RRT 的病人为 1.0 ~ 1.5 g/(kg·d),行持续肾脏替代治疗(CRRT)及高分解状态的病人最高到 1.7 g/(kg·d)。建议优先通过胃肠道补充营养。不建议使用重组人胰岛素生长因子来预防或治疗 AKI;不建议使用氨基糖苷类药物治疗感染,除非没有其他可替代的合适的相对肾毒性更小的药物。针对稳定状态、正常肾功能的病人,氨基糖苷类药物治疗采用每日单次剂量而不是每日多次剂量的治疗方式。对每日多次计量给予氨基糖苷类药物超过 24 小

表 3-5 AKI 治疗原则

高风险	1	2	3
尽可能停用所有肾毒性药物			
确保维持合适的容量状态和灌注压			
考虑功能性的血流动力学监测			
检测 Cr 和尿量			
避免高糖血症			
尽量采用其他方法替代造影检查			
	非侵入性诊断性检查		
	考虑侵入性的诊断性检查		
		核对药物剂量的调整	
		考虑肾脏替代治疗	
		考虑转入 ICU 治疗	
			尽可能避免锁骨下静脉置管

时的病人，建议行血药浓度监测；针对每日单次剂量给予氨基糖苷类药物超过 48 小时的病人，建议行血药浓度监测。当情况允许时，可考虑局部使用氨基糖苷类药物替代静脉用药；建议使用液体制剂的两性霉素 B，而不是传统制剂的两性霉素 B。治疗全身性真菌或寄生虫感染时，如果疗效相当，我们推荐使用唑类抗真菌药物和（或）棘白霉素类药物，而非普通两性霉素 B。不要单纯因为减少围手术期 AKI 或 RRT 需求的目的采用不停跳冠状动脉搭桥术。对于合并低血压的危重病病人，我们建议不使用 NAC 预防 AKI；不使用口服或静脉 NAC 预防手术后 AKI。

KDIGO 针对 AKI 的指南还推荐了病人行透析治疗的原则，不在本书讨论范围之内，本节不再赘述，如有需求，请参阅 KDIGO 急性肾损伤临床实践指南（2012）。

四、慢性肾脏病（CKD）

CKD 是威胁人类健康的世界性难题，规范合理的评估和管理模式对延缓 CKD 的进展、改善病人生存治疗有着重要的意义。在临床诊疗过程中，我们也经常遇到 CKD 的病人因疾病需要手术治疗，本部分将从 CKD 的诊断、分期、治疗阐述 CKD 病人围手术期的注意事项。

（一）CKD 的诊断标准参照表 3-6。

表 3-6 CKD 的诊断标准

诊断项目	诊断标准
肾损伤标志	1. 白蛋白尿（AER ≥ 30 mg/24 h；ACR ≥ 3 mg/mmol）；2. 尿沉渣异常；3. 肾小管相关病变；4. 组织学异常；5. 影像学所见结构异常；6. 肾移植病史
GFR 下降	GFR ≤ 60 ml/（min·1.73 m^2）（GFR 分期为 G3a ~ G5 期）

以上任意指标持续超过 3 个月，至少满足一项则可进行诊断。

(二) CKD 的评估

CKD 除了对 GFR 和白蛋白尿进行常规评估外，还需要对病人 CKD 进展的因素进行评估，如病因、年龄、性别、种族、高血压、高血糖、高血脂、吸烟、肥胖、心血管疾病、持续肾毒性药物暴露等。

(三) CKD 的治疗

1. 生活方式 强调改变生活方式对 CKD 病人的重要性，指出 GFR<25 ml/min 者应予以低蛋白饮食 0.6 g/(kg·d)；不能接受该饮食方案或该饮食方案不能保证足够的能量摄入者，可予以 0.75 g/(kg·d)。同时推荐 GFR<30 ml/(min·1.73m^2) 的糖尿病或非糖尿病 CKD 成人，予以 0.8 g/(kg·d) 的低蛋白饮食；除非有禁忌，有进展风险者应避免高蛋白饮食。另外，CKD 成人钠摄入量宜 < 90 mmol/d；此外，CKD 病人应参加心血管能够耐受的体育锻炼(每周至少 5 次，每次 30 分钟)，维持健康的体重和戒烟；鼓励 CKD 病人参加有关病情严重程度及盐、磷、钾和蛋白摄入量方面的健康教育，接受专家的饮食建议和相关资讯。

2. 血压、血糖控制 血糖控制目标值：糖化血红蛋白(HbA_1c)目标值为 7.0%；有低血糖风险者，不推荐 HbA_1c 低于 7.0%；预期寿命较短、存在并发症或低血糖风险者，HbA_1c 的目标值可放宽至 7.0% 以上。血压控制情况：KDIGO 推荐无论是否合并糖尿病，AER<30 mg/24 h 时，维持 SBP ≤ 140 mmHg，DBP ≤ 90 mmHg；AER>30 mg/24 h 时 SBP ≤ 130 mmHg，DBP ≤ 80 mmHg；老年病人应综合考虑年龄、合并症及合并症的治疗，并密切关注降压治疗相关不良事件，如电解质紊乱、急性肾功能不全、直立性低血压等。

3. ACEI 或 ARB 药物 ACEI 和 ARB 具有降压及其独立于降压的肾脏保护作用(如降低肾小球囊内压及减少蛋白尿)，从而延缓 CKD 进展。尿白蛋白重度升高时，无论是否存在糖尿病，均推荐使用 ACEI 或 ARB。但是应用此类药物时需注意监测病人实验室检查结果，手术前也需要停用该药。

4. 谨慎用药 CKD 病人发生 AKI 的风险增加，在 CKD 的治疗过程中，应尽量避免使用肾毒性的药物。另外，在 CKD 病人中应用造影剂也应该权衡利弊。

5. 感染预防 CKD 病人的感染风险是正常人的 3 ~ 4 倍。KDIGO 指南提出以疫苗预防 CKD 病人发生感染，指出虽然 CKD 病人对疫苗的反应性有所降低，但亦会像普通人群一样获益。除非有禁忌证，所有 CKD 成人宜每年接种流感疫苗；G4 ~ G5 期和肺炎高危人群(如肾病综合征、糖尿病或接受免疫抑制剂治疗者)应接种多价肺炎疫苗；所有接种肺炎疫苗者宜 5 年内复种；G4 ~ G5 期病人应接种乙肝疫苗，并用血清学检测证实接种成功。

6. 贫血的管理 具体内容见术前贫血的处理。

(孙诚谊)

第六节 血液系统疾病评估

血液系统疾病是指原发或主要累及血造血器官的疾病，包括红细胞疾病、粒细胞疾病、单核细胞和巨噬细胞疾病、淋巴细胞和浆细胞疾病、造血干细胞疾病、脾功能亢进、出血性及血栓性疾病。血液系统疾病有着许多与其他疾病不同的特点，这是由血液和造血组织本身的特点所决定的。由于血液以液体状态存在，不停地在体内循环，灌注每个器官的微循环，因此，血液病的表现多为全身性的。结合本书的主旨，我们主要叙述围手术期快速康复实施中常见血液系统疾病的评估，考虑到在术前的评估中，常观察到部分择期手术的病人存在不同程度的贫血问题。而且有文章指出术前贫血对病人结局具有显著影响，是并发症或死亡的独立预示危险因素。因此，在本节内容中我们将重点讲述术前贫血的评估及治疗。

贫血的诊断非常简单，但是贫血的病因非常复杂。WHO 1968 年确定的诊断贫血的标准为男性血红蛋白小于 130 g/L，女性血红蛋白小于 120 g/L；中国诊断贫血的标准为男性血红蛋白小于 120 g/L，女性血红蛋白小于 110 g/L。术前贫血的诊断对择期手术病人的评估非常重要，理由如下：①术前检查才发现的贫血可能是先前没有发现的原发疾病（如恶性肿瘤）的继发表现；②减少对输血的依赖性，可将有限的献血者和血液资源保留给最需要输血的病人；③避免使手术病人处在贫血、输血或二者兼有的危险之中。

一、术前贫血评估的时机

2015 年英国血液学标准委员会颁布的术前贫血识别和管理指南推荐了术前贫血的评估情况，首先，避免病人手术不必要的推迟，建议一旦做出手术决定时就应该做贫血的筛查；另外，如果需要急诊手术，指南也指出应该充分利用术前时间对病人贫血做出诊断和治疗。术前贫血的诊断和治疗较费时，在决定手术时即需要开展贫血的筛查和诊断。在英国具有较为完整的转诊制度，病人的治疗往往经过初级保健机构、社区医疗机构、内外科诊室、上级医院等多个环节，而术前准备，包括前贫血的评估，在初级保健机构就应该开始逐步推进，这样才能为贫血的诊断和治疗争取更多的时间。一项研究的结果显示，在初级保健机构和上级医院开展合作，尽早地为病人做术前贫血的筛查，病人不仅取得了下肢关节置换术结局的改善，而且降低了医疗费用。而如果推迟手术将增加病人的风险和负担，宜根据病人的具体情况，权衡贫血和（或）输血与推迟手术的利弊，做出相应的决定；结合中国现状，编者认为病人的诊疗过程不尽相同，但是也应该尽可能在初诊时即开展术前贫血的筛查。

二、贫血的诊断

术前贫血可以是病人就诊的主诉，也有许多病人在术前检查之前并未意识到存在贫血。众所周知，贫血的诊断和分型并不困难，临床常用的贫血分型方法是根据红细胞指数来确定的，即根据病人的平均红细胞体积（mean cell volume，MCV）、平均红细胞血红蛋白量（mean corpuscular hemoglobin，MCH）及平均红细胞血红蛋白浓度（mean corpuscular hemoglobin concentration，MCHC）将贫血分为三型：①小细胞低色素性贫血：MCV < 80 fl，MCH < 27 pg，MCHC < 320 g/L，为低色素型贫血。主要见于缺铁性贫血、铁幼粒红细胞性贫血、珠蛋白生成障碍性贫血及慢性疾病性贫血等。其中以缺铁性贫血（iron deficiency anaemia，IDA）最为常见。②正细胞正色素性贫血：MCV 正常（80 ~ 100 fl），MCH 正常（27 ~ 34 pg），MCHC 正常（320 ~ 360 g/L），Hb、红细胞数量平衡下降，为正色素型贫血。主要见于再生障碍性贫血、急性失血性贫血（包括术后失血性贫血）、某些溶血性贫血及正常幼红细胞大细胞性贫血等。此型贫血的诊断和治疗最为复杂，小细胞低色素性贫血及大细胞性贫血的早期均可表现为正细胞正色素性贫血。③大细胞性贫血：MCV > 100 fl，MCH > 34 pg，MCHC 正常（320 ~ 360 g/L），大多为正色素型贫血。主要见于叶酸和（或）维生素 B_{12} 缺乏引起的营养性巨幼细胞性贫血。

然而，术前贫血的筛选往往并不简单，部分贫血病人提示可能存在原发疾病，部分情况下需要请专科会诊。因此，指南推荐将术前贫血的诊断分为：①经过贫血治疗，可安全进行手术；②需要做进一步检查以排除之前未发现的严重疾病。

外科遇到的贫血一般可分为：①铁代谢紊乱导致的贫血，这类贫血通过补充铁剂即可纠正。如果体内铁储存绝对不足，就出现 IDA；如果是在骨髓网状内皮系统中铁水平不足，即为功能性铁缺乏；在这两种情况下，红细胞生成都受到限制，即使没有出现贫血也可能存在铁已经耗尽。在体重为 70 kg 的个体，Hb 10 g/L 失血的再生需要摄取储存铁约 165 mg；血清铁蛋白 < 100 μg/L 时，丢失 Hb 30 g/L（体重 70 kg 的成人失血 1200 ml）将耗尽其体内储存铁总量，突然出现 IDA。在不存在炎症的情况下，血清铁蛋白浓度是最能反映铁状态的检测指标。贫血时，血清铁蛋白 < 30 μg/L 是铁缺乏的敏感指标，< 15 μg/L 是 IDA 的诊断依据。BSG 建议请专家来对 IDA 病人会诊（停经前女性除外），因为无法解释的 IDA 病

人中有 15% 存在肿瘤。术前准备常包括一组实验室检测，可发现没有贫血表现的低铁蛋白血症。没有贫血表现的低铁蛋白血症（< 15 μg/L）对年轻女性可能并无特殊意义，但是对于男性或者绝经期女性而言，其患肿瘤的可能性为 0.9%，需要请专家会诊。根据无法解释的贫血（如男性 Hb < 120 g/L，女性 Hb < 100 g/L 或当地标准）的严重程度来考虑专家会诊。铁蛋白是疾病急性期的反应物，在炎症或者同时存在其他疾病时可升高。存在炎症时，贫血病人铁蛋白 <50μg/L 甚或 <100 μg/L，仍强烈提示存在铁缺乏。②与铁代谢紊乱无关的贫血，可能是其他营养要素（维生素 B_{12} 和叶酸）缺乏、肾衰竭或其他原因所致，这类贫血需要其他治疗方法：维生素 B_{12} 和叶酸缺乏的检测很容易且费用低廉，予以推荐；在糖尿病病人，如果排除了其他原因，估计肾小球滤过率（eGFR）<30 ml/（min·1.73 m^2）或 <45 ml/（min·1.73 m^2），肾衰竭可能是贫血的原因；如果在术前检查过程中发现肾衰竭，宜请专家会诊。③遗传疾病，对于所有小红细胞性贫血病人，如果不存在铁缺乏，或者经过适当补铁治疗之后，红细胞形态异常仍继续存在，宜考虑存在遗传性血红蛋白病的可能性；尽管遗传性血红蛋白病在北欧以外的欧洲人群较常见，但是所有种族人群均可罹患此病。小红细胞低色素指数常见于 α 及 β 地中海贫血和血红蛋白 E 病。地中海贫血基因携带者没有症状，轻症携带者 Hb 水平可正常，仅表现为平均红细胞体积（mean cell volume，MCV）和平均红细胞血红蛋白（mean cell haemoglobin，MCH）水平有所降低；其他病人可能有轻度贫血，MCV 和 MCH 水平降低程度更为明显。Hb 仅比正常值低限高 20 g/L、有贫血症状或脾肿大的病人，宜会诊。携带者无须血液学随访，但是需要告知其转诊需要，因为进一步检查和对遗传病咨询是很重要的。在随访过程中，对病人以前 Hb、MCV 和 MCH 检查结果的回顾也是有用的，因为对于每个成人而言，这些检测指标相对稳定，如果出现显著变化，可能提示有其他原因导致贫血。

三、术前贫血的宣教

在病人术前宣教中需要告知贫血、发病和死亡之间的关系。对于非急诊手术，在贫血得到诊断和治疗之前宜推迟手术的时间。有强力证据表明，术前贫血不仅仅是实验室检测值的异常，而且是围手术期发病和死亡的重要危险因素，如增加术后感染、延长住院时间、增加术后死亡率、影响病人术后活动和功能恢复、与病人生活质量呈正相关；但是种种危险因素可经过治疗术前贫血得以纠正。①专家认为，术前贫血是病人术后发病和死亡以及输血需求的预示因素；。②前述系统评价发表以后又有一些大型研究已经完成，Musallam 等对 227 435 名手术病人做了分析，并对 60 多项混淆因素采取控制措施，结果显示术前贫血预示发病和死亡风险，轻度贫血（Hb > 100 g/L）病人的相对风险增加 > 30%，贫血严重程度和结局具有相关性，呈现“贫血严重程度反应曲线”；贫血也强力预示输血需求，输血又预示不良结局。Ferraris 等对 15 186 名输血 1U 的病人和 893 205 名未输血病人做了倾向匹配对照分析，发现输血病人的并发症发病率和术后死亡率更高，输注 > 1U 的并发症发病率和术后死亡率持续上升，呈输血剂量依赖方式。其他研究也得出类似结论。③术前贫血有助于确定存在术后结局不良（包括死亡风险）的病人，这与手术风险预示文献报告是一致的。采用经过完整验证的风险预示模型的研究结果显示，术前 Hb 水平对手术风险具有影响；况且，铁状态和 Hb 水平与人体生理功能储备密切相关，而生理功能储备又对围手术期风险具有影响。英国皇家外科医师协会（Royal College of Surgeons，RCS）和英国卫生部以及国家病人结局和死亡保密调查机构（National Confidential Equiry into Patient Outcome and Death，NCEPOD）在一系列报告中提出建议，手术病人的医疗知情同意，如同针对急诊病人做出危重病情评分并据此做出相应治疗决策那样，充分考虑采用风险预示评分法对风险做出定量估计。

尽管贫血是手术风险的预示因素，但是除了输血以外，暂未检索到有关纠正贫血与风险改变的随机对照研究。随机对照研究证据仅表明，术前给予纠正贫血的治疗措施减少了输血需求。异体血液资源十分有限，当有其他替代措施可以采用时，应当限制异体血液的使用，这是具有公共卫生效益的。在外科检查过程中发现了之前没有发现的贫血，其本身就具有临床意义，贫血筛查也具有超出计划手术的卫生效益。因此，原则上支持开展术前贫血的筛查和纠正，但是依然宜采用病人个体化的方式，充分考虑拟行手术的大小和病人自身的病情及其选择。

四、术前贫血的治疗方案

（一）治疗出血性原发疾病

贫血病人有慢性出血性疾病如胃出血、肠息肉出血或痔疮出血等，应先治疗出血性原发疾病，同时纠正贫血。

（二）营养指导与均衡膳食

根据病人贫血程度和病人饮食习惯等进行个体化营养指导和均衡膳食，促进造血原料的吸收和利用。

（三）输血治疗

输血是治疗中重度贫血的有效方法，可有效改善微循环、维持组织供氧。建议根据《围术期输血的专家共识》掌握输注红细胞制剂的指征：① Hb > 100 g/L，可以不输血；② Hb < 70 g/L，应考虑输血；③ Hb 为 70 ~ 100 g/L，根据病人的贫血程度、心肺代偿功能、有无代谢率增高以及年龄等因素决定是否输血。虽然输血是贫血病人准备手术的传统治疗方法，但是目前仍没有关于输血治疗益处的随机研究证据。另外，虽然我国将输血的阈值设置为 70 g/L，但是目前国际上最佳输血阈值尚有待确定，以及不同病人群体的最佳输血阈值均可能有所不同；目前暂没有检索到支持将输血目标值定在正常值或接近正常值（即采用输血纠正贫血）具有益处的文献，而且未发现术前输血改善手术结局的有力支持证据。因此，编者认为没有证据支持输血是减轻术前贫血有害作用的有效治疗措施。同时还需要考虑的是，输血和输血并发症呈剂量依赖关系。因此临床中输血应相当谨慎。需额外指出的是，尽管采取了合理输血和术中血液管理，但在输血（如难治性严重贫血或者急诊大手术）仍不可避免的情况下，有关术前输血是否优于术中输血的问题仍没有答案。

（四）药物治疗

1. 铁剂 英国血液学标准委员会发布的术前贫血识别和管理指南中推荐：①对于无论是铁绝对缺乏还是功能性铁缺乏的贫血病人，均宜给予补充铁剂；②口服铁剂适用于非紧急手术的 IDA 病人；③对于准备手术治疗，预计围手术期红细胞损失量较大（损失 Hb > 30 g/L，70 kg 成人失血量 > 1200 ml）的非贫血病人，如果铁储存低（血清铁蛋白 < 100 μg/L 和转铁蛋白饱和度 < 20%），宜给予补充铁剂，以防止出现术后缺铁性贫血；④病人对口服铁剂不能耐受或者无反应时，宜给予静脉铁剂；⑤对于功能性铁缺乏或者从发现贫血到手术的时间间隔预计很短时，宜采用静脉铁剂；⑥铁剂的选择宜考虑外科路径、患者情况以及所拥有的剂型。

IDA 有两种治疗方法可供选择：口服或静脉铁剂。口服铁剂的优点是普遍可及、便宜和安全，缺点是生物利用度很低、吸收受到食物中的铁螯合物（如植酸和单宁酸）和包括质子泵抑制剂在内的常用药物不同程度的抑制、常引起剂量相关的胃肠道副作用、存在慢性炎症或者慢性肾衰竭时，肠道铁吸收很差。因此，这种情况下口服铁剂治疗功能性铁缺乏不可能奏效，即使病人肠道吸收很好，其 Hb 纠正速率也是很慢的，典型的纠正速率为每周 10 g/L。贫血得到纠正以后，仍需继续口服铁剂 3 个月，才能使铁储存得到充分补充。推荐在口服铁剂的同时补充维生素 C，以促进十二指肠对铁的吸收。尽管采用中程治疗时，口服铁剂与静脉铁剂一样有效，而且静脉铁剂在临床实践中应用越来越多，但当需要快速纠正贫血时，静脉给予铁剂效果可能更好。一项关于术前口服铁剂和静脉注射蔗糖铁剂的 RCT 显示，静脉给予铁剂治疗更可能达到 Hb 目标值。有一项小规模的观察研究显示，羧基麦芽糖铁剂总剂量单次输注纠正贫血的速度比蔗糖铁剂更快。最近研发的静脉铁剂将铁包绕在多糖鞘内，因此更加安全。所有这方面的前瞻性研究报告均显示，不包括高分子右旋糖酐铁剂时，静脉铁剂严重不良反应的发生率估计为 < 1 ∶ 200 000。纳入 21 项 RCT（n=4754）的 1 篇 Cochrane 系统评价报告显示，静脉铁剂不良反应发生率与安慰剂相同。欧洲药品管理局认为，如果是在具有补液设施的医疗机构给药，且病人在输注后接受观察 ≥ 30 分钟，静脉铁剂的效益大于风险。因此，铁剂及其给药途径的选择并不简单，它取决于在具体外科路径内的药物费用、给药因素（就诊次数和每次给药的时间长度等）、可耐受性、安全性和实用性等多种因素的相互作用。医疗机构在设计自己的系统时宜考虑到当地的具体实情。

口服铁剂的剂量根据具体服用药物的推荐使用量，住院期间的静脉补铁，可根据总缺铁量计算公式：所需补铁量（mg）= 体重（kg）×（Hb 目标值 -Hb 实际值）（g/L）× 0.24+ 贮存铁量（mg）。通常采用铁剂 100 ～ 200mg/d 静脉滴注，以补足所需铁量。

2. 维生素 B_{12} 和叶酸 在手术准备过程中发现的维生素 B_{12} 和（或）叶酸缺乏，宜给予治疗；且维生素 B_{12} 和（或）叶酸缺乏可表现为贫血。这些微量营养要素具有其他重要功能，在手术准备过程中发现的维生素 B_{12} 和（或）叶酸缺乏，应给予及时补充及治疗。

3. 刺激红细胞生成药物 英国血液学标准委员会发布的术前贫血识别和管理指南中推荐：①需要避免输血时（如拒绝输血或患有复杂的自身免疫性疾病的病人），可采用刺激红细胞生成药物治疗术前贫血；②如果需要在术前采用刺激红细胞生成药物治疗，宜同时给予补铁，以获得最佳疗效。

刺激红细胞生成药物不仅能对红细胞总量提升，同时还可以通过抗氧化、抗炎症和促进血小板再生起到保护组织缺血的作用。一项荟萃分析结果显示，在下肢关节置换前使用刺激红细胞生成药物治疗，可显著减少输血需求。

目前临床中常用的刺激红细胞生成药物是促红细胞生成素，有研究显示，术前应用促红细胞生成素门诊 28 天和住院 5 ～ 7 天，分别可产生相当于 5U 和 1U 红细胞的血量，且其促红细胞生成的作用不受年龄、性别的影响。促红细胞生成素的用法用量及疗程推荐为：门诊治疗：术前 21 天、14 天、7 天以及手术当日应用促红细胞生成素 40 000 IU/d，皮下注射或静脉注射；住院治疗：术前 5 ～ 7 天至术后 3 ～ 5 天应用 10 000 IU/d，连用 8 ～ 12 d，皮下注射或静脉注射。有学者认为，如果采用刺激红细胞生成药物治疗，Hb 目标值不宜超过 120 g/L。

4. 药物的短程疗法 目前药物的短程疗法尚无推荐意见。心脏和关节置换术前贫血快速治疗的随机研究证据正在积累中。于术前 < 1 周开始给予病人刺激红细胞生成素和静脉铁剂治疗，而不试图去诊断贫血的病因，结果显示输血需求显著降低，但没有病人其他结局的报告，而且受试病人人数较少。RCT 已证实，单独采用口服或者静脉铁剂短程治疗无效。也有与此不同的观察研究证据。一项股骨粗隆间骨折病人小规模 RCT 显示，采用刺激红细胞生成药物治疗 10 天，病人减少了输血需求，加快了 Hb 总量的恢复，但是没有报告病人的其他结局。因此，包括刺激红细胞生成药物在内的短程综合治疗可能具有潜在疗效，但是缺少其安全性和成本效益的数据。

（五）病人血液管理理念

近年，病人血液管理理念得以提出并推崇，学者们认为病人血液管理的理念是输血医学领域中的重大变革，从关注如何输血转变为关注病人总体结局，从以血液为中心到以病人为中心。该理念将输血治疗与管理学 PBM 的概念相组合，提出医务工作者应遵循循证医学和现代手术理念来解决贫血，优化止血，减少失血量，以提高病人预后。这种新型的输血管理模式明确了“节流”措施的重要性。所谓“节流”，首先需要广大临床医务工作者正确合理用血理念的树立，并引领病人改变长期形成的关于输血的错误观念：如输血可以加快手术后的恢复，输血浆可以补充营养、促进伤口愈合；输血手术越多，手术就越大越难，主刀医生的水平就越高等。表 3-7 描述了病人血液管理理念的三大支柱。

表 3-7 病人血液管理理念的三大支柱

阶段	提高红细胞总量	减少失血和出血	利用和提高贫血的生理储备
术前	检测 / 治疗贫血和铁缺乏 治疗贫血原因 提高血红蛋白 停止用药	发现、管理和治疗出血 / 出血风险 减少采血 计划 / 演练手术程序	病人出血史及制订管理计划 估计病人对失血量的耐受能力 提高心肺功能
术中	红细胞生成和总量提高后及时手术	精细的止血 / 手术 / 麻醉技术 血细胞回收技术 防止凝血病 病人体位 / 保温 止血药物使用	提高心肺功能 提高通气和氧合功能 限制性输血策略
术后	管理贫血和铁缺乏 管理用药及潜在相互作用	监测和管理手术后出血 保持病人体温 减少采血 注意药物相互作用和负面事件 快速治疗感染	增加氧供 减少氧耗 快速治疗感染 贫血耐受 限制性输血策略

综上所述，术前贫血不仅常见，而且对病人结局等具有显著的不利影响，因此如何实施病人术前贫血的识别和管理非常重要。另一方面，病人血液管理的理念新颖，在很多方面与快速康复的理念不谋而合。因此在临床实践中，我们应以循证医学研究结果为依据，加强病人术前的评估及处理。

（孙诚谊）

第七节 内分泌系统的术前评估及合并症的处理

内分泌系统由内分泌腺和分布于其他器官的内分泌细胞组成。神经系统与内分泌系统生理学方面关系密切，二者在维持机体内环境稳定方面又互相影响和协调，例如保持血糖稳定的机制中，既有内分泌方面的激素如胰岛素、胰高血糖素、生长激素、生长抑素、肾上腺皮质激素等的作用，也有神经系统如交感神经和副交感神经的参与。所以只有在神经系统和内分泌系统均正常时，才能使机体内环境维持最佳状态。因此，现代内分泌学实际上应称为神经内分泌学。

内分泌系统疾病与外科有着密切的关系。由于外科创伤的发生必然对机体产生一系列的影响，而为了适应创伤所致的内外界环境的改变并保持机体内环境的相对稳定性，人体必须必需依赖于神经、内分泌系统的相互配合和调控，使得各器官系统的活动协调一致，共同负担起机体的各项功能。而同时外科手术作为一种治疗手段，是许多内分泌疾病的必要治疗措施，进而发展出内分泌外科，并已逐渐成为外科的一个分支。

外科术后 ERAS 是基于循证医学依据，通过减轻术后应激反应、合理管理疼痛、早期恢复饮食和早期活动等措施来减少术后并发症，缩短术后住院时间，减少医疗费用。近年提倡并应用的精准、微创、损伤控制的现代外科理念为 ERAS 的临床实践奠定了基础。

在临床疾病诊治的实践中，必须同时考虑到疾病与机体内环境的相互影响，也应同时关注是否合并有疾病以外的神经内分泌系统疾患，特别是各种临床内分泌综合征的不断出现，要求临床医生要早期诊断出神经内分泌肿瘤或增生所致的高分泌状态，通过了解病人围手术期的内分泌功能状态及其变化，及时给予合理的围手术期的干预，以期减少术前、术中和术后的影响，尽快恢复机体内环境的稳定和受损脏器功能。

人体主要的内分泌腺有甲状腺、甲状旁腺、肾上腺、垂体、胰岛、胸腺等。本章将着重阐述与加速康复外科有关的几种主要内分泌器官功能及其疾病对策。

一、甲状腺功能的术前评估及疾病对策

（一）甲状腺功能亢进症

1. 概述 甲状腺功能亢进是一种源于过多的甲状腺激素对体内组织作用的状态。甲状腺毒症是同义词。甲状腺功能亢进症狭义地表示甲状腺产生过多甲状腺激素的状态，与过多地摄取甲状腺激素药物或甲状腺炎释放甲状腺激素相区别。Graves 病是最常见的甲状腺功能亢进的原因。毒性多结节甲状腺肿常见于老年人和中年人。无机碘的应用，如碘化钾或有机碘复合物如胺碘酮，对多结节甲状腺肿或有 Graves 病趋向的病人可引起碘诱导的甲状腺功能亢进症。葡萄胎和绒毛膜癌分泌大量人绒毛膜促性腺激素（human chorionic gonadotropin，HCG），当血清 HCG 浓度超过 200 U/ml（正常妊娠峰值的数倍）时，可出现甲状腺功能亢进症。在妊娠剧吐时 HCG 增加，可发生甲状腺功能亢进症（妊娠甲状腺功能亢进）。

2. 症状、特征和病理生理 临床表现依赖病程和疾病严重程度。

（1）神经系统：神经质和内心紧张是甲状腺功能亢进症病人的常见症状，表现为无法与其他人相处、抑郁、情绪不稳定、注意力不集中，在学校和工作中能力下降。常见颤抖和反射活跃。

（2）心血管系统：心动过速，常见室上性心动过速，源于甲状腺激素对传导系统的直接作用。在心脏病病人或仅患有甲状腺功能亢进症病人中可发生心房纤颤。长期的甲状腺毒症能引起心脏扩大症和心力衰竭。

（3）骨骼肌肉系统：因为肌肉分解代谢增强出现萎缩和无力，行走、攀登、屈膝起立或举重能力下降。重症肌无力或周期性低钾麻痹可伴随有甲状腺功能亢进。病人表现憔悴，骨吸收超过骨形成，导致高钙血症。长期甲状腺功能亢进症病人可引起骨质疏松。

（4）消化系统：食物摄入增加，一些病人表现为贪食。尽管如此常见体重减轻。出现排便增加是因为胃肠运动加快，但腹泻并不常见。异常肝功能检测反映了严重的甲状腺功能亢进症所致的营养不良。

（5）眼睛：由交感张力增加而致上眼睑挛缩引起一些病人出现突眼症状。浸润性突眼是 Graves 病的一部分，但仅有少数的 Graves 病人有突眼的临床证据，表现为突出、眼外肌增粗和纤维化引起的眼球运动受限和复视，眼睛发红，视神经受压或角膜炎能致盲。Graves 眼病常与甲状腺功能亢进症同时发生，但也可以是独立的过程。

（6）皮肤：病人皮肤温暖、潮湿和柔软，有一种看起来很年轻的感觉。出汗的手掌很热并不凉。甲剥离（指甲从甲床处收缩）表明了甲状腺功能亢进症的长病程。Graves 病的皮肤病如胫骨前橘皮样增厚比较罕见。

（7）生殖系统：甲状腺功能亢进症损害女性生殖能力，可引起月经稀发。男性精子数量减少，可出现阳痿。男性乳房发育是由于雄激素向雌激素的外周转换增加。甲状腺激素增加性激素结合蛋白，这样引起总睾酮和雌二醇水平升高，而血清黄体生成素和卵泡刺激素可以增加或正常。

（8）代谢系统：体重减轻是常见的症状，特别在老年病人发展为食欲减退。一些青少年和青年人食欲猛增，表现为狼吞虎咽和体重增加。甲状腺激素引起产热增加，伴有轻度烦渴和出汗增加。许多病人描述为烦热，喜欢低温。糖尿病病人常需要增加胰岛素剂量。

（9）甲状腺：甲状腺通常增大，大小和密度取决于病理。高甲状腺功能的腺体血流增加可引起甲状腺杂音。

3. **辅助检查**

(1) 甲状腺功能检测

1) 几乎所有的甲状腺功能亢进症者中血清游离 T4 浓度或游离 T4 指数均升高。

2) 血清 T3 浓度、游离 T3 浓度和游离 T3 指数也升高。在小部分人群中(< 5%),血清 T3 浓度或游离 T3 浓度升高,而游离 T4 浓度不升高,这种称为 T3 甲状腺毒症。

3) 血清 TSH 通常检测不出或亚正常。约 2% 甲状腺功能正常的老年人可能 TSH 呈抑制状态。在甲状腺功能亢进的病人中出现正常或升高的血清 TSH 提示 TSH 诱导的甲状腺功能亢进,这种现象比较罕见。

4) 甲状腺碘(^{131}I) 在 4 小时、6 小时和 24 小时摄取率对于甲状腺激素产生增加的病人中是增强的,而对于腺体释放甲状腺激素的病人(肉芽肿性或淋巴细胞性甲状腺炎)中则降低。

(2) 病因的检测

1) TSI(TSIgG):如果是阳性可以确认甲状腺功能亢进是 Graves 病的结果。

2) 抗过氧化物酶抗体(抗微粒体抗体):Graves 病人(和桥本淋巴细胞性甲状腺炎)抗微粒体抗体是阳性,这样有助于鉴别 Graves 病和其他原因的甲状腺功能亢进

3) 甲状腺扫描:可用于在有结节伴甲状腺功能亢进症的病人,用于确定:①是否有浓聚所有放射性碘和抑制正常腺体组织的自主高功能结节;②是否有多结节浓聚放射性碘;③是否结节是冷结节和在明显的结节之间是否存在高功能组织。这种鉴别对治疗很有价值(见以下鉴别诊断部分)。

4. **鉴别诊断**

(1) 甲状腺功能亢进症:诊断的确立对于体重减轻和高代谢特征的病人,甲状腺功能检测很敏感,因此甲状腺功能亢进症的诊断很简单。轻症病例可能较难诊断。

(2) 甲状腺炎:亚急性肉芽肿性甲状腺炎是一种不常见的疾病,这种疾病有病毒感染性疾病的特征,有发热和甲状腺疼痛及触痛的不适感。咽痛常常不严重,吞咽时疼痛可放射至耳部。甲状腺不规则,非常坚硬。病程可能从一个结节开始,逐步在几天内累及其他小叶。红细胞沉降率升高,抗甲状腺抗体通常为阴性,甲状腺摄碘率非常低。高甲状腺功能相持续几周,随后转换为几周的甲状腺功能减退,然后恢复。甲状腺压痛是疾病的特点。无痛性甲状腺炎的病例中可能不出现甲状腺压痛提示淋巴细胞性甲状腺炎。

甲状腺功能亢进症的特征是通常对产肾上腺素阻断药反应很好。普萘洛尔可用于减少心动过速,非甾体抗炎药或阿司匹林可有效减轻疼痛不适感和减少炎症及发热。几天内症状未改善的病人可给予泼尼松,每天 30 ~ 40 mg,使用 10 ~ 14 天,然后逐渐减量,在 2 ~ 3 周后停药。

(3)老年人的甲状腺功能亢进症:患甲状腺功能亢进症的老年人可能缺乏典型的临床特征。他们"淡漠的"甲状腺功能亢进症的临床特征为体重减轻、乏力、抑郁和冷漠。在一个研究中发现 20% 的老年甲状腺功能亢进症病人没有结节。房颤和心力衰竭比在年轻人中更常见,突眼和 Graves 眼病在老年人中并不常见。

5. **治疗** 有轻度甲状腺肿和轻度甲状腺功能亢进的病人对抗甲状腺药物治疗反应良好,然而甲状腺肿大明显病人需要手术或放射性碘治疗,所有病人应优先考虑药物治疗。

(1) 药物

1) 系列的抗甲状腺药物仍是治疗的重要药物。六十多年的用药经验已证实了丙硫氧嘧啶和甲巯咪唑治疗的有效性。①剂量:常用的日剂量是 300 ~ 600mg 丙硫氧嘧啶或 20 ~ 60mg 的甲巯咪唑,每 8 小时分别给予,分次给予比每天 1 次更为有效。②随访:病人应在治疗起始后每个月进行随访,测定对治疗的反应和调整药物剂量。当病人反应较好,剂量可减少为起始剂量的 1/3 ~ 1/2。维持治疗 1.5 ~ 2

年，因为有证据显示与仅治疗几个月为了控制甲状腺功能亢进症的病人相比，接受至少 18 个月治疗的病人更可能得到长期缓解。③不良反应：这些药物的不良反应包括皮肤皮疹、风疹、关节痛、血清病、肝功能异常、血管炎和罕见的粒细胞缺乏症。④预后：当完整结束整个治疗过程，约 1/3 的病人会得到长期的缓解。

2）ß- 肾上腺能阻断药：①普萘洛尔通过阻断过多肾上腺素活性可快速改善甲状腺功能亢进症症状。常用剂量是每 4 ~ 6 小时给予 20 ~ 40 mg。剂量调整为可以降低心率为 70 ~ 80 次 / 分。当甲状腺功能亢进症控制后可以减量，当达到正常甲状腺功能后停药。② ß 肾上腺素能的有效阻断可消除心动过速、颤抖、焦虑、神经质和出汗，因此掩盖了临床症状，使得临床评估更为困难。③甲状腺功能亢进症病人不应单独应用 ß 肾上腺素阻断药治疗，因为这些药物对甲状腺无直接作用。

3）其他药物：①无机碘：碘化钾饱和溶液，250 mg（5 滴）每日 2 次，对大多数病人有效，但在约 10 天内常发生作用逃逸，主要用于术前准备，因为碘可以固化甲状腺并减少其血管分布。目前很少应用该药物做最终治疗。若需要碘化钠可以静脉给药。②糖皮质激素：大剂量的糖皮质激素，如每天 8 mg 地塞米松可以减少甲状腺激素的分泌，机制目前还不清楚，也可抑制外周 T4 向 T3 转换。2 ~ 3 周的激素治疗可用于严重的甲状腺功能亢进症病人的治疗。

（2）放射性碘治疗（^{131}I）：^{131}I 是用于年龄 > 60 岁的甲状腺功能亢进症病人的最终治疗方案，因其有效且简单。常用剂量为 5 ~ 15 mGi（185 ~ 555 MBq），释放浓度 80 ~ 120 mGi/g 估计的甲状腺重量，用 24 小时甲状腺摄碘率校正，这样的剂量到达甲状腺为 5000 ~ 15 000rad（50 ~ 150Gy）。在近年应用最大剂量成为一种趋势以达到最大缓解甲状腺功能亢进症。^{131}I 治疗使大多数病人在超过 6 个月后逐渐恢复到正常甲状腺功能状态。在 10 天内服用抗甲状腺药物的病人应增加约 25% 的剂量。

1）对一些病人，^{131}I 治疗几乎没有改善其症状，在另一些人中则会发生永久的甲状腺功能减退症。在一些治疗后前几个月内出现甲状腺功能减退是短暂的。当病人从甲状腺功能亢进转为甲状腺功能减退时，通常产生明显的症状。一般对所有甲状腺功能减退的病人进行常规替代治疗应用约 1 年，然后减少剂量短期试验确定是否为永久性的甲状腺功能减退症。甲状腺功能减退发生于治疗半年以后，以每年 2% ~ 4% 的比例增加。强调每年对接受 ^{131}I 治疗的病人评估甲状腺功能减退。目前还不清楚这些病人对放射性碘抵抗的原因。

2）^{131}I 治疗可引起腺体的激素急性释放，导致约 1/15 病人的血清 T4 和 T3 浓度显著增加，常在给予 ^{131}I 后 5 ~ 10 天发生，可能伴有症状恶化。因为存在 ^{131}I 治疗后的潜在的症状恶化，一般不主张在严重甲状腺功能亢进症的病人中应用 ^{131}I 治疗，需等到应用抗甲状腺药物控制疾病后再用。在给予 ^{131}I 前必须停用抗甲状腺药物 1 ~ 2 天，这样抗甲状腺药物将不会干扰治疗剂量的储存，也可在 2 ~ 3 天后重新开始治疗。

3）因为 ^{131}I 治疗甲状腺功能亢进症具有不确定性，在中年和老年人中先应用抗甲状腺药物治疗 3 ~ 12 个月控制症状。当病人在每天很小剂量的药物时，如 50 mg 丙硫氧嘧啶或 5 mg 甲巯咪唑，出现甲状腺功能减退或正常甲状腺功能会停用抗甲状腺药物。由于放射物具有潜在致肿瘤作用，不主张在年轻的成年人和儿童中使用 ^{131}I。

（3）外科甲状腺切除术

1）这种治疗适用于以下人群通过抗甲状腺药物没有达到良好控制的年轻病人（儿童和孕妇）；弥散或结节性甲状腺肿肿大明显伴有低放射性碘摄取（RAIU）的病人；有疑似或恶性甲状腺结节的病人；眼球突出病人和心理或精神上有障碍无法服用甲状腺激素的病人。

2）术前准备：甲状腺次全切除术是有效的治疗手段，已有八十多年的历史。最好在病人恢复体质量和良好的身体状态后进行治疗，因此，这些病人应首先用抗甲状腺药物治疗数个月。在手术前 10 天加用碘化钾溶液或复方碘溶液(3滴,每日2次)。减少腺体的血管分布。在一些情况下也可进行手术切除,如病人不能服用抗甲状腺药物或其甲状腺功能亢进症比较轻微。

3)并发症:甲状腺次全切除术的并发症包括甲状腺功能减退(约25%)、持续存在的或复发的甲状腺功能亢进症(10%)、甲状旁腺功能减退(1%)、喉返神经麻痹(1%)、伤口感染和瘢痕。由于这些并发症,因此外科手术治疗应在如下特殊情况下进行,如抗甲状腺药物不良反应、不愿服用 ^{131}I、多结节性甲状腺肿引起气道或食管的阻塞或与甲状旁腺功能亢进症并存。此外,目前手术治疗的经济费用可能比权威的药物治疗或 ^{131}I 高。

4)甲状腺的残余体积应在4 ~ 8 g。对于儿童,较小的残余体积可避免复发。如今一些外科医生倾向于全部或接近全部的甲状腺切除,因为这样可预防复发并有助于Graves突眼。

(4)治疗的选择:一般优先选择应用抗甲状腺药物作为大多数病人的主要治疗,特别是年轻人和中年人,主要优点是治疗是可逆的且不破坏甲状腺组织。对于老年人和有心血管疾病或并发症的病人,可优先选择 ^{131}I,因为这种治疗更可能永久治愈甲状腺功能亢进症。^{131}I 主要缺点是甲状腺功能减退的发生率较高。在美国 ^{131}I 已成为最常用的甲状腺功能亢进症治疗的方法。外科手术在先前提到的特殊情况下仍然保留。

6. 特殊情况

(1)甲状腺功能亢进危象

1)临床特征:甲状腺功能亢进危象是甲状腺毒症失代偿的危险状态。病人有心动过速、发热、兴奋、精神不安和(或)腹泻,是长期忽视的严重甲状腺功能亢进并发其他疾病如肠胃炎、肺炎或急诊手术所致。

2)治疗:治疗是多方面的,包括相应的支持措施如液体与电解质和相应抗生素的应用。针对甲状腺功能亢进症的治疗包括以下方面:①如果需要鼻饲大剂量抗甲状腺药物(首剂600 mg丙硫氧嘧啶或60 mg甲巯咪唑,随后每6小时半量);②碘化钠,每天1 g持续2周,或口服碘(0.5 ml碘化钾饱和溶液,每天2次)或静脉给药(1 g碘化钠);③心电监测下大剂量口服普萘洛尔(每4 ~ 6小时给予40 ~ 80 mg)或每5分钟小剂量静脉注射1 mg直至10 mg以减慢心率,应用心电监护,在心电监护下以该剂量维持输入;④地塞米松,每天4 ~ 8 mg,除非严重感染的禁忌证,接受所有或几种前述的共同治疗,病人经常在几天内明显的改善。

(2)Graves眼病

1)临床特征:约25%的Graves甲状腺功能亢进症的病人深受Graves眼病(眼病)的影响,而在桥本甲状腺炎病人或没有明显自身免疫甲状腺疾病病人中很罕见Graves眼病。仅1% ~ 5%的Graves病人有明显的眼病。主要发现是眼球突出、球结膜红肿、眼球不适、复视和眶周水肿。眶周CT扫描显示增厚的眼肌挤压在视神经,使视力受损。发病机制是细胞因子诱导球后炎症的结果。有证据显示TSH受体可能作为眼球抗原在诱发这种疾病中起着重要作用。

2)治疗:目前没有完全满意的治疗,幸运的是大部分病人可自发改善,即使不能完全解决。对于严重表现的病人应用大剂量的糖皮质激素,可有效减少炎症。甲状腺全切除术可改善这种状态。^{131}I 治疗可引起Graves眼病恶化,因此需等眼睛状态稳定后才能进 ^{131}I 治疗。

(3)妊娠甲状腺功能亢进

1)发生率:Graves病常在女性育龄期间发生,约0.1%孕妇可合并患病,这是因为严重的甲状腺功能亢进症可能影响生育,所以不经常出现妊娠甲状腺功能亢进。

更常见的是甲状腺功能亢进症病人服用药物后改善了生育力,继而可以妊娠。为避免这种情况,服用抗甲状腺药物的年轻甲状腺功能亢进症妇女应采取避孕。在很多病例中妊娠剧吐与轻微的甲状腺功能亢进症相关。这是高HCG浓度的结果,这种疾病是自限性的,当剧吐缓解后消失。

2）治疗抗甲状腺药物和手术均可选择。①相对于甲巯咪唑，丙硫氧嘧啶（propylthiouracil，PTU）通过胎盘的量更低，因此 PTU 是优先选择的药物。此外，甲巯咪唑与罕见的皮肤发育不全和更严重的胚胎病相关。为避免胎儿甲状腺功能减退，PTU 的剂量应调整为最小必需量，维持近正常甲状腺功能状态，血清 T4 在正常值的上限，因为在妊娠期间 T4 可以轻微升高。年轻的孕妇能很好耐受轻度的高甲状腺功能。②如果需要，外科甲状腺切除术最好在妊娠早期或妊娠中期进行，因为一般在妊娠晚期进行手术可诱发早产。

3）结果：80% ~ 90% 经充分治疗的甲状腺功能亢进妇女可有正常的妊娠。早产和自然流产的发生率并不高于没有甲状腺功能亢进的妊娠妇女。

4）新生儿：新生儿可以发生甲状腺功能亢进症，因为 Graves TSI 可通过胎盘传送到达胎儿而发病。母亲应用抗甲状腺药物可以控制胎儿的甲状腺功能亢进症，但同样可以引起甲状腺肿和甲状腺功能减退，因此对于 Graves 病母亲的新生儿应考虑到这一点。目前，建议测定 Graves 病孕妇的 TSH 受体抗体作为新生儿甲状腺功能亢进是否需要治疗的指标。

（二）甲状腺功能减退症

1. 概述 甲状腺功能减退症是一种源于体内缺乏甲状腺激素作用的一种状态。由于甲状腺激素影响生长和发育及调节许多细胞生理过程，因此甲状腺激素的缺乏和不足可导致许多有害的结果。在年龄〉65 岁的成年人中，甲状腺功能减退症的发生率约是 10%。人群中总的发病率为 4.6%，4.3% 为亚临床甲状腺功能减退症，0.3% 是明显的甲状腺功能减退症。

2. 症状、体征和病理生理

（1）神经系统：有甲状腺功能减退症的病人可出现健忘、记忆力减退、反应迟钝、抑郁、感觉异常、共济失调和听力减退。腱反射减慢或延迟。

（2）心血管系统：可出现心动过缓、舒张性高血压、心排血量降低、心音低钝、心肌松弛、心包积液、心电图低电压和低平 T 波、内皮功能紊乱、动脉硬化和坠积性水肿。常见 X 线平片显示心脏扩大，在超声心动图中表现为积液改变。

（3）胃肠系统：甲状腺功能减退症时常可见便秘。出现胃酸缺乏，与恶性贫血相关。腹水蛋白含量高，如同其他严重的黏液水肿的渗出。

（4）肾脏系统：水负荷后的排泄降低可能与甲状腺功能减退症相关。肾脏血流和肾小球滤过率（GFR）降低，但血清肌酐正常。

（5）肺部系统：对组织缺氧和二氧化碳潴留的通气反应降低。严重的甲状腺功能低下可引起二氧化碳潴留。胸腔积液含有高蛋白。

（6）肌肉骨骼系统：可出现关节痛、关节渗液、肌肉抽筋和僵硬。血清肌酸磷酸肌酶可以非常高。

（7）造血系统：可出现贫血，常是正细胞型的。巨幼红细胞贫血提示还存在恶性贫血。

（8）皮肤和毛发：常见干燥、冷的皮肤。黏多糖主要是透明质酸，在皮肤和皮下组织沉积，导致水钠潴留。面部水肿粗糙。皮肤苍黄呈鳞屑状。皮肤同样也可以呈橙色，因为胡萝卜素的沉积。头发缺乏光泽，侧面的眉毛变细，体毛稀疏。

（9）生殖系统：可出现无排卵性月经周期的月经过多，或月经来潮变得稀疏至完全停止，原因是促性腺激素分泌缺乏。在青少年可出现原发性闭经。由于缺乏甲状腺激素对泌乳素的抑制作用而出现高催乳素血症，导致溢乳和闭经。

（10）发育：儿童的生长和发育延缓。骨骺仍旧未闭合。生长激素的分泌缺乏，是因为甲状腺激素是生长激素合成所必需。甲状腺功能减退症的孕妇未治疗可导致后代智力低下。

（11）代谢系统：低体温常见。对低温的不耐受是特殊的表现。

(12)甲状腺:甲状腺功能减退症的青少年若甲状腺增大提示生物合成缺陷。成年人的甲状腺肿性甲状腺功能减退是由桥本甲状腺炎导致。

3. 诊断试验

(1)血清促甲状腺素(甲状腺刺激激素,TSH)浓度和血清游离甲状腺素浓度是诊断甲状腺功能减退症的最佳组合。

(2)血清 TSH 浓度(正常范围是 0.4 ~ 4.0 mU/L)可以轻度升高到 4 ~ 10 mU/L,而游离 T3 浓度正常提示为亚临床甲状腺功能减退症。血清 TSH 数值在 10 ~ 20 mU/L 提示更严重的甲状腺功能受损,尽管血清 T3 仍旧正常。当血清 TSH 浓度超过 20 mU/L,可能出现明显的甲状腺功能减退症。因为血清 TSH 水平的敏感性是原发甲状腺功能减退症的指示剂,血清 TSH 是筛查这种疾病的最好方法。

(3)中枢性甲状腺功能减退症常与其他垂体或下丘脑功能紊乱相关。血清游离 T3 和 TSH 浓度偏低。在一些病人特别是那些下丘脑损害者,血清 TSH 在正常范围而 TSH 生物活性可能减低。磁共振成像(MRI)可显示病变,常见垂体肿瘤。在原发甲状腺功能减退症垂体可增大,这是由于高促甲状腺素血症所致,甲状腺激素治疗后垂体体积可恢复为正常大小。

4. 治疗

(1)制剂

1)左甲状腺素钠。选择合成的左甲状腺素钠产生稳定水平的 T4 和 T3,吸收率约为 75%。

2)合成的 T3(碘噻罗宁,三碘甲腺原氨酸)。该药物仅用于计划甲状腺激素快速撤退治疗和一些诊断试验。吸收率约为 90%。

(2)年轻人:甲状腺素的常用替代剂量可从起始治疗开始全剂量替代。有必要对病人解释临床症状在几周后逐渐改善,恢复为正常甲状腺功能的全部治疗效果可能需要 2 ~ 3 个月。

(3)中年人:这个年龄段的病人仅甲状腺功能减退症而其他方面均正常。如果与缺血性心脏疾病或慢性肺部疾病共存,则最好以 T3 的最小剂量开始治疗,此后每个月根据临床反应增加剂量。小剂量和缓慢增量方法的基本原则是担心恢复为正常甲状腺状态将增加血供需要量和心绞痛恶化。

(4)老年人:对老年人最好假定存在缺血性心脏疾病,可能是亚临床的,开始以小剂量进行替代治疗,剂量可以每 4 ~ 6 周增加直到血清 TSH 到达正常范围。

(5)妊娠:对于孕前存在甲状腺功能低下的孕妇,甲状腺激素的剂量在妊娠期间必须增加 25% 以维持正常的血清 TSH。需要增加甲状腺激素的剂量,基于妊娠早期,TSH 升高超过正常,一般持续 8 周。分娩后病人可恢复为妊娠前甲状腺激素剂量。

5. 特殊情况

(1)亚临床甲状腺功能减退症:亚临床甲状腺功能减退症经常定义为无症状状态,游离 T3 正常而血清 TSH 升高。如果血清 TSH > 10 mU/L,共识认为病人应该用甲状腺激素治疗,这种程度的亚临床甲状腺功能减退症可能发展为心血管疾病。

(2)冠状动脉疾病,选择性手术和甲状腺功能减退症:偶尔病人有严重的冠状动脉疾病和未治疗的甲状腺功能减退共存。对此类病人应先进行动脉 X 线摄影法和冠状动脉旁路移植术,之后开始甲状腺激素的替代治疗。曾认为未治的甲状腺功能减退症可能不是一般外科手术的主要危险因素,但在不伴有严重冠状动脉疾病时,在选择性手术前应首先恢复为正常甲状腺功能状态。不过紧急手术不必要因甲状腺功能减退症而推迟。

(3)黏液性水肿昏迷是长期未治疗的甲状腺功能减退的最终结果:这些病人有低体温、心动过缓、换气功能减低、典型的黏液性水肿的面容和皮肤及严重的反应迟钝或昏迷。这种状态在有并发症的情况下通常会加重,如感染或休克或未清醒的病人使用了镇静药。如果不治疗病死率达到 100%,这种病死率可因积极的治疗而降低,可给予左甲状腺素钠。支持治疗很重要。病人复温可能有害,因为可能引起外周血管扩张和随后的低血压。

二、甲状旁腺功能的术前评估及疾病对策

(一)概述

国外从20世纪60年代以来广泛使用自动化验装置,常规检查血清钙后发现高钙血症,而甲状旁腺机能亢进是门诊病人中最主要的高血钙的原因。在住院病人中,恶性肿瘤占高血钙病例的首位,甲状旁腺机能亢进其次。

原发性甲状旁腺机能亢进大约在1000人中有1例,45岁以上的女性中500人中就有1例这样的病人。原发性甲状旁腺机能亢进的原因不明,80%~85%的病人是单发性甲状旁腺瘤引起的,12%~13%的病例4个甲状旁腺均受累,即为增生性病变。3%的病人可能是甲状旁腺癌。1%左右的病人可能为多发性甲状旁腺瘤,实际上这些病人很可能是甲状旁腺增生。女性病人比男性多,发病年龄高峰为40~60岁。家族性多发性内分泌腺病Ⅰ型和Ⅱ型,也可以有甲状旁腺机能亢进现象。影响发展为继发性甲状旁腺机能亢进的因素有低血钙、高磷血症、钙吸收减少、负钙平衡等,它们可使甲状旁腺素(PTH)分泌增加。重症肾衰时,维生素D进一步缺乏,碱性磷酸酶升高,出现纤维囊性骨炎,血中PTH更高。这些都与甲状旁腺细胞增生有关。

(二)甲状旁腺功能亢进的临床特点

甲状旁腺功能亢进的主要问题是PTH分泌过多,引起高钙血症。临床表现可以是多种多样的。高钙血症可引起病人嗜睡、食欲缺乏、体重下降、营养不足、衰弱和疲乏,重症时可昏迷。有肾结石时可出现肾绞痛、血尿、背痛、多尿和夜尿等,重症者可发生肾钙化、肾功能障碍。高血压、骨关节痛甚至骨折也可发生。病人有时还可以表现为痛风症状。胰腺炎是消化道系统常常合并发生的疾病。皮肤瘙痒、指甲变脆和角膜炎也可发生。

家族性多发内分泌腺病有两型伴有甲状旁腺功能亢进。

1. **MENⅠ型(Wermer综合征)** 有甲状旁腺增生,胰腺胰岛素瘤或胃泌素瘤,垂体瘤,还可能有类癌、气管腺瘤、多发性脂肪瘤、肾上腺瘤、卵巢肿瘤,分化性甲状腺癌或黑色素瘤同时存在。

2. **MENⅡ型(Sipple综合征)** 又分a和b两种。Ⅱa型有甲状腺髓样癌和C细胞增生,甲状旁腺增生或腺瘤,嗜铬细胞瘤等。Ⅱb型有甲状腺癌样癌、嗜铬细胞瘤、神经节瘤病、黏膜神经瘤。

除此以外,强直性脊柱炎、糖尿病、骨髓瘤或甲状腺功能亢进也可以同时发生。

(三)诊断和鉴别诊断

全面的病史及体格检查是诊断本病的基础。实验室检查对定性诊断有重要作用。

高钙血症、低磷血症和尿钙高是诊断本病的基本三要素。血清钙在2.75 mmol/L(11 mg/dl)左右,血磷低,尿钙高于62.5mmol/24h(250mg/24h),同时有血中PTH升高者可以确定为本病。

大约50%的病人血磷值低于0.8 mmol/L,30%处于正常值的低限。40%的原发性甲状旁腺功能亢进血氯高于107 mmol/L,这对有高血钙的病人诊断甲状旁腺功能亢进有利,特别氯磷比值大于33时有诊断价值。

只有10%病人有碱性磷酸酶的升高,这是伴有骨病的一个重要指标。

此外,查血清蛋白及电泳、尿酸、血沉等对诊断和鉴别诊断有意义。氢化可的松抑制试验(50 mg口服,每天3次,共10天),原发性甲状旁腺功能亢进者稍有血钙降低,但一般不降至正常,而50%的恶性疾病引起的高血钙则降至正常以下。这对PTH测定困难或不准确时有实用价值。

（四）处理

在临床及实验室检查后怀疑为甲状旁腺功能亢进的诊断时，外科治疗就应考虑。一般情况下，临床症状的轻重和腺瘤的大小成正相关的关系。大约 12% 的病人，甲状旁腺功能亢进是由于原发性增生引起的。这种病变不同程度地累及所有甲状旁腺。因此、外科医生在发现一个甲状旁腺肿大时，不应满足于已经取得的结果，还应该探查第二个甲状旁腺。如果第二个甲状旁腺是正常的，可以肯定是甲状旁腺瘤，否则应对所有甲状旁腺都进行探查。

凡是有伴发症的甲状旁腺功能亢进都应该施行手术治疗。将单个肿大的甲状旁腺及第二个甲状旁腺部分组织送病理冷冻切片检查。若诊断为甲状旁腺腺瘤，切除术到此结束。若肯定为甲状旁腺增生，则应探查对侧甲状旁腺后，切除三个肿大的腺体，第四个较小的切除一部分组织可获满意的效果。若进行四个甲状旁腺全切除，必须移植部分甲状旁腺组织，以免术后发生甲状旁腺功能低下。若有癌症的指征，应做整块切除术，包括同侧甲状腺、附近肌肉和纤维脂肪组织，有肿大的淋巴结也应一并切除。

三、脑垂体功能的术前评估及疾病对策

（一）垂体功能亢进

1. **高功能腺瘤** 通常为良性垂体前叶肿瘤，分泌 TSH 的腺瘤可以引起甲状腺功能亢进，分泌 ACTH 的腺瘤可以引起肾上腺功能亢进（库欣病）。

2. **肢端肥大症** 这是一种骨骼和软组织生长障碍与畸形，以及心脏、呼吸、神经肌肉、内分泌和代谢并发症，这种情况由垂体或垂体外肿瘤过度分泌 GH 引起。

（1）气道问题：GH 分泌过多可引起成人下颌前突、上颌变宽伴牙齿分离、颌骨咬合不正以及覆咬合；唇、舌、会厌和声带均会出现软组织过度生长伴声门下气道狭窄；气道管理和气管插管可能存在的困难应被预计到。

（2）特殊考虑：心血管疾病是肢端肥大症病人死亡的最重要原因；病人易出现 CHF、心律失常和 CAD；通过治疗降低生长激素水平后，心脏功能通常得以改善；肢端肥大症病人常出现糖耐量异常，因此应注意监测血糖水平；肢端肥大症常伴有周围神经病变和结肠癌；有些病人出现骨骼肌无力或上呼吸道增厚而造成呼吸功能不全；单关节或多关节受累可引起捻发音、僵硬、触痛和功能紊乱。

（二）分泌不足

1. **全垂体功能减退**

（1）垂体功能衰竭的原因：产后出血性休克可引起血管痉挛，以及随后的垂体坏死和功能减退，称为席汉综合征。其他原因包括创伤、放疗、垂体卒中、淋巴细胞性垂体炎和肿瘤（如转移癌、巨大垂体腺瘤或颅咽管瘤）。切除肿瘤时可通过手术切除垂体。垂体癌是引起单独的或完全性垂体功能不全的罕见原因。

（2）特别考虑：①对于有肾上腺皮质功能不全病史的病人，糖皮质激素治疗非常重要。②轻中度甲状腺功能减退无须特殊治疗或替代治疗；重度甲状腺功能减退的治疗前已述及。③垂体手术或垂体卒中后的垂体功能不全常延迟发病，垂体破坏或切除后 4 ~ 14 天出现肾上腺功能不全，此时需要补充糖皮质激素而非盐皮质激素；由于甲状腺激素半衰期较长（7 ~ 10 天），垂体手术或垂体卒中后 2 ~ 3 周内不会出现甲状腺功能减退的临床症状。

2. **尿崩症**

（1）病因：垂体后叶分泌 ADH 不足称为中枢性尿崩（DI）。中枢性 DI 的原因包括颅脑创伤、垂体切除术、下丘脑或垂体的转移性疾病，以及浸润性疾病如组织细胞增多症和结节病。肾源性 DI 指肾小管对 ADH 没有反应。肾源性 DI 的原因包括低钾血症、高钙血症、镰状细胞性贫血、慢性骨髓瘤、尿路梗阻、

慢性肾功能不全。由于胎盘可以产生血管紧张素酶，因此妊娠后期也可发生 DI。

(2) 诊断：DI 的临床表现是在垂体手术或脑外伤后，出现稀释性低渗尿，且尿量大于 400 ml/h。疑诊病例可以通过同时测定血和尿渗透压确诊。尿被稀释，比重小于 1.001，血钠升高。

(3) 中枢性 DI 临床特征：包括多饮和多尿。中枢性 DI 可以应用合成的血管加压素类似物去氨精氨酸加压素（DDAVP）进行治疗。DDAVP 的不良反应包括低钠血症和冠状动脉痉挛。中枢性 DI 的治疗包括严格监测尿量和尿比重、血钠水平、血浆容量和血浆渗透压。总体水的缺乏初始治疗包括经静脉应用等张溶液进行扩容并维持血压，轻度 DI（每日尿量 2 ～ 6L）病人如能够自由饮水，则无须进行治疗。

(4) 肾源性 DI 的表现：为多尿伴不适当的低张尿，血浆血管加压素水平正常或升高，且外源性血管加压素不能减少尿量。病人应予低钠饮食，并保证充分水化，抑制前列腺素合成（布洛芬、吲哚美辛或阿司匹林）或应用噻嗪类利尿剂达到轻度缺盐也可以减少尿量。

3. ADH 分泌异常综合征（SIADH）

(1) 原因：SIADH 指低钠血症时，尽管没有渗透压的刺激仍持续分泌 ADH。SIADH 的病因包括癌症（支气管、十二指肠、胰腺、输尿管、前列腺或膀胱）、其他恶性肿瘤（淋巴瘤、白血病、胸腺瘤）、CNS 疾病（创伤、感染、肿瘤）、肺部疾病（结核、肺炎、正压通气）、药物（尼古丁、麻醉药、氯丙脲、长春新碱、长春碱、环磷酰胺）、甲状腺功能减退和卟啉病。

(2) 诊断：病人可能主诉轻度头痛、食欲减退、意识障碍或 GI 功能紊乱。当怀疑 SIADH 时，应同时测定血和尿钠及渗透压以便确诊。SIADH 时尿渗透压升高（超过血清渗透压），尿钠浓度大于 20 mEq/L，血钠浓度小于 130 mEq/L。当血钠浓度小于 110 mEq/L 时，可能出现脑水肿和癫痫。

(3) 治疗

1) 对于轻度或慢性 SIADH，有些病例通过肿瘤切除、停用相关药物或原发病治疗即可治愈。针对 SIADH 病人的轻、中度低钠血症，限液（每天 800 ～ 1000 ml）是主要的治疗手段。

2) 对于重度 SIADH 伴严重低血钠（血钠 < 110 mEq/L），或伴有临床症状的低血钠（血钠 < 120 mEq/L）病人，通常需要使用等张或高张盐水治疗。有临床症状的重症病人需要在 ICU 接受治疗，应经常监测这些病人的液体入量、尿量和血清电解质。治疗目标是缓慢纠正低钠血症。如果单独应用等张盐水不能提高血钠水平，可以考虑使用呋塞米以排出低张尿。应每小时监测血钠水平和尿量以评价疗效。

3) 对于伴血容量过多的 SIADH，由于过多的钠可通过尿液排泄，因此使用高张盐水是无效的。高张盐水应与呋塞米联合应用以产生低张尿。血钠浓度大约每小时升高 2 mEq/L。在容量过多、水钠潴留的状态如 CHF，输注高张盐水可能非常危险。

四、胰岛功能的术前评估及疾病对策

（一）低血糖与胰岛素瘤

1. 概述 胰岛素瘤是第二个被人们认识的内分泌肿瘤。病人往往以低血糖症状就诊，还有很多其他原因引起的疾病有和胰岛素瘤类似的症状，这样的病人常常经过长时间的延误诊断才得到正确的处理。

2. 临床特点 自发性低血糖是临床症状和体征的基础，由此产生的临床表现有 4 个特点：

(1) 症状发作为间发性，在每天特定的时间发病，当然也有不规则的间期。一般发病在空腹时最多，如清晨或进食后 5 ～ 6 小时以上发作也可能在饭后 2 ～ 4 小时发生，或体力活动后。

(2) 自发性低血糖在每个病例的每次发作症状都是类似的。

(3) 症状发作时血浆糖浓度明显低于正常，一般低于 2.8 mmol/L。

(4) 给予碳水化合物或葡萄糖静脉注射后症状缓解。

过量的胰岛素引起的低血糖使依赖糖原代谢的大脑由兴奋到抑制。低血糖还可刺激肾上腺素释放，也可引起全身的反应。这就是胰岛素瘤引起全身反应的病理生理基础。主要有以下几方面：

(1)神经系统症状:92%的病人有暂时性非灶性改变,如情感淡漠、头晕、感觉模糊不清、行为障碍、昏迷、癫痫发作等。5%的病人有一过性灶性神经缺陷如麻痹、感觉消失和复视等。7%的病人有神经缺陷,如脑卒中。

(2)心血管系统:17%的病人有发作性心悸、苍白、心前区痛。

(3)只有少数病人表现为胃肠道症状,如腹痛、饥饿、恶心、呕吐等。

病人症状的类型及严重程度和肿瘤的病理性质没有明确一致性,因而不能以症状来区分良性或是恶性胰岛素瘤。肿瘤的大小与症状的程度轻重也没有直接关系。

长期的低血糖可引起大脑不可逆的损害,许多病人一直被当精神病或神经病治疗,可能发展到植物人的程度仍得不到合理的治疗。

胰岛素瘤还可能是多发性内分泌腺病的一部分,即MEAI型。因此,可同时有两种以上的异常内分泌产物在起作用,致使临床表现多样化。

3. 诊断与鉴别诊断 据统计,只有三分之一的病例在发病后1年内能得到正确诊断,而20%的病人发病5年以上才能确诊。传统的诊断胰岛素瘤的主要依据是whipple三联症即空腹或运动后低血糖症状发生,此时的血糖值低于2.78 mmol/L,经口或静脉给葡萄糖后症状消失。

低血糖现象按照临床和病因可分为两大类,即空腹低血糖和餐后低血糖(或称反应性低血糖)。在空腹性低血糖的发生原因中可分为产生葡萄糖不足和葡萄糖利用过度两大类,也可按器质性原因和功能性原因所致的空腹性低血糖两种。

器质性低血糖与外科的关系最为密切,因为这类疾病都有可认识到的解剖上的疾病。

(1)胰岛细胞瘤和高胰岛素症:大多数成人高胰岛素症与胰岛细胞有关的是胰岛细胞瘤,75%～92%是单发的良性腺瘤。这种病虽然可在任何年龄发生,但大多在20～60岁。男性病人较女性多。85%的肿瘤最大直径在2 cm以下。大约一半的多发性胰岛素瘤有4个以上,最多可达14个肿瘤。3.8%～16%的胰岛素瘤为恶性。胰岛细胞增生的病例约占6.2%。胰岛细胞瘤均匀地分布在胰腺头、体和尾部,以体尾部稍多。个别病例是异位的。大约4%的胰岛素瘤是MENI型的一个部分的病变,最常见甲状旁腺病。此外还有垂体、肾上腺皮质和甲状腺病可能同时存在。

(2)非胰腺肿瘤伴有重度低血糖可由来源于上皮和内皮系统的肿瘤引起,包括纤维瘤、肉瘤、纤维肉瘤、间皮瘤、血管外皮细胞瘤等,肿瘤在胸腔、腹膜后或盆腔,也可能在肝内。

当临床怀疑胰岛素瘤而且要排除其他疾病时,实验室检查可起到确定诊断的作用。

(1)空腹血糖水平:正常人清晨空腹血糖值不应低于3.92 mmol/L。24小时饥饿后,男性血糖一般仍不低于3.36 mmo1/L,72小时不低于3.08 mmol/L。女性的24小时空腹血糖可低到1.96 mmol/L。胰岛病引起的高胰岛素症清晨空腹血糖可低到3.33 mmol/L(60 mg/dl)或2.78 mmol/L以下。由此可见对某些病人,尤其是女性,单纯从血糖值来判断病情是不够的。

(2)空腹胰岛素值的价值:由于胰岛素的释放不是持续性的,加之肝脏的破坏,不是所有的病人空腹胰岛素值都升高。连续测定数日可能获得升高的胰岛素值。因此,即使胰岛素值正常也不能否定诊断当然。胰岛素值升高可以肯定胰岛素瘤的诊断。

(3)空腹试验:为了明确胰岛素瘤的诊断,延长空腹时间使之出现低血糖症状是一种诊断方法,一般需延长达72小时。大约三分之二的病人在空腹24小时出现症状,48小时后则95%的病人可以确诊。在正常人,空腹时血糖和胰岛素值同时下降,而胰岛素瘤病人空腹时血糖下降,胰岛素值不降低。根据这种差异,以胰岛素和葡萄糖比值来判断疾病应更有意义。正常人的胰岛素和葡萄糖比值常常低于

0.44，而胰岛素瘤的病人则接近1或大于1。

(4)前胰岛素和C肽测定所有的胰岛素瘤的血清前胰岛素浓度均升高。在总的血中胰岛素值中，若前胰岛素占50%以上则应怀疑癌的可能性。可见测定前胰岛素对判明疾病的性质最有价值的。C肽对确定诊断、排除其他低血糖的原因也有很大作用。当外源性胰岛素使用者或作胰岛素抑制试验时，测定胰岛素值的意义对诊断的帮助不大，而C肽测定可以明确有病与否。C肽的测定能反映内源性胰岛细胞分泌的增加。

4. 术前定位诊断 由于大多数胰岛素瘤只有几个厘米大，或更小，加之胰腺位置深在腹膜后脊柱前，以体格检查确定肿瘤的所在部位非常困难。超声显像、CT、同位素扫描、MRI和ERCP等显像技术，对定位诊断的帮助也不大。血管造影可能显示充血的图像。选择性动脉插管造影加上数字减影技术，可使术前定位准确率达88%。

5. 手术要领及注意事项

(1)术前、术中一定要注意防止低血糖的发生。术前晚间应开始输葡萄糖。术中监测血糖不仅可防止低血糖的发生，还可观察手术效果。一般情况下，胰岛素瘤切除后，血糖值可在30 ~ 60分钟升高，但应注意这种结果的可靠性。

(2)术中应对胰腺进行全面探查。虽然有相当多的肿瘤处于胰腺表面，而且大多数只是单发的胰岛素瘤，然而全面检查的目的是防止2个以上多发肿瘤的存在，以及恶性肿瘤的可能性。

(3)对可疑的肝脏病灶和肿大的淋巴结均应做冰冻切片检查，以便发现可能的恶性病变转移灶。

(4)切除的胰腺包块也应做冷冻切片检查，以判明病变性质。

(5)在胰头部位的肿瘤切除，以局部剜除比切除为好，并应避免损伤胆总管及胰管。

(6)在胰体尾部的肿瘤可疑为多发者，应做胰腺体尾部切除术。

(7)恶性胰岛细胞瘤的手术范围同一般的胰腺癌。

(8)若经过探查不能发现肿瘤，可行术中定位检查。B型超声对1 cm以上的肿瘤的诊断帮助较大，术中做脾门静脉插管分段取血，对1 cm以下的肿瘤有意义。

(9)盲目的胰腺体尾部切除术一般不主张采用。在不得已的情况下，这种手术可以解决46% ~ 90%的隐性胰岛素瘤和胰岛细胞增生的问题。

(10)全胰切除术一般不宜施行。

(11)手术后并发症以胰瘘最多见，假性囊肿和胰腺炎也可发生。

(二) 糖尿病

1. 概述 糖尿病非常普遍，是由于胰岛素作用缺乏而最终导致高血糖的慢性全身性疾病，临床上分为1型和2型。血糖水平升高通常可以刺激胰腺细胞分泌胰岛素。儿茶酚胺能够抑制胰岛素的分泌。胰岛素有利于葡萄糖和钾通过细胞膜的转运而增加肝脏糖原合成，胰岛素还可以抑制肌肉组织的脂肪分解，从而增加葡萄糖利用(糖酵解)。对于在ICU住院日超过5天的病人，严格控制血糖有助于降低病死率，主要是有明确感染性病灶的多器官功能衰竭(MOF)病人病死率的降低。此外，严格血糖控制有助于减少菌血症、急性肾衰竭、输血需求以及危重病多发神经病变等并发症。

(1)1型糖尿病：自身免疫导致胰腺C细胞破坏，引起胰岛素绝对缺乏，从而导致1型**糖尿病**。通常1型**糖尿病**在儿童或青少年时期即可诊断，但仍有1/3的病人在20岁以后才能确诊。这些病人容易发生糖尿病酮症酸中毒(DKA)，而且并无肥胖表现。对于DKA应当使用人胰岛素进行治疗。而且，即使在禁食过程中，预防DKA也是胰岛素的绝对适应证。

(2)2型糖尿病：2型**糖尿病**是外周胰岛素抵抗与相对胰岛素缺乏共同作用所致。病人多为老年人，体型肥胖，很少发生酮症。2型**糖尿病**病人通常没有临床症状。2型**糖尿病**往往是代谢综合征的一部分，又称为"X综合征""胰岛素抵抗综合征"或"代谢综合征",其特点为包括高胰岛素血症(或糖耐量降低)、向心性肥胖、高血压和动脉粥样硬化在内的冠心病危险因素。高胰岛素血症可以导致游离脂肪酸与肝葡萄糖产生增多。胰岛素刺激的葡萄糖摄取受到抑制可引起高血糖。门诊病人的治疗主要包括饮食改变,锻炼,口服降糖药,使用胰岛素增敏剂或胰岛素。ICU 治疗主要依靠胰岛素。

(3)胰岛素不足的其他原因:胰岛素不足的其他原因包括慢性胰腺炎、血色素病和胰腺切除。胰高血糖素瘤、嗜铬细胞瘤、肢端肥大症、甲状腺功能亢进和糖皮质激素分泌过多均可增加胰岛素抵抗,并可以导致高血糖。

2. 诊断 门诊病人诊断糖尿病需要进行两次独立测定,并至少满足以下一项标准:

(1)有糖尿病症状(多饮、多尿)且任一时间血糖水平大于 200 mg/dl。

(2)空腹血糖水平不低于 126 mg/dl。

(3)口服糖耐量实验 2 小时血糖水平不低于 200 mg/dl。

尚没有 ICU 病人新发**糖尿病**的确诊标准。ICU 中病人的高血糖(任一时间血糖 > 140 mg/dl)需要进行治疗。HbAlc 水平可以反映既往 2 ~ 3 个月的血糖控制情况,HbAlc 水平升高(> 6%)符合**糖尿病**表现,但不能作为诊断**糖尿病**的标准。

3. 急性并发症

(1)糖尿病酮症酸中毒(DKA):DKA 几乎仅发生于 1 型糖尿病病人。酮症酸中毒是由于应激(如感染、手术、心肌梗死或外伤)时胰岛素绝对缺乏或发生胰岛素抵抗导致。最终可表现为高血糖、酮症和酸中毒三联症。此时必须应用胰岛素治疗以纠正代谢异常。

DKA 的后果:

1)循环功能抑制:酸中毒和代谢紊乱可以抑制心肌收缩力及外周血管张力,既往冠心病(CAD)、心肌病或周围血管疾病(PVD)能够导致血流动力学不稳定。高血糖(以及并存的高渗透压)可以引起渗透性利尿而造成低血容量。

2)电解质和代谢异常包括高血糖、细胞内脱水、高钾血症和低钠血症。即使体内钾总量实际降低,但由于酸中毒引起细胞钾向细胞外转移,因此血清钾正常或升高,血糖每升高 100 mg/dl,测定的血钠浓度会降低约 1.6 mEq/L。低磷血症和低铁血症常因尿丢失引起。

(2)高渗性非酮症昏迷(HONK):也称为"高血糖高渗综合征",是一种见于2型**糖尿病**的临床综合征,因生理性失代偿导致高血糖、高渗透压和脱水(缺水多达 10 ~ 12L)。严重的酮症并不多见,但饥饿和灌注不良可引起轻度酮症和酸中毒。HONK 的主要诱因与 DKA 类似。HONK 病人的典型表现包括乏力、视物模糊、烦渴、多尿、腿痛性痉挛和体重下降。实验室检查结果异常与脱水和低血容量有关,包括电解质紊乱、血红蛋白含量、血细胞比容以及血蛋白质、钙、淀粉酶、乳酸脱氢酶、转氨酶和肌酸磷酸激酶水平升高。

4. 慢性并发症

(1)动脉粥样硬化:糖尿病是血管疾病的重要危险因素,与正常人群相比,糖尿病病人更易出现广泛的血管病变,且发病年龄较早。**糖尿病**病人的微血管病变(视网膜病变和肾病)及大血管病变(CAD 和 PVD)患病率明显增高。在美国,**糖尿病**是引起失明、肾衰竭而导致透析以及血管功能不全而导致截肢的最常见原因。

(2)神经病变:外周感觉神经病变可引起疼痛和麻木。缺氧使机体对呼吸中枢的刺激作用降低,对中枢神经系统(CNS)抑制药物的敏感性增加。自主神经病变时常有体位性低血压、胃轻瘫和膀胱无力发生。糖尿病自主神经病变的特征性表现是无痛性心肌缺血。由于心脏自主功能异常,糖尿病病人心脏猝死的危险性明显增高。

(3)感染和伤口愈合不良:这是**糖尿病**的主要并发症。

1)皮肤细菌感染尤其是葡萄球菌感染,如毛囊炎、疖病和单纯脓肿形成,可发生于糖尿病控制不理想的病人。

2)足癣是一种足趾空隙间的皮肤真菌感染。在糖尿病病人中很常见。足趾间的裂口是细菌进入的门户,尤其是链球菌,可引起足和小腿的蜂窝织炎。

3)糖尿病溃疡愈合不佳的溃疡常见于足和小腿。在足底,这些溃疡因糖尿病神经病变和感觉丧失可能很深以至穿透,甚至发生骨髓炎。最终血管病变引起的严重缺血病变(坏疽)可能导致截肢。

5. 高血糖的治疗 即使没有诊断为**糖尿病**,危重病病人也经常出现胰岛素抵抗和高血糖。近期研究证明,严格控制血糖(BS)水平可以改善内科和外科 ICU 病人预后。

(1)高血糖的治疗原则

1)血糖监测:①在经静脉(IV)输注胰岛素过程中应每 2 小时测血糖(调整胰岛素剂量后每小时或更短时间复查);②普通胰岛素皮下注射(SQ)应用胰岛素后 4 小时测血糖。

2)治疗:组织水肿、低体温、血流动力学不稳定及使用升压药物治疗可造成胰岛素吸收不可靠,在这种情况下,最好选择持续经静脉应用输注普通胰岛素。当转换成静脉应用胰岛素时,应当考虑到既往口服降糖药物及其他胰岛素制剂的药理学特点,包括这些药物的起效时间、作用高峰时间及疗效持续时间。由于药物相互作用及药物特异性副作用的危险,在危重症期间应停用所有口服降糖药物。由于二甲双胍在低灌注和肾功能减低的情况下有引起乳酸酸中毒的危险,因此危重病病人应停用。

3)低血糖的症状和体征包括交感神经兴奋性升高的表现(心动过速、震颤、心悸和出汗),以及头痛、癫痫或意识水平降低,病人还可以出现意识恍惚至昏迷,这些表现可能被危重病病人的其他情况所掩盖。长期严格控制血糖的病人通常会丧失对低血糖的交感反应,称为无自觉性低血糖反应。

4)持续经静脉应用胰岛素。

(2)DKA 的治疗

1)液体:补充血管容量可以恢复组织灌注,改善肾小球滤过,并有助于逆转胰岛素抵抗。最初应使用生理盐水(NS)以稳定血流动力学,保证尿量,然后改为半张盐水输注。血糖低于 250 mg/dl 时,为防止持续输注胰岛素时发生低血糖,应给予 5% 葡萄糖盐水。

2)胰岛素由于缺乏内源性胰岛素,因此补充胰岛素对 DKA 的治疗非常重要、首先应静推普通胰岛素(0.1 U/kg),然后持续输注胰岛素 0.5 ~ 1.0 U。调节胰岛素剂量后应每小时监测 BS 水平,每 2 小时测定电解质。

3)电解质:钾和磷对于胰岛素发挥作用非常重要,应注意补充。为避免血氯水平升高,可以通过使用磷酸氢二钾补充钾,由于水化治疗和纠正酸中毒后血钾水平会下降,因此需要严密监测血钾水平并及时治疗,治疗前应首先确认肾功能及尿量正常。

4)碳酸氢钠仅在严重酸中毒(如 pH < 7.0)、血流动力学不稳定或心脏节律异常时才考虑应用。应用碳酸氢钠后,应每 2 小时监测动脉血 pH 值。

(3)HONK 的治疗

1)液体:液体治疗对于 HONK 十分重要。为确定输液速度,应首先考虑病人的容量状态、体内水缺乏情况、血渗透压、年龄、肾脏功能和心脏功能,如果病人处于低血压状态且不能耐受积极的液体治疗,应使用胶体溶液或升压药物有创血流动力学监测有助于指导治疗。

2)胰岛素:推注普通胰岛素,然后开始持续经静脉输注小剂量胰岛素,如果最初 2 ~ 4 小时内血糖水平没有下降,则应每小时增加胰岛素剂量,直到血糖水平开始下降。

3)氯化钾:在输液治疗中经常需要补充氯化钾。

4)碳酸氢钠:除非乳酸酸中毒导致 pH < 7.0,否则不应使用碳酸氢钠。

5)肝素:血栓形成或栓塞事件是 HONK 的常见并发症,应给予预防性治疗。如果出现血栓形成,应给予足量肝素或低分子肝素进行抗凝治疗。

五、肾上腺功能的术前评估及疾病对策

(一) 肾上腺皮质疾病

1. 肾上腺皮质功能亢进

(1)皮质醇增多症(库欣综合征)

1)病因:肾上腺皮质功能亢进通常继发于 ACTH 引起的肾上腺增生。库欣病指垂体瘤引起 ACTH 的过度释放,造成肾上腺皮质激素过度产生。其他原因引起的肾上腺功能亢进(如肿瘤引起异位 ACTH 生成、肾上腺腺瘤或双侧肾上腺增生、激素治疗)称为库欣综合征。库欣综合征常为医源性,由糖皮质激素治疗造成。

2)临床特点:病人可表现为向心性肥胖、满月脸、高血压、高钠血症、血管内容量过多、高血糖、低血钾,或腹部红纹、伤口愈合不佳、肌肉消耗无力、骨质疏松、血液高凝状态、意识改变、情绪不稳定、胰腺炎、消化性溃疡和感染这些临床表现并非总是十分明显,当病人出现近期体重增加。糖耐量异常及高血压时应提高警惕。因此,对于满足代谢综合征诊断标准的病人,应当进行库欣综合征的筛查,尤其是当传统治疗无效时。

3)诊断:一线筛查试验包括 24 小时尿游离皮质醇试验,小剂量地塞米松抑制试验,以及午夜唾液皮质醇试验。24 小时尿皮质醇反映血液循环中游离(未结合)皮质醇的水平,且不依赖皮质类固醇结合球蛋白水平的影响因素。如果结果高度可疑,可重复检测 3 次。但是,由于危重病存在生理性应激反应,因此这些试验结果通常难以解释。

4)治疗:主要通过手术切除垂体瘤、肾上腺瘤或异位分泌 ACTH 的肿瘤。如果不能成功进行经蝶窦手术,应尝试进行垂体放疗或双侧肾上腺切除术。等待手术时,支持性治疗是非常重要的。高血压可能难以控制,因此可能需要联合使用大剂量降压药物。利尿剂能够减少过多的血管内容量,应用利尿剂同时应当补钾。必须经常监测血糖。骨质疏松时应谨慎调整病人的体位。术后应开始糖皮质激素替代治疗,并持续 6 ~ 36 个月。如果手术不成功或存在手术禁忌证,需使用酮康唑抑制皮质醇产生,同时进行皮质醇替代治疗。①药物治疗:库欣综合征的临时控制可用酮康唑、美替拉酮和氨鲁米特,这些药物可以抑制类固醇的产生。②手术治疗:通过显微外科经蝶切除垂体腺瘤或垂体放射性治疗来进行垂体瘤治疗,这样的方法可治疗库欣综合征。垂体腺瘤的切除可引起症状快速减轻,尽管ACTH缺乏很常见。临床对放疗的反应需要较长时间(最长到 18 个月),并经常引起全垂体功能减退症。对于 < 6cm 良性表现的肾上腺肿瘤和一些放疗或显微手术失败的垂体库欣综合征病人,腹腔镜下肾上腺切除术是一种治疗选择。手术前必须提供外源性皮质醇,要纠正低钾血症和其他电解质异常,并且控制糖尿病。术后治疗所有病人给予琥珀酸氢化可的松。全肾上腺切除术后需要长期的替代治疗(氢化可的松,早上 20 mg,傍晚 10 mg)。若单侧肾上腺切除,氢化可的松剂量几周后逐渐减量至生理水平(30 mg/d),然后剂量逐渐减至隔日服用,这样数月后达到完全停药。隔日治疗可最小化抑制内源性 ACTH 的分泌并且可以较早恢复正常垂体一肾上腺轴的反馈。术后并发症包括伤口感染、伤口裂开、消化性溃疡出血和肺部问题。摘除肾上腺瘤和进行垂体库欣综合征治疗的预后通常都很好。肾上腺皮质功能减退和全垂体功能减退症分别发生于全肾上腺切除术和垂体摘除术后,那么这些病人需要终身皮质醇替代治疗,并在应激时增加剂量。肾上腺切除术后立即使用米托坦对约 20% 的病人缓解有帮助。

由于 CT、MRI 或 B 超的使用,目前经常能发现许多无功能的肾上腺肿瘤。如果这些肾上腺肿瘤无

症状、无功能、均匀光滑囊性、直径 4cm，应在 6 个月内进行 CT 随访。肾上腺切除推荐用于无论良恶性的有功能的肾上腺肿瘤、生长中或长大的肿瘤、复杂肿瘤、无功能肿瘤大于 4 cm 和有邻近组织淋巴结病变的病人。

(2) 醛固酮增多症

1) 病因：ICU 病人醛固酮增多症的病因可能为肾上腺增生，肾上腺腺瘤或肾上腺癌，肾灌注降低或分泌肾素的肿瘤外源性刺激肾上腺分泌醛固酮。

2) 临床特征：无论何种原因引起的原发性醛固酮增多症临床表现均包括轻度到中度舒张期高血压、头痛、肌无力、多尿、多饮和电解质紊乱(如低钾血症、高钠血症和代谢性碱中毒)。

3) 实验室评估：原发性醛固酮增多症病人的表现包括低钾血症，血浆肾素活性降低，以及高血压病人补充钠后血浆和尿醛固酮水平升高。继发性醛固酮增多症可表现为肾素分泌增加以及继发性醛固酮产生。

4) 治疗：手术切除肾上腺醛固酮瘤可以缓解症状，但血压可能无法立即恢复正常，手术后可以应用螺内酯片和钙通道阻断剂进行对症治疗。①药物：螺内酯，竞争性醛固酮拮抗药，或阿米洛利，保钾利尿药，可降低血压和纠正低钾血症。以下病人可选择其中任何一种药物肾上腺皮质增生病人、肾上腺皮质腺瘤或皮质癌的术前准备。有轻微生化异常和症状，补钾(8 g 氯化钾每天)和限钠治疗能纠正电解质紊乱的病人。②手术：一旦病人已进入手术准备，腹腔镜下肾上腺切除术是治疗的选择。③术后护理：大多数病人仅需要一般术后护理。一些病人需要补盐治疗，因为存在短暂(1 天到 1 个月)醛固酮缺乏。如果仅一个腺体摘除，几乎不需要糖皮质激素，但是无法解释的高热或严重虚弱警示要测定血浆皮质醇水平来排除肾上腺皮质危象和糖皮质激素即刻需要量。④预后：通常可以通过术前对螺内酯反应来预测肾上腺切除术后的效果。年轻、苗条、有短暂高血压病史的女性病人手术效果最好。约 80% 的病人血压有所下降、尽管这有可能需要数个月时间，实际上所有病人血钾均恢复正常。有增生的病人，通常依然存在一定程度的高血压，但是低血钾通常得到纠正。

2. 肾上腺皮质功能低下(肾上腺皮质功能不全，艾迪生病)

(1) 原因：基础或应激状态下血浆皮质醇水平不足称为肾上腺皮质功能不全。肾上腺皮质功能不全的诊断非常重要，因为若不能及时发现，此病有时可有致命危险。既往身体状况、抑制激素合成的药物(如依托咪酯和酮康唑)以及危重疾病的影响均可抑制正常的皮质类固醇反应。肿瘤、感染(即真菌、结核、人免疫缺陷病毒和巨细胞病毒)或肾上腺出血可直接损伤肾上腺。特发性自体免疫性肾上腺萎缩、手术切除和放射治疗也可引起肾上腺皮质功能低。

(2) 临床特征：此病的症状不具有特异性，包括衰弱、乏力、食欲减退、恶心、呕吐、腹痛、肌痛 / 关节痛、体位性昏厥、头痛、记忆力障碍、周期性发热和抑郁。体格检查可发现低血压、心动过速、发热、阴毛和腋毛减少或脱落、白癜风和垂体功能减退的表现(闭经、不能耐受寒冷)。病人还可出现色素沉着(继发于 ACTH 分泌过多)、低钠血症或高钾血症。病人全身色素沉着逐步形成，口述并不是由晒黑所致。皮肤色素沉着表现的部位有乳晕、生殖器皮肤、原有的痣、手掌和足底皮肤褶痕和最近的伤痕。在牙龈边缘和硬腭可看到蓝黑色的色素沉着，这种色素沉着病因可能是黑素细胞刺激素(促黑激素)分泌过多的结果。

(3) 实验室评估：危重症病人很难确定适当的糖皮质激素反应。如果病人随机皮质醇水平小于 15 g/dl，则可能存在肾上腺功能减退；如果随机皮质醇水平大于 34 g/dl，则不可能存在功能性肾上腺功能减退；如果随机皮质醇水平介于 15 ~ 34 g/dl，应进行促肾上腺皮质激素刺激试验，以评估可能存在的肾上腺功能不全。

(4) 治疗

1) 急性肾上腺皮质功能不全：肾上腺皮质功能不全的危重病病人应经静脉给予氢化可的松 50 mg，

每6小时1次、经常发生低血容量和高血糖。

2)慢性肾上腺皮质功能不全:肾上腺功能抑制的高危病人在应激状态(包括手术和危重病)时需要补充糖皮质激素。疾病急性期应给予氢化可的松150 mg/d或更大剂量。病情稳定后激素应逐渐减量。

3)感染性休克致肾上腺皮质功能不全:糖皮质激素治疗能够改善感染性休克病人的血流动力学,减少升压药物的用量,并且可以降低死亡率。在得到试验结果以前,即应开始治疗。如果试验结果表明肾上腺皮质反应正常,应停止补充糖皮质激素。

(5)在ICU需要注意的问题

1)由于肾上腺功能不全病人对药物引起的心肌抑制作用特别敏感,因此必须谨慎应用镇静药、麻醉药和血管活性药。

2)肾上腺切除术后应立即进行激素替代治疗。单侧肾上腺切除后也需要补充糖皮质激素,直至剩余的肾上腺皮质能够恢恢复糖皮质激素的正常分泌,这通常需要数月的时间。内源性盐皮质激素的分泌通常是足够的。双侧肾上腺切除术后需要永久补充糖皮质激素和盐皮质激素。

(二)肾上腺髓质疾病

嗜铬细胞瘤:

(1)概述:嗜铬细胞瘤是一种罕见的肾上腺髓质肿瘤,可以发生在多个部位、最常见于交感神经节内(副神经节瘤)。这是一种产生儿茶酚胺的肿瘤,通常为孤立性,但在成人10%为恶性,10%为双侧,10%为转移性。约25%的嗜铬细胞瘤为家族性。多数肿瘤分泌肾上腺素和去甲肾上腺素,且释放不依赖于神经调控。高血压病人中0.1% ~ 0.2%由此病引起。

(2)临床表现:所有症状和体征均由过度释放的儿茶酚胺引起。典型的三联症为阵发性高血压病人出现心悸、头痛和出汗,但也有约10%的病人没有高血压。嗜铬细胞瘤很少引起慢性高血压。其他症状和体征包括苍白、焦虑、震颤、高血糖、低血容量引起的直立性低血压、红细胞增多症和体重下降。嗜铬细胞瘤病人因不显性丢失增加和血管收缩,常出现脱水和血液浓缩。儿茶酚胺水平长期升高可最终引起心肌病。值得注意的是,针对肿瘤进行的体格检查(特别是腹部)可能引起儿茶酚胺释放并可能诱发危象。手术切除是主要的治疗方法,但应在药物和输液治疗使病情稳定后方可进行。手术切除肿瘤后数天内,内源性儿茶酚胺水平即可恢复正常。

(3)围手术期的考虑

1)高血压危象:表现为非常严重的高血压、重度头痛、视觉障碍、卒中、心肌缺血或心力衰竭(CHF)。诱发危象的因素包括体位改变、劳累、进食或饮水、情绪激动、排尿以及应用某些药物(组胺、ACTH、甲氧氯普胺、三环类抗抑郁药、麻醉药)此时必须立即进行降压治疗。在α受体充分阻断前,不应使用β受体阻滞剂,以免α肾上腺能活性过强,这点非常重要。①药物治疗:酚苄明,1 ~ 3 mg/(kg·d);10 ~ 40 mg,每日4次,小剂量起始,最大剂量每天300 mg。酚妥拉明是短效α受体阻滞药,但更倾向于用酚苄明,由于其作用时间长,可更好地控制血压且不良反应少。硝普钠静脉输注是控制术中高血压的选择。硝普钠可以替代酚妥明,因为其作用时间短并且无直接心脏刺激作用。当病人进行酚苄明治疗时,大量输液维持血容量必不可少,这样可避免肿瘤摘除后导致的低血压。普萘洛尔5 ~ 40 mg口服,每6小时1次,对心动过速和心律失常的治疗有效,但仅仅用于酚苄明治疗后。②手术治疗:细致的术中监测(中心静脉压,动脉血压和心电图监测)是首要步骤,这主要用于酚苄明治疗至少10天并进行大量输液的病人。肿瘤〈6cm推荐进行腹腔镜探查。这些肿瘤有时多发并且为异位,所以需要术前定位检查。确认病人术前有充分的输液且被酚苄明充分阻滞,这样可避免摘除肿瘤后引起的低血压。

2)休克和低血压:不足2%的嗜铬细胞瘤病人休克是其首发症状,病人可出现腹痛、强烈的瞳孔散大、无力、出汗和发绀。临床表现还包括肺水肿、高血糖和白细胞增多。休克的机制尚未清楚。

3）嗜铬细胞瘤多系统危象：极少数情况下，嗜铬细胞瘤病人可发生多器官功能衰竭，称为嗜铬细胞瘤多系统危象。临床表现包括高血压和（或）低血压，伴多器官功能衰竭、体温超过40℃以及脑病。嗜铬细胞瘤危象有时可能与脓毒症相混淆而造成治疗延误。在进行积极治疗（包括输液和强心药物）后，如果病人病情突然恶化，应进行急诊肿瘤切除手术。

（4）预后：良性病变的手术结果非常好，手术病死率5%。约95%有阵发性高血压的病人和65%的持久性术前高血压病人可恢复正常。恶性嗜铬细胞瘤预后较差。用酚苄明、甲基酪氨酸和外源性放射治疗嗜铬细胞瘤有时可有效缓解病情。

（陈永亮　万　涛）

第八节　神经系统的术前评估及合并症的处理

神经系统疾病，如谵妄、认知障碍、精神病、癫痫、脑血管疾病都会对手术的预后带来不必要的生理反应甚至导致死亡，因而需术前评估神经系统疾病的类型和程度，以便确保病人的良好的神经功能状态，避免术后严重不良事件的发生。

一、谵妄、认知障碍和精神病

谵妄（delirium）是一种急性精神错乱状态，主要表现为病人注意力和认知能力的急剧降低。谵妄可发生在手术前也可发生在手术后。Mouer等的一项涉及1218例60岁以上非心脏手术病人的调查报告发现，手术前1周谵妄的发生率可占25.8%。另一项报道指出10% ~ 50%的老年病人可在术后出现谵妄。疾病带来的压力、对手术治疗的恐惧、置身于不熟悉的环境等均可导致病人行为的巨大改变，而老年病人以及有药物滥用或精神失常的病人是术后谵妄发生的高危人群。

（一）谵妄的临床表现、术前评估及预防

谵妄的临床表现包括：急性发作（症状骤起、可持续数小时或数日）、病情波动（24小时内可轻可重、漫不经心、思路紊乱、言语不连贯或语无伦次）、意识水平变化（意识模糊、降低对周围的关心或警觉、认知功能障碍、可部分或完全缺失，包括定项障碍、记忆缺失）、知觉紊乱（约30%病人存在幻觉或错觉）、精神性运动紊乱、谵妄性精神改变（高活力性，呈显著的兴奋和机警、低活性，精神呆滞，昏睡）、睡眠周期的颠倒或长时间失眠、情绪紊乱（如恐惧、焦虑、抑郁或淡漠、恐惧）。

术前认知功能评估可采用简易精神状态检查量表（MMSE），此表由美国学者MF Folstein于1975年编制，是世界卫生组织（WHO）推荐的国际上作为筛选痴呆症的标准化工具，包括定向力、记忆、心算、即刻与短时听觉词汇记忆、语言和结构模仿等项目。也可采用简易智力状态评估量表（Mini-cog）评估病人的认知功能（表3-8）。

表3-8　简易智力状态评估量表（Mini-cog）

1. 请受试者仔细听和记住3个不相关的词，然后重复
2. 请受试者在一张空白纸上画出钟的外形，标好时钟数，给受试者一个时间让其在钟上标出来[画钟试验（CDT）正确：能正确标明时钟数字位置顺序，正确显示所给定的时间]
3. 请受试者说出先前所给的3个词
评估建议：
0分：3个词一个也记不住，定为痴呆

续表

1 ～ 2 分:能记住 3 个词中的 1 ～ 2 个,画钟试验(CDT)正确,认知功能正常;CDT 不正确,定为认知功能缺损
3 分:能记住 3 个词,不定为痴呆

手术后谵妄的发生可延长病人的住院时间,增加住院费用,引起严重并发生甚至导致严重不良事件的发生。术前评估同时应包括谵妄相关因素的评估(表 3-9),发现并对危险因素进行有效处置,如手术前应减少或避免使用对精神有影响的药物,同时积极纠正营养不良以及水电解质紊乱,充分的家人陪伴以及疼痛控制以确保高危病人术前良好的身心环境,避免围手术期谵妄的发生。

表 3-9　术后谵妄的相关危险因素

年龄≥ 70 岁
病史及服药史
服用多种药物及使用精神类药物(苯二氮䓬类、抗胆碱能类、抗组胺类药物)
认知与行为异常病史
认知障碍与痴呆病史
抑郁症
长期饮酒史
疾病相关
重症病人
肾功能不全
贫血
低氧血症
代谢紊乱
营养不良
脱水
电解质紊乱
术后因素
睡眠剥夺
术后镇痛不充分
制动
听力或视觉受损
尿潴留或长期留置尿管

(二) 谵妄的治疗

对术前病人突然出现的精神错乱或行为异常应及时请神经科医生会诊,应做到如下几个方面:

(1)对认知功能障碍的充分识别;

(2)识别诱发因素并避免再次刺激

(3)纠正相关异常包括水电解质紊乱等;
(4)排除可能的脑损伤,必要时行相关辅助检查包括头颅 CT、MRI 检查;
(5)采取必要的措施以保护其他病人及医护人员;
(6)药物治疗(表 3-10)。

表 3-10 可用于治疗谵妄的药物

药物分类	剂量	不良反应
抗精神病药		
氟哌啶醇	0.5 ~ 1 mg 口服,可增至 1 次 /4 小时(峰效用 4 ~ 6 小时),0.5 ~ 10 mg 肌肉注射,经 30 ~ 60 分钟观察后,必要时可再用药(峰效应 20 ~ 40 分钟)	出现锥体外系系统症状,当剂量 >3 mg 时,Q 波延长;病人出现停药综合征;神经安定药恶性综合征
非标准性用药		
抗精神病药		
利培酮	0.5 mg,2 次 / 天	锥体外系综合征相当于氟哌啶醇 Q 波延长(此类药物仅经非对照性研究,可能增加老年性痴呆的病死率
富马酸喹硫平	2.5 ~ 5.0 mg,1 次 / 天	
奥氮平	2.5 ~ 5.0 mg,1 次 / 天	
苯二氮䓬类药物		
劳拉西泮	0.5 ~ 1.0 mg 口服,必要时可增至 1 次 /4 小时	
抗忧郁药		
曲唑酮	50 ~ 100 mg 睡前口服	过度镇静(仅试用于非对照性研究)

二、癫痫

癫痫(seizures)是一种反复发作的神经元异常放电所致暂时性中枢神经系统功能障碍的临床综合征。2015 年中国抗癫痫协会(CAAE)新版癫痫临床诊疗指南将癫痫定义为不是单一的疾病实体,而是一种有着不同病因基础、临床表现各异但以反复癫痫发作为共同特征的慢性脑部疾病状态。癫痫是外科术后尤其是神经外科术后常见的一种神经系统并发症,癫痫的发作不仅增加颅内出血的风险,加重脑水肿,而且严重影响功能恢复甚至导致病人死亡,因而术前评估应积极发现并采取相关措施以避免围手术期癫痫的发生。

诱发癫痫的高危因素包括癫痫史、颅脑外伤、颅脑肿瘤、脑血管病以及手术相关因素等(表 3-11)。

表 3-11 诱发围手术期癫痫的高危因素

高危因素	具体表现
癫痫史	术前有癫痫病史者术后或伤后易发癫痫
颅脑外伤	持续昏迷 >30 分钟或记忆丧失 >12 小时;GCS(格拉斯哥昏迷评分)≤ 12 分 蛛网膜下腔出血,颅内出血或血肿,凹陷骨折;脑挫裂伤,开放颅脑外伤,火器伤,广泛轴突伤,脑干伤
脑肿瘤	特别是神经上皮肿瘤、脑膜瘤、脑转移瘤等

续表

高危因素	具体表现
脑血管病	自发性蛛网膜下腔出血、脑内血肿、脑动脉瘤、脑动静脉畸形
颅内感染	脑脓肿、寄生虫等
颅脑手术持续时间	手术时间 >4 小时者较 <4 小时者易发癫痫
静脉损伤	侧裂静脉，额顶叶回流至矢状窦静脉，Labbe 静脉等受损，术后易发生早期癫痫
脑水肿或颅内压增高	
颅脑术后出血或感染	特别见于蛛网膜下腔出血、细菌性脑膜炎等
抗癫痫药物血药浓度	因个体差异致常规剂量抗癫痫药应用后，虽然达到有效血药浓度范围，但未达到该病人控制癫痫的有效浓度

（一）癫痫的临床表现、术前评估及预防

癫痫发作的特点包括抽搐、节律性肌阵挛活动、意识丧失、大小便失禁、神经反应消失等。术前癫痫的评估主要为癫痫高危因素的评估，一旦确定为癫痫高危人群，应积极进行预防，包括术前、术中以及术后的预防，避免癫痫的发生。

1. 癫痫的术前预防

（1）一般预防：避免辛辣饮食，禁烟、酒，保持良好心态等。

（2）药物预防：择期手术应在术前 5 ~ 7 天口服抗癫痫药物。苯妥英钠 0.2 g，每天 3 次，7 ~ 10 天；丙戊酸钠 0.4 g，每天 3 次，或丙戊酸钠缓释片（德巴金）1.0 g/d，5 ~ 7 天；急诊手术可在术前静脉推注抗癫痫药物（如德巴金 15 mg/kg）。

2. 术中预防

（1）一般预防：避免不必要的脑皮层暴露，注意术中脑皮层保护，减少血管损伤，仔细止血缩短手术时间，控制颅内压；术毕反复冲洗术野，减少蛛网膜下腔积血。

（2）药物预防：在麻醉停止前 30 分钟，静脉加用抗癫痫药物，可有效减少术后早期癫痫发生。

3. 术后预防

（1）一般预防：控制脑水肿和颅内压，保持呼吸道通畅。

（2）药物预防：术后静脉用抗癫痫药物，病人清醒且能口服者可改口服抗癫痫药物。

（二）癫痫发作的治疗

1. 一般处理 包括保持呼吸道通畅，避免窒息或误吸，控制脑水肿和颅内压。

2. 药物处理 在癫痫急性发作时应静脉给药并口服维持。静脉注射苯二氮䓬类药物是治疗癫痫发作的首选。如病人既往有癫痫病史或长期使用丙戊酸钠预防应再次立即静脉注射，并急查血药浓度。除此以外可选用苯妥英钠静脉注射，该药物是癫痫大发作或小发作常用的抗惊厥药物。口服维持可予以卡马西平及丙戊酸钠。上述药物控制不佳可予以肌松药并行呼吸机辅助呼吸。

3. 癫痫发作控制后的处理 控制癫痫发作后，首先要查找其发作原因，包括病史、颅脑外伤手术史等，并行头颅 CT 或 MRI 排除可能存在的颅内感染、出血等。

三、脑卒中及短暂性脑缺血发作

脑卒中（stroke）是一种罕见但严重的术后并发症，与手术方式、病人年龄以及心血管疾病的危险因素（如高血压、高血脂、吸烟等）相关。文献报道，在心脏及大血管手术后，脑卒中的发生率在 2% ~ 10%，

神经外科术后脑卒中的发生率在 2.2% ~ 5.2%。术后脑卒中的病人可因早期出现的脑水肿、颅内高压死亡，也可因后续出现的吸入性肺炎、代谢紊乱、脓毒血症等而死亡，病死率文献报道为 4.8% ~ 26.2%。

（一）脑卒中的临床表现、术前评估及预防

围手术期脑卒中可分为出血性卒中与缺血性卒中。缺血性卒中可呈现一过性或可逆性的改变，也可表现为不可逆的严重病变。临床表现根据受损部位的不同出现运动、感觉、心理、语言功能等不同程度的改变。出血性卒中则较为罕见，但严重程度远非缺血性卒中可比。

对围手术期脑卒中的术前评估主要是危险因素的评估，主要包括以下几方面：

1. 年龄 有研究表明，65 岁以下围手术期缺血性脑卒中的发病率为 0.1% ~ 0.2%，而 65 岁以上的病人发病率为 0.5%。因而有研究将年龄 >62 岁作为围手术期脑卒中的危险因素。

2. 疾病史及合并症 脑血管疾病史、外周血管疾病史；合并症包括高血压、糖尿病、心肌梗死、瓣膜疾病、充血性心力衰竭、慢性房颤、主动脉粥样硬化、颈动脉斑块形成以及慢性肾病。吸烟、BMI 在 35.0 ~ 40.0kg/m^2 也是围手术期脑卒中的危险因素。

3. 手术类型 非心血管手术后脑卒中的发病率远低于心脏血管手术。髋关节置换术后脑卒中的发病率高于膝关节置换术，头颈部手术高于其他部位手术。

围手术期脑卒中的预防：对于高危病人评估动脉粥样硬化程度，完善超声心动图，颈部血管超声等检查。其他包括戒烟、控制血糖、血压，房颤病人的抗凝治疗，术前液体管理、纠正营养不良、水电解质失衡等。对于既往有脑卒中病史的病人再次手术推荐推迟至脑卒中后的 1 ~ 3 个月以后。

（二）脑卒中的治疗

围手术期一旦出现脑卒中临床表现，如非对称的面部和（或）肢体麻木或力弱、说话困难或无法理解别人的话、视力障碍、失去平衡或协调能力、严重的无法解释原因的头痛、不明原因的恶心呕吐等，应迅速请神经科医师介入，早期快速积极的干预能够有效防止严重不良事件的发生。急诊行 CT 或 MRI 扫描以确定出血性卒中或缺血性卒中。

常规的支持治疗包括控制气道，防止气道梗阻及缺氧；维持循环，纠正因容量不足、失血、心律失常或心肌缺血造成的低血压；降低体温等。根据情况考虑溶栓或抗凝治疗，溶栓能够有效恢复血流，但围手术期因可能导致出血并发症应酌情应用。高血压引起的出血性脑卒中应有效控制血压，血栓引起的卒中应进行抗凝治疗防止复发，而出血性卒中应予以血小板、凝血因子等纠正凝血障碍。同时可以予以甘露醇及糖皮质激素减轻脑水肿。围手术期在确认使用阿司匹林是安全的以后应立即用药。

（陈永亮　冯　健）

参考文献

1. Lim WS, Baudouin SV, George RC, et al. BTS guidelines for the management of community acquired pneumonia in adults: update 2009. Thorax, 2009, 64(Supple 3): iii1-iii55.
2. 刘慧，肖新才，陆剑云，等 . 2009—2012 年广州市社区获得性肺炎流行特征和病原性研究 . 中国预防医学杂志，2013, 47(12):1089-1094.
3. Tao LL, Hu BJ, He LX, et al. Etiology and antimicrobial resistance of community-acquired pneumonia in adult patients in China. Chin Med J (Engl), 2012, 125(17): 2967-2972.
4. Liu YF, Gao Y, Chen MF, et al. Etiological analysis and predictive diagnostic model building of community-acquired pneumonia in adult outpatients in Beijing, China. BMC Infect Dis, 2013, 13:309.
5. Cao B, Ren LL, Zhao F, et al. Viral and Mycoplasma pneumoniae community-acquired pneumonia and

novel clinical outcome evaluation in ambulatory adult patients in China. Eur J Clin Microbiol Infect Dis, 2010, 29(11):1443-1448.

6. Bao Z, Yuan X, Wang L, et al. The incidence and etiology of community-acquired pneumonia in fever outpatients. Exp Biol Med (Maywood), 2012, 237(11):1256-1261.
7. 刘又宁，陈民钧，赵铁梅，等. 中国城市成人社区获得性肺炎 665 例病原学多中心调查. 中华结核和呼吸杂志，2006, 29(1):3-8.
8. Pakhale S, Mulpuru S, Verheij T, et al. Antibiotics for community-acquired pneumonia in adult outpatients. Cochrane Database Syst Rev, 2014, 10:CD002109.
9. Woodhead M, Blasi F, Ewig S, et al. Guidelines for the management of adult lower respiratory tract infections—full version. Clin Microbiol Infect, 2011,17（Suppl 6）: E1-E59.
10. Morimoto T, Koyama H, Shimbo T, et al. Cost-effectiveness analysis of ambulatory treatment for adult patients with community-acquired pneumonia: according to Japanese Respiratory Society guidelines. Nihon Kokyuki Gakkai Zasshi, 2002, 40(1):17-25.
11. Martin M, Quilici S, File T, et al. Cost-effectiveness empirical prescribing of antimicrobials in community-acquired pneumonia in three countries in the presence of resistance. J Antimicrob Chemother, 2007, 59(5):977-989.
12. Ailani RK, Agastya G, Ailani RK, et al. Doxycycline is a cost-effective therapy for hospitalized patients with community-acquired pneumonia. Arch Intern Med, 1999, 159(3):266-270.
13. Mokabberi R, Haftbaradaran A, Ravakhah K. Doxycycline vs. levofloxacin in the treatment of community-acquired pneumonia. J Clin Pharm Ther, 2010, 35(2):195-200.
14. Teh B, Grayson ML, Johnson PDR, et al, Doxycycline vs. macrolides in combination therapy for treatment of community-acquired pneumonia. Clin Microbiol Infect, 2012, 18(4):E71-E73.
15. Ortiz-Ruiz G, Vetter N, Isaacs R, et al. Ertapenem versus ceftriaxone for the treatment of community-acquired pneumonia in adults: combined analysis of two multicenter randomized, double-blind studies. J Antimicrob Chemother, 2004, 53（Suppl）: ii59-ii 66.
16. Leroy O, Saux P, Bedos JP, et al. Comparison of levofloxacin and cefotaxime combined with ofloxacin for ICU patients with community-acquired pneumonia who do not require vasopressors. Chest, 2005, 128(1):172-183.
17. Yuan X, Liang BB, Wang R, et al. Treatment of community-acquired pneumonia with moxifloxacin: a meta-analysis of randomized controlled trials. J Chemother, 2012, 24(5):257-267.
18. Frei CR, Labreche MJ, Attridge RT. Fluoroquinolones in community-acquired pneumonia: guide to selection and appropriate use. Drugs, 2011, 71(6):757-770.
19. Thiem U, Heppner HJ, Pientka L. Elderly patients with community-acquired pneumonia: optimal treatment strategies. Drugs Aging, 2011, 28(7): 519-537.
20. Chawla S, Demuro JP. Current controversies in the support of sepsis. Curr Opin Crit Care, 2014, 20(6): 681-684.
21. Lai B, Zheng B, Li Y, et al. In vitro susceptibility of Escherichia coli strains isolated from urine samples obtained in mainland China to fosfomycin trometamol and other antibiotics: a 9-year surveillance study (2004-2012). BMC Inf Dis, 2014, 14:66.
22. Fung HB, Chang JY, Kuczynski S. A practical guide to the treatment of complicated skin and soft tissue

infections. Drugs, 2003, 63(14):1459-1480.

23. Eron LJ, Lipsky BA, Low DE, et al. Managing skin and soft tissue infections: expert panel recommendations on key decision points. J Antimicrob Chemother, 2003, 52 (Suppl 1):i3-i17.
24. Stevens DL, Bisno AL, Chambers HF, et al. Practice guidelines for the diagnosis and management of skin and soft-tissue infections. Clin Infect Dis, 2005, 41(10):1373-1406.
25. Roberts S, Chambers S. Diagnosis and management of Staphylococcus aureus infections of the skin and soft tissue. Intern Med J, 2005, 35 (Suppl 2):S97-S105.
26. 中华医学会外科学分会 . 中国普通外科围手术期血栓预防与管理指南 . 中华外科杂志 , 2016, 54(5): 321-327.
27. Kristensen SD, Knuuti J, Saraste A, et al. 2014 ESC/ESA Guidelines on non-cardiac surgery: cardiovascular assessment and management: The Joint Task Force on non-cardiac surgery: cardiovascular assessment and management of the European Society of Cardiology (ESC) and the European Society of Anaesthesiology (ESA). Eur Heart J, 2014,35(35):2383-2431.
28. 陈灏珠 . 实用心脏病学 . 第 5 版 . 上海 : 上海科学技术出版社 ,2016.
29. 严静 , 李莉 . 围手术期心功能障碍常见原因和处理 . 中国实用外科杂志 ,2014,34(2): 126-129.
30. Lai Y, Du H, Wang X, et al. Status and Perspectives of Clinical Modes in Surgical Patients With Lung Cancer: A Retrospective Study. Medicine (Baltimore),2016,95(2): e2429.
31. Lindsey AT, Freddie B, Rebecca L, et al ,Global Cancer Statistics, 2012. Ca Cancer J Clin, 2015,65:87-108.
32. 赖玉田 , 田龙 , 樊骏 , 等 . 肺癌住院手术患者临床特征与就诊模式的关系 . 中国肺癌杂志 ,2015,18(7): 457-461.
33. 车国卫 , 李为民 , 刘伦旭 . 快速肺康复需要围手术期流程优化 . 中国胸心血管外科临床杂志 ,2016, 23(3):216-220.
34. 车国卫 , 梅龙勇 , 梅建东 , 等 . 单操作孔电视胸腔镜手术治疗肺部疾病 158 例临床分析 . 中国胸心血管外科临床杂志 ,2012,19(2):116-119.
35. 车国卫 , 支修益 . 肺癌合并慢性阻塞性肺疾病患者围手术期气道管理现状 . 中国肺癌杂志 ,2014, 17(12):884-888.
36. Miller JI, Grossman GD, Hatcher CR. Pulmonary function test criteria for operability and pulmonary resection. Surg Gynecol Obstet, 1981,153(6): 893-895.
37. Armstrong P, Congleton J, Jagoe T, et al. BTS guidelines: guidelines on the selection of patients with lung cancer for surgery. Thorax, 2001,56(2): 89–108.
38. Beckles MA, Spiro SG, Colice GL, et al. The physiologic evaluation of patients with lung cancer being considered for resectional surgery. Chest,2003,123(1): 105S–114S.
39. Ferguson MK, Siddique J, Karrison T. Modeling majorlung resection outcomes using classification trees and multipl eimputation techniques. Eur J Cardiothorac Surg,2008,34(5): 1085–1089.
40. Berry MF, Villamizar Ortiz NR, Tong BC, et al. Pulmonary function tests do not predict pulmonary complications after thoracoscopic lobectomy. Ann Thorac Surg,2010,89(4): 1044–1051.
41. Brunelli A, Kim A W, Berger K I, et al. Physiologic Evaluation of the Patient With Lung Cancer Being Considered for Resectional Surgery : Diagnosis and Management of Lung Cancer, 3rd ed: American College of Chest Physicians Evidence-Based Clinical Practice Guidelines. Chest, 2013,

143(5):E166-E190.

42. Ferguson MK, Little L, Rizzo L, et al. Diffusing capacity predicts morbidity and mortality after pulmonary resection. Thorac Cardiovasc Surg,1988,96:894-900.
43. Berrisford R, Brunelli A, Rocco G, et al. Audit and guidelines committee of theEuropean Society of Thoracic Surgeons; European Association of Cardiothoracic Surgeons. The European Thoracic Surgery Database project: modelling the risk of in-hospital death following lung resection. Eur J Cardiothorac Surg, 2005,28:306–311.
44. Brunelli A, Charloux A, Bolliger CT, et al. ERS/ESTS clinical guidelines on fitness forradical therapy in lung cancer patients (Surgeryand chemo-radiotherapy). Eur Respir, 2009,34:17-41.
45. Beckles MA, Spiro SG, Colice GL, et al. The physiologic evaluation of patients with lung cancer being considered for resectional surgery. Chest, 2003,123(1): 105S–114S.
46. Alam N, Park BJ, Wilton A, et al. Incidence and risk factors for lung injury after lung cancer resection. Ann Thorac Surg,2007,84(4): 1085-1091.
47. Colice GL, Shafazand S, Griffin JP. Physiologic evaluation of the patient with lung cancer being considered for resectional surgery: ACCP evidenced-based clinical practice guidelines (2nd edition). Chest, 2007,132(3 Suppl): 161S-177S.
48. Varela G, Brunelli A, Rocco G, et al. Predicted versus observed FEV1 in the immediate postoperative period after pulmonary lobectomy. Eur J Cardiothorac Surg, 2006,30(4): 644-648.
49. Brunelli A, Refai M, Monteverde M, et al. Predictors of early morbidity after major lung resection in patients with and without airflow limitation. Ann Thorac Surg, 2002,74(4): 999–1003.
50. Ribas J, Diaz O, Barbera JA, et al. Invasive exercise testing in the evaluation of patients at high-risk for lung resection. Eur Respir J, 1998,12(6): 1429–1435.
51. Pierce RJ, Copland JM, Sharpe K, et al. Preoperative risk evaluation for lung cancer resection. Am J Respir Crit Care Med, 1994,150(4): 947–955.
52. Stringer WW. Cardiopulmonary exercise testing: current applications. Expert Rev Respir Med, 2010, 4(2): 179-188.
53. Endo H, Tanaka S, Yajima T, et al. Pulmonary function after pulmonary resection by posterior thoracotomy, anterior thoracotomy or video-assisted surgery. Eur J Cardiothorac Surg,2010,37(5): 1209–1214.
54. Brunelli A, Refai M, Xiume F, et al: Performance at symptom-limited stair-climbing test is associated with increased cardio pulmonary complications, mortality, and costs after major lung resection. Ann Thorac Surg, 2008,86(1): 240-247.
55. Reichel J. Assessment of operative risk of pneumonectomy. Chest, 1972,62(5): 570-576.
56. Win T, Jackson A, Sharples L, et al. Cardio pulmonary exercise tests and lung cancer surgical outcome. Chest,2005,127(4): 1159–1165.
57. Varela G, Cordovilla R, Jimenez MF, et al. Utility of standardized exercise oximetry to predict cardiopulmonary morbidity after lung resection. Eur J Cardiothorac Surg, 2001,19(3): 351–354.
58. Win T, Jackson A, Groves AM, et al. Relationship of shuttle walk test and lung cancer surgical outcome. Eur J Cardiothoracic Surg, 2004, 26(6): 1216–1219.
59. Brunelli A, Refai M, Xiume F, et al. Oxygen desaturation during maximal stair-climbing test and

postoperative complications after major lung resections. Eur J Cardiothorac Surg, 2008, 33(1): 77–82.

60. Kim ES, Kim YT, Kang CH, et al. Prevalence of and risk factors for postoperative pulmonary complications after lung cancer surgery in patients with early-stage COPD. Int J Chron Obstruct Pulmon Dis,2016, 11: 1317-1326.

61. Okita A, Yamashita M, Abe K, et al. Variance analysis of a clinical pathway of video-assisted single lobectomy for lung cancer. Surg Today, 2009,39(2):104–109.

62. Gupta H, Ramanan B, Gupta PK, et al. Impact of COPD on postoperative outcomes: results from a national database. Chest, 2013,143(6): 1599–1606.

63. Agostini P, Cieslik H, Rathinam S, et al. Postoperative pulmonary complications following thoracic surgery: are there any modifiable risk factors? Thorax, 2010,65(9):815–818.

64. 车国卫,刘伦旭,石应康 . 加速康复外科临床应用现状与思考 . 中国胸心血管外科临床杂志 ,2016, 23(3):211-215.

65. Chesterfield TG, Goldsmith I. Impact of preoperative pulmonary rehabilitation on the thoracoscore of patients undergoing lung resection. Interact Cardiovasc Thorac Surg,2016,23(5):729-732.

66. Sebio GR, Yáñez BMI, Giménez ME, et al. Functional and postoperative outcomes after preoperative exercise training in patients with lung cancer: a systematic review and meta-analysis. Interact Cardiovasc Thorac Surg, 2016,23(3):486-497.

67. Lai Y, Huang J, Yang M, et al. Seven-day intensive preoperative rehabilitation for elderly patients with lung cancer: a randomized controlled trial. J Surg Res,2017,209:30-36.

68. Licker M, Karenovics W, Diaper J,et al. Short-Term Preoperative High-Intensity Interval Training in Patients AwaitingLung Cancer Surgery:A Randomized Controlled Trial. J Thorac Oncol, 2017,12(2):323-333.

69. Hashmi A, Baciewicz FA, Soubani AO,et al. Preoperative pulmonary rehabilitation for marginal-function lung cancer patients. Asian Cardiovasc Thorac Ann,2017,25(1):47-51.

70. 赖玉田 , 苏建华 , 杨梅 , 等 . 术前短期综合肺康复训练对肺癌合并轻中度慢性阻塞性肺病患者的影响:一项前瞻性随机对照试验 . 中国肺癌杂志,2016,19(11):746-753.

71. 车国卫,李为民,刘伦旭 . 快速肺康复需要围手术期流程优化 . 中国胸心血管外科临床杂志,2016, 23(3):216-220.

72. Mei J, Liu L, Tang M, et al. Airway bacterial colonization in patients with non-small cell lung cancer and the alterations during the perioperative period. J Thorac Dis, 2014,6(9):1200-1208.

73. Gao K, Yu PM, Su JH, et al. Cardiopulmonary exercise testing screening and pre-operative pulmonary rehabilitation reduce postoperative complications and improve fast-track recovery after lung cancer surgery: A study for 342 cases. Thorac Cancer, 2015,6(4):443-449.

74. Lai Y, Su J, Qiu P, et al. Systematic short-term pulmonary rehabilitation before lung cancer lobectomy: a randomized trial.Interact Cardiovasc Thorac Surg,2017,24(6):1-8.

75. 中华人民共和国卫生部医疗服务标准专业委员会 . 肺炎诊断 . WS 382—2012.

76. Hodari A, Tsiouris A, Eichenhorn M, et al. Exploring National Surgical Quality Improvement Program respiratory comorbidities: developing a predictive understanding of postoperative respiratory occurrences, Clavien 4 complications, and death. J Surg Res, 2013,183(2):663-667.

77. 梅建东 , 车国卫 , 杨梅, 等 . 加速康复外科(ERAS) 理念开启胸外科新篇章——记第一届胸科

ERAS 华西论坛 . 中国胸心血管外科临床杂志 ,2017, 24(1):1-5.
78. 杜娜,郭成林,杨梅,等 . 加速康复外科在中国大陆胸外科临床现状—基于胸外科医生及护士调查的分析 . 中国肺癌杂志,2017,20(3):1-6.
79. Hiram RP, Patrick NS. Integrating pulmonary rehabilitation into the multidisciplinary management of lung cancer: A review. Respiratory Medicine, 2015,109(4): 437-442.
80. 赖玉田 , 田龙 , 樊骏 , 等 . 肺癌住院手术患者临床特征与就诊模式的关系 . 中国肺癌杂志 , 2015, 18(7): 457-461.
81. 苏建华,喻鹏铭,周渝斌,等 . 影响肺癌手术住院费用和快速康复的临床因素分析 . 中国肺癌杂志, 2014,17(7):536-540.
82. 鲍珊,苏建华,廖虎,等 . 合并慢性阻塞性肺病和手术方式对肺癌患者术后快速康复及治疗费用的影响,中国胸心血管外科临床杂志,2014,21(1):17-20.
83. 车国卫,刘伦旭,周清华 . 加速康复外科从理论到实践:我们需要做什么? 中国肺癌杂志,2017, 20(4):219-225.
84. 车国卫,支修益 . 肺癌合并慢性阻塞性肺疾病患者围手术期气道管理现状 . 中国肺癌杂志, 2014,17(12):884-888.
85. Chalasani N. The diagnosis and management of non-alcoholic fatty liver disease: practice Guideline by the American Association for the Study of Liver Diseases, American College of Gastroenterology, and the American Gastroenterological Association. Hepatology, 2012,55(6):2005-2023.
86. O' Shea RS.Alcoholic liver disease. Hepatology, 2010,51(1): 307-328.
87. Runyon BA. Introduction to the revised American Association for the Study of Liver Diseases Practice Guideline management of adult patients with ascites due to cirrhosis 2012. Hepatology, 2013,57(4): 1651-1653.
88. Terrault NA. AASLD guidelines for treatment of chronic hepatitis B. Hepatology, 2016,63(1):261-283.
89. Inker LA. KDOQI US commentary on the 2012 KDIGO clinical practice guideline for the evaluation and management of CKD. Am J Kidney Dis, 2014,63(5): 713-735.
90. Isakova T. KDOQI US Commentary on the 2017 KDIGO Clinical Practice Guideline Update for the Diagnosis, Evaluation, Prevention, and Treatment of Chronic Kidney Disease-Mineral and Bone Disorder (CKD-MBD). Am J Kidney Dis, 2017,70(6):737-751.
91. Kliger AS. KDOQI US commentary on the 2012 KDIGO Clinical Practice Guideline for Anemia in CKD. Am J Kidney Dis, 2013,62(5):849-859.
92. National KF. KDOQI Clinical Practice Guideline for Diabetes and CKD: 2012 Update. Am J Kidney Dis, 2012,60(5): 850-886.
93. Palevsky PM. KDOQI US commentary on the 2012 KDIGO clinical practice guideline for acute kidney injury. Am J Kidney Dis, 2013,61(5): 649-672.
94. Sarnak MJ. KDOQI US commentary on the 2013 KDIGO Clinical Practice Guideline for Lipid Management in CKD. Am J Kidney Dis, 2015,65(3): 354-366.
95. Kotze A. British Committee for Standards in Haematology Guidelines on the Identification and Management of Pre-Operative Anaemia. Br J Haematol, 2015,171(3): 322-331.
96. Australian National Blood Authority. Patient blood management guidelines Module 2: perioperative. 2011-11-15[2015-07-09] http://www. blood. gov. au /system/files/documents/pbm-module-2.pdf

97. Australian National Blood Authority. Technical report on perioperative patient blood management-Volume 1a. 2011-11-15 [2015-07-09] http://www. blood. gov. au/system/files/documents/pbmmodule2-tech-vol1a_0. pdf.
98. Ferraris VA, Davenport DL, Saha SP, et al. Surgical outcomes and transfusion of minimal amounts of blood in the operating room. Arch Surg, 2012, 147(1): 49-55.
99. Henry MK,Shlomo M, Kenneth S. Williams Textbook of Endocrinology.11th Edition. Elsevier(Singapore) Pte Ltd, 2011.
100. Wojciech KK,Oliver T. 代谢外科手术原则 . 龚昭,周程,葛莉,主译 . 北京:人民军医出版社,2015.
101. (美)列文,著 . 内分泌学及代谢疾病诊治手册 . 姬伙和 , 张世俊,译 . 北京:人民军医出版社,2012.
102. 赵文娟,杨乃龙,主编。内分泌和代谢病功能检查 . 北京:人民军医出版社,2013.
103. 刘志民,贝政平,汤如勇,主编。内分泌与代谢病诊断标准 . 上海:上海科学普及出版社,2014.
104. Moller JT, Cluitmans P, Rasmussen P, et al. Long-term postoperative cognitive dysfunction in the elderly ISPOCD1 study. ISPOCD investigators. International Study of Post-Operative Cognitive Dysfunction. Lancet, 1998, 351(9106):857-861.
105. Tomlinson JH, Partridge JS. Preoperative discussion with patients about delirium risk: are we doing enough. Perioper Med (Lond),2016, 5(1):22.
106. 常秀杰 , 陈伯銮 . 围手术期患者认知障碍与谵妄 . 中国临床实用医学 ,2007,1(9):48-50.
107. Townsend CM, Sabiston DC. Sabiston Textbook of Surgery. 20th Edition. Elsevier, 2017: 320-322.
108. 全国神经外科癫痫防治协助组 . 神经外科围手术期和外伤后癫痫的预防及治疗指南 (草案). 中华神经医学杂志 ,2016,5(12):1189-1190.
109. Selim M. Perioperative stroke. N Engl J Med, 2007, 356: 706-713.
110. Bateman BT, Schumacher HC, Wang S, et al. Perioperative acute ischemic ischemic stroke in noncardiac and nonvascular surgery: incidence, risk factors, and outcomes. Anesthesiology, 2009, 110: 231-238.
111. 丁婷,王东信 . 围手术期脑卒中的研究进展 . 中华临床医师杂志 : 电子版,2012,6(22):7314-7317.

第四章 老年人加速康复外科的相关问题

老年人加速康复外科是近年随着ERAS的应用和推广提出来的新概念。加速康复外科是基于循证医学证据，在多学科协作基础上提出的一系列围手术期优化处理措施，可以通过减轻手术应激反应、合理的管理疼痛、早期恢复经口饮食和早期活动，达到加速术后康复的目的。老年人由于普遍存在营养状况差、合并心脑血管疾病、心肺肝肾脏器功能下降以及恢复偏慢等特点，其围术期处理措施需要注意许多问题，这就导致老年人实施ERAS比年轻人复杂和困难。只有解决了老年人围手术期处理的关键问题和难点，才能顺利地开展老年人ERAS。另外，世界卫生组织定义老年人为大于65岁人群，而在外科领域，由于不同系统疾病以及不同研究对老年人的定义存在差别，本章探讨的老年人没有明确的年龄界限，泛指高龄病人。

第一节 老年人围手术期处理特点

老年人由于心理及生理状态与中青年不同，围手术期处理有其特殊性。

一、术前准备

（一）心理准备方面

老年人有如下特点：一是术前宣教困难，较年轻人更容易出现心理精神障碍，治疗依从性相对较差。外科医生、护士及麻醉医生都需要参与术前宣教，术前宣教是术前准备的重要环节，可以缓解病人的恐惧和紧张心理，并且提高治疗依从性从而促进术后康复。而老年病人的术前宣教存在一定的困难，究其原因，部分老年病人理解能力欠佳，不能完全理解医护人员的想法，部分老年病人听力欠佳，沟通交流困难，还有部分老年人术前对自己的病情并不完全知晓，导致术前宣教存在巨大的困难。二是由于术前恐惧或焦虑产生的精神心理障碍，老年病人随着衰老可能已经存在神经系统的病变，外界的刺激或情绪的波动可能会诱发精神心理障碍的出现，如抑郁、认知功能障碍。基于以上两点，老年病人普遍存在沟通交流困难或精神心理障碍，再加之部分老年人文化水平较低，导致其治疗依从性不佳。

（二）生理准备方面

老年人体质相对较差，更容易出现围手术期感染或意外伤害骨折等；常伴有贫血、营养不良、心肺功能下降、肾功能下降等并发症，需要予以纠正；某些常规的术前准备措施（例如胃肠道准备）可能会加剧老年人潜在疾病发作或加重原有疾病。老年病人多存在贫血、营养不良、心肺功能下降等并发症，需要予以对症支持治疗从而使其更好地耐受手术，而一些常规的术前准备措施可能会加剧潜在疾病的发生，例如术前胃肠道准备可能会导致水、电解质紊乱，若老年病人患有心律失常等心脏病，可能会导致其心律失常发作甚至危及生命；相当一部分老年病人存在高血压、冠心病或脑血管病等心脑血管疾病，有些病人已放置冠脉支架或常规服用抗血小板药物，术前需要评估相关药物的应用以及能否停药。对于肾功能障碍的老年病人，需谨慎选择肾毒性药物，如放射性造影剂和氨基糖苷类抗生素。此外，高龄是血栓形成的危险因素之一，老年病人术前需预防血栓栓塞症，预防性应用低分子肝素以及机械性预防措施。

二、术中管理

术中管理主要涉及手术方式及手术时间等手术相关问题、避免低体温、液体管理以及麻醉管理。而老年人耐受低体温能力差，更容易出现水、电解质紊乱，心肺功能不佳，耐受液体负荷能力差，麻醉药代谢慢，因此对老年人的体温、液体及麻醉管理需格外谨慎。对于老年人，手术时间不宜过长，手术创面不宜过大；复杂困难的手术会导致手术时间延长，炎症反应加重，术中失血量增加以及液体丢失增加，这些都将不利于老年病人的术后恢复。因此老年病人术中需注意采用保温措施（如液体加温装置、加温毯）避免低体温，实时监测生命体征，严格控制液体输入速度和量，避免心力衰竭和术区水肿，麻醉医师应在保证安全的前提下尽量减少麻醉药的用量，避免麻醉药代谢缓慢影响老年病人术后恢复。

三、术后处理

术后处理包括常规处理、术后体位的选择、术后各种不适的处理以及术后并发症的防治。与中青年相比，老年人术后处理的特点包括以下几点：生命体征监测更严密，引流管道维护更仔细，输液量不宜过多，术后疼痛管理需谨慎，胃肠道功能恢复更慢，活动开始的时间及活动量需因人而异、并发症的防治策略稍有不同。老年病人在经历长时间手术后，抗应激能力欠佳，体内一系列炎症反应可能诱发或加重疼痛、体温升高等不适，更容易出现生命体征不稳定及术区感染，且术后肠道恢复蠕动较年轻人慢，对疼痛的耐受能力差，不利于早期下床活动、恢复经口饮食等康复进程。因此，对于老年病人，术后需严密监测生命体征及各项血液化验结果，严格控制输液的速度和量，联合麻醉医师选择恰当的镇痛药物，各种引流管的维护需更加仔细，不要过早拔除，亦不可久置增加感染风险，根据术后恢复的进程决定经口进食及下床活动的时间。不可太激进，亦不可长时间卧床或禁食增加褥疮、下肢深静脉血栓形成以及肠梗阻的发生。

（张太平　冯梦宇）

第二节　老年人实施加速康复外科术前处理要点

一、术前宣教，精神心理干预

老年人加速康复外科属于加速康复外科的一部分，其团队组成和实施过程与其他加速康复外科基本类似。但老年人作为一个特殊群体，其术前宣教和精神心理干预应该得到更多重视。这不仅需要护理团队的支持，也需要外科医生的积极参与。

（一）术前宣教内容

首先，应当向病人充分沟通加速康复外科能够为其带来的益处：缩短病人住院时间 2.5 天；降低并发症发生风险（47%）；降低病人再入院风险（20%）；降低病人死亡风险（47%）。尤为重要的是，对 ERAS 依从性越高，病人获益越大。因此，通过老年人可以理解的方式让老年病人知晓加速康复外科流程，提高病人依从性是十分必要的。

以上数据由荟萃分析研究得出，共纳入 6 个研究 452 例病人。加速康复外科能够使病人获益正在得到越来越多的研究证实。但加速康复外科在老年病人中的应用仍十分局限，这与老年人自身特殊的生理和心理特点有关，但医护人员的努力可以使更多的病人从加速康复外科中获益，年龄不应成为限制ERAS应用的独立因素。

2012年，ERAS协会关于普外科手术的推荐中指出：①所有病人在术前应接受专门的咨询服务。②针对手术和麻醉过程的术前宣教有可能减少病人的恐惧和焦虑情绪，加快术后恢复缩短住院时间。③可以通过个体辅导，提供宣传册或多媒体宣传等方式进行宣教。④向病人解释手术过程，鼓励病人完成一些任务。改善围手术期的禁食、术后早期活动、有效控制疼痛，积极的呼吸锻炼，都可以减少并发症的发生。⑤对确定进行改道或持续造瘘的病人应该在术前进行肠道漏口治疗的护理培训，为手术做准备并减少术后住院时间。

对于老年人的宣教应该尤其注意以通俗易懂的语言向老人解释病情，既达到充分沟通使病人理解病情的目的，又不至于造成病人的过度恐慌。这需要医护人员长期临床工作的经验积累。必要时，可在家属的协助下向病人进行宣教。

（二）术前宣教的沟通方式

1. 有效的沟通 有效的沟通是达到理想治疗结果的基础。很多时候成功的医患关系需要医生具有良好的沟通能力，在面对老年病人时尤其如此。有效的沟通可以使病人更加了解自己的病情，增加对医生的信任，提高病人对治疗的依从性。有效沟通需要传递的信息具有以下特点：简明扼要、清晰易懂、完整准确。

实现有效沟通需要考虑的问题包括：正确的地点，充足的时间，不被打断，私密性。满足以上条件后，与病人沟通的医护人员应该掌握基本的沟通原则，保证与病人的沟通能够顺利进行。例如，在初次与病人沟通时应当有恰当地自我介绍，与病人交谈应做到相互尊重，恰当地运用肢体语言。也有专家对医护人员提出建议：训练可以提高自己的沟通技巧。

老年病人的心理可能比其他年龄段的病人更加敏感，在沟通中尤其要避免一些不恰当的沟通方式，例如：①对病人的行为，言语表现出吃惊或不屑一顾；②为了表达自己的关心对病人过分关注，这可能加重老年病人的心理负担；③宣教内容过多、过快，或是太过重复，持续太长时间；④对病人进行道德评判，批评病人的某些言行；⑤因病人不接受自己的建议与病人产生争吵；⑥给病人过高的心理预期。这些都是在与老年病人沟通时应该避免的情况。

2. 有效沟通的障碍 与老年病人沟通有可能会出现特定的障碍，例如文化水平较低，不能理解宣教内容；听力下降影响与人正常交流；固执，不愿接受新的理念等。当临床工作中遇到这些问题时，需要医护人员进行个体化的沟通，根据病人实际情况，尽最大可能争取最有效的治疗措施。

（三）精神心理干预

精神心理干预是老年人加速康复外科不可忽视的一部分。与其他年龄段的成人相比，老年人在面对手术打击时出现精神心理问题的可能性更高。焦虑、谵妄、抑郁、恐惧等是最常见的几个精神心理症状。精神心理症状复杂的本质及个人对其感知和反应的巨大差异提示治疗方案的个体化是非常重要的。特别需要注意的是，作为病人的主管医生，在发现病人出现异常精神心理症状时，应及时与麻醉医生沟通。大部分的术前用药、麻醉诱导及维持用药均有可能对中枢神经系统产生不同程度的影响，麻醉方式的不同也可能会影响病人术后的精神心理状况。

症状评估与管理：每位老年加速康复外科的病人均应获得精神心理相关症状的评估和管理。这些症状的评估在临床实践中应该是系统、科学的。许多有效的评估工具可供非精神科医护人员对病人进行初步评估。如果发现或预测到会出现复杂的精神心理问题，则需要考虑寻求专业的精神心理科医生的支持和帮助。

(1)焦虑

定义:焦虑是一种因感知到目前或未来的威胁而产生的一种不安和恐惧的状态。围术期老年病人的心理应激变化较其他年龄段更为明显,且自身储备功能下降,免疫功能减退,常伴有一种或多种并发症,手术与麻醉风险增加,这使得焦虑情绪在老年手术病人中出现的概率大大增加。

评估:焦虑可以是一种或多种精神障碍的一部分,包括广泛性焦虑、惊恐障碍、适应障碍等。在手术前应仔细询问病史,充分评估病人的精神状态。一些常见的精神异常症状应当引起医护人员的重视。发现病人情绪异常时,可以使用"医院焦虑和抑郁量表"进行评估。

处理:术前焦虑是极为常见的一种情绪异常。通常优先考虑通过积极沟通缓解病人的焦虑情绪。也有人认为可以适当使用短效抗焦虑药物缓解病人的痛苦。对于严重的焦虑状态应考虑请精神心理科会诊,制订合理的治疗方案,保证手术的顺利进行。

(2)谵妄

概述:谵妄是一种意识混乱、注意力不集中及存在认知障碍的状态。它可因生理上的疾病或治疗而急性发作,病程波动。老年病人出现术前谵妄常常属于这种情况。疾病、药物、感染都有可能诱发谵妄,老年人自身基础状况的复杂性使得谵妄在这一群体的发生率显著增加。谵妄可分为下列几个类型:①活动减退型:安静的、沉默寡言的和倦怠懒惰的,常被忽略或错误诊断为抑郁。②活动过度型:兴奋度增加、易怒、攻击性或出现幻觉。③混合型:兼具以上两种特点,症状波动,可在夜间恶化。

处理:外科医护人员在发现病人谵妄症状后,应积极消除可能引起谵妄的外科因素,并申请精神心理科医生会诊,制订合理的治疗方案。确保病人、家属和工作人员的安全。

预防:疼痛可引起病人谵妄发作,因此合理镇痛可有效预防术前谵妄。此外,疾病引起的各种可能诱发谵妄的症状应及时给予纠正。合理使用药物,鼓励病人运动,给予病人足够的营养支持均可降低谵妄发生率。

(3)抑郁

定义:抑郁是一种心理障碍,表现为情绪抑郁,兴趣或快感丧失,负罪感,自我价值过低,睡眠或食欲异常,感到乏力及注意力不集中(WHO 定义)。

评估:国内外的研究均显示由于社会和生理等多方面因素影响,老年人的抑郁发病率较高。我们在外科诊疗过程中面对老年病人时,应尤其注意他们的精神状况,发现异常及时进行评估,必要时请精神心理科会诊。

处理:术前重度抑郁是增加术后认知功能恢复不良的独立危险因素。重视抑郁的识别与治疗,对预防术后早期认知功能障碍具有重要意义。

二、营养评估与支持

术前营养状态评估对于老年病人术后恢复至关重要。老年病人营养不良发生率较年轻人高,术前及时将营养不良尤其是重度营养不良者筛选出来并给予恰当的营养支持,有利于减少老年病人术后并发症并缩短其住院时间,加速其术后康复进程。

老年人营养代谢有如下特点:基础代谢率降低;葡萄糖的代谢率和耐受性相对下降;蛋白分解代谢增强,合成代谢减弱,易发生负氮平衡;脂肪分解代谢能力降低,易出现高脂血症和动脉粥样硬化。以上特点决定了老年人术前营养状态评估的重要性。

WHO 对营养不良的定义是根据体质量指数的范围制定的。但该标准不太适用于临床病人,首先西方发达国家人群普遍偏胖,而且随着中国人饮食结构的调整,肥胖人群也在不断增加,单纯的 BMI 数值并不能反映病人近期的营养状态;其次,疾病相关营养不良更能反映病人近期的营养状态和疾病进展状态，其和BMI绝对值无关，尤其对于过度肥胖的病人，疾病相关的体质量下降预示着非脂肪体质量下降，这将给接受大型手术的病人带来巨大的代谢相关风险。2005年Thorsdottir等人提出老年人营养不良筛选基于BMI、近期体质量下降、近期手术史及食欲下降四条标准。中国的老年外科专家认为所有老年病人均应接受营养状态评估，包括：①记录身高、体质量，并计算BMI，检验基线血清白蛋白和前白蛋白；②询问过去1年或自发病以来体质量下降情况（非减肥状态）。而严重营养不良需满足以下至少一条：① BMI<18.5kg/m^2 且一般情况较差；②血清白蛋白 <3.0g/dl（无肝肾功能不全）；③过去6个月内未减肥但体质量下降介于10% ~ 15%；④食欲下降，不能达到正常进食量的50%。2005年也有人提出老年营养风险指数（geriatric nutritional risk index，GNRI）用来评估老年人的营养状态，其计算公式为老年营养风险指数 =1.489× 白蛋白比重（g/L）+41.7×（体质量 / 理想体质量）；理想体质量计算公式：男性：身高（cm）–100–[（身高（cm）–150）/4]；女性：身高（cm）–100–[（身高（cm）–150）/2.5]。老年人营养风险根据以上公式可分为以下4级。严重风险：GNRI<82；中度风险：82 ≤ GNRI<92；低风险：92 ≤ GNRI<98；无风险：GNRI>98。对于中度以上风险的病人，建议专科会诊。欧洲营养与代谢协会发布的2017版外科临床营养指南认为营养不良的诊断标准包括以下两条：① BMI<18.5 kg/m^2；②三个月内体质量下降超过10%或5%+BMI或非脂肪体质量指数下降。此外，对于年龄超过70岁的老年病人要求BMI低于22 kg/m^2。2009年来自欧洲Nutrition Day的15 000名病人的资料表明，代谢风险与住院病死率密切相关，尤其是老年病人。有研究表明，疾病的严重程度、手术、恶性肿瘤以及年龄超过70岁均是住院并发症发生率升高的关键因素。因此，对于准备接受手术治疗的老年恶性肿瘤病人，其住院期间并发症发生风险明显升高。一项系统综述总结了1998—2008年间的15项研究，纳入了年龄超过65岁的接受普外科手术的老年病人，结果表明体质量和白蛋白水平是老年病人预后的重要预测因子。一项最新的队列研究纳入了接受上消化道手术的病人，得出了与以上系统综述相同的结论。

经过以上评估的老年病人，如果不存在营养不良状态，则无须接受营养支持治疗；如果存在营养不良，则需要接受合适的营养支持治疗。营养支持首选经口营养制剂摄入，如果因消化道肿瘤或炎症合并肠梗阻导致不宜经口进食，则建议给予管饲营养支持，如果连续5 ~ 10天无法经口进食或中重度营养不良，建议给予TPN营养支持。近年认为给予10 ~ 14天的营养治疗或许可以使病人获益，最近有人将此理念称为预康复，该理念需要多学科多模式治疗手段。此外，这种预康复理念依赖于体力锻炼和营养支持治疗的协同作用。有研究指出，对于接受肝切除术的病人，预康复的过程可能需要持续4 ~ 5周。专家认为，生理储备功能低下的病人，例如老年体弱、肥胖或恶性肿瘤病人，将更能从这种预康复过程中获益，关于该观点尚需进一步研究证实。此外，预康复过程对于老年恶性肿瘤病人术后恢复情况的影响仍需进一步证实。也有研究指出，由于作用微弱，营养治疗在一项研究中单独的作用很难被发现，而当与其他的ERAS治疗方案联合应用时便可以观察到明显的获益。但是关于营养治疗的研究存在很大的异质性和不连续性，且证据级别较低，说服力不够。Gerritsen等发表的系统综述纳入了15项研究和3474例病人，结果证实PD术后无论采取肠内营养还是肠外营养均不能使病人获益。

总体来说，关于老年病人，目前主流的观点认为术前的营养评估是必不可少的，对于营养不良的老年病人，建议给予充分和恰当的营养支持治疗，从而降低围术期的并发症发生率和死亡风险，加速术后康复。

三、液体管理

围手术期液体管理是外科手术病人治疗的关键之一。随着年龄老化，人体对液体负荷的耐受和调节能力下降。合理有效的液体管理可以有效减少病人术后并发症、改善预后、缩短住院时间，反之则会导致病人预后恶化。

(一) 电解质紊乱

老年人由于器官的自然老化及身体功能的减退,对身体内环境的调节功能减弱。当内外环境发生变化,特别是在急性疾病时,极易发生水及电解质的紊乱。对于老年病人术前存在的水、电解质紊乱应及时纠正。

术前的电解质紊乱主要见于肠梗阻或严重烧伤的病人,老年人的肠梗阻将会产生恶性电解质紊乱。例如,消化道肿瘤合并肠梗阻的病人,术前需要禁食、禁水,给予肠外营养或肠内营养,密切监测血电解质,预防电解质紊乱。长时间肠外营养容易导致钾补充不足出现低钾血症,而老年人常发生低钾血症,且原因不明,需特别注意鉴别,及时补钾。临床上通常采取分次补钾,边治疗边观察的方法。经口补钾较为安全,但外科低钾血症病人常需静脉补钾。部分老年病人术前需要用利尿剂缓解腹水或水肿,最好不要应用依他尼酸,因大剂量依他尼酸可引起耳聋,且当老年人有肾功能损害时不能正常排出。

(二) 禁食、禁水

传统手术提倡术前 12 小时禁食,术前 6 小时禁水,以防止麻醉或手术过程中发生呕吐引起窒息或吸入性肺炎。但此做法缺乏证据支持,并有研究结果表明:禁食过夜可导致术后不适,且长时间禁食使病人处于代谢的应激状态,可致胰岛素抵抗,不利于降低术后并发症发生率。尤其是对于老年人,术前长时间禁食禁水会引起体力不支,降低对手术的耐受。因此 ERAS 建议无胃肠道动力障碍病人术前 6 小时禁食固体饮食,术前 2 小时禁食清流质。此外,术前病人进食碳水化合物对机体代谢有积极意义,若病人无糖尿病史,推荐手术 2 小时前饮用 400 ml 含 12.5% 碳水化合物的饮料,可减缓饥饿、口渴、焦虑情绪,减少术后氮和蛋白质损失,维持肌力,降低术后胰岛素抵抗和高血糖的发生率。研究表明:术前 2 小时进食流质食物并未增加并发症发生率。但对于消化道梗阻或出血病人,术前应禁食禁水,并予以补液及营养支持。

(三) 肠道准备

传统观念认为,术前肠道准备能够清除肠道中的粪便等内容物,保证肠道清洁,减少术中污染并减少术后并发症。传统术前肠道准备包括机械性肠道准备(口服导泻与清洁灌肠)和口服抗菌药物清除肠道细菌,多个领域的 ERAS 方案均不建议术前行肠道准备。有研究结果显示:机械性肠道准备不能够减少术后切口感染率及并发症发生率,并且可导致病人脱水、电解质紊乱,尤其是老年病人。对于有心肺等方面基础疾病的老年人,机械性肠道准备可能会导致严重并发症,同时加重病人对手术的焦虑与恐惧,增加围术期的应激反应,不利于病人术后康复。因此术前不必常规行肠道准备。

四、器官功能评估及并发症处理

随着人口老龄化,合并脏器功能不全的外科病人明显增多,全面评估老年病人器官功能,充分掌握手术适应证是外科医生面临的重要课题。

(一) 心脏

老年病人 β 受体反应性下降,对血管紧张度和前负荷更依赖,血容量不足时麻醉药易引发血压不稳定,更易出现体位性低血压。1/3 老年病人术前有舒张功能不全,容易容量超负荷。缺血性心脏病不但发病率高,而且是目前对手术威胁最大的疾病之一,合并高血压、充血性心力衰竭(HF)是麻醉和术后死亡最重要风险因素之一。缺血性心脏病时心功能最常见的改变是输出量减少:成年以后心搏出量每年以 1% 的速度递减,65 岁时的每搏输出量只相当于 25 岁的 60%。

为在术前更精确地判断心脏疾患的危险性,应详细询问病史。对所有手术病人,术前应常规进行心电图检查,并对可疑病人进行包括运动负荷心电图、24 小时动态心电图、超声心动图、心肌核素扫描或冠状动脉造影等检查。

临床常用 Goldman RCRI、纽约心脏病协会(NYHA)4 级分类法、体能(代谢当量)评估心脏并发症及其死亡率。Goldman RCRI 是将多种独立危险因素进行评分的方法。其中,危险因素总分≥ 26 分者,只应做确实危及生命的手术;总分在 13 ~ 25 分,术前应与心脏科医师讨论治疗方案,考虑进行择期手术;总分< 13 分,则手术的危险性小,与一般人无明显差别,多可经受各种手术。其中 Goldman RCRI (0 ~ 5、6 ~ 12、13 ~ 25、≥ 26 分)分别相当于 NYHA 心功能Ⅰ、Ⅱ、Ⅲ、Ⅳ级。体能是指机体在尽力活动时所能达到的最大心脏功能能力值或在有氧范围内机体所能完成的最大强度活动的心脏功能能力值,评估心脏功能能力的单位为 MET,≤ 4MET(无法行走 3 个街区或爬 2 层楼)提示心脏储备功能差。

老年病人围手术期急性心肌梗死(MI)病死率比年轻病人更高,是否进行外科手术需根据外科疾病和心脏疾病对机体的威胁进行权衡:如果外科疾病不处理将在短时间内危及生命,则应尽快手术,不应因为顾及心脏疾患而丧失手术时机。但如果病情允许,应在手术前尽可能对心脏疾患进行必要的准备,以减少发生心血管并发症的危险性。应首先处理对生命威胁最大的疾病,并为病人选择安全系数最高的治疗措施。

一般认为,除非急诊,心肌梗死发作后 1 ~ 2 个月内原则上不宜手术;对心梗恢复满意、小剂量运动试验后症状轻微或无症状的病人,可在心梗发作后 6 周至 3 个月内安排非心脏手术;对运动试验有症状的病人,择期手术应安排在 6 个月后进行;对危及生命的急诊手术和癌症根治术等有绝对手术指征的病人,术前查清心脏储备能力,在严密心电监测和充分治疗下(包括进行冠状动脉造影和搭桥手术)是可以安排手术的;对不稳定心绞痛病人,术前应常规进行冠状动脉造影,对有冠状动脉狭窄的病人应在手术前或术中先进行冠状动脉搭桥或再通手术,再进行非心脏手术。美国 ACC / AHA RCRI 指南指出,高危病人(活动性心脏病如不稳定冠脉综合征,严重心绞痛,近期 MI,新发失代偿 HF 且 NYHA4 级,严重心律失常如莫式Ⅱ型Ⅱ ~ Ⅲ度传导阻滞、室上性心动过速、>100 次 / 分快速房颤、症状性室性心律失常、心动过缓、新发室性心律失常等,主动脉瓣和二尖瓣严重瓣膜病变、心功能失代偿 / 既往 HF、脑血管病、糖尿病、肾功能不全接受中、高危手术时推荐围术期持续使用他汀类药物且不应突然停药,不推荐不加选择和广泛使用β受体阻滞剂。

血栓栓塞虽不常见,但却是致死的并发症,高危病人包括过去有明确血栓形成或栓塞史的病人,手术时间长、暂时影响下肢血流的病人,髋关节重建手术病人等。对这些病人,应采取各种办法减少血栓形成或血栓栓塞,包括充气弹力裤、早期活动以及小剂量肝素抗凝等。

(二) 肺

肺部并发症在外科手术后十分常见,是外科病人术后最主要的死亡原因。老年病人有效肺泡气体交换面积下降和解剖与生理无效腔增加以及非实质弹性组织减少等导致术后更易出现肺部并发症。术前已有呼吸道疾病者术后肺部并发症的发生率约为 26%,而无呼吸道病变者,只占<8.2%。恰当评估病人的肺部情况,对术前肺功能的准备和术后呼吸衰竭的预防和治疗仍具有十分重要的意义。

肺功能的评价包括:详细的病史采集、胸片和血气分析,对怀疑有肺功能异常的病人应进行肺通气功能测定。在肺通气功能测定的各项指标中,最有预测价值的是用力肺活量和 1 秒率。一般认为若 1 秒用力呼气量或用力呼气量小于 70% 预计值或 1 秒用力呼气量 / 用力呼气量小于 65%,术后肺部并发症的危险性大,目前发现术前肺流量计检查和血气分析对预测术后肺并发症的发生更有价值。但需要注意的是肺功能评价不能代替临床评估,也不能决定能否手术,它仅是术后肺部并发症风险的预测指标。Torrington 和 Henderson 曾于 1988 年提出外科手术的肺部危险因素评分方案,总分 0 ~ 3 分是低危组,4 ~ 6 分为中间组,7 ~ 12 分为高危组。对于高危组病人,术前进行围手术期呼吸治疗,收到明显的效果;对轻度肺功能障碍的病人,应用上述指标可以大致判定手术的危险性;但对于严重肺功能障碍的病人,尤其是要接受心、肺部手术的病人,应用心肺运动试验对心肺手术后肺部并发症发病的危险性进行评估很有必要。

为减少术后肺部并发症，除了对病人进行危险因素的预测，还应该通过医疗手段和指导教育使病人处于最佳手术状态。①鼓励和劝说病人术前禁烟 4 ~ 8 周，减少气道高反应和支气管痉挛的危险。②治疗和控制慢性阻塞性肺病和哮喘等疾病至理想水平，对于慢性阻塞性肺病急性发作的病人择期手术应该延期，对于在术前应用支气管扩张剂治疗而症状控制不理想者可提前 2 周应用糖皮质激素治疗，有人认为这并不增加术后感染的机会。对于临床上有感染征象者术前应加用抗生素治疗，但不加选择地术前应用抗生素对于非胸腔手术者并不能降低术后肺炎发生的危险性。哮喘病人在手术期应慎用 β_2 受体阻滞剂以免诱发和加重哮喘。③对于术前有阻塞型睡眠呼吸暂停综合征病史和临床表现者，应行多导睡眠图检查明确病情，并根据病情在围手术期使用持续气道正压通气治疗，尽可能减少镇静和麻醉药物用量。

（三）肝

老年人肝脏明显缩小，肝细胞数量减少，纤维组织增多，血流量减少，同时细胞组织学改变明显，尤其细胞核的变化更显著。因此，肝细胞各种酶活性降低，白蛋白合成能力下降，对内外毒素解毒功能降低，药物易在体内蓄积，直接或间接导致全身各脏器受损。

肝脏功能的评价除要考虑到病人的全身状况（如营养不良、腹水、肝性脑病等）外，还包括血清学指标（胆红素、肝脏酶谱、血清白蛋白及白 / 球蛋白比值、凝血酶原时间及活动度、纤维蛋白原等）、肝脏血流量指标等客观指标。目前肝功能的诸多评价方法中，仍以 Child-Pugh 分级最为常用。A 级：5 ~ 6 分，手术危险度小，预后最好，1 ~ 2 年存活率 85% ~ 100%；B 级：7 ~ 9 分，手术危险度中等，1 ~ 2 年存活率 60% ~ 80%；C 级：≥ 10 分，手术危险度较大，预后最差，1 ~ 2 年存活率 35% ~ 45%。肝脏指数分级法也是根据肝功能血清学指标进行分级的一种常用方法，根据分级结果，0 ~ 2 级为轻度肝损害，3 级为中度损害，4 级为重度损害。对于肝功能异常的老年病人，首先应尽可能明确造成肝功能异常的病因，根据病因及病情程度判断病人是否适合手术。

（四）肾

肾脏的主要功能是排泄代谢产物，保持水、电解质和酸碱平衡等内环境的相对稳定，产生多种生物活性物质。40 岁后，肾脏逐渐萎缩，与普通成年人相比，老年人肾实质减少 20% ~ 30%，肾小球和肾小管功能衰退，出现肾功能下降。并存疾病如高血压、糖尿病和冠心病等会明显加快年龄增长所致的进行性肾小球硬化。肾功能的评价除包括对可能受累的消化道、心血管系统、呼吸系统、神经精神系统和血液系统的检查外，主要是肾小球滤过功能评估和肾小管功能评估。肾小球滤过功能评估可以通过菊粉清除率、血清肌酐、肌酐清除率、同位素肾图等方法。其中血清肌酐虽然是目前临床应用最广泛的肾功能评价指标，但敏感性不高，老年人群的血清肌酐水平明显低于中青年人，年龄、性别、肌肉重量、饮食中肉类的消化、蛋白质摄入的限制以及某些药物的使用等都可以影响老年人的血清肌酐浓度，因此血清肌酐不是评价老年肾功能的理想指标。肾小管功能也是完整肾功能的一部分，包括近端肾小管及远端肾小管。近端小管功能检测包括尿溶菌酶测定、β_2 微球蛋白测定、锂清除率等；远端小管功能检测主要包括尿比重、尿浓缩稀释试验、尿渗透压、尿 pH 值测定等。老年病人术前应仔细评估病人的肾功能状况及术后发生急性肾损伤的风险。对于肾功能异常病人必须考虑合适的术前预防策略（如慎用肾毒性药物及造影剂等）或咨询肾脏专科医师采取相应的替代治疗等措施以降低术后发生肾衰竭的风险。

另外，老年人神经系统、血液系统等也都随着机体的衰老，伴有功能减退，术前均应仔细评估，对于功能异常的脏器或系统应积极干预，减少或避免术后并发症的发生。

（张太平　杨　刚　郑苏丽）

第三节　老年人实施加速康复外科术中处理要点

当前的 ERAS 指南对术中处理的探讨主要集中在麻醉管理、体温管理、液体管理以及手术情况。而针对老年人的研究多集中在普外科和骨科，并且没有对实施老年人 ERAS 提出具体的指导或建议。本节将基于老年人的生理病理特点，结合最新的 ERAS 指南以及老年外科的研究进展，总结老年人实施 ERAS 的术中处理要点。

一、麻醉管理

麻醉科是实施 ERAS 的 MDT 团队的重要成员，ERAS 的顺利开展离不开优化的麻醉管理。随着 ERAS 理念的不断更新以及麻醉技术的不断进步，麻醉不仅限于保障病人的术中安全以及为手术创造良好的条件，更应该配合外科医师加速病人术后康复并且减少术后的麻醉相关不适，并且麻醉管理并不仅限于术中，而是贯穿于术前、术中和术后的整个围手术期。

由于肝肾等脏器功能下降、代谢缓慢以及合并基础病较多，老年人的麻醉管理相对年轻人更为复杂和困难。首先要进行详细的麻醉术前评估(评估内容见麻醉管理章节)，根据评估的结果决定是否可手术以及术中麻醉方式及麻醉药物的选择和用量。例如，老年人多合并高血压，对于术前高血压控制不佳的老年病人，术中麻醉深度和血管活性药物的应用会有所不同。老年人的术前宣教尤其重要，可以缓解紧张焦虑，可考虑适当采用短效抗焦虑药物，但应避免应用长效抗焦虑药物，老年病人应替换苯二氮䓬类药物。

(一) 麻醉方式的选择

麻醉方法包括全身麻醉、硬膜外阻滞麻醉、硬膜下阻滞麻醉(腰麻)、腰硬联合麻醉及全麻联合区域阻滞麻醉。老年人更适合哪种麻醉方法呢？一位著名的小说家 Barbara Cartland 98 岁去世，他在世时说一旦超过 50 岁就不要接受全身麻醉，因为它会夺去你 1/4 的大脑。这种说法显然是不对的。2014 年 JAMA 发表的研究回顾性收集了 56 729 例因髋关节骨折接受手术的病人，年龄全部大于 50 岁，其中 15 904 例接受区域阻滞麻醉，40 825 例接受全身麻醉，按照 1 ∶ 1 匹配了 21 514 例病人，结果表明两组的死亡率无明显差异，区域阻滞组住院时间稍短，平均短 0.6 天。因此，全身麻醉并不会增加老年手术病人的死亡率。虽然有研究表明全身麻醉可以损伤血脑屏障并引起认知功能障碍，但只要麻醉药物用量及麻醉深度控制好，这些损伤都可以避免。而且老年人术后认知功能障碍并不能完全归因于全身麻醉，手术应激、炎症反应、疼痛以及潜在的发病机制均可导致术后认知功能障碍。目前的 ERAS 指南认为这几种麻醉方式都可接受，只要控制好麻醉药用量及麻醉深度，都能满足镇静、镇痛等基本条件，同时减少手术应激及炎症反应，加速术后康复。关于麻醉药物的选择，老年人尽可能应用短效静脉用麻醉药物，如丙泊酚，应避免使用咪达唑仑，该药可引起老年人严重的呼吸抑制，且老年人多伴有肾功能不全或 COPD，会进一步加重呼吸抑制和延长麻醉后恢复时间。

(二) 麻醉管理

要密切监测麻醉深度，对于老年病人，应避免长时间脑电双频指数 <45。无论采用何种麻醉方法，麻醉深度都要适中。避免术中知晓的同时也要避免麻醉过深，尽量缩短苏醒时间，同时减少麻醉不良反应。对于老年病人，肌松药不可用量太大，保证术野充分显露即可，肌松药用量太大不利于术后苏醒同时影响拔气管导管的时间。

二、体温管理

由于身体及腹腔长时间暴露于周围冷空气中，接受复杂开腹手术的病人会出现体温下降，同时麻醉导致的体温调节受损将加剧体温下降。大量的研究结果表明，体温下降与伤口感染、心肌缺血及出血等术后并发症和疼痛阈值下降密切相关。因此手术中应密切监测病人体温，采取必要的措施保温，避免低体温。老年人由于衰老及脑萎缩导致体温调节功能下降，对低体温的耐受能力更低，术中更应注重保温。老年人皮肤血管弹性下降，收缩功能下降，机体产热能力也下降，这都将导致其体温调节紊乱，应对周围环境温度能力下降，进而引起体温下降。此外，年龄相关的心肺功能异常以及内分泌功能失常都将影响机体产热能力。另有研究表明，老年人对周围环境温度的感知能力较年轻人明显下降。目前的 ERAS 指南均推荐采用加压气流或液体加温装置、加温毯保温，从而降低术后并发症发生率，加速术后康复。ERAS 指南并未就老年人作单独推荐，但老年人更应该受到重视。

已经有多项 meta 分析和 RCT 结果表明，在较大的腹部手术(如胰十二指肠切除术和直肠癌根治术)中避免低体温可以明显降低出血、伤口感染、心脏相关并发症等并发症发生率，并可明显降低对输血的需求。术后并发症对于合并基础病的老年病人可能会是致命的打击，体温下降可以加重凝血功能障碍，加之老年人血液本来就处于高凝状态，肿瘤、手术因素也会加剧凝血功能障碍，最终导致血栓栓塞症，甚至危及生命。因此，避免老年人术中低体温可以明显加快其术后恢复时间。

三、液体管理

对于术中液体治疗，当前的 ERAS 指南推荐目标导向液体治疗(GDFT)。该治疗方案的实施需要依靠血流动力学监测，依据每搏输出量变化调整液体输入量。大手术持续时间长，失血多，术中需密切监测血气以及血流动力学指标，保证血容量又避免容量超负荷。术前肠道准备也会导致机体体液转移，循环血容量不足，诱发电解质紊乱及脏器功能障碍，因此，术中输液量同时需要考虑术前是否进行肠道准备以及禁食禁水时间。ERAS 指南不推荐常规术前机械性肠道准备，只推荐需要行回肠造口术的病人行机械性肠道准备。同时直肠癌病人老年人居多，多合并便秘，因此也需行机械性肠道准备；而老年人同时合并心肺等基础病较多，肠道准备以及长时间的禁食、禁水会加重其原有疾病，如心肌缺血、心律失常以及 COPD。因此，术中需要密切监测血流动力学指标，结合术前的病史采取 GDFT，在保证有效血容量并维持血压的前提下，尽量限制液体输入，过多的液体会导致老年人心力衰竭、肺水肿。必要时应用血管活性药物，如血管加压素；但应用过血管活性药物一定要记录交接清楚，避免术后出现的低血压被认为是容量严重不足而盲目地补液，从而导致心衰、肺水肿以及肠道吻合口水肿，增加术后感染、吻合口瘘等并发症的发生率。

尽量避免术前肠道准备、缩短术前禁水时间至 2 小时以及术中精细操作控制失血量可以有效避免循环血容量减少。采取微创手术可以减小手术创伤，减少组织水肿和体液转移，从而减少术中液体输入量，但该理论尚未被更多研究证实。需要注意的一点是，微创手术需要建立气腹，而气腹会干扰胸腹腔大血管的状态并影响血流动力学变化。长时间的气腹不仅影响血流动力学，干扰医生对病人体液状态的判断，不利于液体管理；气腹过久同时会增加血栓形成的概率，例如胰十二指肠切除术中门静脉血栓形成，血栓形成会导致肠道血液回流受阻，形成肠道水肿淤血，减少了循环血容量。因此，对于老年人，笔者推荐手术时间尽量短、手术范围尽量小、尽量微创化，同时密切监测血流动力学指标，采取 GDFT，在保证循环血容量和血压稳定的前提下尽量限制液体输入。

四、手术情况

随着腹腔镜技术的发展，微创理念已深入人心。微创手术可以加速术后康复，体现在以下6个方面：减少手术创伤；减少炎症反应，降低术后并发症发生率；减少局部组织水肿，利于进行术中液体管理；减少术后疼痛，利于术后疼痛管理；促进早期下床活动，降低血栓栓塞症发生率；促进肠道功能恢复，加速术后经口进食时间。老年人从这6方面均可获益，因此对于老年人，如无特殊禁忌，建议首选微创手术，从而加速术后康复。

多项研究表明，微创手术可以减少术中出血量和输血量、降低术后并发症发生率并缩短住院时间。一项研究纳入了77例接受择期结直肠癌根治术的病人，其中33例年龄超过80岁，43例年龄低于55岁，结果表明，当腹腔镜技术联合ERAS理念时，年龄不是决定老年结直肠癌病人手术后恢复情况的重要指标，因此，老年人不应该被ERAS理念排除在外，实施ERAS是安全可行的。另有一项中国的研究表明，腹腔镜手术联合ERAS模式在老年大肠癌的治疗中安全有效，可以加速术后康复，提高病人满意度及生活质量。当前的研究认为在结直肠癌领域，微创联合ERAS可成为老年结直肠癌病人的常规治疗模式，可以加速康复，降低术后并发症发生率，但是尚缺乏高级别循证医学证据。腹腔镜手术在老年胃癌病人中的优势亦存在争议。有研究表明，在术后并发症方面，腹腔镜组和开腹组无明显差异，但该研究并未纳入年龄超过75岁的老年病人。国内外部分学者的研究认为腹腔镜技术可以降低老年胃癌病人的术后并发症发生率。国内黄昌明团队的回顾性研究表明腹腔镜组术后并发症发生率明显低于开腹组；Yasuda等的研究表明，对于年龄超过70岁的老年胃癌病人，腹腔镜组和开腹组并发症发生率无明显差异，但腹腔镜组内科并发症发生率低于开腹组，且术后经口进食时间和住院时间明显短于开腹组。Yasuda等的研究亦表明，腹腔镜手术对老年胃癌病人的免疫功能影响小，术后炎症反应较轻，明显降低了术后并发症发生率。腹腔镜组术后疼痛感明显轻于开腹组，有利于术后早期下床活动和咳嗽排痰。早期下床活动有利于预防下肢深静脉血栓形成，同时可以促进术后胃肠道功能恢复，加快术后排气时间，缩短经口进食时间。咳嗽排痰可以减少肺部感染的风险。因此腹腔镜手术可以加速老年病人术后康复。此外，有研究表明，围手术期应激反应和炎症反应是引起术后认知功能障碍的重要因素，炎症介质在血液中的高浓度和持续时间长都将严重损害认知功能。因此通过减少手术应激、应用控制炎症药物以及减少麻醉药用量均可降低术后认知功能障碍的发生率。腹腔镜手术应该可以通过减少围手术期炎症反应降低老年人术后认知功能障碍的发生，但目前尚缺乏循证医学证据。

腹腔镜手术同时也存在困境和难点。对于老年病人，气腹时间过长会影响腹腔内大血管的血流动力学变化，增加血栓栓塞症的发生率，例如，长时间的胰十二指肠切除术或肝门部胆管癌手术都将增加门静脉血栓形成的概率，如未及时发现或识别将引起胃肠道水肿淤血，甚至肝功能损害。因此，对于腹部巨大疑难手术，不建议首选微创手术，尤其对于血液处于高凝状态的老年病人。目前腹腔镜胰十二指肠切除术尚处于发展推广阶段，尚不成熟，目前主要集中在大型的胰腺外科诊疗中心，而该术式学习曲线漫长，因此建议尚处于学习曲线早中期的团队不要将老年病人纳入ERAS治疗组（包括微创、早期拔管、早期经口进食等）。老年人营养状况差，往往伴随贫血，因此术中备血需充分，输血需及时足量。

（张太平　冯梦宇）

第四节　老年人实施加速康复外科术后处理要点

ERAS的治疗模式下，术后处理环节是至关重要的，处理不当可导致术前、术中的努力前功尽弃，术后并发症发生率增加，死亡率和再入院率都将增加，延长住院时间，也增加了住院期间的总花费。术后处理的关键是做好病情监测，预防并及时治疗各种不适及并发症，加速术后康复。而老年病人在这个阶段更要谨慎，安全第一，不可一味地为了 ERAS 而贸然鼓励老年病人早拔管、早进食、早活动，应根据每位老年病人的病情采取必要的个体化治疗措施，并不强调单一病人全程 ERAS。ERAS 理念指导下的治疗措施亦不是一成不变的，我们应该选择合适的纳入排除标准，争取将每位老年病人都纳入 ERAS 模式，可以是其中的某一个或某几个环节，也可以是全程，并且要全程保持警惕，必要时及时退出 ERAS，避免由于采取 ERAS 措施而增加了老年病人的并发症发生率和死亡率。同时针对老年病人术前评估存在的并发症，虽然经过术前的治疗已安全渡过手术这一难关，但术后仍不可掉以轻心，需要根据每种并发症提前做好应急预案，一旦出现原有疾病加重或新并发症，及时请求多学科会诊处理并发症，术后的感染或吻合口瘘等并发症对于年轻人可能仅仅是延长住院时间和总花费，但对于老年人却可能是致命的。术后沟通交流同样至关重要，可以帮助外科医生判断老年病人的精神状态，从而及时发现并诊治术后新发的认知功能障碍或抑郁。认知功能障碍会严重影响术后康复进程，而抑郁处理不当会导致自杀事件发生。

一、术后早期拔管

目前的 ERAS 指南推荐，不常规放置鼻胃管、导尿管及各种术区引流管。长期留置导尿管可增加尿路感染的概率，因此建议手术时间短、手术风险低的中小手术可不留置导尿管，复杂大手术留置导尿管后可于术后第 1 ~ 2 天拔除。膀胱癌 ERAS 指南指出，膀胱癌术后尿潴留风险低的病人可于术后第 1 天拔除导尿管。老年人合并前列腺增生、尿潴留概率高于年轻人，因此老年病人不可轻易拔除导尿管，需结合术前评估的结果，必要时请泌尿外科会诊，可考虑推迟拔除导尿管，此时需结合其他并发症考虑该病人是否继续采取 ERAS 模式。

长期留置鼻胃管可增加发热、肺不张、肺炎等并发症的发生率，影响肠道功能恢复，因此建议未行胃肠道重建的中小胰腺手术不放置鼻胃管或手术结束时拔除，行胃肠道重建的复杂胰腺手术放置鼻胃管，根据引流情况于术后第 1 ~ 2 天拔除；胃切除术、结直肠盆腔手术、肝切除术等 ERAS 指南均不建议常规放置鼻胃管。近来的 meta 分析结果表明，不放置鼻胃管可以明显降低术后肺部并发症发生率，缩短排气时间、经口进食时间及住院时间。而老年人胃肠道蠕动功能下降，鼻胃管对其胃肠道刺激明显，可影响术后肠道功能恢复，延长术后经口进食时间，同时延长了术后肠内或肠外营养的应用时间，导致肠内肠外营养相关并发症发生率增加。ERAS 指南同时指出，不放置鼻胃管或早期拔除鼻胃管可以促进肠道功能恢复。综上所述，老年人除非有已知的肠梗阻或胃排空延迟，否则术后不常规留置鼻胃管。

目前多个 ERAS 指南均不建议常规放置腹腔引流管。大量的 meta 分析和 RCT 研究表明，术后留置腹腔引流管并没有降低吻合口瘘等并发症发生率，反而增加了腹腔感染发生率，延长了住院时间。而对于老年病人，需综合评估全身状态及并发症情况。老年病人营养状况差，吻合口愈合能力欠佳，发生吻合口瘘的概率高于年轻人，然而老年人术后抵抗力和免疫力下降，更容易发生腹腔或肺部感染，因此老年人不可轻易不放置腹腔引流管，也不可长时间留置腹腔引流管，需根据引流情况尽早拔除引流管。胰十二指肠切除术 ERAS 指南建议 PD 术后胰漏风险低的病人可以早期拔除腹腔引流管。一项前瞻性随机对照试验对比分析了术后 3 天和 5 天以上拔除腹腔引流管的差异，结果表明，对于胰漏风险低的病人，术后早期(3 天)拔除腹腔引流管可以降低胰漏、腹部和肺部并发症发生率，中位住院时间更短，住院费用更低，多因素分析表明引流管拔除时间和术前体质量下降是术后胰漏的独立危险因素。该研究定义的低胰漏风险为术后第 1 天腹腔引流液淀粉酶低于 5000 U/L。对于术后胰漏风险高或已发生胰漏的中小手术(如 DP)病人，这种胰漏多为单纯性胰漏，满足出院标准(体温不高、生活可以自理、恢复正常饮食、切口愈合良好等)后可带引流管出院，出院后需密切监测引流管引流量和性质，积极进行引流管维护的宣传教育；对于术后胰漏风险高的复杂手术（如 PD）病人，多为混合性胰漏，根据个体化治疗原则延迟拔管时间，尤其是老年病人，PD 术后一旦发生严重的胰漏合并腹腔感染将会带来致命的后果。目前绝大多数专家认为胰腺外科需要放置腹腔引流管。2014 年 *Annals of Surgery* 发表的多中心前瞻性 RCT 研究纳入了 137 例 PD 病人，其中 68 例预防性腹腔引流，69 例无腹腔引流，结果表明不放置腹腔引流管会增加并发症发生率和严重程度，该研究因病死率由 3% 增长到 12% 而被中止。因此，对于老年人非胰腺或非疑难危重手术，可考虑不放置引流管；而对于胰腺手术或存在高吻合口瘘风险的老年病人，需放置腹腔引流管，但不可放置过久，需在保证安全的前提下尽早拔除引流管。

二、术后早期下床活动

术后长期卧床会增加肺部感染、下肢深静脉血栓形成等并发症发生率，老年人术前合并肺部疾病的概率高于年轻人，同时老年人血液处于相对高凝状态，肿瘤、手术创伤都将增加血栓形成概率，早期下床活动不仅可以降低肺部感染等并发症的发生率，也可以降低深静脉血栓形成的概率。除此之外，早期下床活动还有利于胃肠道功能恢复，胃肠道功能恢复可以加快经口进食时间，缩短术后恢复时间和住院时间。有研究表明术后 1 ～ 3 天早期下床活动与 ERAS 成功与否密切相关。

老年人术后早期活动目标能否完成取决于术前宣传教育是否得当、术前评估的并发症种类和严重程度、是否为微创手术、术中失血输血量、术后是否进行多模式镇痛以及引流管是否早期拔除。宣传教育贯穿整个围手术期，术前需要充分交代 ERAS 模式下术后恢复的措施和进程，术后充分沟通恢复进度及 ERAS 的优势，解除老年病人内心的恐惧和焦虑心理。只有这样才能提高老年病人的治疗依从性，配合医护人员按照 ERAS 模式接受治疗。而对于术前并发症较多且复杂的老年病人，应联合多学科会诊，综合评估其是否适合入组 ERAS，对于不适合入组 ERAS 的老年病人亦会接受部分 ERAS 理念下的治疗措施。例如，对于术前合并 DIC 等凝血障碍疾病的老年病人，整个围手术期都需格外谨慎，术后不可过早拔除引流管，不可过早经口进食，不可过早下床活动。此外，手术创伤小、术中失血少、输血少都将加速老年病人下床活动时间，因此，没有特殊禁忌，老年人应该首选微创术式。术后伤口疼痛及因术中体位引起的疼痛是制约老年病人术后早期活动的重要因素。老年人多合并颈椎病或腰椎间盘突出症等疾病，术中摆体位时间过久或不当将会加重疼痛。因此，术后需要联合麻醉科和外科采取多模式镇痛，预防性镇痛，按时镇痛，术后恰当的疼痛管理可以促进老年病人早期下床活动。最后一个干扰老年病人活动的因素是腹腔或各种引流管，带着引流管不利于老年病人下床活动，因此 ERAS 指南建议鼻胃管、导尿管及腹腔引流管都无须常规放置，即使留置引流管，也应该尽早拔除。引流管尽早拔除可以提高老年病人下床活动的积极性，加速术后康复。

三、术后早期经口进食

ERAS 指南推荐，对于骨科手术、泌尿外科手术、胆囊切除术、胆道探查术、肝切除术等未行消化道重建的手术，麻醉完全苏醒后即可进水，术后第 1 天可考虑开始经口进食；对于胃肠道手术及 PD 等行消化道重建手术且放置胃管病人，可于术后第 2 天拔除胃管后逐渐恢复经口进水、进食，根据耐受情况逐步调整流质饮食为半流质。研究表明，术后早期恢复经口进食可以维护肠黏膜功能，促进胃肠道蠕动，预防菌群移位，降低术后并发症发生率。老年人由于术前常合并贫血、营养不良性低蛋白血症、糖尿病、心肺功能不佳、肝肾功能不全等疾病，导致其伤口和胃肠道吻合口愈合能力较年轻人差，容易出现吻合口瘘或腹腔感染。因此老年病人术后进食时间不可过早，应结合术前评估的情况及术后恢复的进度，决定是否可尽早恢复经口进食。

对于老年人，如果术前评估未见明显营养不良或低蛋白血症等并发症，术后也可早期拔除腹腔引流管，肠道功能恢复良好，可考虑术后早期经口进食，需循序渐进，缓慢过渡，逐步由清流质饮食过渡至半流质、软食直至普通饮食。同时需要警惕术后胃排空延迟、肠梗阻、吻合口瘘及腹腔感染等并发症，若存在以上并发症需继续禁食、禁水，采取合适的肠内或肠外营养，必要时退出 ERAS 方案。但目前的研究表明，年龄并不是决定术后胃排空延迟的关键因素，手术方式可能是影响胃排空延迟的主要因素。例如，在胰腺外科领域，结肠前胃肠吻合较结肠后发生率低，毕Ⅱ式较 Roux-en-Y 吻合发生率低；虽然在临床上发现保留幽门的 PD 较传统 PD 胃排空延迟发生率高，但缺乏高质量循证医学证据，尚存争议；目前认为保留胃大部的 PD 的胃排空延迟发生率可能较保留幽门的 PD 低。因此对于老年病人，建议采用保留胃大部的传统 PD 术，胃肠吻合采用结肠前毕Ⅱ式吻合。目前的研究表明，高龄是术后吻合口瘘及腹腔感染的高危因素，因此对于老年病人，术中吻合技术需成熟，术后密切监测病情，加强营养治疗，避免因营养不良和吻合口水肿导致的吻合口愈合不良，继而导致吻合口瘘及腹腔感染。老年人术后腹腔感染发生率高也和术后肠道功能恢复慢有关，内毒素吸收入血可以抑制肠道蠕动，导致麻痹性肠梗阻，继而引起难治性水电解质紊乱；老年人术前营养不良性低蛋白血症可引起吻合口水肿及肠道水肿，引起肠梗阻，结肠后吻合将会加剧肠道梗阻程度，因此老年人术后需密切监测白蛋白，及时补充白蛋白，必要时加用利尿剂缓解肠道水肿及腹水。总而言之，老年病人术后恢复经口进食不可操之过急，需结合术前病情评估及术后并发症评估综合考虑，若存在严重并发症需处理并发症，退出 ERAS 组，若不存在高危因素，可考虑早期恢复经口进食。

四、术后液体管理

术后应鼓励老年病人尽早恢复经口进水进食，根据进食情况尽快停止静脉输液，必要时给予肠外营养，密切监测血电解质及血糖，控制血糖及输液量，尽量避免液体正平衡，而对于复杂手术术后病人及高危病人，建议继续采用 GDFT 指导补液。前文已述关于老年人术后早期恢复经口进食的注意事项，此处不再赘述。一旦老年病人恢复经口进食，需根据进水进食量及种类逐步减少静脉输液量直至停止输液。因为过多的液体输入不仅会增加老年病人的组织水肿，也会增加心脏负荷，若老年病人合并心力衰竭或心功能欠佳，过多的容量负荷会诱发肺水肿，影响呼吸，不利于术后康复。若术后禁食、禁水时间较久甚至超过 1 周，应考虑给予老年病人肠内或肠外营养，具体的营养方式因手术方式不同而异。同时需要密切监测血电解质变化，及时处理电解质紊乱，恶性电解质紊乱将会给老年病人带来巨大的打击，严重影响心脏功能甚至生命。例如，术后低钾血症将会诱发心律失常、骨骼肌麻痹甚至呼吸肌麻痹，如不及时处理将会诱发心脏停搏或严重的呼吸困难。部分老年病人术前就存在慢性钾丢失，术后继续丢失，并且长时间缺钾已耐受相对低的血钾水平，但当血钾进一步降低时对缺钾的敏感程度将会增加，诱发严重的心律失常。若病人需要静脉输液，注意维持病人电解质稳定，避免输入过多不含钾液而诱发低钾血症，并严格控制输液量。对于低危老年病人，可考虑给予充分的补液，以不引起心脏负荷增加为准，而对于高危病人，推荐继续使用 GDFT 指导术后补液。对于留置中心静脉置管的老年病人，可于术后密切监测中心静脉压评估老年病人体内的容量状况，同时需要注意管道维护，警惕导管感染继发的脓毒血症，如果出现不明原因的体温升高持久不退，应想到导管感染可能，必要时及时拔除中心静脉置管。

此外，老年人由于术前常常合并糖尿病，术后出现糖代谢紊乱或胰岛素抵抗的概率更高，因此术后需密切监测血糖变化，严格控制血糖 <10 mmol/L，尽量使用胰岛素控制血糖，尽量避免使用长效胰岛素，避免使用口服降糖药，并尽量减少血糖波动。术后胰岛素抵抗将会增加蛋白质和脂肪分解，增加术后感染等并发症的发生率，影响吻合口和切口愈合，严重影响术后康复进程，不利于术后 ERAS 开展。因此，对于老年病人，术后需严格控制血糖水平，尤其是胰腺术后的老年病人，由于胰岛细胞的丢失加上手术应激，血糖往往较高，需要使用胰岛素泵控制血糖水平，使其安全度过术后吻合口及伤口愈合的关

键时期。

五、术后疼痛管理

目前的ERAS指南几乎都涉及术后疼痛管理,推荐多模式镇痛和预防镇痛。但这些指南的推荐意见均是基于不同的手术方式,并未指出哪些人群可以从ERAS镇痛理念中获益,例如老年病人或肥胖病人。理论上讲,老年病人术后应该可以从多模式镇痛和预防镇痛中获益,但尚缺乏循证医学证据。

多模式镇痛是联合应用各种镇痛方法或药物,从而减少阿片类药物的应用,并降低阿片类药物引起的呼吸抑制及肠道功能紊乱等并发症。老年人往往合并肺通气功能下降,应用阿片类药物过多将会严重影响呼吸,且老年人术后肠道蠕动恢复较慢,术后首次排气时间较久,阿片类药物将会加剧恶心呕吐、麻痹性肠梗阻等并发症的症状和频率。因此,老年病人将会明显从当前的ERAS镇痛方案中获益。预防镇痛是指在围手术期按时规律给予镇痛药物,贯穿术前、术中和术后,在疼痛出现之前应用药物,可以预防中枢和外周敏化,从而减少急性疼痛向慢性疼痛的转化,减缓术后疼痛,加速术后康复。接受了巨大胸腹部手术的老年病人疼痛感剧烈,严重的疼痛将会加剧术后的全身炎症反应,不利于早期下床活动、胃肠道功能恢复以及引流管的早期拔除,也将延缓经口进食的时间,延长住院时间和总住院花费。因此,多模式镇痛和预防镇痛的理念将会减少以上的一系列级联反应,加速术后康复。此外,微创手术由于创伤小、炎症反应轻也将明显降低老年病人术后的疼痛感。微创技术联合多模式及预防镇痛理念将使老年病人获益,加速其术后康复,还需要进一步的研究证实。

关于镇痛方式,目前推荐由麻醉医师、外科医师、护理人员和药剂师共同组成的多学科团队根据评估的结果进行选择。连续硬膜外镇痛(EDA)、病人自控镇痛泵(PCA)和切口自控镇痛泵、腹直肌后鞘和(或)腹横筋膜平面阻滞(TAP)、NSAIDS针剂按时应用等均可选择联合应用。近年的研究结果表明,EDA较其他的镇痛方式镇痛效果差、并发症发生率高,血流动力学更不稳定,需要更多的血管加压素维持血压,影响肠血流灌注、吻合口愈合及肠道功能恢复,不利于术后康复。而老年人疼痛的阈值相对低,血管弹性下降,多合并高血压或血栓形成,营养状况差,吻合口愈合及肠道功能恢复均较慢;因此,不推荐老年病人术后采用EDA镇痛。目前的ERAS指南推荐联合PCA、TAP及NSAIDS针剂注射,该方案同样适用于老年病人。

关于联合用药方案目前包括以下几种:阿片类药物或曲马多与对乙酰氨基酚合用,可减少20%~40%的阿片类药物用量;非甾体类抗炎药物与对乙酰氨基酚合用,两者各使用常规剂量的1/2,可发挥镇痛协同作用;阿片类药物或曲马多与非甾体类抗炎药物合用,可减少20%~50%的阿片类药物用量,并可抑制中枢和外周敏化;局麻药与阿片类药物合用。在术后镇痛方案的临床应用中,第三种方案应用最广泛。由于非选择性NSAIDS可能增加出血风险和应激性溃疡发生率,选择性COX2抑制剂应用最多,尤其适用于行肝叶切除术的老年病人,可以在不增加出血风险的同时达到镇痛效果。但应用选择性COX2抑制剂的同时需要警惕老年人心血管不良事件的发生。老年人术后疼痛治疗的评估与年轻人类似,部分老年人存在沟通障碍,可能需要采取特殊的评估方法。

近年的研究表明,镇痛方案的优化可以抑制肿瘤复发。最新的研究表明,阿片类药物可以抑制细胞免疫和体液免疫,促进肿瘤细胞的增殖、转移、癌基因的表达及血管形成。而术后应用NSAIDS与乳腺癌术后复发风险降低密切相关,可能是通过前列腺素介导的对肿瘤免疫的应答机制引起的。因此,应用优化的ERAS镇痛方案可以抑制老年肿瘤病人术后肿瘤复发。

六、术后营养支持

当前的ERAS指南不推荐常规给予术后营养支持治疗。但老年病人术前营养不良发生率较高,欧洲及中国的流行病学资料均显示，老年人营养不良或存在营养风险的比例较高，老年住院病人中营养不良发生率高于年轻人。术前的营养不良状态加上手术创伤引起的胰岛素抵抗，导致老年病人术后营养不良发生率明显升高，因此需要进行营养支持治疗从而促进伤口和吻合口愈合，加速术后康复。术后营养支持治疗包括肠内营养和肠外营养，肠内营养又分为口服营养制剂（ONS）和管饲，肠外营养又称为静脉营养。ERAS 指南普遍推荐 ONS 的应用，术前一天开始口服，术后恢复经口饮食后继续应用，从而保证病人术后恢复阶段的营养供应。2017 年欧洲临床营养与代谢学会发布了最新版的外科临床营养指南，该指南重点探讨了 ERAS 领域中营养治疗的相关问题。该指南推荐病人术后营养支持治疗首选 ONS，若术前病人存在严重的营养不良，可于术后恢复经口进食的同时补充 ONS 从而满足生理需要量。只有合并感染、吻合口瘘或胰漏等并发症时，才考虑给予老年病人管饲营养或肠外营养。

ONS 是肠内营养支持的一个重要组成部分，与管饲途径比，其更符合生理性的自然消化过程，有利于恢复肠道蠕动，降低肠道菌群移位等并发症发生率，同时具有方便、无创、安全、经济和依从性好等优点。关于 ONS 制剂选择的问题，老年病人围手术期营养支持首选整蛋白标准制剂。其具有渗透压低、口感好、使用方便等特点，尤其适用于老年术后病人。一项 meta 分析纳入了 36 项 RCT 研究及 3790 例老年人，结果显示经口补充高蛋白营养制剂可明显降低术后并发症发生率和再入院率，并且增加能量及蛋白质的摄入量。但同时也要注意适应证选择和老年人的依从性问题，兼顾 ONS 的效果评估。对于合并糖尿病的老年病人，应避免应用整蛋白标准制剂，而改用适用于糖尿病病人的肠内营养乳剂。而对于部分依从性不佳或 ONS 治疗效果不佳的老年病人，可考虑给予管饲或肠外营养。对于出院时仍存在营养不良的老年病人，可考虑出院后继续口服营养制剂数周。

2017 版外科临床营养指南指出，管饲营养支持适用于以下病人：不能早期恢复经口进食者；经口摄入食物或营养素不足超过 7 天；接受较大的头颈胃肠道恶性肿瘤根治术的病人；严重创伤的病人；手术前重度营养不良者。关于肠内营养和肠外营养的选择，目前的 ERAS 指南或临床研究认为优先考虑肠内营养，当肠内营养不能实现或不能满足能量供应时才考虑肠外营养。虽然临床营养指南认为，对于上腹部胃肠胰手术，若术前存在重度营养不良，均可考虑放置鼻空肠营养管或空肠穿刺置管。但目前关于不同学科不同手术方式的营养支持方式选择尚存争议。2016 年 *Annals of Surgery* 发表的多中心 RCT 研究结果提示，与全胃肠外营养相比，空肠营养管肠内营养明显增加了胰腺术后并发症的发生率，尤其增加了严重胰漏的发生风险。因此，对于老年病人，需综合考虑其自身营养状况、手术方式及术后恢复情况，选择适当的营养支持方式，从而促进老年病人伤口愈合，加速术后康复进程。当经口进食或 ONS 不能满足老年病人术后的营养需求时，对于接受胃肠道手术的老年病人，均可考虑管饲营养；而对于胰腺手术，尤其是复杂的胰十二指肠切除术，仍建议选择肠外营养。

七、术后精神心理障碍

病人术后的精神心理状态同样值得关注。术后病人的痛苦主要来源于几个方面，手术本身带来的痛苦、对手术预期与实际效果的落差、家庭经济压力等。因此老年人 ERAS 的病人在术后依然可能出现焦虑、抑郁等情绪，有学者认为，负面情绪会对心率、血压造成明显影响，心理和身体多方面因素影响则可能造成并发症的发生率增加并严重影响手术治疗及预后。术后病人的精神心理问题处理与术前有很多相似之处，关键在于早期识别、早期处理，可结合术后实际情况参见术前处理办法，此处不再赘述。

（一）术后认知功能障碍

术后认知功能障碍（postoperative cognitive dysfunction，POCD）是指术前无精神、心理障碍病人在手术麻醉后出现脑功能活动紊乱，表现为记忆受损以及焦虑、认知、意志、行为的改变，是一种可逆的、具有波动性的急性精神紊乱综合征。POCD 区别于其他几种普通的精神心理症状，是手术麻醉后常见的中枢神经系统并发症。

美国的研究发现，POCD多发生于65岁以上的老年病人，发生率为3%～61%。近年来随着我国经济水平的发展，越来越多的高龄病人选择接受手术治疗，POCD在临床上受到越来越多的重视。北京协和医院对非心脏外科大手术的老年病人进行统计后发现，术后一周认知功能障碍发生率为21.2%。

目前，POCD的发病机制尚不清楚。一般认为，POCD是在老年人中枢神经系统退化的基础上，由手术和麻醉诱发，多种因素共同作用所导致的神经功能减退，涉及中枢神经系统、内分泌系统和免疫系统的紊乱。

POCD的评价标准在不同的文献中存在明显的方法学差异，量表的种类、评估的时间等并不统一。适用于外科病人的量表应当具有良好的操作性，不应过难或过于简单。MMSE是文献中采用较多的一种评估方法，主要用来测试记忆和学习能力。评估的时间越接近手术，发病率越高，但距离手术时间过近无法确定是否存在未代谢完全的麻醉药物的影响。POCD国际研究（ISPOCD）认为术后一周代表早期影响，术后3个月代表长期影响。

POCD重在预防。详细的术前评估有助于减少可能的危险因素对病人术后精神状态的影响。充分的沟通可以与病人建立良好的信任关系，缓解紧张情绪。如病人术前出现极度焦虑影响睡眠的情况，可考虑应用镇静剂或抗焦虑药物。术中良好的麻醉管理是降低POCD发生率的重要环节。术后积极镇痛可以减少病人负性情绪的出现。病人一旦发生POCD，目前尚未形成针对性的治疗方法，通常为对症治疗，必要时可请精神心理科医生会诊共同确定治疗方案。

（二）术后谵妄

术后谵妄常发生在术后24～72小时内，为间歇性谵妄，常见的症状包括意识清晰度下降、视幻觉、思维混乱、定向和记忆障碍、睡眠周期紊乱等。

高龄是术后谵妄发生的独立危险因素。老年人的基础认知功能多数术前已经下降，手术中较小损害就可能对个体认知功能造成更严重的影响。另外有研究指出，术前存在焦虑症状的病人术后谵妄是无术前焦虑病人的2.3倍。因此在术前对病人进行充分的宣教和必要的心理干预是十分重要的。

目前对术后谵妄的发生机制尚不明确，缺乏有效的预防和治疗措施。基于现有的初步研究结果，筛查高危因素如高血压、糖尿病等并予以纠正，维持电解质平衡，改善低氧血症，完善术后疼痛治疗，重视病人的精神心理健康等，对降低术后谵妄的发生率可能有一定的效果。

加速康复外科团队应该能够对病人术后的精神心理症状及时识别并进行有效干预。发现严重的精神心理症状时应当寻求专业的精神心理科医师的支持与帮助。良好的心理健康状况有助于提高病人依从性，加快疾病康复，提高病人生活质量。

（张太平　冯梦宇　郑苏丽）

第五节　当前老年人实施加速康复外科的困境

目前ERAS发展十分迅速，国内外各学科的ERAS指南相继推出，但尚未发布关于老年人的ERAS指南。老年人由于自身的心理及生理特点，其ERAS的实施过程存在很多的争议和难点。老年人围手术期涉及的系统脏器及疾病都较多，包括脏器评估、感染预防、血糖血压控制等，而相关的指南较少，这就给外科医生实施老年人ERAS带来了很大的困扰。此外，目前的指南对脏器的评估多停留在单一脏器层面，而老年人围术期评估涉及多脏器多系统评估，当老年病人出现多重脏器合并症叠加时，外科医生实施ERAS只能凭借经验决定采取的治疗方案。最后，当前老年人实施ERAS尚缺乏一个风险预测模型来预测老年人入组ERAS的风险。因此，为了解决老年人ERAS实施过程中的困难，我们需要成立一个由多学科团队组成的老年外科团队，对围手术期老年病人进行专科评估、综合评估和精准评估，从而使临床决策更加严格规范。

（张太平）

参考文献

1. Wilmore DW, Kehlet H. Management of patients in fast track surgery. BMJ, 2001,322(7284):473-476.
2. Lassen K, Coolsen MM, Slim K, et al. Guidelines for perioperative care for pancreaticoduodenectomy: Enhanced Recovery After Surgery (ERAS(R)) Society recommendations. Clin Nutr,2012,31(6):817-830.
3. Ariake K, Ueno T, Takahashi M, et al. E-PASS comprehensive risk score is a good predictor of postsurgical mortality from comorbid disease in elderly gastric cancer patients. J Surg Oncol,2014, 109(6):586-592.
4. 李勇，郑佳彬．老年胃癌患者手术并发症和非手术相关并发症的治疗对策．中华胃肠外科杂志，2016,19(5):502-506.
5. Varadhan KK, Neal KR, Dejong CH,et al. The enhanced recovery after surgery (ERAS) pathway for patients undergoing major elective open colorectal surgery: a meta-analysis of randomized controlled trials. Clin Nutr, 2010,29(4):434-440.
6. Gustafsson UO, Scott MJ, Schwenk W, et al. Guidelines for perioperative care in elective colonic surgery: Enhanced Recovery After Surgery (ERAS(R)) Society recommendations. Clin Nutr,2012, 31(6):783-800.
7. Nygren J, Thacker J, Carli F, et al. Guidelines for perioperative care in elective rectal/pelvic surgery: Enhanced Recovery After Surgery (ERAS(R)) Society recommendations. Clin Nutr, 2012,31(6):801-816.
8. Berscheid ES. Review of Silent Messages: Implicit Communication of Emotions and Attitudes. 2nd ed. Psyccritiques, 1981.
9. Zigmond AS. The hospital anxiety and depression scale. Acta Psychiatr Scand, 1983,67:361-370.
10. 朱彩云，王国栋，刘鑫，等．老年住院患者抑郁发病率．中国老年学杂志，2017,37:1249-1250.
11. 俞一瑾，周海燕．术前抑郁对全麻腹腔镜结肠癌患者术后早期认知功能的影响．中华医学杂志，2017,97(21):1647-1649.
12. 中华医学会老年医学分会，解放军总医院老年医学教研室．老年患者术前评估中国专家建议(2015). 中华老年医学杂志，2015,34(11):1273-1280.
13. 中国加速康复外科专家组．中国加速康复外科围术期管理专家共识(2016版). 中华消化外科杂志，2016,15(6):527-533.
14. 韦军民．老年外科病人营养支持的策略．第三届全国“老年疾病营养支持的循证应用”学术研讨会论文集，2010:41-45.
15. Weimann A, Braga M, Carli F, et al. ESPEN guideline: Clinical nutrition in surgery. Clin Nutr, 2017,36(3):623-650.
16. Hiesmayr M, Schindler K, Pernicka E, et al. Decreased food intake is a risk factor for mortality in hospitalised patients: the NutritionDay survey 2006. Clin Nutr, 2009,28(5):484-491.
17. Sorensen J, Kondrup J, Prokopowicz J, et al. EuroOOPS: an international, multicentre study to implement nutritional risk screening and evaluate clinical outcome. Clin Nutr,2008,27(3):340-349.

18. van Stijn MF, Korkic-Halilovic I, Bakker MS, et al. Preoperative nutrition status and postoperative outcome in elderly general surgery patients: a systematic review. JPEN J Parenter Enteral Nutr, 2013, 37(1):37-43.
19. Aahlin EK, Trano G, Johns N, et al. Risk factors, complications and survival after upper abdominal surgery: a prospective cohort study. BMC Surg, 2015,15:83.
20. Gillis C, Carli F. Promoting perioperative metabolic and nutritional care. Anesthesiology,2015,123(6): 1455-1472.
21. Dunne DF, Jack S, Jones RP, et al. Randomized clinical trial of prehabilitation before planned liver resection. Br J Surg, 2016,103(5):504-512.
22. Koller M, Schutz T, Valentini L, et al. Outcome models in clinical studies: implications for designing and evaluating trials in clinical nutrition. Clin Nutr, 2013,32(4):650-657.
23. Lassen K. Systematic review of five feeding routes after pancreatoduodenectomy (Br J Surg 2013; 100: 589-598). Br J Surg, 2013,100(5):599.
24. Goldman L, Caldera DL, Nussbaum SR, et al. Multifactorial index of cardiac risk in noncardiac surgical procedures. N Engl J Med,1977,297(16):845-850.
25. Patel AY, Eagle KA, Vaishnava P. Cardiac risk of noncardiac surgery. J Am Coll Cardiol,2015,66(19):2140-2148.
26. Jin F, Chung F. Minimizing perioperative adverse events in the elderly. Br J Anaesth,2001, 87(4):608-624.
27. Shulman MS. Preoperative pulmonary evaluation. N Engl J Med,1999,341(8):613-614.
28. Torrington KG, Henderson CJ. Perioperative respiratory therapy (PORT). A program of preoperative risk assessment and individualized postoperative care. Chest,1988,93(5):946-951.
29. 钱小顺,王士雯 . 老年人术后肺部并发症及防治对策 . 中华老年医学杂志 ,2005,24(3):235-237.
30. Kazancioglu R. Risk factors for chronic kidney disease: an update. Kidney Int Suppl,2013,3(4):368-371.
31. Neuman MD, Rosenbaum PR, Ludwig JM, et al. Anesthesia technique, mortality, and length of stay after hip fracture surgery. JAMA,2014,311(24):2508-2517.
32. Strøm C, Rasmussen LS, Sieber FE. Should general anaesthesia be avoided in the elderly. Anaesthesia, 2014,69:35-44.
33. Blatteis CM. Age-dependent changes in temperature regulation - a mini review. Gerontology,2012,58(4): 289-295.
34. Schellen L, van Marken Lichtenbelt WD, Loomans MG,et al. Differences between young adults and elderly in thermal comfort, productivity, and thermal physiology in response to a moderate temperature drift and a steady-state condition. Indoor Air, 2010,20(4):273-283.
35. Kurz A, Sessler DI, Lenhardt R. Perioperative normothermia to reduce the incidence of surgical-wound infection and shorten hospitalization. Study of Wound Infection and Temperature Group. N Engl J Med,1996,334(19):1209-1215.
36. Frank SM, Fleisher LA, Breslow MJ, et al. Perioperative maintenance of normothermia reduces the incidence of morbid cardiac events. A randomized clinical trial. JAMA,1997,277(14):1127-1134.
37. Rajagopalan S, Mascha E, Na J, et al. The effects of mild perioperative hypothermia on blood loss and transfusion requirement. Anesthesiology, 2008,108(1):71-77.

38. Nassour I, Wang SC, Christie A, et al. Minimally Invasive Versus Open Pancreaticoduodenectomy: A Propensity-Matched Study From a National Cohort of Patients. Ann Surg, 2017.
39. Pedziwiatr M, Pisarska M, Wierdak M, et al. The Use of the Enhanced Recovery After Surgery (ERAS) Protocol in Patients Undergoing Laparoscopic Surgery for Colorectal Cancer--A Comparative Analysis of Patients Aged above 80 and below 55. Pol Przegl Chir, 2015,87(11):565-572.
40. 梁显军,章周梁,郭帅,等 . 快速康复外科联合微创手术在老年大肠癌患者中的短期效果分析 . 中国内镜杂志 ,2016,22(2):65-69.
41. Hu Y, Huang C, Sun Y, et al. Morbidity and Mortality of Laparoscopic Versus Open D2 Distal Gastrectomy for Advanced Gastric Cancer: A Randomized Controlled Trial. J Clin Oncol, 2016,34(12): 1350-1357.
42. 孟春燕,林建贤,黄昌明,等 . 腹腔镜辅助胃癌根治术在老年人胃癌中的应用 . 中华胃肠外科杂志 , 2012,15(2):152-156.
43. Yasuda K, Sonoda K, Shiroshita H, et al. Laparoscopically assisted distal gastrectomy for early gastric cancer in the elderly. Br J Surg, 2004,91(8):1061-1065.
44. 姜华,王维强,李云涛,等 . 加速康复外科预防老年结直肠肿瘤患者择期手术后认知功能障碍发生的效果 . 癌症进展 , 2016,14(10):1037-1040.
45. 中国研究型医院学会肝胆胰外科专业委员会 . 肝胆胰外科术后加速康复专家共识(2015 版). 中华消化外科杂志 ,2016,15(1):1-6.
46. Cerantola Y, Valerio M, Persson B, et al. Guidelines for perioperative care after radical cystectomy for bladder cancer: Enhanced Recovery After Surgery (ERAS(R)) society recommendations. Clin Nutr, 2013,32(6):879-887.
47. Melloul E, Hubner M, Scott M, et al. Guidelines for Perioperative Care for Liver Surgery: Enhanced Recovery After Surgery (ERAS) Society Recommendations. World J Surg,2016,40(10):2425-2440.
48. Mortensen K, Nilsson M, Slim K, et al. Consensus guidelines for enhanced recovery after gastrectomy: Enhanced Recovery After Surgery (ERAS(R)) Society recommendations. Br J Surg,2014,101(10):1209-1229.
49. Liu HP, Zhang YC, Zhang YL, et al. Drain versus no-drain after gastrectomy for patients with advanced gastric cancer: systematic review and meta-analysis. Dig Surg, 2011,28(3):178-189.
50. Wang Z, Chen J, Su K, et al. Abdominal drainage versus no drainage post-gastrectomy for gastric cancer. Cochrane Database Syst Rev,2015(5):CD008788.
51. Bassi C, Molinari E, Malleo G, et al. Early versus late drain removal after standard pancreatic resections: results of a prospective randomized trial. Ann Surg,2010,252(2):207-214.
52. Van Buren G, Bloomston M, Hughes SJ, et al. A randomized prospective multicenter trial of pancreaticoduodenectomy with and without routine intraperitoneal drainage. Ann Surg,2014,259(4): 605-612.
53. Vlug MS, Wind J, Hollmann MW, et al. Laparoscopy in combination with fast track multimodal management is the best perioperative strategy in patients undergoing colonic surgery: a randomized clinical trial (LAFA-study). Ann Surg,2011,254(6):868-875.
54. Tambyraja AL, Sengupta F, MacGregor AB, et al. Patterns and clinical outcomes associated with routine intravenous sodium and fluid administration after colorectal resection. World J

Surg,2004,28(10):1046-1051.

55. 中华医学会外科学分会胰腺外科学组,中国研究型医院学会胰腺病专业委员会,中华外科杂志编辑部.胰腺术后外科常见并发症诊治及预防的专家共识(2017).中华外科杂志,2017,55(5):328-334.

56. 虞文魁,李宁.加速康复外科理念指导下的围手术期液体治疗.中国实用外科杂志,2017,37(4):342-344.

57. 中华医学会肠外肠内营养学分会加速康复外科协作组.结直肠手术应用加速康复外科中国专家共识(2015版).中华消化外科杂志,2015,14(8):606-608.

58. Beverly A, Kaye AD, Ljungqvist O, et al. Essential Elements of Multimodal Analgesia in Enhanced Recovery After Surgery (ERAS) Guidelines. Anesthesiol Clin,2017,35(2):e115-e143.

59. Kehlet H. Enhanced Recovery After Surgery (ERAS): good for now, but what about the future. Can J Anaesth,2015,62(2):99-104.

60. Pratt WB, Steinbrook RA, Maithel SK, et al. Epidural analgesia for pancreatoduodenectomy: a critical appraisal. J Gastrointest Surg,2008,12(7):1207-1220.

61. Hubner M, Blanc C, Roulin D, et al. Randomized clinical trial on epidural versus patient-controlled analgesia for laparoscopic colorectal surgery within an enhanced recovery pathway. Ann Surg,2015, 261(4):648-653.

62. Kaye AD, Patel N, Bueno FR, et al. Effect of opiates, anesthetic techniques, and other perioperative factors on surgical cancer patients. Ochsner J,2014,14(2):216-228.

63. Forget P, Vandenhende J, Berliere M, et al. Do intraoperative analgesics influence breast cancer recurrence after mastectomy? A retrospective analysis. Anesth Analg,2010,110(6):1630-1635.

64. Kaiser MJ, Bauer JM, Ramsch C, et al. Frequency of malnutrition in older adults: a multinational perspective using the mini nutritional assessment. J Am Geriatr Soc,2010,58(9):1734-1738.

65. 唐大年,韦军民,朱明炜,等.老年住院患者营养风险、营养不足发生率及营养支持应用状况的调查.中华老年医学杂志,2011,30(11):974-976.

66. 王新颖.口服营养补充在老年患者手术后加速康复中的作用.中华老年医学杂志,2017,36(5):481-483.

67. Cawood AL, Elia M, Stratton RJ. Systematic review and meta-analysis of the effects of high protein oral nutritional supplements. Ageing Res Rev,2012,11(2):278-296.

68. Perinel J, Mariette C, Dousset B, et al. Early Enteral Versus Total Parenteral Nutrition in Patients Undergoing Pancreaticoduodenectomy: A Randomized Multicenter Controlled Trial (Nutri-DPC). Ann Surg,2016,264(5):731-737.

69. 刘璇,刘存明.老年人术后认知功能障碍.实用老年医学,2012,26(1):14-17.

70. Rasmussen LS, Steentoft A, Rasmussen H, et al. Benzodiazepines and postoperative cognitive dysfunction in the elderly. ISPOCD Group. International Study of Postoperative Cognitive Dysfunction. Br J Anaesth,1999,83(4):585-589.

71. 朱莉,刘义树,沈怡,等.老年肿瘤患者全麻术后谵妄的危险因素.临床麻醉学杂志, 2013,29(10):948-950.

72. 李娜,许秀峰.老年患者术后谵妄的研究进展.中国老年学杂志,2008,28(18):1867-1869.

73. 韩梅,郑珊珊,李东白.老年患者术后谵妄与术前焦虑的相关性研究.医学与哲学,2015,36(521):83-85.

74. 高德伟,徐立宁,李天志.老年外科围手术期综合管理模式探索.中华保健医学杂志,2017,19(2):169-170.

第五章　加速康复外科麻醉管理

第一节　麻醉前评估及处理

围手术期麻醉管理是ERAS的重要组成部分，与病人术后重要脏器功能的恢复和维持、不良反应和并发症的发生、康复质量及住院时间等因素密切相关。麻醉医师在围手术期的角色作用，应该从提供最佳手术条件、最小化疼痛和保障围麻醉期病人生命安全，向确保病人的合并疾病得到最佳处理、促进术后病人康复转变。

ERAS管理中强调早期麻醉介入，建议在麻醉门诊为病人进行全面的评估与宣教。在术前麻醉门诊，麻醉医师对病人进行健康及风险评估，决定术前行哪些检查，尽快回顾并优化术前用药，并调整最佳的用药及健康状态。更好的功能状态和生理储备，可以获得更好的预后。对于无系统疾病的健康病人行中等手术时减少不必要的干预，而对于另一些合并心肺基础疾病的病人，通过术前优化可能得到收益。术前关于手术方式和麻醉过程的细致教育可以减轻病人的恐惧心理，减低焦虑情绪，加快术后恢复，缩短住院时间。为提高麻醉的安全性，麻醉前需对病人进行尽可能的全面评估，对即将实施麻醉的风险做出初步判断，为围手术期麻醉管理做好充分准备，从而降低麻醉相关风险，提高安全性。

一、麻醉前评估

（一）全面的病史采集

麻醉前评估首要是从病历中获得足够的病史，主要包括外科疾病和手术情况，以及并存的内科疾病和治疗情况。外科情况要了解外科疾病的诊断，手术目的、部位、切口及切除脏器范围，手术难易程度，预计出血程度，手术需时长短和手术危险程度，以及是否需要专门的麻醉技术（如低温、控制性降压等）。内科情况要了解病人的个人史、并存疾病如高血压、糖尿病、冠心病、慢性支气管炎等病史、治疗用药史、过敏史、既往疾病史、手术麻醉史、家族史特别是有无恶性高热史或可疑恶性高热史。明确并存的内科疾病及严重程度，当前的治疗情况，近期的检查结果，是否需要进一步做有关的实验室检查和特殊的功能测定。必要时请有关专科医师会诊，协助评估有关器官功能状态，商讨进一步手术准备措施。

全面的病史采集有助于麻醉医师选择适合的麻醉方式和降低相应的手术麻醉风险。例如家族中有成员出现过恶性高热的病人应在麻醉中避免使用可能诱发恶性高热的药物如吸入性麻醉药（如异氟烷、七氟烷等）和去极化肌肉松弛药（琥珀酰胆碱）；晕动症病人以及既往术后发生恶心、呕吐（postoperative nausea and vomiting，PONV）的病人围手术期应采用多模式防治策略，如术中避免应用吸入性麻醉药和大剂量阿片类药物，围手术期给予镇吐药物，采用目标导向的液体输注等；既往有多种药物过敏史的病人应避免使用容易导致组胺释放的药物如阿曲库铵等。此外，病人近期内有无发生主要心血管事件（心绞痛、心肌梗死等）、脑卒中、急性上呼吸道感染、哮喘、慢性阻塞性肺疾病（chronic obstructive pulmonary disease，COPD）急性发作等，都是病史采集时需要关注的重点内容。

（二）详细的麻醉前查体

麻醉前体格检查应包括病人的总体情况、意识状态、生命体征（血压、心率、呼吸频率、血氧饱和度等）、身高和体质量、心肺等重要脏器功能、是否存在困难气道以及目前疼痛情况等。

BMI 根据身高和体质量计算，BMI ≥ 40 kg/m² 为极度肥胖，30 ~ 39.9 kg/m² 为肥胖，25 ~ 29.9 kg/m² 为超重。BMI 增加预示了困难气道的存在，也是病人并存心脏病、糖尿病和肿瘤等多种慢性疾病的独立危险因素。

气道评估是麻醉医师体格检查中的重点。全面的评估应包括：①鼻孔的通畅性：鼻腔内有无新生物（如息肉），有无鼻中隔偏曲等；②张口度：成人上下门牙间至少应有两拇指宽；③牙齿：有无松动或缺失的牙齿，上门牙突出或者无咬合的犬齿可能会对口腔或咽喉轴的对位造成限制，无齿状态虽可使轴对位变得容易，但也可发生舌后坠引起的咽下梗阻；④颚：高弓颚或长而窄的口腔可能增加气管插管难度；⑤下颚包上门牙的能力：下颌外凸的程度；⑥颞下颌关节运动：可因关节强直或肿瘤等受限；⑦颏下间隙：甲颏间距（甲状软骨切迹至下颚尖端的距离）最好应 >6 cm；⑧颈部：观察有无肿块，颈部的活动度，颈部短粗可致气管插管困难；⑨声音嘶哑和喘鸣的存在或先前曾有气管切开术病史，提示可能有气道狭窄；⑩需要特别关注的有呼吸衰竭、肢端肥大症等系统性疾病或先天性疾病，以及气道感染状态（如会厌炎及脓肿，支气管炎，肺炎等）；⑪某些生理状态如妊娠及肥胖也可能造成困难气道；⑫了解是否存在困难插管史、鼾症及呼吸睡眠暂停史等；⑬了解有无手术、放疗、外伤史，有无肿瘤、类风湿关节炎、强直性脊柱炎、气道是否受压移位。

临床上有多种评估气道的方法和量表，包括张口度、上下唇咬合试验、甲颏间距、颏胸间距、下颌骨长度、颈部活动度、Mallampati 分级法、Comack-Lehane 分级法、Wilson 综合风险评估法及身高—甲颏间距比例评估法等等。①张口度：上下切牙距离即张口度，其正常值≥ 3 cm，<3 cm 常常不能置入喉镜或置入喉镜也很难暴露声门，有困难气道的可能。②上下唇咬合试验：病人用下切牙咬上嘴唇，超过上唇线为 1 级；下切牙低于上唇线为 2 级；不能咬住上唇为 3 级。2、3 级提示声门暴露困难。③甲颏间距：当头部极度后仰，下颌骨颏突到甲状软骨切迹的距离，过短表示喉头过高，≥ 6.5 cm 时气管插管一般没有困难，6 ~ 6.5cm 可能有困难，<6cm 用普通喉镜行气管插管存在困难。④颏胸间距：头部极度后仰，测量颏结节到胸骨柄之间的距离，正常≥ 12.5 cm，<12.5 cm 时可能存在困难气道。⑤下颌骨长度：正常 >9 cm，≤ 9 cm 易出现气管插管困难。⑥颈部活动度：正常时颈部活动范围在 90° ~ 110° ，<80° 时容易发生困难气道。⑦ Mallampti 评分：临床上最常用的气道评估方法。让病人头处于自然位，张大口，尽量伸舌但不发音。Ⅰ级：可见软腭、咽峡弓和悬雍垂，Ⅱ级：可见软腭和部分悬雍垂，Ⅲ级：仅见软腭，Ⅳ级：仅见硬腭。其中Ⅲ ~ Ⅳ级为可预见的困难气管插管。⑧ Comack-Lehane 喉头分级：根据直接喉镜暴露下喉头结构的可见度进行分级。1 级，声门完全暴露，可见前后联合；2 级，仅见声门后半部分即后联合；3 级，仅见会厌；4 级，未见会厌。其中 3 ~ 4 级可出现困难气管插管。⑨ Wilson 评分：以体质量、颈部活动度、下颌活动度、下颌退缩和门牙前突作为 5 个危险因子来评估气道，每个因子都有 0、1、2 三种分值。总分为 0 ~ 10 分，正常 <2 分，≥ 2 分可出现困难气道。⑩身高 - 甲颏间距比例评估法：计算身高与甲颏间距之间的比例，<25cm 时可能会出现困难气道。每一种评估方法都有一定的假阴性率，临床上应结合多种方法提高气道评估的可靠性和准确性。需要注意的是，肥胖、面部畸形、合并类风湿性关节炎或强直性脊柱炎、既往有放疗史的病人可能存在面罩通气和气管插管的困难，应按照困难气道准备，选用合适的面罩、喉镜、气管导管及相关应急设备（喉罩、纤维支气管镜等）。

由于微创手术及 ERAS 理念的实施，原来认为是增加手术风险的必然因素，如高龄、糖尿病及高血压等，现有证据显示，这些因素可能对术后并发症并不产生显著的影响。因此，术前检查与评估将可能得以简化。

（三）术前充分的检查

所有病人术前均应完成三大常规、血生化、凝血功能、心电图、胸部 X 线检查等。心电图异常者，结合病人病史可考虑进一步行动态心电图、超声心动图、心肌核素检查、冠状动脉 CT 或冠状动脉造影等。有长期吸烟史、COPD 病史、胸部 X 线片提示双肺异常的病人，可进行肺功能测定、动脉血气分析、胸部 CT 等检查。

判断病人的心肺代偿能力有助于指导进一步的麻醉评估和预测围手术期并发症。美国纽约心脏病协会（New York Heart Association，NYHA）根据诱发心力衰竭症状的活动程度将心功能的受损状况分为四级，一般认为 NYHA Ⅲ ~ Ⅳ级病人对手术和麻醉耐受较差（表 5-1）。

表 5-1　美国纽约心脏病协会（NYHA）心功能分级

心功能	屏气试验	临床表现	临床意义	麻醉耐受
Ⅰ级	>30 秒	有心脏病，一般体力活动不受限（代偿期）	正常	良好
Ⅱ级	20 ~ 30 秒	有心脏病，稍受限，休息后舒适（1 度，轻度心衰）	较差	处理正确尚可
Ⅲ级	10 ~ 20 秒	有心脏病，轻活动即有症状（2 度，中度心衰）	差	差，一直要纠正
Ⅳ级	<10 秒	休息时尚可，稍活动即有症状（3 度，重度心衰）	衰竭	极差，手术推迟

运动或工作活动可以通过计算活动时消耗的氧气体积来衡量，并采用体力活动代谢当量（methionines，METs）进行量化（表 5-2）。缺乏运动会增加罹患心脏病的风险。反之，心肺疾病也会削弱运动能力。例如，外周血管病病人因跛行活动受限，而缺血性心脏病病人由于劳累时气短或胸部不适而减少活动。无法进行平均强度运动（4 ~ 5 METs）的病人发生围手术期并发症的风险增加。

表 5-2　MET 活动当量评价量表

代谢当量	活动程度
1MET	吃饭，穿衣服，在电脑前工作
2MET	下楼梯，做饭
3MET	以每小时 2 ~ 3 英里（1 英里 =1.609 千米）速度走 1 ~ 2 条街区
4MET	能在家中干活（清洁工作或洗衣服），园艺劳动
5MET	能上一层楼梯，跳舞，骑自行车
6MET	打高尔夫球、保龄球
7MET	单打网球，打棒球
8MET	快速上楼梯，慢跑
9MET	慢速跳绳，中速骑自行车
10MET	快速游泳，快跑
11MET	打篮球，踢足球，滑雪
12MET	中长距离快跑

注：根据 Duke 活动指数和美国心脏联合会（AHA）运动标准估计不同活动程度代谢能量需要，以代谢当量（MET）为单位

合并 COPD 的病人术前应评估病情的严重程度，以便预判手术的危险程度并指导治疗。症状评估通常用改良版英国医学研究委员会呼吸问卷（breathlessness measurement using the modified British Medical Research Council，mMRC）对呼吸困难严重程度进行评估（表 5-3）。

表 5-3　mMRC 呼吸困难严重程度分级

呼吸困难评价等级	呼吸困难严重程度
0 级	只有在剧烈活动时感到呼吸困难
1 级	在平地快步行走或步行爬小坡时出现气短
2 级	由于气短，平地行走时比同龄人慢或者需要停下来休息
3 级	在平地行走约 100m 或数分钟后需要停下来喘气
4 级	因为严重呼吸困难而不能离开家，或在穿脱衣服时出现呼吸困难

此外，还可以根据气流受限的程度进行肺功能评估，即以第一秒用力呼气量（forced expiratory volume in one second，FEV_1）占预计值 % 为分级标准，反映较大气道的气流阻力情况（表 5-4）。

表 5-4　呼吸功能气流受限严重程度分级

肺功能分级	气流受限程度	FEV_1 占预计值 %*
1 级	轻度	≥ 80%
2 级	中度	50% ~ 79%
3 级	重度	30% ~ 49%
4 级	极重度	<30%

注：* 吸入支气管扩张剂后测定 FEV_1 值

根据前述两个评价标准，如果 mMRC 分级≥ 2 级表明临床症状较重，而呼吸功能气流受限分级达到 3 级或 4 级表明具有高风险；另外根据病人急性加重的病史进行判断，在过去一年中急性加重次数≥ 2 次，或者过去一年因急性加重住院≥ 1 次，表明以后频繁发生急性加重的风险大。术前应该通过上述的综合症状评估，判断呼吸功能和急性加重的风险，预判手术危险程度，决定是否需要推迟或暂停手术。

（四）麻醉风险评估

根据麻醉前访视结果将各种信息综合分析，对病人的全身情况及麻醉耐受能力做出较全面的评估，决定是否还需要作进一步的检查和专科医师会诊。美国麻醉医师协会（American Society of Anesthesiologists，ASA）根据病人体质状况和对手术危险性进行分类，共将病人分为六级。

ASA Ⅰ级：体格健康，发育营养良好，各器官功能正常。

ASA Ⅱ级：除外科疾病外，有轻度并存病，功能代偿健全。

ASA Ⅲ级：并存病情严重，体力活动受限，但尚能应付日常活动。

ASA Ⅳ级：并存病严重，丧失日常活动能力，经常面临生命威胁。

ASA Ⅴ级：无论手术与否，生命难以维持 24 小时的濒死病人。

ASA Ⅵ级：确证为脑死亡，其器官拟用于器官移植手术。

Ⅰ ~ Ⅱ级病人的麻醉耐受力一般良好，麻醉经过平稳。Ⅲ级病人对接受麻醉存在一定的风险，麻醉前需尽可能做好充分准备，对麻醉中和麻醉后可能发生的并发症应采取有效措施积极预防。Ⅳ～Ⅴ级病人的麻醉危险性极大，充分细致的麻醉前准备尤为重要。

二、术前优化及处理

根据病人麻醉前访视和评估的结果，麻醉医师可以决定是否还需要进一步检查和处理，推荐对贫血情况、术后感染可能、疼痛情况以及凝血功能等进行适当优化。

1. 对贫血的原因进行评估并进行相应治疗 当血红蛋白降低至≤ 70 g/L 时输注红细胞，急诊抢救除外。手术中决定是否输血也应基于病人对其他干预（如早期液体负荷冲击复苏等）的反应。对于具有低灌注证据的病人（如中心静脉血氧饱和度低、乳酸酸中毒等），建议纠正血红蛋白至 100 g/L，以使组织的供氧最大化。

2. 抗生素的应用 为预防术后感染，推荐术前输注正确剂量的适宜抗生素。抗生素应于切皮 30 分钟前输注完毕。（详见第二章第四节）

3. 术前疼痛评估 包括：疼痛病史、体格检查和疼痛管理计划。对于难以忍受的疼痛建议镇痛治疗，如药物治疗（首选非阿片类镇痛药）、神经阻滞等。（详见本章第五节）

4. 凝血功能的优化 病人可因使用抗凝血药（凝血酶抑制剂、ADP 受体抑制剂、纤维蛋白溶解药）以及合并相关疾病（创伤、尿毒症、肝功能障碍）引起凝血功能障碍，可通过血浆制品（如新鲜冷冻血浆、冷沉淀制品或血小板）、维生素 K、人重组凝血因子Ⅶ a 预防相关的围手术期急性出血。

下肢深静脉血栓形成和肺动脉血栓栓塞的原发性危险因素（遗传变异）和继发性危险因素（手术操作、活动限制、组织因子释放等），可引起静脉损伤、静脉血流的停滞及血液高凝状态。物理及药物预防措施可以减少术后深静脉血栓形成的发生，例如硬膜外镇痛联合药物预防治疗及间歇充气加压装置，可以降低下肢深静脉血栓形成发生率。对于有出血风险的病人，应该权衡药物预防深静脉血栓形成与增加出血风险的利弊。（详见第二章第七节）

虽然神经阻滞和普通肝素联合使用未增加相关并发症的发生率，但有研究指出大剂量低分子肝素（low molecular weight heparin，LMWH）的联合使用可增加硬膜外血肿的风险。此外，谨慎起见，择期手术病人在术前可停用阿司匹林 7 天；当阿司匹林与其他 NSAIDs、氯吡格雷、华法林、LMWH、肝素合用时，出血风险增加，并且接受双联抗血小板治疗的病人方案调整取决于外科手术的紧急程度以及病人发生血栓和出血的风险，需要多学科会诊选择优化治疗策略。口服华法林治疗的病人，一般需要在阻滞前 4 ～ 5 天停用，使国际标准化比值（international normalized ratio，INR）降低至 1.4 以下；若 INR>1.4 但病人需要及早手术，可予病人口服小剂量（1 ～ 2mg）维生素 K，使 INR 尽快恢复正常；对于合并房颤等血栓形成高危因素或植入机械心脏瓣膜的病人，一般认为应该停用华法林并使用普通肝素或者 LMWH 进行过渡抗凝治疗，再按照肝素和 LMWH 术前停药方法进行，同时监测 INR 和 APTT。

5. 其他指标的优化处理 对于伴有呼吸系统疾病、肺功能降低的病人，术前应指导病人进行咳嗽、排痰、深呼吸等促进肺功能康复的锻炼。对于伴有高血压或糖尿病的病人，维持术前血压和血糖的相对平稳，术前不停用抗高血压药物，口服降糖药或胰岛素则必须停用。

三、麻醉前用药

手术应激相关生理变化及炎症反应会诱发并发症的发生。因此，需要采取一系列措施控制应激以及炎症反应。麻醉前用药的目的主要是为了控制应激、缓解焦虑、维持术中血流动力学稳定、减少术后不良反应。传统术前用药的目的：①抗胆碱能药物如阿托品、东莨菪碱，以减少麻醉诱导和管理过程中产生的分泌物；②适量的镇静药如苯巴比妥钠、咪达唑仑，以缓解病人的焦虑、恐惧等精神压力，但用药后也给病人带来口干舌燥等不良反应，甚至过度镇静会增加病人送手术室途中的风险。现提倡术前用药也应进行个体化处理，也可以将病人在送手术室后麻醉诱导前再给予术前用药，以便于麻醉医师更合理用药和监护，提高病人安全性。此外，术前用药除了上述功能外，更应注重病人的舒适感和满意度，既有利于增强麻醉效能和减少麻醉药用量，又有利于病人早期苏醒，稳定围手术期血流动力学，减轻术后疼痛程度和镇痛药用量，减少术后并发症。

α_2 受体激动剂、β 受体阻滞剂和 NSAIDs 是日益盛行的快通道麻醉的辅助药，具有增强麻醉和节省镇痛药的作用，维持术中血流动力学稳定，减轻术后疼痛，从而改善病人预后，有利于早期康复。

麻醉前应用 α_2 受体激动剂如右美托咪定有自然状态下的睡眠和镇静，又能减少分泌物和术中阿片类药物的使用，稳定血流动力学、降低术后恶心呕吐的发生率。推荐术前使用可快速透过血脑屏障的 NSAIDs 药物，具有抑制外周和中枢痛觉敏化，降低术中应激和炎症反应，起到预防性镇痛的作用；同时，应避免使用抑制血小板聚集、增加手术出血风险的 NSAIDs 药物。

术前给予 β 受体阻滞剂可减少术后并发症的发生，加速病人康复，但因其药理作用应用仍需谨慎：①择期手术病人如果进行 β 受体阻滞剂治疗，应术前至少 2 天(争取 1 周)起始，从小剂量开始，按血压、心率逐步上调剂量(围手术期的目标心率为 60 ~ 80 次 / 分，同时收缩压 >100mmHg)，术后应继续使用；②冠心病病人或有明确心肌缺血证据的高危病人，如果尚未使用 β 受体阻滞剂，在择期血管手术前可根据血压和心率使用 β 受体阻滞剂，并注意剂量的调整；③因为冠心病、心绞痛、心力衰竭、有症状心律失常或高血压等明确适应证而正在使用 β 受体阻滞剂的病人，围手术期应该继续使用 β 受体阻滞剂。

(严　敏　谢蔚影)

第二节　围手术期液体管理

液体管理是麻醉管理中的重要组成部分，直接关系到病人术中安全、术后并发症的发生率、胃肠道功能的恢复、能否早期康复锻炼等多个方面。总体来说，在液体管理策略上包括三个时段：术前合理禁食、禁饮，术中液体输注，术后进食和液体管理。

(一) 术前禁食、禁饮

术前禁食、禁饮一直受到麻醉医师的广泛关注。随着麻醉技术的快速发展以及对胃肠功能的重新认识，麻醉诱导相关呕吐、反流、误吸的发生率明显下降。目前临床研究和循证医学的证据均显示，从凌晨起即禁食、禁饮并不减少胃内容物的容量，也不升高胃液 pH 值。而将禁饮时间缩短到术前 2 小时给予病人含碳水化合物的清饮料，并不增加反流误吸风险，也不增加相关并发症和死亡率，同时还可以减轻焦虑、饥饿和口渴的感觉，减弱术后胰岛素抵抗，减少术后氮和蛋白质损失、维持肌力，加速病人康复。因此，在术前充分评估病人有无反流误吸风险(即是否合并有胃食管反流性疾病、吞咽困难、胃肠道功能紊乱、已明确或潜在困难气道以及糖尿病等增加反流误吸风险的疾病)后，可根据具体情况制订个体化的禁饮、禁食的时间。一般推荐无胃肠道障碍病人麻醉 6 小时前允许进食固体食物，2 小时前允许进食清饮料(含碳水化合物，不超过 400ml)。病人将处于一个更适宜的代谢状态，减少了术后高血糖及并发症的发生。(详见第二章第二节)

(二) 术前液体管理

术前液体管理的目标是让病人在入手术室时无明显脱水，血容量基本正常。需避免从静脉留置针中补充大量液体。推荐病人术前 2 小时饮用含碳水化合物的清饮料 5 ml/kg，或总量 300 ml，可以减轻病人减轻焦虑、饥饿和口干的感觉，并降低麻醉诱导后低血压的发生率。(详见第二章第八节)

（三）术中液体管理

术中液体治疗的目标是避免输液不足引起的隐匿性低血容量和组织低灌注，以及输液过多引起的心功能不全和组织水肿，必须保证满意的血容量和适宜的麻醉深度，对抗手术创伤可能引起的损害，保证组织灌注满意、电解质正常、酸碱平衡、内环境稳定、器官功能正常。现阶段关于围手术期输液的争议尚多。从之前的晶胶大战，到目前阶段关于输液方案的争议，已经将战火从液体的性质延伸到了液体的用量。基本已达成共识的围手术期输液方案分为术前、术中、术后三个阶段，但是选择什么性质的液体，液体量的多少却未达成共识。关于输液策略，现阶段有开放性输液，限制性（零平衡）输液，以及目标导向输液等方案。另外，围手术期液体管理的要素不仅包括液体的质与量，还涉及输液速度、输液顺序及输液路径等。

1. 液体的选择 在围手术期，绝大部分病人需要静脉输液以维持循环血容量，输入液体的种类按相对分子质量分为两大类，即晶体液与胶体液。晶体液来源广，价格低，分布容积大，迅速补充细胞外液量，不良反应少，危险系数低，对肾功能影响小甚至具有保护作用。但是晶体液分子量小，易透过血管壁渗透到组织间隙，从而导致组织水肿，同时大量输晶体液会稀释血液，降低血浆胶体渗透压。胶体液扩容效果明显，迅速升高血压，增加心输出量，及早恢复血管容量，改善微循环。并且其分子量大，不易透过血管壁渗透到组织间隙，故而能停留在血管内一段时间，可减轻组织水肿，维持血浆胶体渗透压。由于胶体可能会导致过敏反应及传播人畜共患疾病，并影响肾脏功能，因而近年来不作为常规使用溶液。

推荐术中输液以晶体液为主，可以加入适当胶体液以维持血流动力学稳定和胶体渗透压，增加微血管血流量，保证组织细胞氧供。但没有临床研究证据表明使用人工胶体在临床转归方面优于晶体液。此外，与平衡晶体液相比，输入过量 0.9% 氯化钠溶液会导致肾水肿，降低肾动脉血流速度，减少肾皮质组织血流灌注，增加术后并发症发生率。

2. 液体输注的指导策略 术中液体管理主要包括维持基础需要量和补充术中损失量。对于以“第三间隙”学说为基础的开放性输液策略，有研究发现，对于诊断 3 天以上的脓毒症病人，给予高容量复苏相对低容量复苏能降低其死亡率。然而，过多的液体输注可使容量超负荷而进一步导致血管内静水压增高，引起抗利尿激素的大量分泌使机体出现水钠潴留，同时释放心房利钠肽损害血管内皮细胞，使血管通透性增加，液体流向组织间质而发生组织水肿，导致体温下降、胃肠道蠕动减弱、肠麻痹、术后肺部感染、切口愈合不良以及住院时间延长等。尤其对于老年病人，其心肺储备能力低下，开放性输液可导致肺水肿、心衰等严重并发症。而如果术中液体输入过少，可导致重要脏器低灌注，同时血液中红细胞易出现聚集，增加血流阻力，甚至引起微血栓，从而造成心脑等重要脏器缺血损伤。因此，应设定合理的输液量以减少术后并发症，提高病人的生存率和生活质量。

（1）维持基础需要量的液体治疗：维持人体基础需要量包括补充经不感蒸发和尿量丢失的液体量，而不需要补充既往概念中的“第三间隙”损失量，即机体内的液体仅存在于血管内和组织间质中，而没有所谓的承受液体渗出的无功能腔隙，因此不需要过度补液以补充“第三间隙”。术中主要通过补充晶体液来维持基础需要量，即通过限制性输液策略维持液体的“零平衡”，剂量为 1 ~ 3ml/（kg·h）。

（2）补充术中损失量的液体治疗：术中液体损失量包括失血和液体从血管内转移到组织间质。如未及时补充可能导致重要脏器低灌注，引起相关并发症，从而影响病人术后康复。以往对怀疑血容量不足的病人给予补液试验，即 5 ~ 10 分钟内给予病人静脉内输入生理盐水 250 ml，以观察其心率、血压和中心静脉压等指标对快速输液的反应。但此方法比较粗略，因为血流动力学是否稳定并非与补液试验的反应性直接相关，所以无法准确判断病人是否是低血容量、心功能不全还是外周血管阻力下降。此外，心率、血压、中心静脉压等通常用于判断补液试验的指标也并非可靠的血流动力学参数，影响因素较多而易导致其结果不大准确。因此，需要更有利于指导术中液体治疗和帮助术后加速康复的输液策略。

有研究通过系统回顾文献及指南，提出 ERAS 血流动力学管理的 3 个目标（即目标导向液体治疗）：通过液体治疗达到每搏输出量（stroke volume，SV）最优化；通过血管紧张素治疗维持目标平均动脉压；通过强心治疗维持目标心脏指数≥ 2.5 L/（min·m^2）；并且制订了达到这 3 个目标的临床路径图，根据该路径，进行目标导向的血流动力学管理方案。研究发现相比于传统方案，新的治疗方案能改善病人预后，包括减少呼吸机使用时间、减少住院天数和降低医疗费用。

目标导向液体治疗（goal directed fluid therapy，GDFT）是指按照病人体质量、疾病特征、全身状态、血循环容量状况等指标，选择个体化的补液策略。它是一种以血流动力学指标为补液目标实现个体化液体治疗的新模式，维持循环血容量的同时保证组织灌注和氧合，降低术后并发症的发生率，改善术后转归。GDFT 的原则是尽可能减少心脏负荷，不仅要保持有效的循环血容量，以确保微循环灌注和组织供氧，同时也可防止组织水肿，使并发症发生率降低和住院天数缩短。推荐方案包括：液体冲击法，即通过 10 分钟内给予 200 ～ 300 ml 的液体输注，观察每搏输出量的变化，从而调整液体治疗方案达到每搏输出量的最优化；液体反应法，通过测定可反映前负荷 / 每搏输出量关系的其他血流动力学指标，对液体负荷的反应决定输液量；应用血管活性药如去甲肾上腺素、多巴胺等治疗术中低血压并维持目标平均动脉压大于 65 mmHg；若经术前液体治疗已达到最优前负荷，而心脏指数仍 <2.5 L/（min·m^2），应用强心药物治疗；应用限制性液体输注策略，避免容量超负荷。在 GDFT 实施过程中，需要连续、动态监测病人容量反应性指标，维持血压不低于正常值的 20%，心率不快于正常值的 20%，CVP 处于 4 ～ 12 mmHg，尿量维持在 0.5 ml/（kg·h）以上，血乳酸不超过 2 mmol/L，中心静脉血氧饱和度（central venous oxygen saturation，$ScvO_2$）>65%，每搏量变异度（stroke volume variation，SVV）不超过 13%。

3. 液体治疗的监测指标及方法

（1）围手术期循环功能的监测指标可以分为 3 类，即基础指标、静态指标、动态指标。基础指标包括血压、心率、尿量、皮肤灌注等，其敏感性较差，仅作为液体治疗时参考的辅助指标。

静态指标包括中心静脉压（central venous pressure，CVP）和肺动脉楔压（pulmonary artery wedge pressure，PAWP）等。中心静脉压、肺毛细血管楔压等是通过压力间接反映容量。当容量快速变动时，用 CVP 评估容量灵敏性较低，同时会受到血管活性药物的较大影响。此外，压力监测受到多种因素影响，不能准确反映前负荷情况，且不能预测病人对扩容治疗的反应性。因此，静态指标在指导液体治疗时存在很大的不足，不应该单纯依靠静态指标进行液体治疗管理。

动态指标包括每搏量（SV）、每搏量变异度（SVV）、每搏量增加率（ΔSV）、脉压变异（PPV）、脉搏灌注指数变异（PVI）、心排血量（CO）、左室舒张末期容量（LVEDV）、胸廓内血容量指数（ITBVI）、全心舒张末期容积指数（GEDVI）、血管外肺水指数（EVLWI）、肺毛细血管通透指数（PVPI）、全心射血分数指数（GEFI）、心脏功能指数（CFI）、体循环阻力（SVR）等。动态指标逐渐得到临床医师的重视，而且很多研究证实了这些动态参数能够较好地预测液体反应性及准确性。

（2）近年来，麻醉监测新技术蓬勃发展，FloTrac/Vigileo 监测、经食管超声心动图（transesophageal echocardiogram，TEE）和脉搏指数连续心输出量（pulse indicator continuous cardiac output，PiCCO）等监测技术的出现提供了液体治疗的动态指标，为目标导向液体治疗的顺利实施提供了有力保障。

FloTrac/Vigileo 系统可以根据病人外周动脉压力的波形变化计算心输血量、心脏指数、SVV 等指标。该系统只需将一根外周动脉导管与专用传感器连接，就可通过电脑软件完成相应指标的检测，操作非常简便，创伤较小。在机械通气吸气相，胸腔压力增加导致静脉回流减少和右心室后负荷增加，使右心室 SV 减少；同时由于胸腔内压力增高对肺静脉的挤压作用使左心室回心血量增加，左心室 SV 增加；呼气时相反。根据 Frank-Starling 原理，血容量不足时，机械通气导致的每搏量变化较为显著，SVV 较大；反之，血容量充足时，SVV 较小。因此，理论上可通过 SVV 大小判断血容量状况，预测循环系统对液体治疗的反应性，防治有效循环血量不足或过剩导致的组织低灌注或水肿，明显改善病人预后。

TEE是唯一能在术中对病人进行常规监测的影像学诊断技术，通过TEE可以监测多种有意义的心血管参数，如左室射血分数（LVEF）、血流波形及峰速（PV）、搏出距离（SD）、纠正左室射血时间（LVETc）等指标，并能够充分反映心肌收缩力、前负荷、后负荷等状况。研究表明，与心电图监测及心肌酶学检查相比，TEE监测能够更早地发现心肌缺血现象。根据Frank-Starling曲线，当LVETc为0.35 ~ 0.4秒时，心肌处于最佳收缩长度，此时的循环血量是机体最佳的血容量。当LVETc < 0.35秒时，提示循环血容量不足；而当LVETc > 0.4秒时，则提示机体血容量过多，循环负荷增加。TEE监测技术作为一种无创检查，可有效指导术中补液，具有实时监测、高灵敏度、可重复操作及相关费用低等优点。通过TEE监测指导术中液体治疗灵敏度较高，在避免过度补液的同时可以保证心、肺、脑、肾等重要脏器的组织灌注。但此监测需要置入食管探头，且要求专业人员操作，应用受到一定限制。

PiCCO利用脉搏波形轮廓分析技术和经肺热稀释技术进行血流动力监测和容量管理，可使大多数病人不再需要放置肺动脉导管。PiCCO监测仪利用热稀释方法测量单次的CO，并通过分析动脉压力波形曲线下面积最终获得连续心输出量（PCCO）。同时PiCCO监测仪可以计算出胸内血容量（ITBV）和血管外肺水（EVLW），而ITBV是一种比肺动脉楔压、右心室舒张末期压、CVP更能准确地反映心脏前负荷的指标。通过PiCCO监测，麻醉医师可以充分掌握病人术中血流动力学的变化特点，对于维持术中循环稳定、减少术后肺部并发症具有重要意义。但PiCCO不能测定肺动脉压，心律失常、动脉疾病、主动脉瓣病变等会影响其测量准确性，故而无法精确反映开胸手术的心脏前负荷，不适用于心胸手术。

（四）术后进食和液体管理

根据病人疾病特征、手术类型、术后肠麻痹、恶心呕吐及嗜睡等情况，应该个体化决定病人的术后进食时间。鼓励病人早期进食，可以促进胃肠功能恢复，减少感染风险，缩短住院时间。麻醉清醒标准以Aldrete与Kroulik的麻醉后恢复计分系统（post anesthesia system，PAS）所观察的五项生理指标总计达到10分为准，即四肢能活动、能做深呼吸和咳嗽、血压是麻醉前水平的 ±20 mmHg、完全清醒、皮肤黏膜颜色正常。采用全身麻醉者，清醒后先进饮再进食，而椎管内麻醉者返回病房后可考虑尽早进食进饮。当病人可基本正常饮食后，就不需要静脉输液，对于无持续体液丢失的病人，每天最低口服补液量需达到1.7 L。但对于需持续经静脉输液的严重病人，应继续进行目标导向的液体治疗。在术后恶心、呕吐发生时，应及时给予药物止吐，根据呕吐次数、性状及量进行输液，呕吐量较多时应关注电解质紊乱情况。在术后嗜睡发生时，也应及时对因治疗，如纠正低氧血症、低血压、低血糖等情况，并且补充术后因不能进食所需的生理需要量，争取尽快恢复正常饮食。尽量减少术后输液，鼓励病人早期进食和下床活动对于加速康复具有重要意义。（详见第二章第八节）

（严　敏　谢蔚影）

第三节　麻醉方式选择

术中麻醉管理的目标是维持病人的生命体征平稳，消除病人对伤害性刺激的应激反应，为手术医师提供良好的手术条件。麻醉方式包括全身麻醉，局部麻醉（包括椎管内麻醉即蛛网膜下腔麻醉，硬膜外腔麻醉和腰硬联合麻醉，区域神经阻滞麻醉，局部浸润麻醉），以及监测麻醉等。

一、全身麻醉

全身麻醉通过静脉或吸入给药，需要综合合理应用镇静药、镇痛药和肌肉松弛药，以达到术中血流动力学平稳、镇痛充分、肌松完善和防止术中知晓的目标。全身麻醉病人术中意识消失，可以耐受如侧卧位、俯卧位等体位，舒适度增加。静脉麻醉药丙泊酚和吸入麻醉药七氟烷、地氟烷均起效迅速，停药后体内清除快，苏醒具有可预测性，是比较理想的适用于 ERAS 的短效麻醉药。静脉注射丙泊酚是快通道麻醉诱导的最佳选择。与吸入麻醉药相比，丙泊酚可降低术后 6 小时内恶心、呕吐(PONV)的发生率。麻醉维持中，吸入麻醉药七氟烷和地氟烷可缩短麻醉恢复时间及麻醉恢复室(postanesthesia care unit，PACU)停留时间，并减少相关费用。氧化亚氮由于具有麻醉和节俭镇痛药物效应、药代动力学稳定、价格低廉，通常作为吸入麻醉药来使用。然而，氧化亚氮的应用会增加 PONV 的发生，在合并 PONV 危险因素的病人中不推荐使用。

短效阿片类药物瑞芬太尼消除半衰期短且无残留作用，常复合吸入麻醉药或丙泊酚以及区域阻滞，可使麻醉药物的用量最小化，促进病人恢复。然而，术中应用瑞芬太尼可能会导致痛觉过敏、急性阿片耐受，增加术后镇痛药物的需求量。较长时间的术中应用短效阿片类药物可能引发以上并发症，而 NMDA 受体拮抗剂如氯胺酮或硫酸镁可预防急性阿片耐受的发生，NSAIDs 药物及静脉应用利多卡因则可以调节阿片诱导的痛觉敏化。

中效肌松药(如罗库溴铵和顺式阿曲库铵)和短效肌松药(如米库氯铵)均可用于短时间或长时间的快通道手术，有利于病人早期拔除气管导管，减少麻醉恢复过程中肌松残留的发生。

在气道管理方面，有研究证实喉罩与气管插管相比，可明显减少麻醉苏醒期喉痉挛、咳嗽、声嘶等不良反应，而且放置喉罩较气管插管的血流动力学稳定，因此喉罩可能比气管插管更适用于四肢手术的全麻病人。但需要注意，喉罩在术中可能移位，需严密观察潮气量和气道压，以便早期发现喉罩移位等情况。

二、局部麻醉

局部麻醉包括椎管内麻醉(蛛网膜下腔麻醉、硬膜外麻醉和腰麻 - 硬膜外联合麻醉)，区域神经阻滞麻醉，以及局部浸润麻醉等。随着麻醉医师技术和专业培训的进步以及对神经生理学的理解不断加深，区域麻醉和局部麻醉重新被广泛认可和推崇，因其具有无须使用阿片类药物、满意的镇痛和抗感染作用、减轻分解代谢、改善组织灌注、保护消化道功能、减少膈肌麻痹、减少疼痛慢性化、提供良好镇痛、早期活动以及早期经口进食等优点，成为安全和快速康复的麻醉方法，也是许多 ERAS 指南中所推荐的麻醉方式。

(一) 椎管内麻醉

椎管内麻醉是将麻醉药物注入椎管的蛛网膜下腔或硬膜外腔，脊神经根受到阻滞使该神经根支配的相应区域产生麻醉作用，根据注入位置不同，可分为蛛网膜下腔麻醉(又称脊麻或腰麻)、硬膜外阻滞、腰硬联合麻醉、骶管阻滞麻醉。椎管内麻醉镇痛效果确切，对血流动力学影响较全身麻醉小，术后恶心、呕吐等不良反应发生率低，可以单独应用于心肺功能较差的病人。术中联合椎管内麻醉可减少阿片类药物用量，从而促进病人术后快速恢复、早期胃肠道进食和下床活动。如采用蛛网膜下腔阻滞，局麻药和辅助药的选择非常重要，合理的药物选择可能缩短运动阻滞时间，促进康复进程。与传统的鞘内局麻药剂量相比，使用小剂量(3.5 ~ 7.0 mg)的布比卡因或罗哌卡因，混合有效的阿片类镇痛药(例如不含防腐剂的芬太尼 5 ~ 25 μg 或舒芬太尼 5 ~ 10 μg)，可使运动功能快速恢复。辅助药如可乐定可以有效替代鞘内阿片类药物，减少阿片类药物使用引起的不良反应，加速病人康复出院。硬膜外阻滞作为多模式镇痛的手段之一，其术后的获益是显而易见的，可有效地缓解疼痛，抑制手术应激。选用胸段硬膜外阻滞技术有利于保护肺功能，减轻心血管负荷，减少术后肠麻痹。胸段硬膜外阻滞可阻断交感神经、降低术后应激反应、改善预后而缩短住院时间。因此对于开放手术，推荐使用局麻药混合低剂量阿片类药物的胸段硬膜外阻滞。而对于腹腔镜手术，推荐蛛网膜下腔阻滞或吗啡硬膜外自控止痛(patient-controlled epidural analgesia，PCEA），替代硬膜外阻滞。与静脉注射阿片类药物为基础的镇痛效果相比，腹部手术后使用硬膜外阻滞可有效缓解疼痛，改善胃肠功能。切皮前使用硬膜外镇痛可减轻病人术后疼痛的程度、减少首次镇痛需求以及术后镇痛药物需求量。在快速康复外科，尤其是胸、腹部和血管外科手术，推荐使用预先胸段硬膜外阻滞来控制术后疼痛。

（二）区域神经阻滞麻醉

区域神经阻滞麻醉是将局部麻醉药物注射于神经干或主要神经分支周围，以阻断神经末梢的传入刺激，使该神经分布区域产生麻醉效果，主要用于四肢手术和胸腹部手术术后镇痛。如全膝关节置换术行股神经阻滞（单次或连续）麻醉，术后首日即可开始活动，降低了血栓栓塞和认知功能障碍的发生率，并能明显改善病人预后，包括输血率、住院时间、住院花费、短期及长期死亡率。用于全膝及全髋关节置换术的神经阻滞麻醉主要是阻滞腰丛、骶丛或其发出的各支神经如股神经、隐神经、坐骨神经等，通常在超声引导或神经刺激仪指导下进行。神经阻滞可以单独应用，如全膝关节置换可行腰丛加坐骨神经阻滞，对血流动力学的影响较全身麻醉和椎管内麻醉小，术后也较少发生恶心、呕吐等不良反应。但神经阻滞麻醉也有局限性，可能发生局麻药中毒、阻滞效果不完善等不良反应。因此，膝关节及髋关节置换术很少单独应用神经阻滞完成，联合应用全身麻醉加神经阻滞，可改善术后镇痛效果，减少阿片类药物用量及相关不良反应，缩短住院时间，促进快速康复。

（三）联合切口局部浸润麻醉

联合切口局部浸润麻醉，即沿手术切口线分层注射局麻药，阻滞组织中的神经末梢，其临床疗效已被广泛证实，应该作为快通道麻醉技术的重要组成部分。局部浸润麻醉可单独为一些浅表外科操作如腹股沟疝修补术、肛门直肠和乳腺手术、肩和膝关节镜检查术提供足够镇痛。局部浸润麻醉可减轻术后疼痛，减少术后阿片类药物需求量以及阿片相关的不良反应，提高病人满意度，减少 PONV 的发生，缩短住院时间。和全身麻醉相比，应用局部浸润麻醉的腹股沟疝修补术病人具有更好的疼痛控制，更低的镇痛药物需求量，更少的阿片类药物不良反应如尿潴留等。通过放置在筋膜和腹膜间的导管输入局部麻醉药的结直肠手术病人阿片类药物的需求量更少，住院时间更短。应用局部浸润麻醉联合监测麻醉或镇静，可为加速病人术后恢复，以及最小化麻醉相关不良反应提供新的可行技术。

三、监测麻醉（monitored anesthesia care，MAC）和联合麻醉

1. 监测麻醉（MAC） 是指麻醉科医师参与局麻病人的监测和（或）对行诊断性或治疗性操作的病人使用镇静、镇痛药物，以解除病人焦虑及恐惧情绪、减轻疼痛和其他伤害性刺激反应，提高围手术期的安全性和舒适性。表浅的外科手术应用 MAC，有利于术后快速恢复。腹股沟疝修补术、肛门直肠及手部的手术采用 MAC 可以减少术后疼痛的发生，并降低疼痛的严重程度，减少阿片类镇痛药物的需求量，减少 PONV、便秘、尿潴留等不良反应的发生。

MAC 通常包括使用利多卡因（2%）混合罗哌卡因（0.5%）或布比卡因（0.5%）浸润或者周围神经阻滞麻醉联合静脉注射小剂量咪达唑仑（1 ~ 3 mg）和静脉输注丙泊酚（25 ~ 100 μg/（kg·min））。静脉应用右美托咪定（0.5 ~ 1.0 μg/kg）和氯胺酮（75 ~ 150 μg/kg）代替阿片类药物芬太尼（0.5 ~ 1.0 μg/kg）或瑞芬太尼[0.25 ~ 0.50 μg/kg 或 0.025 ~ 0.050 μg/（kg·min）]，可作为 MAC 一部分，降低呼吸抑制发生率。然而过度镇静和缺乏警惕导致的呼吸抑制是 MAC 病人严重并发症的主要原因。因此，术中需保持警惕，确保上呼吸道通畅，防止呼吸系统并发症。

2. 联合麻醉 指的是全身麻醉联合局部麻醉或区域麻醉，从麻醉安全、舒适医疗这一层面来分析，在全身麻醉的基础上复合应用局部阻滞麻醉、区域或中轴神经阻滞麻醉（包括单次腰麻、腹横筋膜平面阻滞等），不仅可减少全身麻醉用药量和相关不良反应，还有利于减轻伤害应激反应，改善微循环和组织

灌注，促进胃肠功能，减少呼吸道及泌尿系统感染和手术并发症，促进伤口愈合，降低胰岛素抵抗，同时能提供良好的镇痛效果。研究发现全麻复合胸段硬膜外阻滞，可有效改善应激反应引起的涉及神经、内分泌等系统的不良反应，更有利于呼吸循环功能稳定，减少膈肌活动的抑制，保护免疫功能，促进肠功能恢复，对病人的早期康复起到积极作用。一项腹部外科手术后死亡率的荟萃分析显示，与单用全身麻醉相比，联合使用胸段硬膜外镇痛后死亡率降低 40%，同时减少了呼吸和心血管的并发症，降低了深静脉血栓的发生风险，加快了胃肠道功能恢复。

在麻醉方式的选择中，需要根据病人的具体情况权衡风险和收益，实施个体化的麻醉方案。如全身麻醉药丙泊酚具有扩张血管、抑制心肌收缩力等不良反应，在麻醉诱导时应缓慢推注以避免血流动力学波动明显；阿片类药物虽然镇痛作用强，但对于老年病人，呼吸抑制的不良反应比较显著，因此需尽量减少长效阿片类药物的用量；椎管内麻醉对心肺功能影响小，但会影响下肢肌力，同时需要放置导尿管，这些均可延迟病人的术后康复。因此，麻醉医师应综合考虑各方面因素，力争实施对病人生活质量干扰最小的麻醉方案。

（严　敏　谢蔚影）

第四节　麻醉围手术期血液管理

随着 ERAS 理念的提出，围手术期血液管理问题越来越受到重视。既往围手术期血液管理的主要方式是输注同种异体血，这是临床上重要的抢救和治疗措施。但是输注同种异体血液存在许多风险：输血错误，多是人为失误给病人输入不同血型的血液；输血反应，包括溶血性反应和非溶血性反应；输血相关急性肺损伤（transfusion-related toxic lung injury，TRALI），它是输血相关死亡的主要原因；输血相关免疫功能抑制（transfusion-related immunomodulation，TRIM），可能增加病人术后肿瘤的生长、复发和转移，最终导致病人术后生存时间缩短；红细胞储存损伤相关并发症，如实施心外科手术、输注红细胞储存时间 15 天以上的病人与输注红细胞储存时间 14 天以内的病人相比，院内死亡率、机械通气时间、肾衰竭、1 年死亡率等均有明显增高；感染血源传播性疾病，由于“窗口期”的存在，输血可能感染艾滋病、丙型肝炎等。

由于病人对术中失血存在最大耐受量，而输注同种异体血存在较多风险，目前尚没有合适的血液代用品（具有携带氧气功能且没有上述同种异体红细胞缺点），再加上血站经常血液供应不足，因此在临床工作中应该充分重视围手术期血液管理的问题。在保障病人全身和重要脏器氧供 / 氧耗平衡的前提下，尽可能限制同种异体血的输注，降低异体输血带给病人的风险。

术前贫血是延长住院时间、增加术后并发症和死亡率的一项独立危险因素。长期以来，输血涉及的临床风险和医疗费用受到了医疗工作者的广泛关注。因此出现了病人血液管理（patient blood management，PBM）这一概念。它以证据为基础，以病人为中心并由多学科参与，以期合理化使用血液这一有限且潜在有害的资源。世界卫生组织于 2010 年首次批准了 PBM 策略，提出了指导方针，并称赞该计划有可能促进输血代用品的应用。

PBM 包括三个主要内容：纠正术前红细胞质量低下或术前贫血；尽量减少围手术期红细胞丢失；使用基于血红蛋白最小值的输血指征。PBM 倡导医护人员在符合适应证的情况下，在适当的时机将适合的血液制品以合适的剂量输注给合适的病人。大量研究证实了 PBM 的优势，欧洲的 PREPARE 研究指出在采用 PBM 策略的医院中，择期骨科手术病人的输血率和预后得到改善。澳大利亚 2008 年通过 PBM 计划以来的 5 年间，每千人输血率从 30.47 降低至 27.54。围手术期输血病人减少，即使需要输血时，也尽量减少血液输注量。PBM 系统通过减少住院时间及潜在并发症，直接或间接降低医疗费用。

一、术前血液管理

1. 贫血的定义 WHO的贫血定义为:血红蛋白(hemoglobin,Hb)男性 < 13.0 g/dl,非孕妇 < 12.0 g/dl,孕妇 < 11.0 g/dl。国内血液病专家认为在我国海平面地区,Hb男性 < 12.0 g/dl,非孕妇 < 11.0 g/dl,孕妇 < 10.0 g/dl即为贫血。根据病人不同的临床特点,贫血有不同的分类。如按Hb浓度(g/L)分为轻度(90 ~)、中度(60 ~)、重度(30 ~)和极重度(< 30)贫血。

2. 术前贫血发生率 研究报道术前贫血在择期心脏手术发生率为25% ~ 37%、骨科手术为20% ~ 35%、胃肠外科则高达75%,且发生率随年龄增长而增加。我国骨科学组调查了20 308例病人的术前贫血情况,发现全髋关节置换术贫血发生率为26.1%,全膝关节置换术为25.5%,股骨头置换术为43.9%。

3. 术前贫血的原因

(1)急、慢性失血性贫血:包括外伤、食管胃底静脉曲张破裂等造成的急性失血性贫血;消化道溃疡出血、痔疮出血或子宫肌瘤月经量过多等造成的慢性失血性贫血。

(2)营养缺乏性贫血:造血原料缺乏所致贫血,以缺铁性贫血(iron deficiency anemia,IDA)最为常见,叶酸、维生素B_{12}缺乏导致的巨幼细胞性贫血较少见。

(3)慢性疾病性贫血(anemia of chronic disease,ACD):指在一些慢性疾病过程中出现的以铁代谢紊乱为特征的贫血,常见于长期感染、炎症及肿瘤等疾病引起的贫血。

(4)原因不明性贫血:可能涉及多种复杂致病机制及多种疾病共存状态。

4. 术前贫血的危害 早在1970年Lunn和Elwood即报道了术前贫血和较差的临床预后之间的关系,即住院时间延长,术后并发症发生率增加和死亡率增高。最近的一项荟萃分析(包含90万例接受重大手术的病人)证实,术前贫血即使轻度,也是较差术后转归的独立危险因素。具体的危害包括:

(1)增加术后感染率:研究表明术前Hb ≤ 10 g/dl的髋、膝关节置换术病人的手术部位感染率最高(4.23%),术前Hb为12 ~ 13 g/dl的病人手术部位感染率最低(0.84%)。

(2)延长住院时间:非心脏外科手术病人的围手术期贫血会明显延长住院时间。

(3)增加术后死亡率:与非贫血病人相比,术前贫血病人术后死亡的可能性增高近5倍。

(4)影响病人术后康复:贫血是影响术后功能活动和正常行走的独立危险因素,而骨科手术术后较高Hb水平有助于病人的功能恢复。

5. 术前贫血的治疗

(1)原发疾病的治疗:贫血病人若有慢性出血性疾病如消化道溃疡出血、痔疮出血等,应先治疗原发疾病,随着原发疾病的缓解,贫血多可自行纠正。因子宫肌瘤等月经量过多造成的贫血请专科医师会诊,综合考虑后决定治疗方案。

(2)停用非甾体类抗炎药及其他引起出血或影响造血的药物。例如,维生素K的拮抗剂华法林:术前5天停药,血栓高危病人采用桥接抗凝措施;阿司匹林:心血管事件低危病人停用7 ~ 10天,中高危病人不能停药;接受双抗治疗(阿司匹林与抗血小板药物联用)病人,停用抗血小板药物5天,继续使用阿司匹林。

(3)营养指导与均衡膳食:根据病人贫血程度和病人饮食习惯等进行个体化营养和均衡膳食,促进造血原料的吸收和利用。

(4)补充叶酸、维生素B_{12}:叶酸、维生素B_{12}是红细胞成熟所必需的物质,这些物质的缺乏可导致术前贫血。术前30 ~ 45天开始补充维生素C、维生素B_{12}、叶酸可以降低膝关节置换术后病人的输血率。

(5)铁剂的补充:病人血清铁蛋白 <30 ng/ml时诊断为绝对铁缺乏(absolute iron deficiency,AID);当机体因为疾病原因不能够利用铁时,即使铁水平正常,也会导致功能性铁缺乏(functional iron deficiency,

FID)。当人体铁缺乏时(AID 或 FID),可以根据病人对铁剂的耐受性及纠正铁的紧迫性,进行口服或静脉注射补充铁。口服铁剂需要至少 4 ~ 6 周时间才能获得最佳疗效。相当多的病人(25% ~ 30%)因胃肠道不良反应不能耐受口服铁剂。静脉途径补铁对病人也是有益的,因为避开了铁调节蛋白对肠道吸收铁的影响。最近一项国际共识也强调了围手术期补充铁剂的益处。手术急性失血导致的贫血病人,补充铁剂可以加快提升 Hb、纠正贫血,且有助于病人术后康复、缩短住院时间。

(6)重组人促红细胞生成素(recombinant human erythropoietin,rhEPO)的应用:EPO 能促进红细胞的增殖、分泌和成熟。在欧洲已获准使用 EPO,以降低有足够铁储备、Hb 10 ~ 13 g/dl、行择期骨科手术且预期中等量失血病人的输血率。但是除非病人拒绝输血,或由于存在红细胞抗体、特定血型血液不可用等原因外,相关指南不建议常规使用 EPO。EPO 不仅昂贵,而且会增加血栓栓塞事件发生率,并有通过促进血管生成促进肿瘤生长等的风险。

对于术前未经治疗的贫血病人,应该推迟或取消择期手术,以减少病人的手术风险。术前输血仅推荐用于持续性出血、急诊手术及不能推迟时间的肿瘤相关手术。

二、术中血液管理

术中 PBM 策略包括严格控制输血指征,选择合适的麻醉技术,止血药物的应用,选择合适的手术技术以及其他止血技术等。

1. 严格控制输血指征 严格掌握血液制品的输注指征,运用循证医学的方法,确定输血的恰当"扳机点"。美国麻醉学会制定的围手术期红细胞输注的临床指南规定,Hb < 6 g/dl 需要输注红细胞,中国和英国规定 Hb < 7 g/dl 需要输注红细胞。这 3 家医学会同时规定 Hb > 10 g/dl 一般不需要输注红细胞。但当病人 Hb 在 6 ~ 7 g/dl 至 10 g/dl 之间时,麻醉医师应根据病人年龄、心肺功能情况、疾病严重程度、出血的量和速度、氧供不足的临床表现等因素综合考虑是否需要输注红细胞及需要的输注量。也可参考华西医院创建的围手术期输血指征评分(perioperative transfusion trigger score,POTTS)决定是否给予病人输注红细胞制品(表 5-5)。

表 5-5 华西输注红细胞评分

加分	维持 $SpO_2 \geq 95\%$ 时所需吸入氧气浓度(%)	维持基本正常心输出量所需肾上腺素输注速度[μg/(kg·min)]	中心体温(℃)	心绞痛
0	≤ 35	不需要	< 38	无
+1	36 ~ 50	≤ 0.05	38 ~ 40	运动或体力劳动或激动时发生
+2	≥ 51	≥ 0.06	> 40	日常活动或休息安静时发生

注:四项总计分加 6 分为 POTTS 总分;最高总分≥ 10 分算 10 分;每次评分时也测定血红蛋白,评分≤血红蛋白水平,不输注红细胞;评分>血红蛋白水平,输注红细胞;输注红细胞(U)=(评分 -Hb)× 2

2. 合适的麻醉技术

(1)控制性降压:控制性降压是指在保障重要脏器氧供情况下,采用多种方法和药物使血管扩张,主动降低手术区域的血管压力,以利于手术操作、减少手术出血及改善血流动力学的方法。将平均动脉压降低至 50 ~ 65 mmHg,或将动脉收缩压控制在其基础值以下浮动 30% 以内,以达到减少失血和红细胞输注的目的。

控制性降压的主要优势在于减少手术术野的出血量,从而减少或避免输血,并提供清晰的术野,提高手术的精确性，缩短手术时间等以促进加速康复。

(2)自体血回输：自体血液回输在临床上已广泛应用于预期失血量较多的手术，可回收术野、创面或术后引流的血液，经过滤、洗涤和浓缩等步骤后回输给病人。适应证包括：①预期出血量 > 400 ml 或 > 10% 血容量；②病人低 Hb 或有高出血风险；③病人体内存在多种抗体或为特殊血型（RH^-）；④病人拒绝接受同种异体输血等。禁忌证包括：①血液流出血管外超过 4 小时；②怀疑流出的血被细菌或消毒液污染；③败血症；④大量溶血；⑤病人患有镰状细胞贫血；⑥怀疑血液中含有肿瘤细胞（濒临生命危急状态时除外）。

(3)血液稀释：血液稀释指手术前采集病人血液储存起来，同时用晶体液或胶体液不断补充循环血容量，手术过程中利用稀释的血液维持机体的循环功能，最大限度地降低血液浓度而减少血液的丢失，从而减少术中失血，在手术结束前有计划地将采集的血液回输给病人。根据血液稀释程度的不同，血液稀释可以分为急性等容血液稀释（acute normovolemic hemodilution，ANH）和急性高容量血液稀释（acute hypervolemic hemodilution，AHH）。血液稀释法自体输血技术复杂，对病人的生理功能影响较大，尤其是循环波动和凝血功能，必须严密监测，严格掌握适应证和禁忌证。

(4)维持机体内环境的稳态：有研究报道，对于择期髋关节成形术的病人，低体温明显增加病人的血液丢失及对同种异体血的需求量。

3. 止血药物的应用 目前常用的止血药物有氨甲环酸、6-氨基己酸等赖氨酸类似物，以及凝血酶、去氨加压素（desmopressin，DDAVP）、重组活化Ⅶ因子等生物制剂。有报道氨甲环酸降低了产后出血病人因失血所致的死亡率，而且无任何不良反应。

三、术后血液管理

手术创伤造成的显性失血和（或）隐性失血，易造成术后贫血、加重贫血或低血容量性休克，因此应重视术后血液管理。

1. 术后减少出血措施 ①密切观察伤口有无渗血、引流管出血量，并注意身体其他部位出血；②使用药物预防消化道应激性溃疡出血，减少医源性红细胞丢失；③肢体手术切口部位适当加压包扎、冰敷，以减少出血。

2. 营养支持及补充铁剂 对术后贫血病人，应持续性营养支持治疗，饮食以高蛋白、高维生素饮食为主。术前诊断为缺铁性贫血而术后仍存在贫血的病人应继续行序贯治疗。

（严 敏 刘云青）

第五节 麻醉围手术期疼痛管理

疼痛是一种与组织损伤或潜在组织损伤相关的感觉、情感、认知和社会维度的痛苦体验。在 1995 年美国疼痛学会即提出，应该将疼痛作为与体温、脉搏、呼吸、血压并重的第五大生命体征。同时疼痛也是机体对内外较强刺激所产生的临床症状。病人围手术期疼痛管理则是 ERAS 方案的核心要素之一，在外科病人术后康复、缩短住院时间和改善病人术后生活质量方面发挥重要作用。早在 2001 年亚太地区疼痛控制研讨会已提出“消除疼痛是病人的基本权利”。2002 年第 10 届国际疼痛研究学会（International Association for the Study of Pain，IASP）大会上与会专家达成共识，即慢性疼痛是一种疾病。目前，关于疼痛的研究日趋受到重视。

一、围手术期镇痛的原则和目标

开展ERAS和实现舒适化医疗，围手术期镇痛原则包括：①重视病人教育；②合理评估；③尽早治疗疼痛；④应用多模式镇痛；⑤开展个体化镇痛。其目标包括：解除或缓解疼痛、较小的药物不良反应和并发症、改善器官功能、改善病人生活质量。

二、疼痛评估

1. 疼痛的测量 病人疼痛的测量评估，对指导药物治疗及疗效评估非常重要。目前，临床常用的疼痛评估方法包括：

(1) 视觉模拟量表(visual analogue scale，VAS)：在白纸上画一条长10 cm的直线，左端标示“无痛”(0)，右端标示“剧痛”(10)。病人据疼痛强度在直线上作标记，测量“无痛”端到标记位置之间的距离即为疼痛评分。

(2) 数字等级评价量表(numeric rating scale，NRS)：用0 ~ 10数字表示不同程度的疼痛强度，“0”表示无痛，“10”表示剧痛。病人根据自身疼痛感受选择一个数字表示疼痛强度。

(3) 语言等级评价量表(verbal rating scale，VRS)：病人通过口述描绘疼痛强度进行的评分。VRS常用“无痛”“轻度痛”“中度痛”和“重度痛”来描述疼痛。

(4) Wong-Banker面部表情评价量表(Wong-Banker faces pain rating scale)：由6种面部表情从微笑至悲伤和哭泣组成。该方法适用于交流困难的病人，如儿童、老年人、意识不清或不能用言语描述的病人，但易受情绪等的影响。

这些疼痛强度评分方法，通常以1 ~ 3为轻度疼痛，4 ~ 6为中度疼痛，7 ~ 10为重度疼痛。

随着人们对于疼痛认识的深入，一些新兴科技也在尝试通过测量生理指标(心率、心率变异性、血压、脉搏波振幅、皮肤电传导、脑电图仪等)来量化疼痛程度，如用伤害程度(nociception level，NoL)指数来表示。Martini及其团队研究表明，NoL指数在区分疼痛刺激和非疼痛刺激上明显优于心率、平均动脉压等指数。今后的研究需要调查客观的疼痛评估如何对镇痛药物的使用产生影响，特别是阿片类药物的使用是否会促进术后恢复。

2. 治疗效果的评估 应及时评估药物及治疗的效果和不良反应，并据结果做出相应的药物调整。在疼痛治疗结束由病人对本次治疗效果给出评价。

疼痛评估的时机：根据疼痛的类型、强度和治疗计划定期评估疼痛。新出现的疼痛，已存在疼痛性质变化时，先前治疗方案下疼痛未缓解时应进行疼痛评估。干预已达到峰值时应进行疼痛评估(如阿片类药物：肠外阿片类药物治疗后15 ~ 30分钟；口服镇痛药后1小时)。定期评估急性术后疼痛，由手术类型及疼痛严重程度，新出现的未预料疼痛，每次镇痛达峰值效应等决定。

疼痛评估的参数：常规疼痛评估包括以下参数：当前疼痛强度、性质和部位；过去24小时休息和运动时最严重的疼痛强度；疼痛减轻的程度(用疼痛强度评定量表评估改善情况)；实施治疗计划的障碍；疼痛对日常生活活动(activity of daily living，ADL)、睡眠、情绪和认知的影响；疼痛治疗的药物的不良影响(如恶心、便秘、镇静等)；药物依赖、成瘾、假性成瘾、耐受等；减轻疼痛的方案，包括药理学和非药理学。

未预料剧烈疼痛的评估：立即评估未预料的剧烈疼痛，特别是突发的，伴随着生命体征改变(如低血压、心动过速、发热、呼吸困难)或伴功能、活动和(或)行为变化的疼痛。

三、疼痛的治疗

ERAS理念倡导下的疼痛管理涉及术前、术中和术后的围手术期全过程。对于术后镇痛，研究相对较多；而对于术前镇痛相关领域的大型临床研究较少，应该引起临床医师的充分重视。一项对全美7300万例手术病人的调查显示：有80%的病人经历了急性术后疼痛，近20%的病人为重度疼痛，研究还发现，间歇性肌内注射阿片类物质导致中重度和重度疼痛的发生率较高。一项对165项国际性研究的调查显示，术后中重度疼痛的发生率为29.7%，而重度疼痛发生率高达10.9%，并且病人术前焦虑等应激反应与即刻及远期的术后疼痛显著相关。现有研究表明，术后疼痛不仅可造成病人心理伤害，而且增加术后并发症的发生率，延长术后恢复时间。特别是如果术后急性疼痛控制不佳，可能会增加急性疼痛向慢性疼痛转化的可能。有研究指出形成慢性疼痛的最重要因素是未受控制的急性术后疼痛。预防术后急性疼痛转化为慢性疼痛，关键是对疼痛进行正确的评估和对疼痛充分的治疗。积极有效的镇痛，不仅可消除病人疼痛和紧张情绪，使病人顺利地度过术后恢复期；还可以降低围手术期心血管系统、呼吸系统（肺炎、肺不张等）等不良事件发生率，有利于病人早期下床活动，促进胃肠道功能的早期恢复。

1. 术前镇痛 术前应对病人进行详细的宣传教育，这对于控制术后疼痛尤为重要。术前由于疾病原因造成的疼痛（如骨折）以及等待手术期间的焦虑、紧张情绪等，会严重影响病人的休息，甚至导致病人昼夜节律的紊乱，对预后造成不良影响。因此，应重视对病人的教育，从而建立病人良好的依从性，消除病人对疼痛的恐惧心理；对于术前疾病所致疼痛应给予镇痛药物治疗，可选择对乙酰氨基酚、塞来昔布等NSAIDs药物。

ERAS疼痛管理中常用的一种镇痛理念是预防性镇痛（preventive analgesia）。预防性镇痛是从术前一直持续到术后一段时期内的镇痛治疗，其方式是采用持续的、多模式的镇痛方法，达到消除手术创伤应激引起的疼痛，并防止和抑制中枢及外周的敏化。这种干预方式可以在围手术期的任何时间实施，包括术前期间进行，其结果是干预作用持续的时间大于疼痛预期持续时间并可减少镇痛药物的消耗。预防性镇痛更着重于镇痛措施的实施质量及持续时间，而不局限于某个干预的时机。对于术前预防性镇痛的措施主要是：切皮前使用能快速透过血脑屏障的NSAIDs药物（如氟比洛芬酯），切口局部浸润、外周或区域神经阻滞等，如胸科手术前可行肋间神经或椎旁神经阻滞及置管，开腹或盆腔手术切皮前可行腹横肌平面阻滞、腹直肌鞘阻滞或硬膜外腔阻滞等。

2. 术中镇痛 术中镇痛的解剖学机制主要是人体的外周组织中存在大量伤害性感受器，当伤害性刺激（如手术切皮、电刀灼烧等）直接刺激感受器，感受器将接收到的有害刺激信号转化为神经冲动，神经冲动沿着外周神经纤维传导，通过脊髓背根神经节（dorsal root ganglia，DRG）到达脊髓背角。到达脊髓背角的神经冲动通过两条通路继续上传，一条为脊髓丘脑束，继续上传至丘脑，由丘脑投射到大脑皮层，使得手术病人感知疼痛。另一条通路由脊髓背角上传至臂旁核中央导水管灰质，再投射到下丘脑和杏仁核等边缘系统。痛觉传导通路也有下行传导通路，该神经冲动由脊髓上水平发出到达脊髓，对伤害性刺激的反应进行调节。

临床上常用的阿片类药物，其受体虽存在于外周组织、脊髓和脑区，但高表达于中央导水管周围灰质等的阿片类药物受体才是阿片类药物发挥镇痛作用的重要靶点。而存在于脊髓后角阿片类受体的镇痛作用较弱，这也是单纯阿片类药物无法完全阻断疼痛信号传导的原因。术中因疼痛产生应激的主要机制分为快反应轴与慢反应轴。快反应轴是通过蓝斑和脊髓的反射弧，作用于交感神经系统和肾上腺髓质，导致急性循环、呼吸系统等发生改变，导致血压增高、心率增快等。而慢反应轴则是通过蓝斑和下丘脑，下行作用于机体内分泌器官，进而导致急性内分泌反应，致血糖升高、胰岛素分泌减少等。因此，对于手术中强刺激（切皮、开腹、开颅等）直接阻断疼痛信号上传通路，则是减少应激的有效方法。减少手术的应激也是ERAS理念的核心原则。对于骨科或胸科等手术需全身麻醉时，术中伤害性控制主要依靠强阿片类药物，如舒芬太尼、瑞芬太尼等。而阿片类药物引发的痛觉过敏等不良反应，均会对病人快速康复产生影响。术中可以采用全身麻醉复合外周神经阻滞或椎管内阻滞等，从而阻断了痛觉的神经传导通路，减少阿片类药物用量。右美托咪定是高选择性α_2受体激动剂，通过作用于脊髓突触前/后膜α_2肾上腺素受体，抑制肾上腺素的释放，使细胞超极化，抑制疼痛信号向大脑传导，从而抑制异常应激反应。虽然α_2受体在痛觉传导通路中作用较弱，但α_2受体高表达于脑内蓝斑核，而且蓝斑核与边缘系统间存在神经纤维的相互投射，从而调控应激。研究发现，术中使用右美托咪定可以减少术后阿片类药物的用量，降低病人在PACU中的疼痛评分。外周神经阻滞通过在神经周围注入局麻药物（如罗哌卡因等），从而阻断疼痛信号传导，达到神经支配区域内的镇痛效果。全膝关节置换病人可选择股神经或收肌管隐神经阻滞等，也可以使用NSAIDs药物。在手术结束前可以切口部位性局部浸润麻醉、硬膜外给药、使用中长效阿片类药物和非甾体类药物等。总体原则是根据创伤程度和病人对疼痛的耐受程度，选择多种模式麻醉镇痛方式。

3. 术后镇痛 术后急性疼痛主要由手术操作引起的皮肤、皮下组织、神经和内脏等的损伤引起。外科手术导致的炎症反应会降低局部神经末梢的阈值造成炎性疼痛，受损的神经会造成神经病理性疼痛，两者共同加重伤害感受性疼痛。若术后疼痛管理不当，容易导致痛觉敏化；痛觉敏化分为外周敏化和中枢敏化两类。外周敏化是外周神经对伤害性刺激的敏感性改变，Aδ和C纤维异常兴奋，疼痛传导的阈值下降，阈下疼痛刺激即可产生疼痛。中枢敏化是脊髓背角神经元的兴奋性改变，释放兴奋性神经递质作用于Aδ和C纤维的神经元产生缓慢的突触后电位，使中枢神经系统对伤害性刺激的反应性增强，阈下刺激即产生疼痛。术后疼痛可加重恶心、肠麻痹等，延长病人恢复时间。因此，充分缓解术后疼痛减少手术应激，对促进病人康复至关重要。术后镇痛应根据病人年龄、性别、创伤程度、手术部位、疼痛性质（主要包括外科切口痛、内脏痛、炎性痛）等特性进行个体化镇痛管理。ERAS疼痛管理除了预防性镇痛理念外，多模式镇痛（multimodal analgesia）也是另一种常用的理念。多模式镇痛早在20世纪初即被引入了急性疼痛治疗当中，也称为平衡镇痛。多模式镇痛即应用两种或两种以上作用于不同疼痛通路或具有不同作用机制的镇痛药物的方法，改善镇痛效果，减少每种药物的剂量。2012年美国ASA指南建议只要有可能，应尽量使用多模式镇痛方案。应考虑使用局麻药进行中枢区域阻滞。除非有禁忌，病人应持续应用COX-2抑制剂、非甾体类抗炎药或对乙酰氨基酚治疗。采用的给药方案既能获得最优的效果，又能降低不良事件的风险。药物的剂量、途径及治疗时间应当个体化。

根据疼痛来源可进行多模式镇痛方案设计，如切口痛控制+炎性痛控制，切口痛控制+内脏痛控制，切口痛控制+炎性痛控制+内脏痛控制。切口痛与外科直接的创伤导致疼痛刺激向脊髓传导。对于腔镜手术，可以在腹壁腔镜入口处给予0.5%~1%浓度的罗哌卡因2~3ml进行切口局部浸润镇痛；开胸/腹手术，可以采用置管的连续神经阻滞，或病人硬膜外自控镇痛（PCEA）或病人静脉自控镇痛（patient-controlled intravenous analgesia，PCIA）。对于骨科手术，尤其是四肢手术，可以采用连续神经阻滞镇痛等。因手术创伤造成的炎症会导致病人体内炎性细胞因子水平升高，炎性因子能穿过血脑屏障，导致脊髓和脑内COX-2表达上调同时诱发炎性痛。这类病人可给予非甾体类抗炎药，如氟比洛芬酯等，以预防术后炎性痛的发生。既往的临床工作中更多关注了切口痛及炎性痛的治疗，忽视了内脏痛的治疗。阿片类受体中，κ受体与内脏痛的发生密切相关，因此，临床研究表明κ受体激动剂（如羟考酮）可明显减轻内脏手术术后疼痛程度。

总之，在围手术期疼痛治疗中，应根据手术创伤大小，有无炎性痛及内脏痛，结合ERAS康复要求，优化围手术期预防性镇痛及多模式镇痛方案，促进病人的快速康复。

（严 敏 刘云青）

第六节 麻醉相关并发症的预防及处理

一、围手术期血糖控制

高血糖与病人(合并或不合并糖尿病)围手术期不良反应的发生有关,血糖 >220 mg/dl(12.3 mmol/L)的病人术后感染的发生率比血糖 <220 mg/dl(12.3 mmol/L)的病人高 2.7 倍;血糖较高的病人术后发生严重感染(包括脓毒症、肺炎和伤口严重感染)的相对危险度与血糖较低的病人相比,增高 5.7 倍。即使中等程度血糖升高也与不良预后有关,特别是当病人并存感染、心血管及神经系统等疾病时。合理的术前禁食、禁饮时间可维持血糖水平相对稳定,对于糖尿病病人,术前需停用降糖药物,特别是停用长效胰岛素。

围手术期低血糖常被忽视,但其不利于病人术后康复,延缓病人出院,甚至可危及生命,所以控制高血糖的同时必须积极防治低血糖。血糖≤ 50 mg/dl(2.8 mmol/L)时可能出现认知功能障碍,长时间≤ 40 mg/dl(2.2 mmol/L)的严重低血糖可导致脑死亡。长期未得到有效控制的糖尿病病人在正常血糖水平情况下,也存在发生低血糖的风险。发生一次低血糖即可增加病人围手术期的死亡风险,全麻镇静病人低血糖反应往往被掩盖,风险尤其高。

对于血糖的控制目标,中华医学会麻醉学分会推荐餐前血糖≤ 140 mg/dl(7.8 mmol/L),进食期间血糖、餐后血糖以及随机血糖≤ 180 mg/dl(10.0 mmol/L),但是不建议过于严格控制血糖,术中和术后血糖控制在 140 ~ 180 mg/dl(7.8 ~ 10.0 mmol/L)较合适。

术后 ICU 住院时间≥ 3 天的危重病人,推荐目标血糖≤ 150 mg/dl(8.4 mmol/L);整形手术对于伤口愈合的要求较高,器官移植术后可能出现糖耐量递减等情况,除这两类之外的其他手术目标血糖可放宽至≤ 214 mg/dl(12.0 mmol/L);脑血管疾病的病人难以耐受 100 mg/dl(5.6 mmol/L)以下的血糖水平,可放宽至≤ 214 mg/dl(12.0 mmol/L);对整形手术建议目标血糖适当降低,控制在 108 ~ 144 mg/dl(6.0 ~ 8.0 mmol/L),以降低术后伤口感染的发生率。

手术病人如有高血糖相关的并发症风险,加强胰岛素治疗是近来得到广泛认可的一种干预方式。术后转入 ICU 病人在使用胰岛素治疗高血糖时,可以明显减少并发症,降低死亡率。作为控制围手术期高血糖的关键药物,胰岛素可有效控制血糖,但是可能存在低血糖的风险,所以应该在不增加低血糖风险前提下,尽量避免血糖过高。对术中发生低血糖病人,建议静脉注射 50% 葡萄糖 20 ~ 50 ml 或者肌肉注射胰高血糖素 1 mg,随后持续静脉输注 10% 或者 5% 葡萄糖维持血糖,每 5 ~ 15 分钟检测一次,直至血糖≥ 100 mg/dl(5.6 mmol/L)。

二、围手术期高血压管理

高血压是常见的心血管疾病,围手术期高血压可增加手术出血,诱发或加重心肌缺血,导致脑卒中及肾脏衰竭等并发症,影响病人术后康复,延长住院时间。除紧急手术外,择期手术一般应在血压得到控制后进行,并调整受损器官功能的稳定。

择期手术降压的目标是:中青年病人血压控制 <130/85 mmHg,老年病人 <140/90 mmHg 为宜。对于合并糖尿病的高血压病人,应降至 130/80 mmHg 以下。高血压合并慢性肾脏病病人,血压应控制 < 130/80 mmHg 甚至 125/75 mmHg 以下。但降压宜个体化,不可过度,以免因严重的低血压导致心肌缺血或脑缺血。对于急诊手术病人,可在做术前准备的同时适当控制血压。血压 >180/110 mmHg 的病人,可在严密监测下行控制性降压,调整血压至 140/90 mmHg 左右。

围手术期高血压的麻醉管理：

(1)麻醉前用药：高血压病人易于激动，术前应充分镇静。术前访视时做好安慰和解释工作，消除顾虑，手术前夜应保证有良好的睡眠。术前口服地西泮 5 ～ 10 mg 可产生较好的镇静效果。病人进入手术室并开放静脉、建立无创监测后，可根据血压、心率和麻醉需要给予 α_2 受体激动剂如右美托咪定等镇静药。

(2)麻醉选择：较小手术选用局部浸润麻醉或神经阻滞时应注意麻醉药中不宜加用肾上腺素，阻滞效果需完善，并予以适当的镇静。蛛网膜下腔麻醉一般不宜用于重度高血压病人，因其可以引起血压剧烈波动。连续硬膜外阻滞对循环的影响虽较缓和，但阻滞范围较广泛时仍可引起血压严重下降，故必须控制好麻醉平面，注意补充容量，合理使用血管活性药物。除短小手术外，大多数高血压病人手术，选择全身麻醉较为安全，目前大多采用静吸复合全麻。高血压病人的麻醉以咪达唑仑、丙泊酚、舒芬太尼和肌松药复合低浓度吸入麻醉药的平衡麻醉较为合适。

(3)气管插管与拔管时高血压的预防：实施全身麻醉时，置入喉镜、气管插管和拔管时易引起高血压反应。插管应在麻醉深度足够的情况下进行(包括吸入强效麻醉药，单次使用阿片类药物，静脉或气管内使用利多卡因，静脉泵注右美托咪定等)，尽可能缩短喉镜置入持续时间。拔除气管导管时，尤其在浅麻醉下更易引起血压的严重反跳。因此，在手术结束、病人尚未完全清醒前，就应开始实施术后镇痛，同时可在一定麻醉深度下拔除气管导管。

三、术中体温的调控

维持正常体温对机体内稳态十分重要。术中低体温是指机体中心温度 <36 ℃，术中低体温多由麻醉药物抑制机体体温调节功能、手术室环境温度较低、输入未加温液体及手术致热量大量丢失所致。低体温可导致凝血功能异常、心血管事件增加、免疫功能抑制、增加切口感染发生率及延长麻醉药物的持续时间等。在恢复阶段，术后寒战也会增加机体氧耗。未发生低体温病人的疼痛评分亦优于低体温病人。但是，目前围手术期意外低体温仍是手术和麻醉过程中一种常见的情况，有报道其发生率高达 50% ～ 90%。术中正常的体温是减轻手术应激和降低术后器官功能障碍的重要措施，因此，维持病人体温在 ERAS 管理中十分必要，应尽量避免病人体温出现波动的情况。

预防围手术期低体温最有效的办法是积极进行术前保温。病人术前等候区使用热风毯保暖已被证实可提高病人的核心温度，这些对于术前需要长时间麻醉操作(如中心静脉穿刺、硬膜外腔置管等)的病人尤为重要。对病人进行预保暖，可抑制麻醉诱导前核心部位热量到外周的再分布。进入手术室前使用加热毯预热病人可以提高术前核心温度。术中病人体温的监测和保温是大中型手术麻醉管理的重要内容之一。术中可以通过以下方式来维持机体温度：保持温暖环境；加热毯；加热床垫；静脉输入液体加温；体腔冲洗液加温。同时，对于手术时间较长、覆盖较多，尤其是小儿或者合并全身感染的病人，要注意预防术中高体温的发生。(详见第二章第九节)

四、术后并发症的预防和处理

1. 术后恶心、呕吐(PONV) PONV 的防治是 ERAS 的重要组成部分。PONV 是病人不满意和延迟出院的首要原因，PONV 的发生率为 25% ～ 35%。PONV 的危险因素包括：女性；PONV 或晕动症病史；非吸烟者；术中应用吸入麻醉药或大剂量阿片类药物；术后阿片类药物使用；成年人 <50 岁；腹腔镜手术方式(如胆囊切除术、妇产科手术等)。对于同时具有两个或以上危险因素的病人，建议采用多模式预防 PONV 的策略。

降低 PONV 风险的推荐策略包括：应用局部麻醉，避免全麻；避免使用吸入麻醉药；静脉麻醉药首选丙泊酚；适当水化；尽量限制使用阿片类药物。多模式预防 PONV 策略是一种相对简单、可靠的方法，包含非药物预防与药物预防。非药物预防 PONV 的方法包括尽可能避免使用吸入麻醉药及阿片类药物，使用丙泊酚、非阿片类药物替代，如围手术期 NSAIDs 药物、特异性 COX-2 抑制剂以及小剂量氯胺酮都可以减少术后阿片类药物需求量，从而能够降低阿片类药物相关的恶心、呕吐发生率。术前禁饮时间尽可能缩短，碳水化合物的补充对预防 PONV 的发生也有一定的益处。局部麻醉可以有效缓解术后疼痛，减少阿片类药物使用，从而间接降低 PONV 的发生率。术中进行目标导向的液体输注，围手术期避免应用易导致 PONV 的药物。

预防 PONV 的药物主要作用于呕吐中枢以及化学触发带，根据止吐药所作用的受体可将止吐药物分为：5-HT_3 受体拮抗药（雷莫司琼、帕诺司琼）；抗组胺类药（美克洛嗪）；丁酰苯类（氟哌啶醇）；M 型胆碱能受体拮抗剂（东莨菪碱透皮贴）；NK-1 受体拮抗剂（阿瑞匹坦，罗拉匹坦）；糖皮质激素类（地塞米松、甲强龙）。PONV 预防推荐不同作用机制的药物复合使用，效果优于单一用药；但不推荐对所有的手术病人进行 PONV 预防。

PONV 高危病人应用 2 种或以上的联合预防策略：

成年病人推荐方式：氟哌啶醇 + 地塞米松；5-HT_3 受体拮抗剂 + 地塞米松；5-HT_3 受体拮抗剂 + 氟哌啶醇；5-HT_3 受体拮抗剂 + 地塞米松 + 氟哌啶醇；昂丹司琼 + 卡索匹坦或东莨菪碱透皮贴。

小儿病人推荐剂量：昂丹司琼 0.05 mg/kg + 地塞米松 0.015 mg/kg；昂丹司琼 0.1 mg/kg + 氟哌啶醇 0.015 mg/kg；托烷司琼 0.1 mg/kg + 地塞米松 0.5 mg/kg。（详见第二章第十一节）

2. 术后肠麻痹和便秘 术后肠麻痹和便秘均为肠道功能未恢复导致，可延迟病人早期经口进食时间，导致病人不适，延长住院时间。术后肠麻痹的持续时间也是肠道功能恢复的时间，是决定病人术后（尤其是腹部手术病人）住院时间长短的主要因素之一。大型手术、大剂量阿片类药物、安置胃管等均可影响胃肠道功能，导致术后肠麻痹。

多模式镇痛和非阿片类药物镇痛方法的应用可以缩短术后肠麻痹的时间。术中大量液体的输入可能导致肠黏膜水肿，延迟肠道功能的恢复，因此在术中应尽量减少液体的输入。外周阿片受体拮抗剂（如甲基纳曲酮、爱维莫潘等）不仅可以使阿片类药物对肠道功能的不良反应最小化，而且还不会拮抗其镇痛作用。术后咀嚼口香糖可以诱发胃肠反射，缩短肠麻痹的持续时间。推荐预防术后肠麻痹的策略包括：应用多模式镇痛策略减少阿片类药物用量；实施微创手术；必要时术后使用选择性外周阿片受体拮抗剂；不安置胃管或鼻饲管；咀嚼口香糖；早期进食和下床活动。麻醉医师通过麻醉方法和用药等优化选择对预防术后肠麻痹和肠功能紊乱可发挥重要作用，如对于大型腹部手术，促进术后胃肠功能恢复的重要方法是选用持续胸段硬膜外镇痛。因为硬膜外阻滞了交感神经的传导，减少了术后肠麻痹的发生，而且术后通过硬膜外镇痛治疗，有利于病人早期下床活动，术后肠功能恢复时间明显缩短，为早期口服饮食创造了条件，从而减少了住院费用。（详见第二章第十节）

3. 术后谵妄（postoperative delirium，POD） 谵妄是急性发作的意识混乱，伴注意力不集中、思维混乱、不连贯以及感知功能异常。术后谵妄是指病人在经历外科手术后出现的谵妄，其发生具有明显的时间特点，主要发生在术后 1 ~ 3 天。

老年病人术后谵妄的发生率高。由于研究设计、评估方法、群体等不同，不同报道间谵妄发生率存在差异。年龄 65 岁及以上病人术后谵妄的发生率为 5% ~ 50%。谵妄的发生率与手术类型有关，通常小手术和日间手术后谵妄的发生率较低。老年病人各类手术后谵妄发生率为：内镜手术（6.1%）、头颈部手术（7.1%）、下腹部体表手术（8.2%）、大血管手术（11.1%）、脊柱、关节手术（15.2%）、开胸手术（16.3%）、上腹部手术（18.1%）、开颅手术（57.1%）。由于受体外循环的影响，心脏手术病人术后谵妄的发病率高，达 26% ~ 52%。另外，术后谵妄发生率在有创手术中高于介入手术，急诊手术高于择期手术，输血越多或手术时间越长，术后谵妄的发生率相应增加。

谵妄的危险因素分为两大类：易患因素和诱发因素。易患因素常不可逆转，术后谵妄常见的易患因素有：高龄；认知功能障碍；合并多种内科疾病；视力障碍；听力障碍；酗酒。而常见诱发因素为：疼痛：术后镇痛不足会诱发谵妄；抑郁：抑郁病人术后谵妄发生率高，术前抑郁是术后谵妄发生的潜在预测因子；贫血：术后贫血或输液过量加重低氧，术后红细胞比容 <30% 可增加谵妄的发生率；合并感染：感染导致谵妄的风险增高；营养不良：严重营养不良、维生素缺乏等与谵妄的发生有关；活动受限：术后卧床或实施保护性束缚会增加谵妄发生率；低氧血症：低氧对神经系统的影响取决于低氧的程度；脱水、电解质紊乱和酸碱失衡；尿潴留和便秘可易诱发谵妄；睡眠剥夺：病房中诸多因素均可导致睡眠质量下降；药物：术中和术后不恰当的使用某些药物，特别是抗胆碱能药、苯二氮草类镇静催眠药、阿片类麻醉镇痛药等会诱发谵妄，哌替啶与其他阿片类麻醉镇痛剂相比更易引起谵妄，这主要归因于哌替啶的抗胆碱作用。

围手术期的处理措施包括：

（1）麻醉方法选择：目前没有研究提示区域神经阻滞与全身麻醉对术后谵妄发生率的影响有明显区别。

（2）麻醉药物的选择：麻醉药物与术后谵妄的研究仍不充分；初步研究结果显示七氟烷吸入麻醉可能优于丙泊酚静脉麻醉；如果必须实施丙泊酚镇静 / 麻醉，应尽可能采用浅镇静 / 麻醉。

（3）阿片类药物镇痛：哌替啶可增加谵妄的发生，其他阿片类药物之间则未发现明显差异。原则上不应限制阿片类药物的使用，完善的镇痛可减少谵妄的发生，但应避免使用哌替啶。

（4）辅助镇痛药物：加巴喷丁常用于慢性疼痛的治疗，也用作术后镇痛的辅助药物，可改善镇痛效果并减少阿片类药物的用量。有研究发现加巴喷丁用作术后镇痛辅助药物可明显减少谵妄的发生。对乙酰氨基酚和 NSAIDs 药物也是术后常用的辅助镇痛药，有研究发现将其用作多模式镇痛的一部分，也可减少术后谵妄的发生。

术后谵妄的干预和治疗包括非药物治疗和药物治疗，具体内容详见第二章第五节。

（严　敏　谢蔚影）

参考文献

1. 中国医师协会麻醉学医师分会 . 促进术后康复的麻醉管理专家共识 . 中华麻醉学杂志，2015, 35: 141-148.
2. Kehlet H. Enhanced Recovery After Surgery (ERAS): good for now, but what about the future? Can J Anaesth, 2015, 62: 99-104.
3. 中华医学会麻醉学分会 . 中国麻醉学指南与专家共识 . 北京 : 人民卫生出版社 , 2014: 113-118.
4. 中华医学会麻醉学分会 . 中国麻醉学指南与专家共识 . 北京 : 人民卫生出版社 , 2014: 198-207.
5. Lassen K, Coolsen MM, Slim K, et al. Guidelines for perioperative care for pancreaticoduodenectomy: Enhanced Recovery After Surgery (ERAS®) Society recommendations. World J Surg, 2013, 37: 240-258.
6. Gustafsson UO, Scott MJ, Schwenk W, et al. Guidelines for perioperative care in elective colonic surgery: Enhanced Recovery After Surgery (ERAS®) Society recommendations. World J Surg, 2013, 37: 259-284.
7. Jacob M, Chappel D, Rehm M. Clinical update: perioperative fluid management. Lancet,2007, 369: 1984-1986.

8. Muller S, Zalunardo MP, Hubner M, et al. A fast track program reduces complications and length of hospital stay after open colonic surgery. Gastroenterology, 2009, 136: 842-847.
9. Feldheiser A, Conroy P, Bonomo T, et al. Development and feasibility study of an algorithm for intraoperative goal directed haemodynamic management innoncardiac surgery. J Int Med Res, 2012, 40: 1227-1241.
10. Chappell D, Hofrnann KK, Conzen P, et al. A rational approach to perioperative fluid management. Anesthesiology, 2008, 109: 723-740.
11. Brandstrup B, Tonnesen H, Beier holgersen R, et al. Effects of intravenous fluid restriction on postoperative complications: comparison of two perioperative fluid regimens: a randomized assessor blinded multicenter trial. Ann Surg, 2003, 238: 641-648.
12. White PF, Kehlet H, Neal JM, et al. The role of the anesthesiologist in fast-track surgery: from multimodal analgesia to perioperative medical care. Anesth Analg, 2007, 104: 1380-1396.
13. Ben-David B, Maryanovsky M, Gurevitch A, et al. A comparison of minidose lidocaine-fentanyl and conventional-dose lidocaine spinal anesthesia. Anesth Analg, 2000, 91: 865-870.
14. Gentili M, Bonnet F. Spinal clonidine produces less urinary retention than spinal morphine. Br J Anaesth, 1996, 76: 872-873.
15. Baldini G, Carli F. Anesthetic and adjunctive drugs for fast-track surgery. Curr Drug Targets, 2009, 10: 667-686.
16. Savaridas T, Serrano-Pedraza I, Khan SK, et al. Reduced medium-term mortality following primary total hip and knee arthroplasty with an enhanced recovery program. A study of 4500 consecutive procedures. Acta Orthop, 2013, 84: 40-43.
17. White PF. The changing role of non-opioid analgesic techniques in the management of postoperative pain. Anesth Analg, 2005, 101: S5-S22.
18. Beaussier M, El' Ayoubi H, Schiffer E, et al. Continuous preperitoneal infusion of ropivacaine provides effective analgesia and accelerates recovery after colorectal surgery: a randomized, double-blind, placebo-controlled study. Anesthesiology, 2007, 107: 461-468.
19. Bhananker SM, Posner KL, Cheney FW, et al. Injury and liability associated with monitored anesthesia care:a closed claims analysis. Anesthesiology, 2006, 104: 228-234.
20. Popping DM, Elia N, Van Aken HK, et al. Impact of epidural analgesia on mortality and morbidity after surgery: systematic review and meta-analysis of randomized controlled trials. Ann Surg, 2014, 259: 1056-1067.
21. Vlaar AP, Juffermans NP. Transfusion-related acute lung injury: a clinical review. Lancet, 2013, 382: 984-994.
22. Nosotti M, Rebulla P, Riccardi D, et al. Correlation between perioperative blood transfusion and prognosis of patients subjected to surgery for stage I lung cancer. Chest, 2003, 124: 102-107.
23. Koch CG, Li L, Sessler DI, et al. Duration of red-cell storage and complications after cardiac surgery. N Engl J Med, 2008, 358: 1229-1239.
24. Board T E. Availability, Safety and Quality of Blood Products. 63rd World Health Assembly (WHA63.12). 21st. 2010.
25. Lasocki S, Krauspe R, von Heymann C, et al. PREPARE: The prevalence of perioperative anaemia and

need for patient blood management in elective orthopaedic surgery: A multicentre, observational study. Eur J Anaesthesiol, 2015, 32: 160-167.

26. Lunn JN, Elwood OC. Anaemia and surgery. Br Med J, 1970, 3: 71-73.
27. Fowler AJ, Ahmad T, Phull MK, et al. Meta-analysis of the association between preoperative anaemia and mortality after surgery. Br J Surg, 2015, 102: 1314-1324.
28. Douketis JD, Spyropoulos AC, Spencer FA, et al. Perioperative management of antithrombotic therapy: Antithrombotic Therapy and Prevention of Thrombosis, 9th ed: American College of Chest Physicians Evidence-Based Clinical Practice Guidelines. Chest, 2012, 141: e326S-e350S.
29. Muñoz M, Acheson AG, Auerbach M, et al. International consensus statement on the peri-operative management of anaemia and iron deficiency. Anaesthesia, 2017, 72: 233-247.
30. Yun SH, Kim JH, Kim HJ. Comparison of the hemodynamic effects of nitroprusside and remifentanil for controlled hypotension during endoscopic sinus surgery. J Anesth, 2015, 29: 35-39.
31. WOMAN Trial Collaborators. Effect of early tranexamic acid administration on mortality, hysterectomy, and other morbidities in women with post-partum haemorrhage (WOMAN): an international, randomised, double-blind, placebo-controlled trial. Lancet, 2017, 389: 2105-2116.
32. Williams AC1, Craig KD. Updating the definition of pain. Pain, 2016, 157: 2420-2423.
33. Michard F, Gan TJ, Kehlet H. Digital innovations and emerging technologies for enhanced recovery programmes. Br J Anaesth, 2017, 119: 31-39.
34. Hutchison RW. Challenges in acute post-operative pain management. Am J Health Syst Pharm, 2007, 64: S2-S5.
35. Dolin SJ, Cashman JN, Bland JM. Effectivencss of acute postoperative pain management: I. Evidence from published data. Br J Anaesth, 2002, 89: 409-423.
36. Reuben SS, Buvanendran A. Preventing the development of chronic pain after orthopaedic surgery with preventive multimod alanalgesic techniques. J Bone Joint Surg Am, 2007, 89: 1343-1358.
37. American Society of Anesthesiologists Task Force on Acute Pain Management. Practice guidelines for acute pain management in the perioperative setting: an updated report by the American Society of Anesthesiologists Task Force on Acute Pain Management. Anesthesiology, 2012, 116: 248-273.
38. Pomposelli JJ, Baxter JK, Babineau TJ, et al. Early postoperative glucose control predicts nosocomial infection rate in diabetic patients. JPEN J Parenter Enteral Nutr, 1998, 22: 77-81.
39. 中华医学会麻醉学分会 . 中国麻醉学指南与专家共识 . 北京 : 人民卫生出版社 , 2014: 222-227.
40. Knaepel A. Inadvertent perioperative hypothermia: a literature review. J Perioper Pract, 2012, 22: 86-90.
41. Gan TJ, Diemunsch P, Habib AS, et al. Consensus Guidelines for the Management of Postoperative Nausea and Vomiting. Anesth Analg, 2014, 118: 85-113.
42. Kehlet H. Postoperative ileus:an update on preventive techniques. Nat Clin Pract Gastroenterol Hepatol, 2008, 5: 552-558.
43. White PF, Kehlet H, Neal JM, et al. The role of the anesthesiologist in fast-track surgery: from multimodal analgesia to perioperative medical care. Anesth Analg, 2007, 104: 1380-1396.
44. Baldini G, Carli F. Anesthetic and adjunctive drugs for fast-track surgery. Curr Drug Targets, 2009, 10: 667-686.
45. Baig MK, Wexner SD. Postoperative ileus: a review. Dis Colon Rectum, 2004, 47: 516-526.

第六章　加速康复外科护理管理

第一节　护理评估与对策

ERAS 护理管理是对病人围手术期进行风险评估和干预，通过一系列的优化举措，减少手术创伤应激、促进器官功能早期康复、减少并发症的护理管理过程。

护理评估是系统地收集评估对象的资料，并对资料进行分析、判断的过程。全面准确的护理评估是护理程序的第一步，也是 ERAS 护理管理的基础。其目的是通过针对性、计划性、系统性地收集资料，发现和确认病人的健康问题，通过护理评估提出护理诊断，对实施加速康复中的护理风险进行预测和防控。

一、日常护理评估

护士在临床工作中，与病人进行有效的沟通和交流，通过入院护理评估及每日护理评估，收集病人系统性、专科性的健康状况资料，并对病人的病情及快速康复需求做出准确的判断。资料来源一般为病人（若非病人，应注明与病人的关系及其可靠程度）。

（一）入院评估

主要评估病人的一般资料，包括：

1. 基本信息　病人姓名、年龄、性别、入院诊断、入院时间、入院方式、住址、过敏史、既往史、既往一月内疼痛评估体验（包括疼痛部位、疼痛频率、是否影响睡眠、是否使用药物控制）等。

2. 社会心理评估　民族、职业、文化程度、婚姻状况、子女、病人对疾病及健康的认识、精神及情绪状态、宗教信仰及宗教需求、费用类别、社会支持、联系人及电话等。

3. 疑似药物 / 酒精依赖评估　病人吸烟、饮酒、吸毒史。

4. 特殊人群评估　①青春期：评估学习情况、与家庭成员关系；②虚弱老人：评估定向力；③情感或精神疾患病人：评估有无自伤、伤人、定向力、精神科就诊史。

5. 出院计划　评估病人出院后去向、出院后照料者、交通工具、康复器具，为早期制订出院康复计划提供相关资料。

（二）初始护理评估

病人入院 8 小时内护士完成首次护理评估，主要针对本次入院相关的主诉、简要病史、诊断、入院后的主要治疗和护理处置进行评估记录，如有特殊需要可根据实际情况添加。通过首次护理评估形成病人围手术期监测 / 治疗干预的护理需求。

1. 基础评估　包括意识、体温、脉搏、呼吸、血压、血氧饱和度、睡眠等。

2. 营养筛查　入院时护士通过测量病人体质量、身高计算体质量指数（BMI）进行营养初筛。年龄≥ 14 周岁的病人若 BMI ＜ 18.5 kg/m^2 或＞ 28.0 kg/m^2 汇报医生；年龄＜ 14 周岁的病人若 BMI ＜ 12.7 kg/m^2

或者大于 23 kg/m^2 汇报医生，进行营养干预。

3. **疼痛评估** ①疼痛评估工具：对有自主交流能力的可采用 0 ~ 10 分数字评分法（NRS）、语言描述法（DPIS）、视觉模拟法（VAS）、脸谱法（Faces）等评估工具；②评估病人疼痛的部位、性质、强度、持续时间和发生频率；③评估疼痛伴随症状：如有无恶心、呕吐、气促、心慌、头晕、乏力等；④疼痛治疗的效果及不良反应。

4. **功能评估** 包括日常生活能力评估及高危跌倒坠床评估。

（1）日常生活能力评估：护士采用 ADL 评定量表（Barthel 指数）评估病人的日常生活状态和自理能力。100 分表示日常生活活动能力良好，不需要依赖他人；61 ~ 99 分表示有轻度功能障碍，但日常生活基本自理；41 ~ 60 分表示有中度功能障碍，日常生活需要一定的帮助；21 ~ 40 分表示有重度功能障碍，日常生活需要依赖他人。Barthel 指数评估达到“中度或重度功能缺陷”的病人，护士及时报告主管医生，实施相应护理干预及治疗，并制订合理的快速康复进程计划。

（2）高危跌倒坠床评估：针对各项危险因子，如年龄，活动障碍 / 肢体偏瘫，头晕、眩晕、直立性低血压，意识障碍，视力障碍，特殊药物使用等高危因素进行跌倒坠床风险评估，若评分≥ 4 分，即实施有效的预防措施，避免跌倒等意外损伤，确保病人快速康复。

5. **专科系统评估** 包括心血管、呼吸、神经、消化、内分泌等各系统的评估，具体内容详见每日护理评估中各专科系统评估。

6. **血栓风险评估** 详见第十一节血栓防范管理。

（三）每日护理评估

护士结合各疾病专科特点，通过询问、观察、护理体检等方法，针对疾病的专科性和快速康复评估需求，进行每日护理评估。

1. **基础评估** 根据病人病情及护理等级评估病人的意识、体温、脉搏、呼吸、血压、血氧饱和度、睡眠、微量法血糖、尿量、CVP、出入液量等。

2. **疼痛评估** 详见第七节疼痛管理。

3. **伤口评估** 术后需每天评估伤口的部位、类型、大小、周围组织、有无渗液和异味、敷料的应用及状态等。

4. **输液评估** 每天评估输液管道留置部位、固定、通常、局部情况、并发症及处理。

5. **管道评估** 详见第九节管道管理。

6. **专科系统评估**

（1）心血系统评估：①测量心率、脉率、血压，评估病人是否有胸闷、气促、心悸、头晕等症状；②评估病人周围循环，了解病人心功能，预防心血管意外。

（2）呼吸系统评估：①评估呼吸次数；②评估是否存在胸闷、气促等症状；③了解咳嗽、咳痰情况，听诊肺部是否有啰音；④评估肺部疾患病史；⑤对于高龄、有吸烟史的病人术前评估病人的肺功能：肺活量、用力肺活量、每分钟最大通气量、肺弥散量等，必要时给予肺康复训练。详见第五节肺康复训练。

（3）内分泌系统评估：详见第十节血糖管理。

（4）消化系统评估：①评估食欲；②有无恶心、呕吐以及呕吐物的颜色、性状、量；③排便；④腹胀、腹部膨隆；⑤肛门排气、肠鸣音；⑥腹壁静脉曲张等。

（5）其他系统的专科评估：如生殖系统评估、骨骼肌肉系统评估等，护士结合各专科特点进行其他系统的专科评估。

7. **功能评估** Barthel 指数评估达到“中度或重度功能缺陷”的病人，每天进行日常生理能力评估，Barthel 指数评估日常生活活动能力良好或轻度功能缺陷的病人，每 2 周复评；跌倒评分≥ 4 分，每天评估跌倒风险，跌倒评分 < 4 分，每周复评。

（四）术前再评估

手术前评估是保证病人手术安全和促进快速康复的重要护理阶段，主要护理评估内容包括：

1. 评估病人意识、精神状态和生命体征，心、肺、肝、肾等重要脏器及水电解质酸碱平衡状况。
2. 评估近期有无呼吸道及肺部感染；评估病人有无牙齿缺少或松动，有无安装义齿。
3. 评估术前禁食 6 小时，禁饮 2 小时。若有高血压、心脏病、癫痫等慢性疾病是否已经按时服用相关药物。
4. 术晨测体温、脉搏、呼吸、血压，评估病情变化。
5. 评估病人个人准备（男性病人剃须，女性病人擦去指甲油、口红，去除指甲贴；义齿、手表、眼镜、饰品等处理妥当）。
6. 确认手术交接单各项评估是否完整。

二、加速康复措施落实与成效评估

运用加速康复外科临床路径表单（表 6-1）评估 ERAS 方案的执行情况，“可评估”的临床方案是 ERAS 顺利实施的保障。及时评估并发现问题，根据病人实际情况修正 ERAS 方案，确保 ERAS 方案实施的可持续性和安全性。不同的专科可根据专科疾病，合理评估和修正路径表。

表 6-1　加速康复外科临床路径表单

编号：________　病案号：________　姓名：________　年龄：________　性别：________

诊断：______________________　手术名称：____________________　其他：________

评估项目	工作流程	完成情况	变异原因	评估 / 成效指标
病人宣教（方式多样化，采用如书面、视频等）	- 介绍加速康复外科概念、目的、过程 - 宣教疼痛评估方法、镇痛目的和方式 - 术前禁食及术后饮食恢复过程 - 术后活动渐进方法、注意事项 - 早期出院的标准及益处 - 专科宣教内容	□完成□变异 □完成□变异 □完成□变异 □完成□变异 □完成□变异 □完成□变异		患者对宣教内容的掌握率：
胃肠道准备	- 术前 1 天：清淡易消化饮食 - 不涉及胃肠道：不灌肠、不口服泻剂 - 涉及胃肠道：遵医嘱清洁肠道 - 术前禁食 6 小时，禁饮 2 小时	□完成□变异 □完成□变异 □完成□变异 □完成□变异		术中吸入性肺炎：□有　□无 术后便秘：□有　□无 术后腹腔感染：□有　□无 术后肠道感染：□有　□无
围手术期疼痛管理	- 预防性镇痛：术前晚或术晨口服镇痛药物 - 多模式镇痛 - 按时镇痛 - 处理爆发痛，按时复评	□完成□变异 □完成□变异 □完成□变异 □完成□变异		术后三天最高疼痛分值： 爆发痛的发生次数： 镇痛相关恶心、呕吐：□有　□无 镇痛相关性低血压：□有　□无

续表

评估项目	工作流程	完成情况	变异原因	评估 / 成效指标
管道管理	- 胃管:复苏后拔除鼻胃管或术后第 1 天拔除;如涉及胃肠道手术,术后第 2 天医生评估后拔除 - 导尿管:术后 24 小时内拔除 - 专科管道(根据各专科)	□完成□变异 □完成□变异 □完成□变异		导尿管 / 胃管的重置: □有 □无 导管相关性感染: □有 □无
早期进食	POD1 :(无胃肠道手术)流质 POD2 :(胃肠道手术)流质 POD3 ~ 4 :半流质 (根据专科制订早期进食计划,循序渐进)	□完成□变异 □完成□变异 □完成□变异		进食量: 恶心、呕吐: □有 □无
预防 VTE	基础预防 中危患者物理预防 高危患者药物预防	□完成□变异 □完成□变异 □完成□变异		VTE 的发生: □有 □无

三、常见的护理问题

手术本身及术后并发症带来的不适症状会严重影响病人的就医体验和满意度,也会降低 ERAS 各项举措的依从性。因此症状管理也是加速康复外科的重要内容之一。通过护理评估,结合各专科体征、症状,提出相关的护理问题,明确相关因素,设定预期目标及目标达成时间,制订护理计划,并给予积极有效的预见性护理措施,有利于病人的快速康复。围手术期常见的护理问题列举如下:

(一) 营养失调——低于机体需要量

1. 相关因素 ①对营养认识不足;②摄入不足;③代谢需要增加;④消化吸收障碍;⑤ BMI < 18.5 kg/m^2。

2. 预期目标 ①病人知晓营养相关知识;② BMI ≥ 18.5 kg/m^2 ;③血浆白蛋白指标≥ 35 g/L。

3. 达成时间 3 天。

4. 护理措施 ①了解病人的饮食习惯及进食情况;②向病人讲解各种营养素在治疗中的意义及缺乏的危害性;③根据机体需要,设计合理的膳食结构;④鼓励适当活动,促进消化吸收;⑤观察皮肤弹性、毛发光泽、指甲颜色;⑥监测血电解质、血生化指标变化;⑦按医嘱执行支持疗法,静脉补充液体、白蛋白、血浆、全血等;⑧合理执行肠内营养。

(二) 调节障碍——高血压

1. 相关因素 ①动脉硬化;②肾上腺肿瘤;③肾病综合征;④精神紧张;⑤手术刺激;⑥高血压史。

2. 预期目标 ①收缩压维持在 90 ~ 140 mmHg 范围内;②高血压的症状缓解;③血压波动在基础血压的 10% 左右;④舒张压维持在 60 ~ 90 mmHg 范围内。

3. 达成时间 2 天。

4. 护理措施 ①观察血压变化,必要时行心电监护;②按医嘱准确及时应用降压药物,并观察药物疗效;③观察有无头痛、头晕、恶心、视物模糊等症状;④嘱病人注意休息,避免情绪激动和剧烈活动;⑤做好饮食指导,宜清淡、低盐、易消化饮食,戒烟、酒;⑥保持大便通畅,排便时避免过度用力;⑦指导病人养成良好的生活习惯,劳逸结合,适度活动。

(三) 调节障碍——酸碱代谢失衡

1. 相关因素 ①脏器功能衰竭;②消化道瘘;③电解质紊乱;④循环功能衰竭;⑤消化道梗阻。

2. 预期目标 ①血气分析监测正常;②机体内环境稳定。

3. **达成时间** 2天。

4. **护理措施** ①观察意识、呼吸频率、节律、深浅、气味变化、注意皮肤有无潮红或发绀；②观察尿量及血电解质变化；③严格监测治疗中动脉血气分析指标的动态变化，及时纠正电解质酸碱失衡情况；④根据酸碱失衡类型，按医嘱正确执行各类治疗；⑤积极治疗原发疾病。

（四）调节障碍——电解质紊乱

1. **相关因素** ①禁食；②腹泻；③呕吐；④消化道瘘；⑤酸碱平衡失调；⑥药物副作用；⑦梗阻。

2. **预期目标** ①电解质监测正常；②电解质紊乱所致的相关症状缓解。

3. **达成时间** 2天。

4. **护理措施** ①评估电解质紊乱的原因，积极治疗原发疾病；②观察病人的意识、肌力、感觉、腹部体征及肠鸣音的情况；③观察病人的心率、心律的变化，必要时心电监护；④正确及时采集电解质标本，及时关注结果；⑤根据医嘱补液，合理安排输液速度及量，必要时记录出入量；⑥指导合理的饮食结构。

（五）调节障碍——高血糖

1. **相关因素** ①糖尿病；②胰腺炎；③手术应激；④胰高血糖素病；⑤肾上腺皮质肿瘤；⑥甲状腺功能亢进。

2. **预期目标** ①无血糖异常的相关并发症；②血糖维持在目标值：详见第十节血糖管理。

3. **达成时间** 3天。

4. **护理措施** ①监测血糖变化，观察高血糖的症状，注意意识变化及病人多食、多尿、多饮症状。②养成良好的生活习惯，适度运动，控制体质量；③做好饮食指导，嘱病人选择低脂、低糖的饮食，适当控制饮食量；④按医嘱正确使用胰岛素、口服降糖药物，用药后注意观察有无头晕、冷汗、恶心、虚脱等低血糖反应。

（六）胸闷

1. **相关因素** ①疾病因素；②胸腹腔积液；③疼痛；④发热。

2. **预期目标** ①自觉症状减轻或缓解；②呼吸平稳，无缺氧表现，$SpO_2 > 94\%$；③血流动力学趋于稳定。

3. **达成时间** 2天。

4. **护理措施** ①观察胸闷程度及伴随症状；②监测生命体征及血氧饱和度；③听诊肺部呼吸音及心音变化；④取合适卧位；⑤根据病情吸氧，选择合适流量；⑥按医嘱正确及时用药，观察记录药物不良反应；⑦必要时协助医生行胸、腹腔穿刺。

（七）急性疼痛

1. **相关因素** ①手术；②创伤；③炎性渗出液刺激；④引流管牵拉；⑤疾病所致感觉异常。

2. **预期目标** ①表示疼痛缓解或受控制、疼痛评分≤3分；②休息、睡眠不受影响；③病人学会评估疼痛的方法；④诉说自身的疼痛程度。

3. **达成时间** 2天。

4. **护理措施** ①评估疼痛的部位、性质、程度及伴随症状和体征，倾听病人对疼痛的诉说、解释疼痛原因；②教会病人疼痛评估的方法，让其学会、并能评估、诉说自身的疼痛程度；③给予病人舒适的卧位，妥善固定引流管，避免牵拉、扭曲，减轻疼痛；④指导咳嗽时正确按压保护切口，减轻疼痛；⑤指导病人分散注意力，教会放松方法：如深呼吸、听音乐等；⑥遵医嘱予以按时、多模式镇痛；⑦观察及记录药物疗效及不良反应。

（八）便秘

1. **相关因素** ①卧床时间长，活动量少；②手术；③环境改变；④药物影响；⑤疼痛。

2. 预期目标　排便形态恢复正常：至少 2 ~ 3 天排便一次。

3. 达成时间　2 天。

4. 护理措施　①确定规律的排便时间；②鼓励早期下床活动，促进肠蠕动；③指导病人做下腹部的按摩；④观察及记录病人排便情况并注意大便颜色、性质及量变化；⑤因为疼痛而影响排便，按医嘱给予止痛药；⑥按医嘱给予缓泻剂，观察药物的疗效及副作用；⑦大便硬结时可给予开塞露或灌肠剂，必要时协助取出干硬的大便；⑧鼓励多饮水，进食粗纤维食物，多进食水果、蔬菜。

（九）清理呼吸道无效

1. 相关因素　①伤口疼痛导致咳嗽受限；②身体虚弱；③痰多、黏稠。

2. 预期目标　①病人呼吸道通畅，呼吸平稳；②分泌物能及时排出，肺部听诊无啰音；③能掌握有效咳嗽排痰方法；④未发生发绀、气促等缺氧症状；⑤血气分析指标正常。

3. 达成时间　2 天。

4. 护理措施　①观察呼吸深浅、节律，听诊双肺呼吸音；②病情允许予半卧位，协助病人翻身、拍背，有效咳嗽；③鼓励病人咳出呼吸道分泌物，保持呼吸道通畅；④给予吸氧治疗；必要时予雾化吸入；⑤注意观察意识、生命体征及缺氧症状有无改善；⑥咳痰时指导并协助病人正确按压伤口，必要时使用镇痛剂减轻咳嗽时疼痛；⑦按医嘱及时正确使用化痰药物与抗生素；⑧鼓励并协助病人多饮水，保持病室清洁，维持合适的温度及湿度。

（十）有感染的危险

1. 相关因素　①营养不良；②疾病所致的各种防御能力下降；③切口愈合欠佳；④与侵入性导管有关。

2. 预期目标　①病人知晓防范感染的相关知识；②住院期间无感染发生；③体温≤ 37.5 ℃。

3. 达成时间　3 天。

4. 护理措施　①保持室内空气新鲜，定时通风；②改善营养状况，提高机体抵抗力；③严格执行无菌操作；④按规范要求执行“七步洗手法”；⑤观察口腔黏膜有无异常，保持口腔清洁；⑥做好皮肤、呼吸道护理，防止感染发生；⑦监测体温变化，早期发现感染症状；⑧做好侵入性导管的护理；⑨保持伤口敷料清洁、干燥，如有渗出及时更换；⑩遵医嘱规范使用抗生素，注意药物疗效和不良反应。

（十一）体温过高

1. 相关因素　①疾病；②手术；③感染。

2. 预期目标　①维持体温于理想水平；②体温≤ 37.5 ℃。

3. 达成时间　3 天。

4. 护理措施　①保持理想的病室温度；②严密观察体温变化，正确记录，及时报告；③严密观察热型及伴随症状，以协助诊断；④体温超过 38.5 ℃予物理降温或药物降温，并观察降温效果；⑤出汗后及时更换衣服，注意保暖；⑥协助口腔护理，多漱口，保持口腔清洁；⑦给予清淡易消化的高热量、高蛋白流质或半流质饮食；⑧遵医嘱静脉补液，按医嘱正确使用抗生素；⑨必要时吸氧治疗；⑩减少衣着及盖被，鼓励多饮水。

（十二）体液过多

1. 相关因素　①水、钠摄入量过多；②肾功能不全，肾衰竭；③蛋白质摄入量少；④内分泌紊乱；⑤蛋白质合成减少；⑥心输出量下降；⑦毛细血管滤过压增高。

2. 预期目标　①水肿消退；②生命体征在正常范围；③呼吸音清晰；④皮肤无破损；⑤水、电解质平衡；⑥腹围减小；⑦体质量减轻。

3. 达成时间　3 天。

4. **护理措施** ①取合适的体位；②评估生命体征、意识、尿量/出入量变化，保持水电解质平衡；③观察局部组织肿胀/渗出情况；④按医嘱应用强心、利尿药；⑤限制摄入水量，鼓励进食低盐、高蛋白饮食；⑥衣着宽松、舒适，床单位平整、干燥，保护皮肤，避免受损；⑦经常变换体位，预防体位性水肿及局部受压；⑧限制静脉输入的液体量，必要时少量多次输入白蛋白、血浆。

（十三）活动无耐力

1. **相关因素** ①缺氧；②精神因素；③年老衰弱；④身体虚弱；⑤手术；⑥疾病。

2. **预期目标** ①活动能力增加；②完成进行循序渐进的活动目标。

3. **达成时间** 3天。

4. **护理措施** ①评估活动能力、时间及活动后反应；②安排合理的作息时间，保持环境宁静、集中护理，减少不必要的活动，保存体能；③活动后给予足够休息，必要时氧气治疗；④制订合适的锻炼计划，鼓励作渐进性活动；⑤指导省力技巧及合适运动；⑥饮食少量多餐，以减少耗氧量，维持身体足够营养，给予高碳水化合物、高热量、高维生素饮食。

（十四）睡眠形态紊乱

1. **相关因素** ①环境因素；②生理因素；③心理因素；④诊疗因素。

2. **预期目标** ①病人能识别引起睡眠不足的潜在因素；②病人知道诱导睡眠的技术；③病人表现出能保持活动和休息的最佳平衡；④病人有足够的睡眠休息；⑤舒适情况得以改善。

3. **达成时间** 2天。

4. **护理措施** ①认真观察和记录病人的睡眠情况，评估睡眠形态及睡眠紊乱的原因；②详细介绍病区环境及有关检查、手术的过程及配合，减轻病人紧张、焦虑情绪；③创造良好的睡眠环境，保持病室安静，舒适，光线适宜，通风良好，必要时转往较宁静的床位；④妥善安排诊疗、护理操作时间，减少对病人睡眠的干扰；⑤做好心理疏导，稳定病人情绪，避免各种不良刺激，不喝浓茶、咖啡等；⑥及时处理各种影响睡眠的因素，必要时酌情选用安眠药，指导松弛运动；⑦睡前让病人适当听一些催眠乐曲，以帮助入睡，睡前用温水洗脚，督促病人遵守作息制度，逐渐养成良好的睡眠习惯；⑧根据个体情况进行有效干预，如减轻疼痛，改善缺氧，制止腹泻等。

（十五）知识缺乏

1. **相关因素** ①认知障碍；②对信息资源不熟悉；③文化程度低；④未受过加速康复相关知识教育；⑤智能低下；⑥缺乏指导。

2. **预期目标** ①对自身疾病有正确了解，能复述相关知识；②能主动配合加速康复治疗及护理。

3. **达成时间** 2天。

4. **护理措施** ①通过交谈，确认病人的理解能力和知识缺陷程度；②用通俗易懂的语言讲解疾病及加速康复有关知识，如：病因、临床表现、加速康复策略及获益；③讲解麻醉和手术的大致方式及术中、术后可能遇到的情况及其配合方法；④术前指导病人床上使用便器、有效咳嗽、深呼吸、肺康复训练等举措；⑤指导病人练习特殊体位；⑥说明术后安置引流管的作用，如胃管、腹腔引流管、T字管、伤口引流管等，防止非计划拔管；⑦说明术后翻身、拍背、早期活动的意义，使其积极配合；⑧根据疾病的特点介绍术前、术后饮食的注意事项，提供适合病人所需的学习材料；⑨做好各项检查的相关宣教，能配合完成；⑩根据疾病特点做好功能锻炼指导。

（十六）焦虑

1. **相关因素** ①失眠；②对环境不适应；③担心手术康复及预后；④药物不良反应。

2. **预期目标** ①病人能自述引起焦虑的原因；②病人能说出减轻焦虑的方法；③病人表示对住院过程的理解；④病人表示对诊断、检查、治疗预后的理解；⑤病人能正确对待所患疾病；⑥病人的焦虑程度缓解。

3. **达成时间** 2天。

4. **护理措施** ①热情接待病人，做好入院介绍，使病人尽快适应环境；②准确评估焦虑程度，了解焦虑源，消除刺激；③介绍加速康复外科各项措施的配合方法及对术后康复的获益；④各项治疗、检查及手术前，用通俗易懂的语言进行解释，耐心解答，提高病人的依从性；⑤鼓励多与其他病友接触，听轻音乐等放松技术，分散注意力；⑥必要时请心理卫生科会诊，予药物干预。

（十七）有受伤的危险

1. **相关因素** ①活动耐力不足；②跌倒危险因子评分≥4分。

2. **预期目标** 病人无意外损伤。

3. **达成时间** 3天。

4. **护理措施** ①正确评估主客观危险因素，与病人或家属共同制订护理计划；②嘱病人卧床休息，常用物品放在易取到的地方；病人如厕或外出，需有人陪护；③保持地面干燥，拖地时做好标记，穿防滑鞋子；④鼓励病人规律进食，预防低血糖；⑤活动时遵循循序渐进的原则，运动量适度；⑥根据病情及时调整血管活性药的剂量，及时评估坠床/跌倒风险。

四、护理风险

风险管理是一个管理程序，是指对现有和潜在的医疗风险的识别、评价和处理。在加速康复外科实践过程中，重视风险环节管理，可以减少医疗风险事件的发生及减少对医院和病人的危害与经济损失。

（一）异物窒息

加速康复外科鼓励病人术后早期进食，但由于病人术后身体虚弱，咳嗽无力；全麻后胃肠功能未完全恢复；镇痛药物的不良反应；气管插管拔管后咳嗽、呕吐反射降低等原因，存在发生误吸风险，甚至导致窒息，威胁病人生命。

1. **临床表现** ①面色可能发绀（变紫）；②用拇指和手指抓住自己的颈部，无法说话；③突发呼吸困难；④吸气时出现尖锐的噪音或完全没有噪音；⑤微弱、无力的咳嗽或完全没有咳嗽。

2. **处理**

（1）紧急清除异物，同时呼叫医生。

（2）无反应的病人：安置平卧位，头偏向一侧，手工清除口腔内可见异物；吸引器吸除口、鼻腔内异物。

（3）有反应的病人：鼓励咳嗽；腹部快速按压（哈姆立克 Heimlich 手法）；背部叩击法；吸引器吸除口、鼻腔内异物。

（4）给予吸氧。

（5）按医嘱使用抢救药（气道梗阻病人不适宜用呼吸兴奋剂）；准备气管插管或气管切开；必要时协助医生行纤维支气管镜检查取异物；建立静脉通路，心电监护，配合医生抢救。

（6）严密监测病情：意识水平；生命体征；皮肤色泽；肺部体征等。

（二）出血

出血是外科术后最常见的并发症之一，由于病人凝血功能异常、抗血栓药物的应用、手术局部血管结扎不牢、吻合口止血不彻底、缝合不严密或线结脱落等导致出血风险增高。

1. **临床表现** ①引流量增多，颜色鲜红色，部分呈血块；②血压下降或脉压变小（< 20 mmHg）、脉搏细速；③尿量正常或减少（< 30 ml/h）；④病人烦躁不安，面色苍白，皮肤湿冷。

2. **处理**

（1）根据病情选择合适体位。

(2)保持呼吸道通畅。

(3)持续心电监护,严密观察血压、脉搏、呼吸、神志、面色及四肢末梢循环动态变化并记录;定时监测 CVP 变化。

(4)保持静脉输液通畅,加强补液、输血治疗;按医嘱给予止血药物及抢救治疗。

(5)保持引流管通畅,观察引流液的量、性质的变化。

(6)观察伤口敷料渗血、切口局部肿胀情况。

(7)必要时作好手术止血准备。

(三) 跌倒

病人早期下床活动过程中,因术后体质虚弱,容易发生跌倒风险。护士准确及时评估病人跌倒风险,积极落实预防措施,可以减少跌倒的发生,确保病人早期康复过程中的安全。

1. 临床表现 非预期情况下,病人身体的某部分接触到地面或其他低处。

2. 处理

(1)护士立即评估病人的神志、瞳孔、生命体征及受伤情况并妥善安置;紧急情况立即予以处理如吸氧、建立静脉通路等;及时通知主管医生,汇报跌倒 / 坠床经过及受伤情况,确认有效医嘱并及时执行,密切观察病情变化。夜间通知值班医生。

(2)将病人跌倒 / 坠床经过、受伤部位及伴随症状与体征、相应处理等情况,准确、及时地记录在护理记录单上。

(3)评估与分析病人跌倒 / 坠床的危险因素,加强防范;向病人及家属做好耐心细致的解释与安慰,避免医患冲突。

(4)事件汇报和上报:病人发生跌倒 / 坠床,需向科主任 / 护士长汇报跌倒 / 坠床情况,记录事件经过,全科人员讨论分析此事件的原因,并在医院"不良事件与近似错误无责呈报"系统中上报。

(四) 意外脱管

加速康复外科提倡减少不必要的置管或早期拔管,但由于各专科疾病的特殊性,仍会不可避免的留置一些侵入性的管道,如导管固定不当,加上病人活动时管道扭曲、牵拉,发生意外脱管风险大。意外脱管的发生给病人造成痛苦,增加医疗费用,甚至危及生命,导致医疗纠纷。

1. 临床表现 引流管不慎自皮肤伤口处滑脱,或自接口处脱开。

2. 处理

(1)安慰病人,予半卧位休息。

(2)通知医生,并协助医生做进一步处理。

(3)如引流管与引流袋接口处不慎脱开,用血管钳夹闭后,严格执行无菌消毒,更换引流袋。

(五) 肺栓塞

肺栓塞是指内源性或外源性栓子堵塞肺动脉或其分支,引起肺循环障碍的临床和病理生理综合征,患有心肺疾患、手术、恶性肿瘤等病人是术后发生肺栓塞的高危人群。急性肺栓塞是外科手术后常见的并发症,且因其缺乏特异性临床症状,容易被误诊或忽视,是术后病人死亡的重要原因。

1. 临床表现 不明原因的呼吸困难及气促;胸痛;晕厥;烦躁不安,惊恐甚至濒死感;咯血;咳嗽、心悸。有时出现呼吸困难、胸痛及咯血,即所谓"三联征"。

2. 处理

(1)紧急处理:绝对卧床休息、吸氧、建立静脉通路、心电监护。

(2)遵医嘱抗凝治疗、溶栓疗法、止痛。

(3)密切监测生命体征、肺部体征、血气分析、氧饱和度。

(4)保持病室安静,减少探视,充分休息。

(5)保暖,及时更换内衣,防止受凉。

(6)保持大便通畅,勿用力排便。

(7)提供心理支持,重视病人的主观感受。

(8)必要时做好术前准备。

(金静芬 鲍向英 俞雪飞)

第二节 围手术期宣教

护士是与病人接触最为密切的人群,也是健康教育的主导者。健康教育的目的是使病人及家属充分理解 ERAS 的安全性以及促进早期康复的各项措施,积极参与治疗过程和治疗决策,配合 ERAS 方案的实施。术前对病人实施个体化宣教和病人自身积极配合是 ERAS 成功与否的关键因素之一。责任护士采用标准化的健康教育模式,即:评估—计划—实施—评价进行围手术期宣教。

一、健康教育评估

实施健康教育前,由责任护士进行评估,明确宣教对象:本人、配偶、父母、手足、子女、外佣 / 看护或其他。根据不同的宣教对象,评估宣教对象的疾病认知、语言、国籍、教育程度、学习动机、有无学习障碍等。

二、健康教育计划

责任护士根据综合评估结果,制订有时间的、有序的、有效的健康教育计划,ERAS 宣教贯穿住院的整个过程直至病人出院。

三、健康教育实施

(一) 教育时机

1. 预住院期间 医生在门诊开具住院证或预住院单,由客户服务中心护理人员对病人及家属进行集中式健康教育,如院前检查工作流程;住院、预约住院流程等,并于健康教育中心进行不同疾病的个体化宣教。

2. 住院期间 病人入院时责任护士进行首次入院宣教;住院期间根据不同的治疗阶段,在进行诊疗、护理操作、用药、术前、术后、出院前动态评估,不断强化宣教内容。

(二) 教育形式

责任护士根据对宣教对象的评估,采用多元化的教育方式,包括口头、书面(宣教手册、宣教展板)、多媒体(移动 PC、IPAD)、网络微信平台等多种教育方式的结合,提高健康教育的效果。在健康教育过程中,鼓励病人及家属提问,鼓励每一个受教育者现场操作。

1. 口头教育 采用大众化、通俗易懂的语言,避免采用专业术语。对评估有语言障碍的病人,需要请家属或朋友帮助。进行健康教育时,可采用“六步爱心沟通”流程进行规范化的沟通宣教:①首次接触病人,目光对视,称呼对方喜欢的称谓;②告诉病人“我是谁”;③告诉病人“我为什么来,我将要做什么,需要配合什么”;④询问病人需要什么、担心什么;⑤对病人的问题和要求给予恰当的反馈;⑥礼貌地离开。

2. 书面教育 根据疾病专科特点制作各种形式的 ERAS 宣教手册或宣教展板,放置于各病区的健康教育专栏中，供病人及家属随手取阅，及时了解 ERAS 的相关信息。

3. 影像资料及网络教育 制作卡通化、形象生动的教育视频，用于病区移动 PC 及 IPAD 中，可进行随时随地的个性化教育。同时可建立网络微信平台，病人及家属点击病区的健康教育网站，随时可查阅 ERAS 相关的知识。

（三）教育内容 以浙江大学医学院附属第二医院肝胆胰外科为例，ERAS 术前健康教育内容如下：

1. 告知 ERAS 方案的目的和关键目标 加速康复外科是基于循证医学的证据，优化围手术期的处理措施以及治疗方法，缓解及控制手术病人生理和心理的应激代谢，以减少术后并发症，促进术后的快速康复，缩短住院时间，节省医疗费用，其三大关键目标为：充分镇痛、早期活动、促进肠功能恢复。

2. 鼓励病人配合 ERAS 相关策略

（1）戒烟、戒酒：由于吸烟、饮酒会增加术后并发症，所以，建议术前戒烟戒酒至少两周以上。

（2）肠道准备和术前禁食：术前晚护士指导病人进食低脂易消化的食物，比如稀饭、面条等，术前只需禁食 6 小时、禁水 2 小时。因此，建议夜间 12 点开始禁食、手术当日晨 5 点开始禁水（针对第一台手术病人）。一般情况下，如果手术没有涉及胃肠道，不需要灌肠或服用泻药。

（3）术前训练指导：①术前指导病人学会床上排尿，女性病人床上使用便盆，男性病人床上使用尿壶，这将有利于提高术后病人床上排尿的成功率，以便于术后早期拔除导尿管，防止导尿管相关性尿路感染；②指导病人进行有效咳嗽排痰训练：先作深吸气，而后胸腹肌骤然放缩，将气冲出气道，告知病人学会保护腹部伤口，以减轻咳嗽引起的疼痛；③指导病人配合使用呼吸训练器，详见第五节肺康复训练。

（4）疼痛宣教：①让病人知晓疼痛对机体的影响：疼痛会导致失眠、焦虑、心率加快、血压升高、胃肠蠕动减弱、肌肉萎缩、关节僵硬等。持续的疼痛刺激可引起中枢神经系统发生病理性改变，急性疼痛有可能发展为难以控制的慢性疼痛，会严重影响躯体和社会功能，延长住院时间，增加医疗费用。告知病人不要忍痛，应在医生护士的帮助下，配合镇痛药物，积极进行功能锻炼，促进血液循环，改善睡眠，减少各类并发症，促进机体的恢复。②指导病人学习疼痛评分：术后病人可能会有不同程度的疼痛，为更好地控制疼痛，首先应该让病人学会如何表达疼痛。疼痛程度通常用 0 ~ 10 分表示，0 表示无痛，1 ~ 3 分表示轻度疼痛，4 ~ 6 分表示中度疼痛，7 分以上表示重度疼痛。当疼痛 ≥ 4 分时，应及时主动告知医护人员。③指导病人学会镇痛泵的使用：术后使用镇痛泵会提供持续、安全、有效的镇痛，麻醉医生会定时到床边检查仪器运转，如有需要可提供续泵服务；如疼痛 ≥ 4 分，告知病人长按绿色按钮可手动加药 1 次，再次按压间隔时间应该大于 15 分钟。

（5）术后早期活动：术后早期活动有利于促进肠道功能恢复，预防坠积性肺炎及深静脉血栓的形成。手术返回病房，意识清醒后指导病人配合床上翻身、肢体屈伸，告知病人每天配合达到以下活动目标：①术后第 1 天：床上活动，床上坐起；②术后第 2 天：床边站立、下床累计坐 2 小时；③术后第 3 天：搀扶行走；④逐日增强活动量。⑤另外，考虑到早期活动时的安全风险，必须告知病人改变体位时注意遵守“三部曲”，即：平躺 30 秒，坐起 30 秒，站立 30 秒，然后再行走，防止发生跌倒不良事件。

（6）早期拔管：告知病人早期拔管的重要性及配合方法如下：①术后医生、护士会进行床边评估，确认不再符合适应证时，即可拔除导尿管（通常在术后 24 小时内），以防止导尿管相关性尿路感染的发生。②无胃肠道手术，麻醉清醒前或术后第 1 天医生评估后拔除胃管；如涉及胃肠道手术，术后第 2 天医生评估后拔除胃管。

（7）术后营养支持：①未涉及胃肠道手术，于术后第 1 天可进食流质 + 肠内营养粉；②涉及胃肠道手术，于术后第 2 天进食流质 + 肠内营养粉；③术后第 3 ~ 4 天，在医生护士的指导下逐步进食半流质，如稀饭、面条、馄饨等；④告知病人肠内营养由慢到快、由少到多的供给方式正好符合人体对营养的需求。护士会指导病人肠内营养粉正确的服用方法。

3. 告知预设的出院标准 如术后恢复达到以下标准:①生活基本自理,能经口进食;②疼痛缓解或口服止痛药能良好控制;③切口愈合良好无感染(不必等待拆线),即可出院。预计一般情况下术后 5 ~ 7 天即可出院,胰十二指肠切除术后 7 ~ 9 天出院。

四、健康教育评价

主要评估病人对 ERAS 方案的目的和关键目标是否了解;术前训练,早期活动的配合度评价;疼痛控制宣教掌握情况;康复各阶段可能出现的问题和应对策略掌握情况;预设的出院标准掌握情况等。具体评价方法如下:

(一) 责任护士

健康教育结束后,责任护士对健康教育掌握情况进行效果评价,未完全掌握者进行再次强化宣教。

(二) 责任组长

采用知、信、行模式进行稽查(表 6-2),即知识掌握、行为效果 / 依从性的评价。

表 6-2 病区健康教育质量评价表

序号	内容	施教者类别			病人病案号:				病人病案号:				病人病案号:			
		医生	护士	药师	内容有记录	效果符合	效果部分符合	效果不符合	内容有记录	效果符合	效果部分符合	效果不符合	内容有记录	效果符合	效果部分符合	效果不符合
1	入院宣教(主管医生 / 护士、腕带、疼痛、探视制度等)	□	□	□												
2	术前宣教(戒烟、戒酒、禁饮、禁食、肠道准备、术前训练等)	□	□	□												
3	功能锻炼 / 早期活动	□	□	□												
4	跌倒防范宣教	□	□	□												
5	管道知识宣教	□	□	□												
6	饮食宣教	□	□	□												
7	药物宣教	□	□	□												
8	特殊检查宣教	□	□	□												
9	专科知识	□	□	□												
10	出院前指导(复诊时间、饮食、药物、伤口管理等)	□	□	□												
11	诊疗操作的健康宣教目的、风险、有无替代方案	□	□	□												
	合 计															

备注:
1. 每个条目至少抽查 3 人次 / 次
2. 实际稽查健康教育效果请在“完全符合”“部分符合”“不符合”栏中打“√”
3. 请先翻阅病历查找病人是否需进行相应内容的宣教

（三）护士长

定期抽查科内住院病人健康教育的落实情况。

（四）客户服务中心

每季度抽样调查各病区健康教育效果。

（卢芳燕）

第三节 胃肠道管理

加速康复外科是一种创新理念，集中体现在术前准备、营养评估及支持，鼓励病人术后早期活动等措施中，其中准确落实胃肠道管理及营养护理对促进病人术后顺利康复起着至关重要的作用。多项研究表明，若术前长时间禁食、禁水，容易加重病人应激反应，不利于术后康复。ERAS 围手术期禁食方案可减轻病人饥饿、口渴、焦虑等，降低术后胰岛素抵抗和高血糖发生率。机械性肠道准备可导致脱水、电解质紊乱，尤其是老年病人。因此，围手术期护理管理过程中，有效落实胃肠道管理及营养护理，能确保病人以最佳状态迎接手术治疗，促进术后顺利康复。

一、术前禁食、禁饮方案及肠道准备

ERAS 围手术期禁食方案建议术前 6 小时禁食固体食物，术前 2 小时进食不含酒精、含少许糖的透明液体，透明液体包括水、无果肉的果汁、碳酸饮料、清茶、纯咖啡等。对无糖尿病史病人，推荐术前 2 小时饮用 400ml 12.5% 的碳水化合物饮料。

传统术前肠道准备包括机械性肠道准备和口服抗菌药物清除肠道细菌，多个领域的 ERAS 方案均不建议术前行肠道准备。

二、胃肠道护理评估

（一）术前评估

1. **整体状况评估** 新的禁食方案适合大多数择期手术病人，但不适用于某些影响胃排空能力的疾病。因此，护理人员在胃肠道管理中，必须对病人身体状况进行整体评估，包括生命体征、营养状况、食欲、有无恶心呕吐、肛门排便排气等情况，排除影响胃排空能力的疾病，指导病人有效落实禁食、禁饮时间、进食类型、进食量。

2. **禁食、禁饮状态评估** 术前根据病人胃肠道功能，给予正确、详细的饮食指导。禁食、禁饮期间，应准确评估病人的生命体征、血糖等指标，观察有无腹痛、腹胀等异常腹部体征。如有异常及时告知医生，予以对症处理。

（二）术后评估

进食后应密切观察病人有无恶心、呕吐、腹痛、腹泻等胃肠道不耐受情况，密切关注肠鸣音恢复。腹痛病人应评估腹痛发生部位、持续时间、疼痛性质等；腹泻病人应评估腹泻发生是否与进食有关，腹泻发生时间，发生次数，排泄物的量、性状、色泽等；评估病人生命体征及各项实验室指标，预防并发症的发生。

（三）术后饮食指导

1. 术后鼓励病人尽快恢复经口进食。

2. 关于早期进食时间，不同疾病有所差异：①直肠或盆腔手术病人，术后 4 小时即可鼓励进食；②结肠及胃切除术后 1 天开始进食进水，并根据病人自身耐受情况逐步增加摄入量；③胰腺手术则可根据病人耐受情况在术后 2 ～ 3 天逐渐恢复经口进食；④另外还可根据病人意愿恢复进食。

3. 进食量根据病人胃肠耐受量逐渐增加。术后康复阶段推荐口服营养制剂进行补充。

（金静芬　周海燕）

第四节　营养护理

ERAS 理念中，围手术期病人术前不建议常规营养支持，严重营养不良者术前首选口服或肠内营养，只有在肠道营养无法实现的情况下，才考虑静脉营养支持。合理的营养支持应充分了解机体各种状况下的代谢变化，正确进行营养状况的评估，发现病人存在或潜在的营养问题，选择合理的营养支持途径，尽可能地避免或减少并发症的发生。管饲营养及肠外营养在 ERAS 计划中不作为常规推荐，但在合并感染、吻合口瘘、胰瘘等情况下应予考虑实施。对于术后 1 周联合口服补充营养仍无法满足推荐摄入量的 60% 时，应考虑管饲肠内营养；若管饲营养仍达不到推荐摄入量的 60% 时，应给予补充性肠外营养或全肠外营养。

一、营养评估

术前积极配合医生做好病人的营养评估，常用的营养评估方法包括主观综合营养评估和营养风险筛查。

（一）主观综合营养评估

通过病史和体格检查两大方面来进行评估，病史包括病人近 6 个月的体质量减轻、消化道症状（有无厌食、恶心、呕吐、腹泻等）、饮食摄入状况、机体功能、合并疾病 5 个项目。

（二）营养风险筛查

通过分析病人的年龄和疾病严重程度，了解病人营养状况受损情况（包括体质量指数的测定、近期体质量变化和进食变化情况），获得营养风险筛查评分。通过评估，判断病人是否存在营养不良，选择合理营养支持。

二、营养支持方法选择

1. 在肠外营养和肠内营养两者之间应选择肠内营养。
2. 在周围静脉营养与中心静脉营养两者之间应优先选择周围静脉营养。
3. 肠内营养不足时，可用肠外营养加强。
4. 营养需要量较高或期望短期内改善营养状况时可用肠外营养。
5. 营养支持时间较长时应设法应用肠内营养。

三、常用的营养支持途径

（一）口服补充营养

常规推荐口服补充营养，护士应指导病人准确服用流质，根据医嘱逐步过渡到半流质方法，并根据医嘱及肠内营养制剂说明书，教会病人准确服用肠内营养制剂的方法。

（二）经管肠内营养

1. 输注途径　经鼻胃管、鼻十二指肠 / 空肠管、胃造瘘管、空肠造瘘管、经肠瘘口远端置管等。临床上应用最多的是经鼻胃管和空肠造瘘管两种。

2. 输注方式　按时一次性输注、间歇重力滴注和连续输注三种方式。

3. **输注注意事项**

(1)对于管饲肠内营养者,保持喂养管通畅,妥善固定。

(2)营养泵持续喂养的速度:使用营养泵持续喂养时,速度从慢到快,即首日速度为 20 ~ 50 ml/h,在病人耐受的情况下,次日起每隔 8 ~ 12 小时可增加速度 10 ~ 20 ml/h,逐渐加至 80 ~ 100 ml/h,每日 12 ~ 24 小时内输注完毕。营养不良或代谢不稳定的病人减慢速度。

(3)持续输注管饲营养液时,可使用加温器,使营养液温度维持在 38 ~ 40 ℃。

(4)加强导管护理,预防堵管。持续管饲时,每 4 小时用 20 ~ 30 ml 温水脉冲式冲管 1 次。每次给药前后用 10 ~ 30 ml 温水脉冲式冲洗胃管,以减少堵管和药物腐蚀管壁的危险;免疫功能受损或危重病人建议用无菌水冲管,一旦发现堵管,建议及时用 20 ml 注射器抽温开水反复冲洗,必要时可用胰酶或碳酸氢钠溶液冲管。

(5)禁食期间,每日进行口腔护理 2 次。

(6)输注过程中密切观察病人的胃肠道症状及腹部体征,有无胃肠道不耐受情况;观察病人的体温、呼吸、呛咳及痰液情况等,预防吸入性肺炎;观察鼻咽部黏膜及空肠造口周围皮肤;监测病人的体质量、血糖及白蛋白情况。

(三)肠外营养

1. **输注途径** 外周肠外营养、中心静脉肠外营养。

2. **输注方式** 持续输注法和循环输注法。

3. **输注注意事项**

(1)管道管理:妥善固定;保持通畅,每日输注结束后,用生理盐水冲封管。若静脉置管有部分滑脱,不可将滑出的导管送回体内,使用前务必确定是否在血管内;用作静脉营养的导管不作抽血、输血及测中心静脉压等使用;使用时严格遵守无菌操作的原则。

(2)输注速度:根据医嘱要求,做到恒速、稳定输注。

(3)并发症观察:发现异常及时报告医生。

1)机械性并发症:①肺与胸膜损伤:留置置管后的病人注意观察有无胸闷、呼吸困难、刺激性咳嗽等。②导管异位:注意观察病人有无异常的肩膀、胸部和背部的疼痛、水肿、感觉异常等。③静脉炎及静脉血栓:注意观察病人有无肢体末端、肩膀、颈部或胸部的疼痛或水肿等静脉血栓的临床表现。

2)感染并发症:注意观察病人有无局部皮肤触痛,伴红肿或硬块等局部感染症状;以及有无发热、寒战、血压降低等全身感染症状。

3)代谢并发症:糖代谢紊乱、脂肪代谢紊乱、氨基酸代谢紊乱、电解质、维生素及微量元素缺乏症、酸碱平衡紊乱,注意观察病人水及电解质、酸碱平衡、血糖水平等变化。

(金静芬 周海燕)

第五节 肺康复训练

肺康复是一个广义的治疗概念。它由美国胸科学会和欧洲呼吸学会定义为一种综合性干预措施,基于全面的病人评估,然后进行针对性治疗,这些治疗包括(但不仅限于此)运动训练、教育和行为改变。因此肺康复治疗通常应用于改善慢性呼吸系统疾病病人的生理和心理状态,并促使其长期依从促进健康。肺康复训练通过一系列护理干预,有效地改善病人呼吸困难和乏力等症状,提高运动耐力及生活质量、改善心理障碍及社会适应能力。肺康复项目包括锻炼(上肢、下肢锻炼)、连续与间断运动训练、呼吸器训练、呼吸肌训练、教育、预立医疗自主计划、心理支持等。

术后肺部并发症是胸部及上腹部大手术常见的并发症之一，也是影响病人快速康复的障碍因素之一。手术病人由于手术操作、麻醉、术后疼痛等因素影响胸部的呼吸运动及复张，从而造成了呼吸浅快、肺不张、肺功能障碍等肺部并发症，肺部并发症又会导致病死率升高和住院费用增加。随着 ERAS 理念在各个领域的推广运用，以及对肺康复技术的逐步了解，肺康复训练在围手术期受到越来越多的关注。护士在肺康复训练中起着积极作用。

一、肺康复训练对象评估

胸部及上腹部大手术的病人，术前应评估病人是否存在高危因素，如：①高龄：年龄≥ 65 岁（若合并吸烟则男性年龄＞ 60 岁；女性年龄＞ 70 岁，均为高龄）；②吸烟史：长期大量吸烟（吸烟史≥ 400 支 / 年）；③肺部基础疾病：慢性阻塞性肺疾病等；④肺功能异常。评估病人存在以上高危因素之一，护士即可对病人进行肺康复训练干预。

二、肺康复训练护理指导

（一）健康教育

护士采用口头、书面、现场演示和多媒体相结合的多元化方式详细告知肺康复训练的目的、具体训练过程及促进康复的各项举措，以取得充分配合。指导吸烟病人戒烟至少 2 周以上。

（二）制订方案

根据病人术前全身综合状态，医、护、患共同参与制订个性化方案，包括药物康复和物理康复。物理康复由呼吸训练和运动训练组成。

（三）训练前准备

示范腹式呼吸、缩唇呼吸；指导病人进行有效咳嗽、体位引流、胸背部拍击等方法，帮助病人保持呼吸道通畅，及时清除呼吸道分泌物。病情需要，遵医嘱予吸氧、雾化吸入、化痰治疗。

（四）缩唇、腹式呼吸训练

先缩唇呼吸：指导病人通过鼻吸气，然后呼气将口唇缩成吹口哨状，使气体通过缩窄的口型缓缓呼出，2 次 / 天，10 分钟 / 次；接着腹式呼吸：指导病人手放在前胸和上腹部，用鼻缓缓吸气，让膈肌最大程度的下降，呼气时腹肌收缩，2 次 / 天，15 分钟 / 次。

（五）诱导式呼吸训练

介绍呼吸训练器的构造及注意事项，根据说明书协助病人制订呼吸训练目标值，吸气量按性别、身高、年龄做出相应的调整，但不超过说明书的参考量。教会病人使用呼吸训练器进行深吸气训练：训练时将呼吸训练器与吸气软管连接，一手托呼吸训练器，平静呼气后，用口含吸管，慢慢吸气，使白色活塞缓慢提升，白色活塞升到目标刻度后，保持吸气状态停顿，待白色活塞下降至底部，松开吸管，平静呼气。重复以上步骤，每组进行 6 ～ 10 次训练，休息。非睡眠时间，每 2 小时重复一组训练，以不引起病人疲劳为宜，疗程 3 ～ 7 天。术前即可开始使用呼吸训练器，直至出院。

（六）运动训练

根据病人住院期间病情的综合分析情况，采取不同的运动方式、运动强度和运动时间。

1. 运动方式　可选取爬楼梯、打太极拳、有氧运动以及病房走动等。

2. 运动强度　达到靶心率的 20% ～ 39% 为低强度，40% ～ 59% 为中等强度。靶心率 =(220- 年龄 - 安静心率)× (45% ～ 60%)+ 安静心率。

3. 运动时间　需要结合病人的个体差异。适量从 10 ～ 20 min/d 逐渐增加至 30 ～ 40 min/d，可根据病人体能 1 次完成或分 3 ～ 5 次完成，间歇时间不计时。

4. 注意事项 指导病人若在运动过程中有明显气促、腿疲倦、血氧饱和度下降或其他合并疾病引起身体不适，即刻停止运动，休息片刻，待恢复原状后再继续进行训练。

三、肺康复训练效果评价

责任护士根据制订的肺康复训练方案，每天评估训练项目执行情况（表 6-3），并根据评估结果及时给予再指导，必要时及时调整训练方案。

表 6-3 肺康复训练方案执行评价表

训练项目	D1			D2			D3			D4			D5			D6			D7		
	完成	未完成	未达标	完成	未完成	未达标	完成	未完成	未达标	完成	未完成	未达标	完成	未完成	未达标	完成	未完成	未达标	完成	未完成	未达标
腹式呼吸																					
缩唇呼吸																					
诱导式呼吸训练																					
功率自行车																					
爬楼梯																					

注：未达标指病人能按方案完成训练项目，但方法不正确或不到位

（金静芬 金 琪）

第六节 术中护理

手术是外科病人最重要的治疗手段，同时也是病人最主要的创伤应激。如何在手术中减少创伤，缩短手术时间，减少并发症是加速康复外科的主要内容。手术室作为外科手术的场所，其护理人员对 ERAS 的认识和实施直接关系到外科手术的顺利进展。如 ERAS 对流程的改变，对手术物品和设备的要求，对护理人员固有理念的冲突等，因此，加强手术室护理人员的术中护理，有利于提高 ERAS 对手术的效果。

一、术前随访

个性化术前沟通：术前一日和术后三日，手术室护士深入病房，与病人及家属面对面交流，辅助书面（展板、宣传册）或多媒体方式讲解麻醉和手术过程，介绍手术室环境，减轻病人对麻醉和手术的恐惧和焦虑。病人手术日到手术室看到熟悉的护士和环境有亲近感，同时根据实际情况，“因人、因病、因时、因景”让家属陪伴病人在接待室做好术前准备，可以有效减轻病人恐惧、焦虑的程度，取得病人对医生和护士的信赖，从而减轻病人对手术的心理应激反应。

二、术中液体管理

ERAS 理念支持术中以目标导向为基础的限制性液体治疗，以肝胆胰手术为例，因手术本身创伤较大，手术应激可增加抗利尿激素、糖皮质激素的分泌，导致水钠潴留，进而出现体内液体积聚。限制性液

体治疗可降低术后并发症的发生率、缩短病人住院时间。巡回护士和器械护士在手术中协助麻醉医生做好术中液体管理。

（一）液体通道

术中建议使用三腔的深静脉导管，除两路通道可以输注液体外，应有一路通路随时监测中心静脉压，一般建议中心静脉压控制在 5 ～ 7 cmH_2O。

（二）正确统计液体量

用专门的收集装置收集液体袋和血袋，协助麻醉医生正确统计晶体量和胶体量。

（三）密切观察尿量

术前留置导尿后即将导尿袋清空，观察每小时尿量在 50 ～ 100 ml 较合适。

（四）关注胃肠道水肿

手术开始 1 ～ 2 小时后，如液体输注过多，胃肠道会出现水肿情况，护士应提醒医生确认是否肠道水肿，特别是腹腔镜手术，医生不直接接触肠壁，容易忽略水肿情况，如有水肿，往往会建议使用脱水药物。若病人存在低蛋白或肝功能差，也会导致肠道水肿，往往需要补充白蛋白制剂、血浆等胶体，应与麻醉师商量使用的时间，及时使用。

三、术中体温保护

手术室温度过低、静脉输入大量低温液体、伤口暴露等会造成病人体温过低。低体温可导致病人应激性增高，释放大量儿茶酚胺，导致术后发生凝血功能障碍、分解代谢增加、麻醉时间延长、心律失常等并发症。

1. 术前等待时，病人以棉织品保温为主，老年体弱者可使用加热过的毯子等，不将病人安置于空调出风口处；但也要注意病人的主观感受，部分病人由于体质怕热或紧张等因素出汗，应及时减少覆盖物，以免出汗吸收后更容易发生术后呼吸道感染。

2. 病人入室前，室温应到达 24 ℃以上；入室后，因手术需要，手术床一般直接位于层流出风口，进行深静脉穿刺、动脉穿刺、导尿、气管插管等操作时，尽量减少不必要的暴露以免热量丢失。

3. 安置体位后，根据手术体位合理放置充气式加温毯（目前认为最有效的保温措施）并立即使用。以肝胆胰手术为例，一般 2 ～ 5 小时手术，使用下肢加温毯或颈部加温毯之一即可；如手术超过 5 小时，建议下肢和颈部加温毯并用。如为肝移植等重大手术，建议同时准备水温毯加热。

4. 含酒精的消毒液大面积使用时会带走热量，不建议大面积使用；手术巾未完全铺好前，不建议将室温调低到适合外科医生手术操作的温度，手术开始缝合切口皮肤时，应将室温调回 24 ℃以上。

5. 术中加温液体应使用专用的液体加温设备。该设备的加温温度不应超过 43 ℃，并有持续温度监测；体腔冲洗液应持续维持在 37 ～ 40 ℃，可使用专用冲洗液加温设备，或使用无菌保温桶保持冲洗液温度。

6. 预计大于 2 小时的手术，建议麻醉医生使用鼻腔体温探头持续监测体温，维持术中体温 > 36 ℃。如因各种原因体温 < 36 ℃，应在发生低体温的早期，采取加用吹风毯，加热静脉液体，加热冲洗液体。告知医生提高室温的必要性，腹腔镜手术病人使用加温气体等方法效果较好。

四、预防性使用抗菌药物的配合

结直肠手术术前预防性使用抗菌药物可明显减少术后伤口 SSI 感染的风险。术前预防性使用抗菌药物亦可使心胸外科、血管外科、髋关节或膝关节置换等病人获益。围手术期抗生素使用指南，要求在术前 0.5 ～ 1 小时内给药，或麻醉开始时给药，预防 SSI 效果最佳；如果手术时间超过 3 小时，或超过所用药物半衰期的2倍以上，或失血量大（> 1500 ml），可手术中给予第2剂，必要时可追加第3剂。手术室护士应知晓需要使用抗生素的手术种类，以便与医生进行沟通。术前抗生素的溶媒如无配伍要求，建议使用最小剂量的溶媒；并严格掌握术前预防使用时机。正确评估皮肤切开的时间，同时考虑抗生素输注的需要时间（如万古霉素等特殊抗菌药物输注速度慢），应在手术前0.5 ~ 2小时开始给药，最佳效果为皮肤切开前药物输注完毕；四肢手术应在液体使用完毕5分钟后使用止血带。另外，护士在使用第一剂抗生素后，如手术时间延长或出血量多，应提醒手术医生开立第二剂抗生素，并及时使用。

五、术前皮肤准备

研究表明，术前2小时备皮效果最佳，并发症最少，并尽可能剪毛而不是剃毛。如传统的开颅手术为头部毛发全部剔除，ERAS的观念是剔除手术部位毛发即可，而且是剪毛为主。手术室护士应主动参与随之而变的毛发固定方法、皮肤消毒和铺手术巾方法。

六、术中多模式镇痛

多模式镇痛是ERAS的重要组成部分，镇痛的预防应在手术开始前。手术室护士应知晓术中多模式镇痛的重要性，并协助手术团队采用最适用的镇痛方式。如以腹部开腹手术为例，术前行硬膜外神经阻滞可有效改善术后镇痛情况。手术护士应协助病人安置硬膜外体位，宣教正确配合麻醉医生硬膜外穿刺的方法。如有硬膜外禁忌证的病人建议皮肤缝合后切口行腹横肌平面（TAP）阻滞镇痛，手术护士应协助麻醉医生保持切口的无菌操作，并在阻滞完成后完成切口的覆盖包扎。如为腹腔镜手术建议使用切口局麻药物的封闭注射，手术室护士既要提醒麻醉医生是否需要进行切口镇痛，又要提醒手术医生在切口完全关闭前完成封闭注射。另外，病人本人对镇痛的要求或既往镇痛的经验亦是镇痛方法选择的重要依据，护理人员应将病人的需求及时告诉手术团队。

七、术中预防静脉血栓形成

中、高危病人（如Caprini评分> 3分）术中应使用下肢加压装置或穿弹力袜预防下肢深静脉血栓形成。巡回护士在使用下肢加压装置和穿弹力袜时注意平整，防止腘窝部受压，检查加压装置的设置压力、间歇加压时间、观察肢端血运情况。

八、手术微创观念的实施

微创的观念应贯穿于手术的每一个步骤，能不进行的操作尽量不进行。如：减少不必要的静脉穿刺；非胃肠道手术可以不插胃管；胃胀气等需要插胃管应在病人全麻后实施，手术结束后无治疗需求应及时去除胃管；小于2小时的全麻手术可以不插导尿管，如手术时间延长可采用术后导尿，非大手术不需观察尿量的及时予拔除。知晓各种麻醉的优缺点，并配合实施，如老年病人硬膜外并发症少于全麻，必要时需采用非插管静脉麻醉，这都均需要手术护士的全力协助。手术室护士应顺应历史变化，紧跟时代的步伐，理解微创的发展趋势，如提供小切口的牵开器，细小敷料的有效清点，积极提供每台手术需要的复杂设备，即便是夜间也能提供高质量的服务。

（金静芬　钱伟明）

第七节 疼痛护理

疼痛作为第五大生命体征，越来越受到医护人员的重视。疼痛被证实为影响病人术后快速康复的重要因素之一。术后疼痛得不到及时有效处理，可导致其失眠、焦虑，心率增快，血压升高；不敢咳嗽导致肺部感染的发生率增加；术后活动延迟导致胃肠蠕动减弱，下肢深静脉血栓发生率增加；延迟病人出院时间，阻碍外科术后康复，影响病人术后生活质量，增加医疗费用，甚至会威胁病人的生命，因此，围手术期的疼痛管理至关重要。

为加强围手术期的疼痛管理和促进病人快速康复，越来越多的医院建立了相应的疼痛管理组织(acute pain service，APS)。急性疼痛管理团队经过近二十年的发展，总结APS构成大致可分为三种：①麻醉医生为主体的模式；②疼痛护士为主体的模式；③以护士为基础，麻醉医生为督导的多学科合作模式。由于麻醉医生的主要任务是负责手术病人的麻醉，所以只有少部分病人能受益于麻醉医生为主体的管理模式；因为缺乏麻醉医生的督导，镇痛方法单一，使得疼痛护士为主体的管理模式质量不高；以护士为基础，麻醉医生为督导多学科合作，使临床护士，外科医师，APS医师和护士，麻醉医师、心理咨询师、药剂师紧密配合，积极发挥各个相关专业的协同功能，通过使用全院统一的评估工具和疼痛管理模式，对病人疼痛的有效控制，促进病人的快速康复，此种模式集合前两种模式的优点被认为是目前优化的术后疼痛管理模式。护士在这个模式中担任非常重要的角色，是病人疼痛状态的主要评估者，是镇痛措施的具体落实者，是其他专业人员的协作组，是疼痛病人及家属的教育者和指导者，是疼痛病人权益的维护者。

围手术期的疼痛管理主要通过疼痛筛查、及时有效的疼痛评估和处理，多种方式的疼痛宣教、术后多模式预防性镇痛的实施及疼痛的质量控制来实现。

一、疼痛筛查和评估时机

(一) 门诊、急诊病人

疼痛筛查、评估应在30分钟完成并完成记录。门诊病人由医师评估记录在门诊病历，急诊病人由护士评估记录在护理记录单中。

(二) 住院病人

由护士在入院后8小时内完成护理电子病历。对于轻度疼痛(1 ~ 3分)的病人，疼痛每日评估并记录一次；中度疼痛(4 ~ 6分)及收治ICU病人，每班评估；重度疼痛(7 ~ 10分)的病人，每小时评估，直至疼痛评分≤6分。对于进行疼痛治疗的病人，护士在疼痛治疗方案更改后要再次评估。静脉用药15分钟内，口服用药1小时内，其余用药方式30分钟内复评，如有特殊情况要立即评估。

二、疼痛评估工具

疼痛评估是疼痛管理的重要环节，根据病人情况选择合适的疼痛评估工具。

1. 能配合完成疼痛评估的病人 常用的疼痛程度评分工具是数字评分法结合Wong-Banker面部表情图进行评估。

2. 儿童 推荐使用FLACC评估量表(表6-4)。

表 6-4 FLACC 评估量表

项目＼分值	0	1	2
脸	微笑无特殊表情	偶尔出现痛苦表情，皱眉，不愿交流	经常或持续出现下颚颤抖或紧咬下颚
腿	放松或保持平常的姿势	不安、紧张，维持于不舒服的姿势	踢腿或腿部拖动
活动度	安静躺着，正常体位或轻松活动	扭动，翻来覆去，紧张	身体痉挛、成弓形，僵硬
哭泣	不哭（清醒或睡眠中）	呻吟、啜泣，偶尔诉痛	一直哭泣、尖叫、经常诉痛
可安慰性	满足、放松	偶尔抚摸拥抱和言语可以被安慰	难以被安慰

3. **清醒但无法配合完成疼痛评估病人** 推荐使用行为学评估量表（表 6-5）。

表 6-5 行为学评估量表

项目＼分值	0	1	2
脸部肌肉 / 表情	脸部肌肉放松	脸部肌肉紧张、皱眉，脸部肌肉扭曲	经常或一直皱眉，紧咬牙床
休息	安静、表情安详，肢体活动正常	偶然有些休息不好，并改变体位	躁动不安，无法休息；频繁改变休息体位
肌紧张	肌张力正常，肌肉放松	肌张力增加，手指或脚趾屈曲	肌肉僵硬
发声	无异常发声	偶然发出呻吟声，哼声，哭泣或啜泣	频繁或持续地发出呻吟声，哼声，哭泣或者啜泣声
安抚	满足、放松	通过谈话或分散注意力得到了安抚	很难通过抚摸或谈话得到安抚

4. **有认知缺陷的成年人** 推荐使用老年痴呆病人疼痛评估量表（表 6-6）。

表 6-6 老年痴呆病人疼痛评估量表

项目＼分值	0	1	2
呼吸	正常	偶尔呼吸困难，短时期的换气过度	呼吸困难兼发出吵闹声响，长时期的换气过度，Cheyne-Strokes 呼吸
负面声音表达	无异常发声	偶尔呻吟声，哼声，哭泣，低沉的声音，带有负面的语气	频繁或持续地，重复性的叫嚷，大声呻吟，哭泣
面部表情	微笑，无特殊表情	脸部肌肉紧张，皱眉；难过，恐惧	经常或一直皱眉，愁眉苦脸
身体语言	放松或保持正常的姿势	肌张力紧张，绷紧，紧张步伐，坐立不安	肌肉僵硬，紧握拳头，膝盖提起，拉扯或推开，推撞
可安抚程度	满足、放松	通过谈话、分散注意力或触摸、安慰，可安抚病人	通过分散注意力或触摸、安慰，也不可安抚病人

5. 插管或意识丧失的病人 推荐使用重症监护病人的疼痛评估量表(表6-7)。

表6-7 COPT评估量表

项目＼分值	0	1	2
面部表情	脸部肌肉放松	脸部肌肉紧张,皱眉、眼轮匝肌紧固	经常或一直皱眉、眼轮匝肌紧固、眼睑紧闭、呈痛苦面容
身体运动	完全无运动(无运动)	缓慢地运动、触摸痛点、通过运动寻求帮助(保护性运动)	拽管、试图坐起、捶打,撞击床位、试图下床、烦躁不安
肌张力(对上肢被动伸屈的评估)	对被动运动无抵抗(放松)	对被动运动有抵抗紧张(僵硬)	对被动运动强烈抵抗并不能停止(非常紧张、僵硬)
机械通气的顺应性(插管病人)	未报警,机械通气顺畅(可耐受机械通气或移动)	自主呼吸报警(呛咳但可耐受)	与呼吸机不同步,抵抗机械通气,频繁报警(抵抗机械通气)
发声(拔管病人)	言语正常或无异常发声	偶尔发出呻吟声,哼声,哭泣或啜泣	频繁或持续地发出呻吟声,哼声,哭泣或啜泣声

三、疼痛宣教

(一)入院时宣教

责任护士通过宣教视频、手册、展板做好疼痛相关的宣教,使病人了解什么是疼痛,疼痛评估工具、疼痛治疗的意义、缓解疼痛对术后快速康复的重要性。

(二)术前宣教

APS医师根据病人的手术方式及疼痛程度制订个体化的镇痛方案;麻醉医师根据APS医师制订的镇痛方案进行术前会诊,向病人介绍术中、术后的镇痛方案,使病人了解镇痛方式及可能出现的不良反应,并签署知情同意书。责任护士做好术前疼痛相关的健康宣教,如镇痛泵的使用方法,什么是预防性镇痛,按时镇痛和联合用药的重要性,出现镇痛不全或不良反应时的处理。

四、多学科合作的镇痛管理模式

(一)麻醉医生

根据病人手术方式、疼痛程度及实际情况用药,实施术中多模式镇痛,减少阿片类药物的用量。手术结束时,APS医师协助麻醉医师超声引导下神经阻滞。

(二)复苏室护士

病人术后麻醉未清醒时送入复苏室,复苏室的护士在病人清醒时及出室前评估病人的疼痛评分及不良反应并做好记录。

(三)病房护士

回病房后,妥善安置病人,责任护士评估家属和病人镇痛泵使用的情况,做好疼痛评估及筛查,并根据医嘱实施预防性镇痛。对于使用镇痛泵的病人,分别于术后回病房即刻、1小时、2小时、3小时、4小时、5小时、6小时进行疼痛评估,此后每班评估,直至撤泵为止,评估病人各项指标,如疼痛评分、部位、性质、伴随症状、镇静评分、不良反应、镇痛泵使用情况、按压次数及剩余量,并记录在护理电子病历的《急性疼痛管理可视化记录表》中,以确保病人的安全,期间有异常情况及时处理并记录。责任护士根据不同的镇痛方式,进行镇痛评估。

(四) APS专职专科护士

从术后6小时起至48小时内对术后使用镇痛泵的病人进行每日一次的随访,评估6小时、12小时、24小时、36小时、48小时这5个时间段镇痛泵参数、运行情况;病人静息和活动时的疼痛强度及不良反应,及时处理并调整镇痛参数,评估病人对疼痛宣教的掌握情况。

五、疼痛质量评价

建设疼痛护理专科团队,创建专职专科护士、病区专科护士、临床护士三级疼痛管理模式,实施24小时无缝隙管理。建立护理部、疼痛专科护士、病区护士长三级网络质量控制体系及疼痛专项护理质量评价标准,提高疼痛管理质量。

1. 病区疼痛专科护士每天稽查病人对疼痛宣教的掌握情况。

2. APS护士每日检索临床护理记录,并与实地随访病人相结合,了解护理记录与病人实际是否相符,并将临床存在的问题每季度反馈到护理部。

3. 护理部将反馈的内容进行梳理,对于共性问题通过护士长周会反馈给病区护士长。

(金静芬　陈　洁)

第八节　早期活动

早期活动是指协助术后病人在可能的情况下尽早地离开床,做一些轻微活动(如坐、站、走)的一种护理技术。术后早期活动,是已证实有效的快速康复措施之一,科学实施术后早期活动护理,是促进病人康复的重要环节。

一、适应证

广义上讲,手术后病人,麻醉复苏、肌力恢复、生命特征稳定、伤口没有出血和严重疼痛,在排除专科禁忌后,即可实施早期活动。

二、早期活动方案的制订

(一) 制订各专科评估标准

每个专科手术,都有各自的特点和潜在风险。在掌握总体原则:生命体征稳定、体力耐受、排除专科禁忌前提下,制订符合专科的个体性评估标准。

(二) 制订各专科操作流程

在定好原则性活动目标的基础上,细化流程。如活动目标为当天床上坐位、术后24小时床沿坐、术后48小时下床;而流程要具体细化,让参与的每一个人员都能按照流程落实,并运用到实践中。

1. **掌握循序渐进原则**　每个病人在早期活动循序渐进的总原则下,都需要根据病情特点制订个体化早期活动方案。如高龄、体能虚弱病人,若当天无法达到既定的活动目标时,需要根据个体化综合评估来决定并更改其活动目标,以符合循序渐进的原则。

2. **明确终止活动客观指标**　明确心率、血压、呼吸频率和(或)血氧饱和度的客观指标在超过病人基础值的多少范围应终止活动。一般建议心率、血压超过基础值20%、血氧饱和度 < 90%、病人自我感觉不适或体力不支,只要某一项达到就终止活动。

3. **强化护士的安全意识**　包括各管路的固定、活动中各人员的分工和职责、活动过程中的监测、终止活动指标的掌握、对病人和陪护的安全宣教。

4. **落实分层管理责任** 护士长、责任组长、责任护士各层级落实相应的管理责任。①护士长负责病区早期活动方案的策划和落实;②责任组长协助护士长日常早期活动开展时对责任护士的指导和协助;③责任护士严格落实活动方案,负责分管病人的安全,及时反馈存在问题和提供建议。

5. **选择合适的活动时间** 主要是避开病人集中治疗、用餐、休息的时间。如早餐安排在6∶30左右,治疗8∶30开始,午休12∶00至14∶00,病人的活动时间可分别安排在7∶00至7∶30,14∶00至14∶30,这两个时间段,不仅病人体力上最佳,而且护士有更充分的时间和精力照护,病人的安全隐患会更大程度减低。

6. **选择安全实用的辅助工具** 如稳定、舒适的靠椅,专业康复用的助行器,按需做的踏脚凳等。

三、早期活动方案的实施

(一)病人教育

实施活动方案前,首先对病人进行健康教育,根据病人的认知能力和心理状态,完成个体化身心准备:①指导病人掌握有效咳嗽技能;②掌握术后活动配合要点和早期活动益处;③了解病人对活动方案实施的顾虑,予以解释沟通,稳定情绪、消除顾虑;④对术后风险认识不足病人,使其正确认知术后可能遇到的不适并知晓应对方法;⑤术前掌握正确疼痛评分、镇痛泵自控方法,利于其完成活动目标。

(二)疼痛控制

详见第七节疼痛护理。

(三)早期活动方案实施具体流程

实施活动方案前,使用术后早期活动查检表评估(表6-8),首先评估神志、心率、血压、血氧饱和度等客观指标,并与主管医生确认,排除活动禁忌证。在此基础上了解病人对活动的接受程度、心理状态,结合心功能、年龄等综合判断活动程度,以循序渐进的原则,从床上坐、床沿坐过渡到下床。

表6-8 术后早期活动查检表

查检项目	确认
神志正常、配合	
正常血压或小剂量血管活性药物使用下正常	
心率在治疗范围,无恶性心律失常	
呼吸稳定,血氧饱和度≥94%	
无活动性出血	
手术过程顺利	
脊柱、骨盆和四肢无不稳定的骨折	
无深静脉血栓	
无其他非常规事件	
协助人员到位,评估完成、明确活动性质	
各管道确认固定妥当、适当活动度	
辅助工具	

1. **床上坐位** 护士在病人床头侧，处置好监护连线、动静脉置管、引流管等管线后，用右手拉病人上臂、左手托肩背部，用力协助病人床上坐起，调整床靠背高度，按需求使用软枕。如果为电动床，可在整理好各管路后逐渐调整床位即可完成床上坐位，要求坐位满足病人舒适度。

2. **床沿坐** 护士协同护理员共同协助病人。护士在病人床头侧，整理好管路，协助病人转身至下床方向，护理员接应协助病人坐于床沿，必要时予以病人踏脚凳。体位要求：根据病人身高调整床高度，使病人大腿与小腿保持 90° ，上身挺直为最佳。电动床可以通过调床高度来让病人舒适坐位，如果床高度无法调节时，可通过踏脚凳高度来调整，避免下肢无支撑的不稳定状态。

3. **下床** 对坐于床沿无头晕不适的病人，第二天开始协助下床。按照床上坐、床沿坐的操作循序进行，在床沿坐适应 1 分钟左右，护士或护理员保护下下床站立、原地踏步，再坐于床旁椅子 15 ~ 30 分钟，每天 2 ~ 3 次。坐的时间根据病人活动耐受情况，适当延长或缩短。术后 48 小时的病人，在坐位基础上，可使用助行器站立，逐渐过渡到在室内行走。下床坐于椅子的病人，要求坐位舒适、各管路顺畅、有效监护。

（四）注意事项

1. 活动前检查各种管道，确保各管道固定妥善，足够长度。
2. 循序渐进原则，有专人看护、及时评估耐受状态。
3. 掌握客观指标，如心率、血压上升超过安静状态下的 20% 或病人主诉不适及时终止活动。
4. 早期活动每一步实施，都要鉴于评估病人状态后实施。协助病人床上坐位后，再次评估心率、血压、呼吸、血氧饱和度，比较与平卧时差异，没有异常继续下一步协助床沿坐位；如需下床，在床沿坐 1 ~ 2 分钟内继续评估心率、血压、呼吸、血氧饱和度，同时关注病人有无头晕等不适主诉，没有异常才能继续下一步。
5. 使用查检表评估，避免评估不全面，符合术后早期活动的病人，按照活动流程实施。

（金静芬　华宏妹）

第九节　管道管理

管道管理是医疗护理的重要项目，管道维护质量直接影响病人治疗和康复，影响病人的医疗安全。国内外多项 ERAS 指南与共识均建议不常规放置胃管、导尿管和手术区预防性引流管。

一、ERAS 管道管理的核心

减少不必要的置管或早期拔除。与护士密切相关的管道主要为胃管、导尿管。

（一）胃管

对于未行胃肠道重建的手术病人可不放置胃管或于手术结束时拔除，行胃肠道重建病人，如胰十二指肠切除术等，根据引流情况于术后 1 ~ 2 天拔除胃管。

（二）导尿管

建议术后 24 小时内拔除。关于导尿管早期拔除的最佳证据总结如下：①医疗机构应该公布留置导尿的指征，开展员工教育并定期评估医疗机构对其依从性；②避免围手术期常规留置导尿，除非特殊情况；③医疗机构应考虑护士为主导或电子医生提醒系统来减少不适当的导尿管插入，以降低导尿管相关感染的发生率；④一旦无须使用导尿管应尽快拔除；⑤普通外科术后短期留置导尿病人拔管前夹闭尿管没有缩短正常膀胱功能恢复时间，存在膀胱过度扩张等风险，提示短期留置导尿拔管前不必夹闭尿管，直接拔管即可。拔管后护士注意观察首次排尿量、有无尿路刺激症状等，预防尿潴留。

二、留置管道的安全管理

对于各专科疾病需求，必须留置的管道，有研究者提出引流管的放置应根据疾病状况、手术方式及术者经验等具体分析。因此置管期间，必须确保管道安全管理，有效预防管道意外滑脱，降低管道相关性感染等不良事件的发生。临床可制订管道维护标准与风险防范流程，建立《管道风险管理制度》，为病人提供高效、规范、安全、舒适的护理措施，促进病人康复，确保病人安全，也为临床护士提供切实可行的操作方案。

（一）管道标识

护士应了解管道名称、放置位置、作用目的，根据管道不同风险等级，做好管道标识，利于医护人员快速识别各种管道。

1. 正确识别管道风险等级

(1) 高危风险管道：口 / 鼻气管插管、气管切开套管、T 管、胸腔引流管、动脉留置针、吻合口以下的胃管、鼻胆管、胰管、尿道术后的导尿管、各类支撑管及其他相当于上述风险的管道。

(2) 中风险管道：各类造瘘管、伤口引流管、穿刺引流管、腹腔引流管、盆腔引流管、中心静脉置管、鼻肠管及其他相当于上述风险的管道。

(3) 低风险管道：导尿管、胃管等。

2. 正确标注管道标识

(1) 不同颜色的专用标签：高危风险管道用红色标签；中危风险管道用黄色标签；低危风险管道用绿色标签。

(2) 专用标签上标记信息："名称"栏写管道的具体名称；"日期"栏写置管日期。标有有效期的管道写上到期日期，方法为：年 / 月 / 日 ~ 年 / 月 / 日；"备注"栏写有刻度标注管道的深度。

（二）管道评估

护士根据导管风险等级，按要求进行评估。

1. 评估内容 护士需要对导管留置时间、部位、深度、固定、是否通畅、局部情况、引流液性状、颜色、量及相关护理措施等进行评估。

2. 评估频率与记录 根据管道的风险程度和病情状况进行评估。至少每天记录 1 次。发现异常、发生管道滑脱、拔管等情况必须及时记录。

（三）置管护理

护士按标准进行导管维护，为病人提供高效、安全的护理措施，有效预防管道的意外滑脱。

1. 妥善固定 管道固定一般分体内固定和体表固定。根据引流管部位，选择合适固定材料，采取有效固定方法进行固定，防止牵拉滑脱。如"工字型""三叉型""高举平台法"固定法。

2. 保持引流通畅 定期挤压管道，避免管道折叠、受压、扭曲。如连接负压吸引装置，正确连接管道，保持安全有效负压。发生堵管，根据不同导管维护技术进行规范处理。

3. 引流液的观察与记录 严密观察引流液的颜色、量、性质，区分正常及异常情况，发现异常及时通知医生处理。

4. 引流口皮肤管理 保持引流口皮肤清洁、敷料干燥，有渗出及时更换并估计渗出量，保护局部皮肤。

5. 更换引流装置 对于有使用有效期规定管道，按要求及时重新置管，以防止感染，体内断管、破裂等意外发生。按标准操作流程更换引流袋(器)，一般普通引流袋建议更换频率为 7 天。

6. 特殊治疗 如需引流管注入药物或作管腔冲洗，根据要求注意冲洗液的量、速度、压力、温度等。

严格执行无菌操作，注意观察出入量，并做好记录。

（四）意外拔管的风险管理

建立管道意外滑脱的防范和处理流程，护士及时评估意外拔管的风险，并采取有效预防措施。当发生意外拔管时，护士迅速采取有效措施，使病人的危害程度降低到最低限度。护理部监控管道意外拔管事件，做好持续质量改进。

1. 护士每班评估是否存在管道滑脱危险因素，如存在危险因素，加强巡视，落实防范措施，做好交接班。将管道交接纳入手术交接、转科交接等科室间交接内容。

2. 护士对病人及家属做好宣教，说明导管的作用，使其充分了解预防管道滑脱的重要性，指导预防管道滑脱的方法与技巧。

3. 护士熟练掌握管道滑脱的紧急处理方法，当发生管道滑脱时，迅速采取有效措施，使病人的危害降低到最低限度。

4. 护士长定期评估护士管道护理的有效性。

5. 当病人发生管道滑脱时，护士及时汇报护士长。

6. 护士长组织科内护士认真讨论管道滑脱的原因和相关因素，提出有效的整改措施，必要时请医生参加。

7. 所有管道意外拔管，护士长或当班护士需要将意外拔管经过、病人评估状况、整改措施按《不良事件与近似错误无责报告制度》网络上报。

8. 护理部定期组织质量安全管理分会人员进行分析，制订防范措施，不断完善导管管理制度。

（卢芳燕）

第十节 血糖管理

随着我国糖尿病患病率的迅速增加，需要手术治疗的糖尿病人数也越来越多，其中相当比例的病人术前并未得到正确诊断和有效控制。围手术期血糖异常（包括高血糖、低血糖和血糖波动）增加手术病人的死亡率，增加感染、伤口不愈合以及心脑血管事件等并发症的发生率，延长住院时间，影响远期预后。合理的血糖控制目标、血糖监测和处理方案是加速康复外科围手术期管理的重要组成部分。

一、术前评估

较普通人群相比，合并糖尿病尤其是未发现、未治疗的糖尿病病人，血糖升高更加显著、围手术期死亡率和并发症发生率更高，不利于病人的术后快速康复。因此，在术前应当对糖尿病及高血糖加以识别。

（一）糖化血红蛋白

糖化血红蛋白（HbA1c）反映采血前三个月的平均血糖水平，可用于术前筛查糖尿病和评价血糖控制效果。对既往无糖尿病病史者，推荐术前筛查 HbA1c，若 HbA1c $\geqslant$ 6.5% 需进一步行葡萄糖耐量试验（OGTT）以明确诊断。既往已有明确糖尿病病史的病人，HbA1c $\leqslant$ 7% 提示血糖控制满意，围手术期风险较低；HbA1c $>$ 8.5% 者建议考虑推迟择期手术。注意贫血、近期输血等因素可能干扰 HbA1c 测量的准确性。

（二）既往糖尿病史

对合并糖尿病的病人，术前应了解糖尿病类型、病程、目前的治疗方案、低血糖发作情况，特别是有无糖尿病并发症。病程长的糖尿病病人可能并发冠心病等心脑血管疾病，且心肌缺血症状往往不典型，容易漏诊，应引起警惕。

二、血糖控制目标

高血糖与手术病人(合并或不合并糖尿病)不良事件有关。但围手术期低血糖常被忽视,不利于病人术后康复,延缓病人出院,甚至可危及生命。围手术期血糖控制的最佳目标有待进一步探讨。参考国内外指南,结合中国的临床实际情况及特点,为促进病人的加速康复,推荐对不同的住院病人使用不同的血糖控制目标,达到更为精细和个体化的管理。推荐的围手术期血糖控制目标见表 6-9,表 6-10。

表 6-9 血糖控制目标分层

目标分层	严格	一般	宽松
空腹或餐前血糖(mmol/L)	4.4 ~ 6.1	6.1 ~ 7.8	7.8 ~ 10.0
餐后 2 小时随机血糖(mmol/L)	6.1 ~ 7.8	7.8 ~ 10.0	7.8 ~ 13.9

表 6-10 中国成人围手术期住院病人血糖控制目标

病情分类	血糖控制目标		
	宽松	一般	严格
择期手术(术前、术中、术后)			
大中小手术	√		
器官移植手术		√	
精细手术(如整形)			√
急诊手术(术中、术后)			
大中小手术	√		
器官移植手术		√	
精细手术(如整形)			√

三、血糖监测方案

临床护士应掌握规范的血糖监测技术,充分考虑影响血糖检测的因素,以便获得准确的血糖值,为围手术期病人的个体化治疗提供依据,保障病人安全,促进病人的快速康复。血糖监测的时间点应与病人的营养摄入方式及状况、用药方案、血糖控制情况相匹配。

1. 正常饮食的病人监测空腹血糖、三餐后血糖和睡前血糖。
2. 禁食病人每 4 ~ 6 小时监测一次血糖。
3. 术中血糖波动风险高,低血糖表现难以发现,应 1 ~ 2 小时监测一次血糖。
4. 危重病人、大手术或持续静脉输注胰岛素的病人,每 0.5 ~ 1 小时监测一次。
5. 体外循环手术中,降温复温期间血糖波动大,每 15 分钟监测一次。
6. 血糖≤ 3.9 mmol/L 时每 15 分钟监测一次直至低血糖得到纠正。

四、高血糖治疗及护理

多模式和多学科协作在加速康复外科临床应用中发挥着重要的作用。围手术期的血糖管理也涉及多学科团队,包括外科医师、糖尿病专科医师、麻醉医师、营养师、护士,需要各部门的合作。糖尿病或高血糖病人需邀请营养师、糖尿病专科医师会诊，制订术前及术后的饮食计划，并根据手术方式及时间、营养方案制订血糖控制方案。国内很多医院已成立院内糖尿病护理专科小组，对于跨科护理糖尿病病人已经有了一定的经验。针对围手术期病人，应充分发挥专科护理队伍的作用，监督和协调围手术期病人的血糖管理。

1. 对于口服降糖药后血糖控制不佳的病人，应及时调整为胰岛素治疗。口服降糖药治疗的病人在接受小手术的术前当晚及手术当天应停用口服降糖药，接受大中手术则应在术前 3 天停用口服降糖药，均改为胰岛素治疗。二甲双胍有引起乳酸酸中毒的风险，肾功能不全者术前停用 24 ～ 48 小时。注意观察用药的效果及副作用，警惕低血糖发生。

2. 胰岛素治疗的病人手术最好安排在早上第 1 台进行，以缩短空腹时间，必要时提前补液；大中型手术时，停用皮下注射胰岛素，改用葡萄糖 - 胰岛素 - 氯化钾溶液静脉输注，或输注葡萄糖溶液联合短效胰岛素持续静脉泵注，以避免低血糖及血糖过大波动。

3. 使用胰岛素泵者应调整胰岛素泵注射的部位，确保不影响手术区域，根据医嘱停用手术当日的餐前大剂量胰岛素，只保留使用基础量的胰岛素。

4. 术后在病人恢复正常饮食以前仍予胰岛素静脉输注，恢复正常饮食后，根据医嘱可予胰岛素皮下注射或口服降糖药治疗。

5. 手术应激、日常饮食和运动规律改变，会使血糖发生很大的波动，极易产生低血糖、诱发糖尿病酮症酸中毒、糖尿病高血糖高渗综合征等急性并发症。围手术期要加强对病人血糖和尿酮体的监测。糖尿病病人血糖≤ 3.9 mmol/L、非糖尿病病人血糖 < 2.8 mmol/L 为低血糖，按低血糖诊治流程进行救护，并分析各种引发低血糖的因素，积极预防低血糖的发生。同时警惕低血糖诱发心、脑血管不良事件的风险。当血糖 > 13.9 mmol/L 或出现恶心、呕吐的症状时，应监测尿酮体，及时发现酮症，按照酮症酸中毒的救护要点施护。若病人服用二甲双胍类药物后出现呕吐、腹泻、呼吸困难等情况，需要立即报告医生，因二甲双胍有可能导致乳酸酸中毒的出现而使病情进一步加重。

（金静芬　单燕敏）

第十一节　血栓防范管理

深静脉血栓因“发病率高、死亡率高、漏诊率高”已成为世界性的公共健康医疗保健问题，但同时，这一疾病也被认为是“最有可能预防的一种致死性疾病”。在快速康复护理中，预防静脉血栓栓塞症（VTE）是减少术后并发症，促进快速康复的重要过程。通过采取及时合理的 VTE 预防措施，早期康复及功能锻炼，能够有效减少 VTE 发生，改善病人预后，提高病人生存质量。血栓防范管理的核心内容包括：风险评估及护理干预。

一、风险评估

病人入院后 24 小时内应对其进行深静脉血栓形成风险的评估，住院期间在转科、治疗以及病情变化时应随时进行评估。临床常用的 VTE 风险评估表为 Caprini 模型。Caprini 评分 0 ～ 1 分为低危；2 分为中危；3 ～ 4 分为高危；≥ 5 分为极高危。对于 3 分及以上的高危病人，应及时报告医生，同时可在病人床头放置血栓高风险警示标志。

二、护理干预

下肢深静脉血栓形成的预防方法主要包括基本预防、物理预防和药物预防。

（一）基本预防（根据病情采取适宜措施）

1. 手术病人，术后指导抬高患肢 20°～30°，促进静脉回流。

2. 卧床期间协助勤翻身，正确指导和鼓励病人床上活动，如踝泵运动、股四头肌功能锻炼。

（1）踝泵运动：分为屈伸和环绕两组动作。

1）屈伸动作：病人躺或坐在床上，下肢伸展，大腿放松，缓缓勾起脚尖，尽力使脚尖朝向自己，至最大限度时保持 10 秒，然后脚尖缓缓下压，至最大限度时保持 10 秒，然后放松，这样一组动作完成。稍休息后可再次进行下一组动作。每次做 20～30 组，每天 3～4 次。

2）环绕动作：病人躺或坐在床上，下肢伸展，大腿放松，以踝关节为中心，脚趾作 360° 绕环，尽力保持动作幅度最大。活动频率和屈伸动作相同，可结合屈伸动作一起锻炼。

（2）股四头肌功能锻炼：主要包括股四头肌等长收缩（绷腿练习）和股四头肌非负重直腿抬高训练（抬腿练习）。

1）绷腿练习方法：仰卧或坐在床上，在不增加疼痛的前提下，绷直双腿，保持这种状态 10 秒，放松休息 10 秒。每次做 20～30 组，每天 3～4 次。

2）抬腿练习方法：用力使脚背向上勾，伸直双腿并抬高至 20 cm 左右高度，维持 10 秒，再将整条腿缓缓放下并放松 10 秒。每次做 20～30 组，每天 3～4 次。

3. 鼓励病人尽早离床活动，多做深呼吸和咳嗽动作。

4. 围手术期适度补液，多饮水（病情许可情况下，每日 2000 ml 以上），避免血液浓缩。

5. 对病人进行预防静脉血栓知识教育，建议病人改善生活方式，如戒烟、戒酒、控制血糖及血脂等。

6. 鼓励病人进食低脂、粗纤维、维生素含量较高的食物，保持大便通畅。

7. 避免在膝下垫硬枕、过度屈髋、用过紧的腰带和紧身衣物而影响静脉回流。

8. 避免在同一部位反复穿刺或在下肢穿刺。

（二）物理预防

物理预防主要包括使用压力梯度长袜（俗称“弹力袜”，GCS）、间歇充气加压装置（IPC）和静脉足底泵（VFP）等，其均可促进静脉回流、减轻淤血和水肿，是预防 DVT 发生和复发的重要措施，使用时需经专业人员指导。

1. 弹力袜的使用

（1）评估病人是否存在以下禁忌证：①疑似或确诊外周动脉疾病；②外周动脉旁路移植；③外周神经病变或其他引起感觉障碍的疾病（如脑卒中）；④局部皮肤情况，使用弹力袜可能会引起损伤，如脆弱的“纸样”皮肤、局部炎症、坏疽或最近皮肤移植等；⑤对弹力袜的材料过敏；⑥心力衰竭；⑦严重的下肢水肿或者有充血性心力衰竭引起的肺水肿；⑧腿部尺寸和形状不在正常范围内；⑨严重的腿部畸形不适合穿着。

（2）弹力袜操作要点：①一手伸进弹力袜筒内，捏住弹力袜头足跟部，另一手把弹力袜筒翻至弹力袜足跟部；②把弹力袜筒翻过来展顺，以便脚能轻松地伸进袜头；③两手拇指撑在袜内侧，其余四指抓紧弹力袜，把脚伸入袜内，两手拇指撑进弹力袜，四指与拇指协调把弹力袜拉向踝部，并把弹力袜根部至于足跟处；④把袜子腿部循序往回翻并向上拉，穿好后将袜子贴身抚平；⑤脱弹力袜时，手指协调抓紧弹力袜的内外侧，将弹力袜外翻，顺腿脱下。

2. 间歇充气加压装置（IPC）的使用

（1）评估病人是否存在以下禁忌证：①急性炎性皮肤病；②心律不齐；③丹毒；④已确诊或怀疑深静脉血栓；⑤肺水肿；⑥不稳定型高血压；⑦安装人工心脏起搏器；⑧对间歇充气加压装置（IPC）过敏；⑨充血性心力衰竭。

（2）IPC 泵操作要点：①检查仪器的外观清洁，插头、连线、充气气囊完整；②评估病人病情包括患肢肿胀情况、伤口和引流管情况；③将仪器放置或挂于床尾；④正确连接管道于主机上；⑤肢体穿上充气气囊，左、右肢体相匹配；⑥设置空气波模式、治疗时间、工作强度；⑦按下启动按钮，观察气压泵的运行状态，评估患肢情况。

（三）药物预防

Caprini 评分 3 分及以上的高危病人，应及时报告医生，医生评估决定是否使用抗凝药物。使用方法主要分为皮下注射和口服两类，用药期间，应加强观察，防止不良反应的发生。

1. 皮下注射

（1）注射部位：皮下注射常见部位包括腹部、上臂或大腿外侧等，其中首选部位为腹部。注射时，选取脐周围 U 状区域。因脐周有丰富的静脉网，所以注射时应避开脐周 5 cm 范围以免引起出血，两次注射点间距大于 2 cm 为宜。需长期注射的病人，应规律轮换注射部位，避免在同一注射部位反复注射，注意避开皮肤破损、硬结、手术伤口和手术瘢痕等。

（2）注射方法：推荐采用留置气泡注射方法。在注射预冲式抗凝药物时，注射前，注射器内留置 0.05 ~ 0.1 ml 空气，注射时针尖向下，将气体弹至药液上方。注射时操作者消毒皮肤后，用左手拇指和食指以 5 ~ 6 cm 范围捏起皮肤形成一褶皱，在褶皱顶部以 90° 角垂直进针，并将针全部扎入皮肤内，抽吸无回血后推注药液，注射过程中始终保持褶皱。宜缓慢推注药物，建议推注时间延长至 15 ~ 30 秒，注射完毕后暂停 5 秒拔针。

2. 口服用药 在服用抗凝药物时，应遵医嘱嘱咐病人定时定量服用。在服用维生素 K 拮抗剂时，由于药物的效果受维生素 K 摄入量的影响，所以在使用前应做好用药指导，嘱病人用药期间饮食结构相对固定，尽量维持比较稳定的维生素 K 摄入量。

3. 用药观察

（1）出血：药物预防期间要配合医生做好各项凝血功能指标及血小板的监测，密切观察病人有无出血倾向。常见出血包括：伤口出血、皮肤黏膜出血、消化道出血和颅内出血等。在用药期间，一旦发生异常情况，要及时告知医生，遵医嘱做出相应处理。同时尽量减少有创性检查或操作。做好病人心理护理，安慰告知病人，嘱咐病人勿用手挖鼻。

（2）过敏反应：观察病人有无寒战、发热、荨麻疹等过敏反应。一旦发生过敏反应立即告知医生，遵医嘱处理。

（金静芬　金爱东）

第十二节　出院指导及随访管理

随着 ERAS 理念在国内较快地推广和应用，病人康复速度加快，术后住院日较传统治疗方法明显缩短。因此，出院指导及随访显得尤为重要。有研究表明，出院病人对出院指导的需求率较高，且病人和家属对出院指导是否理解、接受与正确执行，直接影响到疾病的预后与康复。责任护士应针对病人出院后最需要解决的护理问题，制订并落实具体的出院指导与随访计划，让病人享受到全程、专业的护理服务，实现护理服务的全面性、协调性、延续性和协作性。

一、出院计划与指导

（一）入院时

责任护士进行评估，并根据病人的病情及需求制订出院计划，主要内容有出院后去处、住院后照护者、交通工具、康复器具。

（二）住院期间

术后病人病情稳定时，责任护士进行初次出院宣教，宣教内容可围绕病人自身及家庭的出院前准备，包括心理、环境等方面。医生确定出院时间后责任护士根据病人实际情况再次进行系统性、针对性宣教，主要内容有心理与康复的关系、饮食及注意事项、继续药物治疗的注意事项、后续治疗、功能锻炼、自我检测及自护措施、家属或陪护的照护教育、复查时间以及再入院途径等。

二、随访实施

出院随访是将住院护理服务延伸至社区或家庭的一种护理模式。它是指设计一系列护理活动，确保病人在不同健康照顾场所之间转移或不同层次健康照顾机构之间转移时所接受的健康服务具有协调性和连续性，预防或减少高危病人健康状况的恶化。延续性照护以切实提高病人生活质量作为最终目标，护士应针对病人出院后最需要解决的护理问题，制订并落实具体随访计划，让病人享受到全程、专业的护理服务，实现护理服务的全面性、协调性、延续性和协作性。

（一）出院随访前评估

1. 责任护士在入院评估时核实病人可供随访的联系电话，确保电话号码准确。

2. 出院前主管医生和责任护士对病人进行全面的评估，选择是否需要随访以及具体随访方式，同时对病人进行告知、取得病人的配合（保护性医疗者根据医院相关要求执行）。

3. 在进行电话随访前，对随访人员进行相关内容的培训，包括电话随访流程、礼貌用语、常见专科疾病知识、药物的不良反应与处理、沟通技巧等。培训结束经考核合格后方可参与电话随访工作。

4. 护士根据随访计划、出院随访评估情况实施随访工作，在随访中加强沟通。

（二）出院随访实施

1. **随访方式** 常规随访、专科随访、专病随访和计划随访等。计划随访是由进行首次随访的人员确定需追踪计划随访的病人，并在随访系统中制订随访计划，定时通过随访系统查询并执行追踪随访。

2. **随访形式** 电话随访、网络随访与门诊诊间随访等。

3. **随访时机** 首次出院电话随访原则在出院后一周内完成，日间手术病人的出院随访在出院后24小时内完成。

4. **随访人员** 首次随访由病区责任护士执行、并确定计划随访的时间、内容；特殊管道、伤口的随访由专职专科护士完成；专科与专病随访由各科室自定随访人员。

5. **随访内容** 包括对病人出院后的治疗效果、病情变化、康复情况、心理状况实施指导及监控，宣传、指导病人执行相关用药、康复锻炼等健康教育，同时征求病人对本次住院的满意情况。必要时指导病人到门诊就诊随访。随访信息记录在“病人全程管理随访系统”。

6. **电话随访的注意事项**

（1）随访时间需避开就餐、午休及传统节假日等时间，推荐随访时间为上午10：00至11：30；下午15：00至17：30。

（2）随访前应先了解病人随访档案信息。

（3）热情、礼貌、耐心倾听病人（或照顾者）主诉。

（4）专业、规范解答病人（或照顾者）的问题并提供护理指导。对当时不能解答和电话解释不清楚的问题，可通过跨专业延续性护理团队讨论或咨询、查阅资料后另行答复。

（5）病人居家期间有相关护理问题可拨打随访电话进行咨询。

（三）出院随访的质量监控

随访中心负责出院病人电话随访工作的质控、每月网络反馈，统计全院和各科室的随访率、失访率，并对失访原因进行分析(包括电话无人接听、电话号码有误、患方不合作、无联系电话等),各科室针对随访信息反馈,进行质量改进。

(金静芬 陈亚红)

参考文献

1. 陈孝平 . 外科学 . 第 2 版 . 北京 : 人民卫生出版社,2013.
2. 葛均波,徐永健 . 内科学 . 第 8 版 . 北京 : 人民卫生出版社,2013.
3. 李乐之,路潜 . 外科护理学 . 第 5 版 . 北京 : 人民卫生出版社,2014.
4. 王惠琴,金静芬 . 护理技术规范与分险防范流程 . 杭州:浙江大学出版社 ,2010.
5. Sibbern T, Bull Sellevold V, Steindal SA, et al. Patients' experiences of enhanced recovery after surgery: A systematic review of qualitative studies. J Clin Nurs, 2017,26(9/10):1172-1188.
6. 中国研究型医院学会肝胆胰外科专业委员会 . 肝胆胰外科术后加速康复专家共识 (2015 版). 临床肝胆病杂志,2016,32(6):1040-1045.
7. 黎介寿,江志伟 . 加速康复外科的临床意义不仅仅是缩短住院日 . 中华消化外科杂志,2015,14(1):22-24.
8. Bilku DK,Dennison AR,Hall TC,et a1. Role of preoperative carbohydrate loading:a systematic review. Ann R Coil Surg Engl,2014,96(1):15-22.
9. 计晓莉 . 择期手术病人术前禁食禁饮的研究进展 . 护士进修杂志 , 2017,32(4):335-337.
10. 中国研究型医院学会肝胆胰外科专业委员会 . 肝胆胰外科术后加速康复专家共识 (2015 版). 临床肝胆病杂志,2016,32(6):1040-1045.
11. 中国加速康复外科专家组.中国加速康复外科围术期管理专家共识.中华外科杂志,2016,54(6):417.
12. 胡延秋 , 程云 , 王银云 , 等 . 成人经鼻胃管喂养临床实践指南的构建. 中华护理杂志 ,2016,2(51):4137.
13. Branson RD.The scientific basis for postoperative respiratory care.. Respir Care,2013,58:1974–1984.
14. 车国卫,刘伦旭 . 肺康复训练有助于肺癌患者术后快速康复吗 . 中国胸心血管外科临床杂志,2017,24(8):575-579.
15. Hooton TM,Bradley SF,Cardenas DD,et al. Diagnosis, Prevention, and Treatment of Catheter-Associated Urinary Tract Infection in Adults: 2009 International Clinical Practice Guidelines from the Infectious Diseases Society of America. Clinical Infectious Diseases,2010,50(5): 625-663.
16. 王莹 , 黄丽华 , 冯志仙 , 等. 基于循证和德尔菲法构建导尿管维护策略的研究 . 中华护理杂志 , 2016,51(2):155-160.
17. 胡晓昀 , 李秀萍 , 方海云 , 等 . 术后短期留置尿管患者拔管前夹闭尿管必要性的研究 . 中华护理杂志 ,2013,48(3):269-270.
18. Nyman MH, Johansson JE,Gustafsson M.A randomised controlled trial on the effect of clamping the indwelling urinary catheter in patients with hip fracture.Clin Nurs,2010,19(3/4):405-413.
19. 车国卫 , 刘伦旭 , 石应康 . 加速康复外科临床应用现状与思考 . 中国胸心血管外科临床杂志 , 2016(3):211-215.
20. 中国医师协会麻醉学医师分会 . 促进术后康复的麻醉管理专家共识 . 中华麻醉学杂志 ,2015,35(2): 141-148.
21. 中国医师协会内分泌代谢科医师分会 . 中国住院患者血糖管理专家共识 . 中华内分泌代谢杂志 , 2017,33(1):1-10.

22. 中华护理学会糖尿病专业委员会 . 高血糖患者围手术期血糖护理工作指引 . 中华护理杂志 ,2017, 52(7):794-798.
23. 中华医学会麻醉学分会 . 围术期血糖管理专家共识 (快捷版). 临床麻醉学杂志 ,2016,32(1):93-95.
24. 中华医学会糖尿病学分会 . 中国 2 型糖尿病防治指南 . 北京 : 北京大学医学出版社 , 2014:63-64.
25. 中华医学会糖尿病学分会 . 中国血糖监测临床应用指南 (2015 年版). 中华糖尿病杂志 ,2015,7(10): 603-613.
26. Akhtar S, Barash PG,Inzucchi SE.Scientific Principles and Clinical Implications of erioperative Glucose Regulation and Control.Anesth Analg,2010,110(2):478-497.
27. Greet VDB,Wouters P,Weekers F,et al.Intensive insulin therapy in critically ill patients.N Engl J Med,2001,345(19):1359.
28. Investigators NSS, Finfer S, Chittock DR,et al.Intensive versus conventional glucose control in critically ill patients.New England Journal of Medicine,2009,360(1):1283-1297.
29. Mcdonnell LM,Chipkin SR.The Society of Thoracic Surgeons Practice Guideline Series: Blood Glucose Management During Adult Cardiac Surgery.Annals of Thoracic Surgery,2009,87(2):663-669.
30. Sebranek JJ, Lugli AK, Coursin DB. Glycaemic control in the perioperative period.Br J Anaesth,2013,111(suppl 1):18-34.
31. 中华医学会骨科学分会 . 中国骨科大手术静脉血栓栓塞症预防指南 . 中华骨科杂志 ,2016,36(2):65-71.
32. 中华医学会骨科学分会 . 中国骨科大手术静脉血栓栓塞症预防指南 . 中华骨科杂志 ,2009, 29(6):602-604.
33. 中华医学会外科学分会血管外科学组 . 深静脉血栓形成的诊断和治疗指南 (第 2 版). 中华外科杂志 ,2012,50(7):611-614.
34. 刘冰 , 张俊红 , 刘思彤 , 等 . 选择低分子肝素钠皮下注射部位减轻不良反应的循证护理 . 护理学报 , 2008,15(1):31-32.
35. 殷慧香 , 董瑞馨 , 侯璟 . 预防低分子肝素皮下注射出血的研究进展 . 当代护士 : 学术版 ,2010(12):11-12.
36. 杨静 , 关艳霞 , 范文静 . 按压对注射低分子肝素致皮下出血的影响 . 中国实用护理杂志 ,2007, 23(8):52-53.
37. 李艳玲 , 赵滨 . 低分子肝素皮下注射方法研究现状 . 中华护理杂志 ,2014,49(7):858-862.
38. Akpinar RB,Celebioglu A.Effect of injection duration on bruising associated with subcutaneous heparin: A quasi-experimental within-subject design.International Journal of Nursing Studies, 2008, 45(6):812-817.
39. Palese A,Aidone E,Dante A,et al. Occurrence and extent of bruising according to duration of administration of subcuta- neous Low-Molecular-Weight Heparin:a quasi-experimental case-crossover study. J Cardiovasc Nurs,2013,28(5):473-482.
40. 李晓慧 , 孙思 . 系统性出院指导对老年高血压患者服药依从性的影响 . 中国循环杂志 ,2014,29:199.
41. 汪晖 , 杨纯子 , 徐蓉, 等 .46 所综合性医院出院患者延伸护理服务需求的调查分析 . 护理学杂志 , 2015,30(9):93-95.
42. Patrick C, Sanger H. Patient perspectives on post-discharge surgical site infections: towards a patient-centered mobile health solution.PLoS One,2014,9(12):e114016.
43. Susan K, Jaynelle F.Patients' perception of the quality of discharge teaching and readiness for discharge. Reh Nurs, 2015,40:30-39.

第七章　损伤控制、微创技术及精准治疗在加速康复外科的应用

第一节　损伤控制

一、损伤控制与加速康复外科

1999年，Kehlet与Mogensen首次提出了加速康复外科（fast-track surgery，FTS）概念，为了进一步强调加速康复外科的核心内容不是仅仅缩短病人术后住院时间，同时还要减少并发症、提高病人满意度及减少出院后的再入院率，2010年于伦敦成立的欧洲加速康复外科学会将fast-track surgery改为enhanced recovery after surgery（ERAS），但中文仍保留"加速康复外科"的译文。ERAS是指在外科围手术期通过综合应用多学科的方法，合理、有效地改良一系列常规诊疗措施，其根本目的是最大限度地减轻病人围手术期的不适感，减轻应激反应，减少住院时间及并发症，减少住院费用。在我国，黎介寿院士于2006年在国内首次提出，最初应用于心脏外科，对心脏术后病人的康复有一定的促进作用，其优越性被其他学科所重视，现已拓展至外科多个领域和手术中，如骨外科、结直肠外科、腹壁外科、血管外科、眼外科、整形外科、腹腔镜胆囊切除术、胃癌根治术、妇科手术等，急腹症病人应激反应更加剧烈，更需要降低围手术期的应激反应，其中不乏急性胆囊炎、急性阑尾炎、消化道穿孔等单病种急腹症的治疗。在外科领域内，文献报道较多的是应用于结直肠外科，黎介寿院士的团队疝气病人、结直肠病变病人及胃癌病人在围手术期应用加速康复外科理念后并发症发生率明显降低、明显缩短了住院时间，住院费用明显降低。随着微创外科理论和技术的不断发展，以及对ERAS的研究不断深入，ERAS的内容不断丰富，至2013年ERAS内容基本成熟。

严重创伤或大手术后应激状态时机体发生一系列病理生理变化，很多因素相互影响，相互促进，相互制约，其中最主要的是低体温、凝血障碍和酸中毒，三者形成所谓的"死亡三联征"，最终导致机体生理耗竭。此时病人的一般状况不能耐受大手术，若进行彻底性手术会对处于生理极限状态的病人造成二次打击，进一步加重内环境紊乱，不但不利于病人安全度过急性反应期，而且很容易导致严重的并发症甚至死亡。正是基于上述创伤后机体病理生理变化，损伤控制理念应运而生。

损伤控制性理念的起源可以追溯到20世纪中期，当时Pringle、Halste等分别报道了战时伤员肝损伤后填塞止血和早期终止剖腹手术的方法。于是出现分级治疗与二期手术这些概念。20世纪50～70年代，随着麻醉学、重症医学的发展及外科手术技术水平的不断提高，这就让一期确定性的治疗得到了大多数人的认可，此时人们力求一次性手术，避免再次手术对病人的创伤。但十几年之后，人们发现难度高、耗费时间、复杂的手术不仅救治效果欠佳，而且还因为使用大量的麻醉药品影响了重症病人的身体内部环境，更为严重的是，在手术之后导致的诸如MOF等一些严重的并发症造成病人的死亡数量上升。1993年Rotondo等首次将"damage control"一词应用到医疗救治中，他回顾性分析了22例腹部严重穿透性创伤病人的病历资料时发现，若先对病人进行手术控制出血，并暂时性关闭空腔脏器，经复苏病情稳定后再作进一步处理，其存活率显著高于一期即实施确定性手术者，并由此提出了损伤控制理

念。其核心内容是：对于严重创伤的病人，采取分期救治的原则，即首先采用简单、有效而损伤小的手术快速解决出血和污染的问题，然后进行二期复苏治疗，改善病人一般状况，调整机体内环境以维持生理功能稳定，以提高病人承受二次手术打击的能力，再实施完整、合理的确定性手术处理非致命性创伤。尽管“损伤控制性手术”的并发症发生率和死亡率较高，其原则仍逐渐获得认可。

由损伤控制理念指导形成的损伤控制外科（damage control surgery，DCS）最早运用在严重创伤，尤其是战伤中，在严重创伤中，为使病人维持内环境的稳态，采取简单、快捷的措施暂时控制病情，分期实施手术需要在病人情况好转后，对病人一般状况进行评估后决定，具体分为早期简化手术、复苏和二期确定性修复重建手术，损伤控制性液体复苏 4 个阶段，这样的措施可以使一部分有生命垂危的病人的生命得到挽救。Freeman 等将“损伤控制性外科”这理念运用到急性肠系膜缺血等非创伤疾病中，将这一理念范围进一步扩大。如今 DCS 从早期集中于腹部创伤逐渐发展到骨科、胸心外科、泌尿外科、血管外科、颅脑外科、妇科等诸多领域。手术这种非创伤性的操作也会给病人带来医源性损伤，破坏内环境的稳定，产生应激反应。正如黎介寿院士所说“创伤病人机体生理功能的极限决定了严重创伤病人的最终结局，损伤器官、组织外科手术修复的完整性对严重创伤病人的最终结局没有决定性”。

这两者作为目前外科学界最新的治疗理念和原则之一，加速康复外科和 DCS 一经应用于临床实践即显示出较传统观念更为优越的治疗效果，并在外科学的各个学科迅速传播开来。

二、损伤控制的理论基础

严重损伤后机体病理生理改变的基础是大失血，其特征是代谢性酸中毒、低体温和凝血障碍三联征，三者之间相互促进、相互影响，使病人的生理状态呈螺旋式恶化。这类病人出现严重并发症，甚至死亡的危险性极高。

（一）低体温

低体温是严重创伤、大手术、复苏之后的病理生理改变，表现为通常机体温度在 35 ℃以下。引起病人低体温是多种原因叠加所致。受伤现场低温环境、身体暴露、失血、低血流状态及麻醉，使代偿性周围血管收缩反应丧失，体内微循环功能障碍，术中大量补液、体腔暴露以及灌注冷液体等情况均可引起机体低温。持续低温可导致致死性心律失常、全身细胞代谢障碍、心排血量降低、全身血管阻力增加、氧离曲线左移和凝血障碍等。具体表现为：

1. 对心血管系统的影响 低体温显著影响心脏电生理特性、心肌收缩性和血管张力。轻度低体温时交感神经兴奋，病人脉率明显增加，外周血管阻力、血压、中心静脉压、心肌收缩力及心输出量增加。中、重度低体温时病人脉搏和心率减慢、寒战消失、血压下降、血管抵抗增加及心输出量降低，可以出现心电图异常、心室颤动。同时，低体温时血红蛋白氧饱和曲线严重左移，不能像正常体温时那样向组织释放氧，而是加重出血、低血压或休克等病人的氧不足，加重组织、器官的损伤。

2. 对肾脏功能的影响 一开始的轻度低体温时由于导致血管收缩、肾脏血流相对增加，可出现多尿症状。中度低体温时，肾小球滤过率随心输出量的减少而下降。重度低体温时，肾小管功能障碍，表现为对葡萄糖的清除和分泌 H^+ 的功能下降，往往导致酸中毒及肾衰竭。有学者研究通过动物实验证实开腹手术时的热量蒸发是造成低温的重要原因，关腹后很快可减少腹腔热量丧失，这正是实施 DCS 的理论依据所在。

（二）代谢性酸中毒

严重损伤或大手术后大量出血及广泛的组织间渗液导致全身组织发生严重且持续的低灌注，产生大量的酸性代谢产物导致代谢性酸中毒，使得血液 pH < 7.25。由于组织低灌注状态未能及时改善，细胞的能量代谢发生了转变，由有氧代谢转为无氧代谢，使得机体内产生大量的乳酸不能及时排出，引起

严重的代谢性酸中毒。Abramson 等进行的研究显示乳酸清除在 48 小时内的病人较 24 小时内存活率降低了 86%。因此，对严重创伤或术后病人复苏效果的评价，可以把酸中毒的程度作为一个预测因子。

（三）凝血障碍

体温是影响凝血功能的主要因素，凝血过程中的各种成分、各种酶促反应在低温条件下可被抑制，使外源和内源性凝血途径均出现异常。大量输液、休克和低温可以激活纤溶系统。创伤后不久即出现高凝状态，表现为内源性纤溶活性和抗纤溶蛋白Ⅲ的降低。此外，创伤或术中大量输血输液后的对血液的稀释可引起血小板及第Ⅴ、Ⅶ、Ⅷ因子减少。同时，凝血障碍可以与低温协同作用，使凝血功能进一步恶化，其主要原因是：①低温可致凝血酶的酶动力活性降低；②低体温可诱发血小板释放肝素样因子发挥抗凝作用；③低温影响血小板的形态和功能，降低血液中血小板的含量。在血液稀释和酸中毒状态下，低温对凝血的影响更大，有的还可出现 DIC，危及生命。低体温时，对机体的免疫功能也有明显的抑制作用，白细胞、中性粒细胞减少，吞噬、游走、趋化功能减弱，存在着潜在的感染危险。

以上三种因素并不是独立存在的，它们之间可以相互影响，相互促进。低体温加重了代谢性酸中毒和凝血功能障碍；代谢性酸中毒又进一步损害了凝血功能；凝血功能障碍引起的组织灌注不足，反过来又会加重低体温和代谢性酸中毒对机体的不利影响。这三者之间相互影响，加剧了病人的内环境紊乱，危及生命。许多学者的研究证实，由严重创伤引起的机体抵抗能力下降，免疫功能紊乱，导致机体的抗感染能力下降，发生感染乃至器官功能衰竭的机制。遭受严重损伤打击的病人，其整体生理状态很不稳定，医源性的“打击”会进一步加重病人全身状况的恶化，危及病人生命。

三、损伤控制的时机及适应证选择

关于 DCS 的手术时机及适应证在文献中已有论述，但直到现在尚未有公认的标准。因此有学者认为，选择的时机往往是在术前、剖腹术中、完成简短手术探查后即做出决定，而不是在出现“危险三角”时才决定实施。目前大多数的多数作者认为，当出现三联征中 1 ～ 2 项，同时存在下列情况之一者，宜考虑施行 DCS 治疗：①多发伤，损伤严重度评分（ISS）> 35 分；②血流动力学极不稳定；③躯干高能量钝性伤；④躯干多发性穿透伤；⑤并发多脏器伤的严重腹部血管伤；⑥严重战伤；⑦多体腔出血；⑧多发伤且均较严重，难以确定优先处理顺序；⑨胰、十二指肠严重毁损伤；⑩肝损伤伴肝后段下腔静脉或肝静脉主干破裂；⑪严重腹部伤合并颅脑损伤；⑫骨盆骨折血肿破裂或开放性骨盆骨折；⑬腹内脏器水肿严重无法常规关闭腹腔；⑭伤情严重且估计手术时间将≥ 90 分钟；⑮复苏输液量≥ 12 000 ml 或输血量≥ 5000ml，pH ≤ 7.2。

损伤控制降低病人致死率的另外一个重要因素是合适人群的选择，合适的人群选择可以使损伤控制为病人带来的获益最大化，过度应用必然会加重病人的住院时长、经济负担以及死亡风险等。但在这方面其实并没有量化的界限，同时，即使对于已经予以损伤控制处理的病人也应当动态监测其病理生理改变，不断地反复评估其状况，根据病人实际情况予以最合适的治疗策略。

四、损伤控制的治疗程序

DCS 治疗方案主要分为四个阶段进行：首次简化手术、ICU 复苏治疗、确定性修复重建手术及贯穿于以上三阶段的损伤控制性液体复苏，有时可能需增加“计划外再手术”。

（一）首次简化手术

迅速对所有病人进行初步的伤情评估及诊断，根据病人的症状，先对最可能损伤的部位进行详细的检查，再对其他可能存在的损伤情况进行排查。期间应注意对基本生命的体征的监测及相应处理，如保持呼吸道通畅，吸氧，建立静脉通道，补充血容量，维持血压，控制活动性出血，并作好术前准备。将手术室室温升高,预热机体加温装置。术中采用简单易行的方法控制损伤,主要包括止血控制出血、控制污染、简易关腹。

1. 控制出血 目前临床常用的是填塞、结扎、钳闭、气囊止血、大血管破裂处分流等方法。其中以腹腔填塞最为常用。多数学者主张进腹后立即开始填塞。需要注意的是当腹腔广泛填塞时应将肠管推向腹部中央,防止直接压迫肠管。以腹部创伤为例,在严重肝伤时填塞止血是一种传统方法,按损伤控制性手术原则处理,采用肝周填塞控制出血。肝动脉结扎也是快速有效的止血手段;在腹腔填塞之前,血管损伤的处理尚存争议。目前大多数人认为应尽可能地避免复杂的血管重建来加重病人的负担。建议采用简单且安全有效措施如侧面修补、结扎、暂时性腔内插管分流等。

2. 控制污染 单纯性肠穿孔可用单层连续缝合来修补,肠段损伤较重时,可结扎、钳闭两端而不做修补、吻合或造口;十二指肠、胆道、胰腺损伤可置管外引流,并加填塞;乳头部创伤并严重出血、填塞不能止血时,可行胰十二指肠切除,但不重建,对于上消化道溃疡穿孔的治疗建议将单纯穿孔修补缝合作为首选手术治疗方案,并于术后结合内科规律治疗溃疡。针对膀胱和输尿管等的损伤则可置管引流而不做修补或吻合,膀胱广泛损伤时,建议行双侧输尿管插管,使尿液改道,再次手术时修补膀胱。

3. 简易关腹 方法是减张加人工材料覆盖缝合,也有学者建议在张力较小的情况下行单纯皮肤缝合,可以用皮肤巾钳直接钳夹;但组织水肿严重张力大时,建议使用修复材料缝合方法。

(二) 复苏治疗

进入复苏主要的目的是稳定循环,改善心脏功能,纠正生理功能紊乱。重点包括液体复苏、机械通气、复温、纠正酸中毒及凝血功能障碍等。在转入复苏治疗后应密切观察病人生命体征,纠正由大出血或大手术创伤应激后所导致严重的血流动力学紊乱和通气障碍,最大限度地保持体温正常、稳定,纠正凝血功能障碍及代谢性酸中毒,同时需进一步明确手术部位和各器官功能情况,避免漏诊。复苏治疗阶段的一个重要目标是对致死三联征的积极处理。

(三) 确定性修复重建手术

经一期控制性手术和复苏治疗后,病人基本生命体征稳定,血流动力学稳定、无凝血功能障碍,心肺功能和各项生理学指标改善,在纠正代谢紊乱和病人病情再次恶化至多器官功能障碍之间存在一个时间窗,可考虑再次进入手术室行重建手术。通常在首次手术后 24 ~ 72 小时进行。手术的目的包括移除填塞物,充分腹腔探查再次评估损伤程度,广泛冲洗并置引流和实施确定性的修复和重建手术。

(四) 损伤控制性体液复苏

损伤控制性复苏的贯穿于创伤病人的院前急救、急诊、手术室,术后复苏的整个过程。其基本原则是迅速识别具有凝血机制异常风险的病人,通过液体复苏纠正低体温、凝血异常和代谢性酸中毒。

总之,身体遭受严重外伤、感染、大手术等的病人最终结局很大程度上取决于机体生理功能的极限和及时控制使机体恶化的因素,而不是对损伤组织、器官进行外科手术修复的完整程度。多项研究已经证实,对于严重创伤的病人进行早期确定性手术对其生存结局的影响是没有帮助的,而损伤控制性手术通过初期简单地控制出血以及感染,为其生理功能的恢复赢得时机,再接受确定性手术则可以大大降低病人的死亡风险。

五、损伤控制在非创伤外科中的应用

损伤控制理念起源于严重创伤的救治,严重创伤病人高病死率的根本原因是在创伤和手术打击后机体内环境的紊乱,而对于非创伤外科病人而言,某些复杂大手术或操作对机体产生的影响与创伤的影响是一致的。手术是治疗疾病的重要方式,但也难以避免对病人造成医源性损伤,破坏机体内环境的稳定,产生应激反应和手术部位的炎症反应,术后并发症给病人带来二次打击,降低病人的生存质量。

2005年,Freeman等首次将损伤控制理念应用在急性肠系膜缺血的治疗中,他首先手术切除明显缺血肠段,术后通过血管造影明确肠道整体血运及缺血位置后再行确定性手术,避免了过多肠段切除和术后并发症的发生,缩短了术后恢复期。Ahmed等首次将损伤控制理念应用到器官移植领域,提出在器官移植获取供体过程中,应最大限度地保护其他器官功能,使一名供者能提供更多的可移植器官。在这种理念的指导下,使1例脑死亡者提供了5个器官用于移植。手术创伤的损伤控制就是通过先进的医疗器械、娴熟的技术、负责的精神、密切的配合、科学的态度,做到最低限度地损伤病人的正常组织,最大限度地清除病灶,最理想地恢复生理功能,以到达快速康复的目的,符合ERAS理念。手术的最终目的是挽救病人的生命,提高其生存率和生存质量,而不是追求手术台上"理想和完美的操作"。在创伤病人是如此,非创伤病人亦应如此。时至今日,DC和ERAS理念在许多非创伤性疾病中都已有所实践。下面通过举例就这几个方面进行探讨。

(一)损伤控制理念在肝脏外科中的应用

在我国,多数肝癌病人伴有慢性肝炎、肝硬化等肝脏基础疾病,肝脏代偿能力低下。对于肝癌病人,肝段切除术或半肝切除术虽能切除肿瘤病灶,但术后往往由于残余肝脏代偿不足导致肝功能衰竭。用损伤控制理念来分析,我们应当将手术本身的损伤控制到最低,用最低限度的创伤和打击换取最大限度的成功和康复。因此,目前的观点认为施行肝部分切除时应在保证切除肿瘤的同时尽量减少切缘距离,尽可能多地保留有功能的肝实质,从而避免因残余肝脏代偿不足而造成的更为严重的并发症。

对于巨大肝癌、多发性或转移性肝癌累及多个肝段,可采用肝动脉栓塞化疗(transcatheter arterial chemoembolization,TACE)、无水乙醇注射(percutaneous anhydrous ethanol injection therapy,PEIT)、微波及射频消融、联合肝脏分割和门静脉结扎的分阶段肝切除术(associating liver partition and portal vein ligation for staged hepatectomy,ALPPS)等方法治疗散在病灶或使巨大肿瘤缩小,待健侧肝叶代偿增生后再施行手术切除肿瘤或行姑息性手术,这样既治疗了原发肿瘤,又减少了手术对机体的打击,提高了病人的手术耐受能力,降低了并发症发生率和死亡率,延长了生存时间,提高了生存质量,大大地缩短了病人术后的康复时间,与快速康复理念不谋而合。

(二)损伤控制理念在胆道外科中的应用

急性化脓性胆管炎(acute obstructive suppurative cholangitis,AOSC)是胆道外科常见的急腹症,由于胆总管梗阻后,梗阻上段胆汁引流不畅,造成细菌繁殖,当胆道压力超过肝细胞泌胆压力时,含有大量细菌及毒素的胆汁经肝窦反流入血,造成感染性休克,继而引起脓毒血症甚至多器官功能衰竭。传统的治疗是紧急手术,解除胆道梗阻,充分引流胆汁,同时予以抗感染、抗休克等治疗,然而AOSC病人因大量细菌及毒素入血引起的败血症,机体状态极差,整个机体调节处于失代偿状态,病情危重,常无法耐受手术及麻醉,因此其死亡率极高。目前,AOSC在损伤控制理念指导下的治疗康复模式为:病人—急诊—复苏—解除胆道梗阻—再次复苏—情况改善后进行确定性手术,使得死亡率明显下降,解除梗阻的方法有很多,如经内镜乳头括约肌切开(endoscopic sphincterectomy,EST)或经内镜鼻胆管引流(endoscopic nasobiliary drainage,ENBD)等治疗。上述几种措施的胆道减压效果确切,且对机体损伤小,能迅速改善机体内环境,可一期治愈急性化脓性胆管炎,或为将来的择期进一步治疗创造条件,降低了并发症发生率和死亡率。

此外,在诸如中毒性巨结肠、急性坏疽性胆囊炎等疾病治疗中,损伤控制理念也发挥了极为重要的作用,随着外科的不断发展,目前对于手术后难以控制的出血、恶性肿瘤的根治术方面都在尝试引入损伤控制理念,使病人的获益及手术创伤之间达到最佳的优化,而不再是一味强调手术本身的固有优势。

(三)损伤控制理念在胃肠外科中的应用

急性肠系膜上动脉栓塞,常可导致肠缺血坏死,临床误诊率与死亡率极高。由于其早期症状、体征与病情严重不符合，当考虑到此疾病时，往往已经发生了大范围的肠缺血、坏死，而此时病人明显感染的征象或许才刚刚出现。传统的手术理论上，应将已经坏死、刚刚出现血运障碍以及无法判断活力的肠段一并全部切除，这样虽无后顾之忧，但却使本来未完全坏死的肠管过度切除，给病人术后营养吸收和康复过程带来了困难，甚至造成短肠综合征，严重影响病人的生存及预后。国内报道已有专家尝试先采取溶栓、取栓等术式，尽快解除肠管的缺血状态，恢复血供及肠黏膜的屏障功能。目前认为，对已经坏疽的肠管可直接切除，但对于并不能确定已经完全坏死部分则可暂时旷置断端，严密观察断端的血供恢复情况，必要时可行肠血管造影，明确血管通畅情况，如肠管血运好转或恢复，则有可能保留更多的肠管，以利于病人的康复，把给病人带来的创伤降到最低。

以往临床常见的消化性溃疡穿孔急诊手术时常采用胃大部切除术，手术损伤大，术后病人生存质量较差，住院时间久，康复时间长，术后并发症多。随着质子泵抑制剂等抑酸药物的问世和发展，消化性溃疡穿孔现多采用溃疡穿孔修补术，术后用抑酸药物治疗原发病，逐步摒弃以往“见到穿孔就胃大切”的习惯，如果感染来源是肠道多发的穿孔或穿孔直径较大，那么符合损伤控制理念的治疗应是腹腔冲洗以及穿孔肠管的切除及断端的旷置，解剖学重建应当在病人生理功能恢复后再进行，这也可称为损伤控制性手术。需要指出的是，损伤控制手术的应用应是与病人的病理生理状态密切相关的，医师应在治疗过程中密切监测，充分评估病人一般状况及损伤控制对病情的影响，明确是否需继续予以损伤控制性手术。

（四）损伤控制理念在骨科中的应用

损伤控制在骨科中的应用主要是在创伤骨科领域，特别是多发伤合并复杂骨折、骨盆骨折等复杂的骨折中。在这些骨折中常常伴有持续出血、脏器损伤和严重感染等多重因素的影响，因此外科医师的决策尤为重要。损伤控制和快速康复理念目标是简单、迅速、有效，手术和复苏对创伤后病人康复至关重要。

骨盆骨折通常由高能量的暴力所引起，常伴有盆腔血管和脏器损伤，根据损伤控制理论，早期应使用骨盆带、外固定支架、骨盆钳等控制出血，紧急出血时可使用骨盆填塞的方法，在止血的同时进一步明确其他脏器损伤情况，在病人一般情况较差时可先采取控制性手术，待病人一般状况好转后，经多学科讨论后，实施确定性手术进一步修复。国内外专家普遍认为，在复苏及抗休克治疗的同时，应尽早迅速进行骨盆骨折的复位与固定，临时稳定骨盆，实现骨盆容积控制是骨盆创伤病人治疗和康复的关键所在。对开放性骨折应尽早进行手术清创，是预防创伤后感染的重要手段之一。对于清创时机选择，目前很多学者认为开放性骨折不一定在 6 小时内完成清创，如有必要也可行分期清创，这一观点符合损伤控制理念所强调的严重创伤救治的原则。

（五）损伤控制理念在其他择期手术中的应用

有些创面较大的复杂手术，例如腹膜后巨大肿瘤，即使术前病人基础情况良好，无明显生理功能紊乱，在充分术前准备的情况下进行手术，也可能由于术中大量失血、手术时间过长和创面暴露时间过久等，而出现低体温、酸中毒及凝血功能障碍。在这种情况下，根据损伤理念的原则，不可强行完成手术，而应尽快止血或采用腹腔内纱布填塞止血后，暂时性关腹。术后积极进行复苏治疗，维持生命体征稳定，等待病情好转，为下次确定性手术创造良好的条件。

巨大腹壁缺损的病人一期手术时不能关闭筋膜，强行关腹可能导致腹腔间室综合征，造成严重后果。采用人工合成材料临时关闭腹腔，待腹壁愈合足以关闭且不会形成腹腔间室综合征时再实施确定性手术修复缺损的腹壁，这也是对损伤理念的临床实践。

（陈亚进　周　睿）

第二节 微创技术

1987年法国医师Philippe Mouret完成第一例腹腔镜胆囊切除术，标志着微创外科走向成熟。目前，“微创”的理念更加深刻而广泛。微创并不仅仅是更小的手术切口和操作面积，它力求以最小的组织器官创伤，最轻的全身炎性反应，最理想的瘢痕愈合，保持最佳的内环境稳定状态，达到最好的医疗效果。微创外科理念充分体现了“整体治疗观念”的外科技术发展大趋势，它的内容集合了诸如“损伤控制外科”（damage control surgery）、“功能保护外科”（function preserving surgery）以及“精准外科”等理念，也是近年来外科学界新潮流所提倡的“快速康复外科”（fast track surgery）主要依托的技术手段，更应该是外科医师们毕生追求的更高境界。

一、微创外科与加速康复外科相结合

ERAS与微创外科一起被认为是近20年来外科临床最重要的进展，主要是通过优化围手术期各种处理，减少手术及其相关的创伤和应激，从而加速病人康复、减少并发症和缩短住院时间。总体可分为三个部分，包括做好病人术前心理疏导和生理准备，通过精准术前评估制订最佳的手术方案，减少创伤应激和强化术后康复治疗。目前，此理念已运用于胃肠外科、肝胆外科、心胸外科、泌尿外科和骨科等领域，均取得了良好效果。但受传统围手术期观念的影响，其在我国的普及程度不及腹腔镜微创外科。加强学术交流、克服陈旧观念是普及ERAS理念的重要措施。有研究表明，在ERAS理念指导下，微创外科与ERAS相结合可以更好地降低病人手术创伤应激，使病人更好地快速康复，同时保障病人的安全，提升病人满意度，两者缺一不可。

（一）ERAS植入微创技术较开放手术更为理想

微创外科这一概念已不仅仅局限于是一种外科治疗技术，更是一种外科治疗理念。Vlug等一项大型多中心试验（LAFA试验）是证实微创外科或ERAS还是两者联合应用均是影响病人快速康复的因素，开放与腔镜结肠切除术分别植入ERAS后与传统围手术期管理的比较，腹腔镜+ERAS组术后住院时间较开放手术+传统围手术期管理明显缩短。英国研究结果也表明，结直肠癌病人行微创手术后实施ERAS对病人恢复有额外的优点。微创外科通过精准手术操作，固然可以减轻手术创伤导致的应激反应，但ERAS关注的核心内容已经从缩短住院时间转移到保障病人手术安全、提高病人满意度、获取最佳医疗性价比。在降低手术并发症方面可能关键因素是限制围手术期液体量、镇痛、术前碳水化合物摄入、早期下床活动及早期肠内营养，这些内容是微创外科理念所不具备的。

（二）微创外科的发展是实施ERAS的技术保障

手术的目的是去除病灶、修复组织与恢复和重建功能，是机体先经过病变所造成的损害后，再一次接受治疗所致的创伤、应激，然后进入修复、康复的阶段。ERAS主要是尽力降低手术治疗对病人引起的应激反应，加速病人的康复。采取的措施有主要包括三个方面：①术前病人应有生理与心理两方面的准备，以最积极的状态应对后续治疗；②减少治疗措施的应激性，减轻组织炎性反应，降低术后并发症发生率；③阻断传入神经对应激信号的转导，减轻术后疼痛等刺激，加速康复。减轻应激是ERAS所有措施中的核心，利用行之有效、成熟的经验，但任何措施降低应激的程度有限，在微创外科应用于临床前，ERAS降低应激的措施尚不能达到结直肠手术后3～4天出院，更不要谈2天内出院，微创外科与ERAS两者完美结合，达到最大限度地降低手术应激，使病人快速康复。

总之，近年来外科领域理念的发展，无论是损伤控制外科、体外生命支持系统、精准治疗，还是微创外科或加速康复外科，其理念的核心是一致的，那就是尽量减少手术等外科治疗对机体的创伤和二次打

击，纠正和维持机体的内环境稳态，达到损伤的最小化，从而改善病人预后。这是外科学的发展方向，也是医学的发展方向。

二、微创外科的起源发展

人类对创伤的认识最早源于战争，公元16世纪止血和防止切口感染的方法是将滚烫的油倒入伤口，剧烈的疼痛使众多士兵死亡。后来，法国军医安布鲁瓦兹·帕雷发明了一种由蛋黄、玫瑰油、松节油等制成的敷料涂抹伤口，极大地降低了伤员的死亡率，继而提出了爱护组织的理念，这也许就是最早的微创观念。

20世纪后半叶，伴随内镜技术的出现，微创实践蓬勃兴起。1983年英国泌尿外科医师Wickham首次提出微小外科（minimally invasive surgery）概念，1987年Mouret首次成功施行腹腔镜胆囊切除术，虽然在开始阶段备受争议，但是很快于1992年美国国立卫生院的共识肯定了腹腔镜胆囊切除术治疗胆囊结石、胆囊炎的安全性和有效性，该术式成为了金标准。经过30余年的发展，微创外科现已经广泛运用于心胸外科、普通外科、泌尿外科、妇产科、骨关节外科等各个领域，也从最初的治疗逐步扩大到诊断、治疗和随访各个阶段。治疗范围已从最初简单的胆囊切除术，发展到腹腔镜胰十二指肠切除、肝段切除、肺段切除、关节镜等；治疗空间亦从自然腔隙手术发展到无自然腔隙手术，如腔镜甲状腺、乳腺手术、腔镜大隐静脉手术，甚至一度被认为手术禁区的肝门部胆管癌的外科治疗已不乏腹腔镜技术成功开展的报道。与此同时，外科医师仍然不满足，仍然希望进一步降低手术的创伤，尝试了单孔腹腔镜胆囊切除技术、针孔腹腔镜技术等。

微创理念又不断促进了微创技术的发展与成熟。传统腹腔镜发展出了单孔腹腔镜技术（laparoendoscopic single-site surgery，LESS），3D腹腔镜等，也出现了腹腔镜与内镜联合技术，经自然孔道内镜外科技术（natural orifice transluminal endoscopic surgery，NOTES）及机器人辅助手术系统等，伴随科技进步，介入超声技术、X线或CT引导介入放射技术以及显微外科技术，甚至基因治疗、纳米技术、精准热消融等微创技术手段相继不断涌现，逐渐完善了微创外科技术体系。与此同时，微创外科也不再局限于降低手术创伤应激，逐渐向“功能保护外科”（function preserving surgery）发展。

在我国，1991年，中国内地首次施行腹腔镜胆囊切除术。2001年中国工程院在“2001年工程科技论坛——微创外科新概念”中提出“微创外科与外科微创化”的新概念，把“外科微创化”作为21世纪外科的主流，同时用微创外科观念的视角来重新评估现行外科中的观念与实践。

尽管微创外科已广泛开展，但有些问题仍需重视：病人是否适合传统开腹、腹腔镜或机器人手术，并非单由疾病种类决定，更要考虑病情的进展过程、术中可能遇到的问题、术后可能的并发症以及病人的自身基础条件等；微创不仅仅在于解剖学上的微创，更涵盖了功能学、全身状况、整体预后等因素；微创外科的核心理念是以尽可能小的创伤，来争取最好的治疗效果和最快的康复过程，未来的外科需要从系统、器官水平逐渐精细到组织、细胞，甚至分子水平，这需要外科学、内科学、肿瘤学、免疫学、分子生物学等多学科的联合诊治以及物理、化学、计算机等基础科学的进步作为支撑。

在微创外科迅速发展的今天，各种类型的腔镜外科技术给现代外科学的发展带来了巨大的变革，如今传统的外科手术模式正在向着更准确、精细、微创化和多信息导向的智能化转变。这个时代，我们称之为“精准微创外科”时代。

三、微创外科技术

随着微创理念和技术的发展，手术治疗方式由传统外科、显微外科逐渐过渡到微创外科手术。微创和非侵入性手术领域的研究进展与成果十分显著。清晰的手术显微镜，内镜等微创器械的广泛使用，使用荧光、光谱等方式辅助观察，为病灶零残余切除提供了保证。随着计算机、医学工程、影像等技术的发展，出现了具有更高精准性和靶向性的手术治疗方式以及相应的新型器械和手术机器人系统，为诊断和治疗的有机结合及实现诊疗一体化提供了条件。近年来，基于医学影像引导或增强显示的微创器械治疗方式在脑外科、骨科、血管介入、肝胆外科等重大疾病临床治疗中不断成熟：血管外科、心内科等常用的影像引导介入治疗方法是使用导管、导丝、支架、旋磨器、封堵器等器械进行血管狭窄、主动脉夹层等大部分血管疾病的治疗，具有很好的临床效果；影像引导定位进行经皮穿刺可实现肿瘤内放疗、囊肿抽吸、内镜治疗以及骨科植钉等，是脑外科、骨科微创手术的常用方式；消化内镜、腹腔镜、骨科内镜等配合相应的微创手术器械如电刀、超声刀、夹钳、激光等可在内镜影像引导下进行微创治疗。下面对近几年快速发展的微创技术做一概述。

（一）腹腔镜技术

随着20世纪80年代中期腹腔镜技术的正式问世，拉开了外科微创时代的序幕。经过20余年不断创新和发展，腹腔镜已由最初较单一病种的尝试，发展成了一门多学科、多途径、多方法的成熟手术方法，并成功应用到普通外科的大多数手术中。以腹腔镜外科为代表的微创外科的发展主要经历了三个阶段：20世纪90年代初的以腹腔镜胆囊切除为主的良性病变脏器的切除与功能修复；20世纪90年代中后期开始尝试消化道恶性肿瘤的切除；21世纪初开始进入消化道肿瘤微创外科快速发展与普及的时代。腔镜技术在外科手术中的应用是相当广泛的，不仅用于手术治疗，还可用于腹腔镜检查诊断。由于腹腔镜技术具有微创、直观、创面小、病人易接受等优点，使得其在外科诊断和治疗领域都广受病人欢迎。近年来，又正在经历从多孔腹腔镜手术向单孔腹腔镜手术、3D腹腔镜手术乃至经自然腔道内镜下的体表无瘢痕手术的演变。

单孔腹腔镜（single-port laparoscopy，SPL）以其更小的创伤、卓越的美容效果和广阔的发展前景，受到越来越多业界人士的关注，将之运用到传统腹腔镜手术的术式也逐年增加，现已成为腹腔镜技术发展的一个重要方向。单孔腹腔镜手术是一种安全、有效的微创手术方式，目前临床开展的单孔腹腔镜手术主要是指经脐单孔腹腔镜手术。病人术后恢复快，住院时间短，住院费用也相应减少。总体上在美容效果、术后恢复时间、术后疼痛方面均优于传统腹腔镜手术。与经自然腔道内镜手术（natural orifice transluminal endoscopic surgery，NOTES）相比，虽然不能利用人体天然的腔隙作为通道，但这样也减少了腔道内源性感染，减少了术后其他器官相应并发症的风险，更易被病人及家属接受等优势，。凭借以上优势，单孔腹腔镜手术已在胆囊切除术、胃底折叠术、阑尾切除术、减肥手术和结肠切除术等领域占据一席之地。在ELSA 2009上，关于单孔腹腔镜技术各种形式的交流多达30次以上，内容关注也由最初的胆道扩展到胃肠、疝、肝脏、盆腔、泌尿等外科多个领域，成为本次大会中引人关注的一大焦点，其进一步的发展将成为近期内腹腔镜手术的一个热点问题，加之多镜联合、腹腔镜手术机器人与单孔腹腔镜结合等，将来会发展成为外科的主流手术方式之一。但手术中存在器械碰撞、直线视野、缺乏三角牵拉等缺陷，部分手术操作空间狭小，手术风险较大，且术后并发腹壁疝的可能性增大等，仍是亟待解决的问题。

3D腹腔镜技术是模拟人眼的成像原理，通过内置两枚摄像头，同时捕捉两幅图像，分别以水平偏振光和垂直偏振光播放，双眼分别在左右图像形成视差，从而构建立体视觉，可以弥补普通腹腔镜的二维图像在辨认复杂解剖方面的不足。目前的3D腹腔镜系统收集处理图像更加的快捷，外科医师手术时只需佩戴一副眼镜就能像开腹手术一样获得物体的空间纵深感觉，又可以同时兼具腹腔镜的清晰视野范围和微创等特点，同时采用先进的图像处理系统，呈现出全高清的视觉感受，使复杂的、多层次的、立体的解剖结构一览无余，不仅增强了不同结构的辨识度，更有助于血管、神经和重要的器官的保护。成像近似于真实的术野深度，加速了腹腔镜下缝合的过程，更有助于年轻医师的培养。同时，在进行淋巴结扩大清扫时，可以良好地显示淋巴结、脂肪、筋膜、神经等精细的组织结构，进行立体的解剖和游离，避免手术的副损伤。

当然，3D 腹腔镜为了保持立体效果，双镜头不能够像传统腹腔镜那样通过旋转来改变视野角度，显示器屏幕较小，眼睛需要专注于屏幕，稍有偏离就会影响三维效果，长时间操作会带来视觉疲劳等都是限制其发展的主要原因。

（二）机械人手术系统

手术机器人的产生和临床应用开启了外科手术的新纪元。手术机器人具有特殊机械设计、自动化控制技术和传感反馈技术，其优势在于高灵活性、高稳定性和高准确性，能够在狭小空间实现更稳定、精细的手术操作。手术机器人小型化、模块化以及智能化成为其发展的趋势。机器人外科是由于融合系统技术和机器人技术，设计成高度发挥人的主观能动性的独自外科医师平台，一改常规手术时手术室的景观。

达·芬奇手术机器人系统（da Vinci robotic system）在 2000 年经美国 FDA 批准，是目前临床上使用得最多的通用手术机器人系统。机器人以其 4 条手臂和灵活的能 360° 旋转的腕关节，至 20 倍的放大视野，最适合在狭小的空间施行精细的手术操作。通过对比研究显示，机器人辅助手术提高了手术速度和准确度，降低了外科医师的工作强度，它们可为手术者提供更为清晰自然的三维视野，使手术者的手眼配合更为协调；在将手术者的动作通过操作手柄传送至腔镜器械头端的过程中，可将震颤滤除，从而增强了操作的精确度。机器人辅助手术在一定程度上可以扩展手术范围和适应证，增强手术操作的复杂性，在肝胆外科、心脏外科、泌尿外科、骨科等已经验证其先进性和稳定性，得到各国临床医师和病人的认可，尤其在复杂的手术如胰十二指肠切除术、肝切除术等有值得使用的价值。

专科手术机器人具有较强的疾病针对性，比如胎儿外科手术机器人、眼外科手术机器人、骨科手术机器人、应用于肝胆外科的单孔腹腔镜手术机器人、血管外科中用于取代人工操作的导管导丝介入机器人、适用于胃肠疾病的自然腔道手术机器人和可重构模块化手术机器人等，新型的手术机器人研究为微创或无创治疗创造了条件。

机器人辅助手术作为未来精准医疗发展的必然趋势，建立基于机器人手术的术前规划、术中操作、术后评估体系是实现数字化医疗以及未来的远程医疗的关键。同时其本身的安全性、人机友好以及机器人使用和培训标准将是机器人系统临床应用过程中面临的巨大挑战。

（三）内镜手术系统

经自然腔道内镜手术（natural orifice transluminal endoscopic surgery，NOTES）凭借其更为微创和无瘢痕的优势而日益成为微创外科关注的焦点之一。NOTES 是经身体的自然孔道置入软性内镜，通过其切口经内镜潜道置入操作器械进行消化道壁外手术。2005 年印度 Rao GV 曾在美国胃肠及内镜外科医师学会会议（SAGES）上报道通过胃施行阑尾切除术。在女性病人上，通过阴道施行各种盆腔和腹腔手术已经是成熟的医疗实践了。2007 年，Mareseaux 等施行首例经阴道内镜胆囊切除术，术者除在脐部插入气腹针维持气腹外，腹部无任何手术切口。这是人类第一次完成的真正意义上的 NOTES 手术，是 NOTES 的一个里程碑。目前，该术式成为 NOTES 中最广为应用的方法。但经阴道途径毕竟是有关性 - 生殖器官，涉及更多的外科伦理学的问题。

在宽松的环境中，近些年人们尝试了大量 NOTES 技术的动物实验研究，同时也进行了一些临床研究，提出了 NOTES 技术与传统腹腔镜技术相比较可能具有的优势：①术中疼痛和不适感更轻微，腹壁不留瘢痕；②对腹膜和腹腔脏器的接触较少，术后肠梗阻、肠粘连发生机会显著减少，创伤更小；③随着技术发展，不用气管插管和全身麻醉就可完成 NOTES 手术，相应的麻醉风险大大地降低；④未来 NOTES 可能在门诊即可实施，病人不需住院，降低个人和社会的医疗负担；⑤更适用于高度肥胖和高风险的病人;⑥通过人体自然腔道可以方便地到达胰腺等一些传统手术和腹腔镜手术不易到达的手术区域,使手术操作难度和创伤明显降低。

随着技术不断发展和完善,NOTES 手术在临床应用也越来越广泛,从腹部外科到泌尿外科再到妇产科,从经胃胆囊切除、经阴道的胃部分切除和肾脏部分切除到经阴道经直肠的乙状结肠切除等各种手术报道层出不穷。

NOTES 的发展到现在,处于实验发展阶段,尚有许多不完善之处,其中入路的选择,经胃的径路太长、复杂的内镜技术问题;胃是一个功能性脏器、胃穿孔的闭合的安全性、手术的视角等等;经结肠始终存在感染的问题;经阴道似乎受伦理限制有较大的局限性。尚有较为重要者是设计有利于 NOTES 的手术平台和导航系统,以利于手术安全和器械操作。不过,在这方面的发展是当前微创外科的新亮点而受到极大的关注。我们相信随着技术的进步及设备、器械的改进,NOTES 必将步入临床,走向成熟。

(四) 医学增益现实技术

微创外科正逐渐代替传统的开放手术,但微创外科缺少了术者与人体组织的反馈互动,如术者无法触摸病人器官,感知其中的解剖异常。为弥补这些缺点,医学增益现实技术就是近十年来发展最迅速的解决方案。医学增益现实技术是指利用虚拟现实(virtual reality)技术将 CT、MRI、超声等医学三维重建得到的虚拟模型融合到病人相应器官位置的现实影像上,使外科医师的视觉系统得到增强,获得肉眼无法看到的器官内部结构信息和术野内器官的空间信息。Marvik 等在综述中介绍了增益现实技术的基础技术细节:计算机工作站接受病人的术前或术中 CT 或 MRI 的资料,利用病人手术区域的标志物或天然的解剖标记,进行病人手术区域实景图像与 CT 或 MRI 图像的校正,最终由计算机系统建立出两者空间坐标之间的转换关系。此后,计算机系统就可以自动地在腹腔镜摄制的手术实时影像上叠加术前的 CT 或 MRI,向外科医师提供手术操作的相关信息,如手术区域的内部解剖结构、手术器械与手术区域解剖结构的位置关系等。

目前,增益现实技术在临床应用广泛,如肝脏穿刺活检和消融针的定位、经皮肾镜穿刺针的定位、前列腺手术、腹腔镜外科模拟器、经自然腔道手术、机器人辅助腹腔镜手术等。不过,在外科手术操作过程中,软组织在不断的变形移动,这给配准工作到来巨大挑战,医学家和工程人员仍需团结协作,若能解决三维立体增益现实的所有问题并将其与机器人技术结合起来,机器人全自动外科手术是可以实现的。

虽然腹腔镜手术具有方便性、微创性、美观性等诸多优点,但腹腔镜手术并不是完美无缺的。腹腔镜手术只能提供有限的视野,手术中脏器的显露是有限的。对于常用的腹腔镜来说,医师的视感觉是二维的,操作方向也是相反的,因此,要完成一些复杂的技术操作也是比较困难的。再者,腹腔镜手术虽然能够有效地降低传统手术并发症的发生率,但其还有一些独有的并发症,如腹壁穿孔时可引起腹腔脏器损伤等。同样的,临床上微创手术器械治疗方式也存在诸多问题,如治疗时周围血管和重要区域的保护问题、狭小空间下的视野小和手眼协调问题、复杂腔道中容易“迷路”和精确定位、大面积组织切除和血管断端吻合重建等。为了实现周围损伤小、更加精准的微创治疗,迫切需求适用于精准、微创手术的治疗器械和治疗方法。未来,更多灵活、高可控和高效的微创器械,高清和高分辨率的医学影像以及术中精确器械定位和跟踪导航的临床应用对微创外科发展有重要意义。同时,对于腹腔镜技术的合理应用还要根据病人耐受性、医师技术水平、医院医疗设备三个方面综合考虑,以确定最佳的手术方式进行治疗。

四、加速康复外科理念联合微创技术的临床评价

近年来,微创技术和加速康复外科理念的临床应用逐渐被广泛认可,国内外多项临床随机对照试验及 meta 分析分别证实,这一系列围手术期干预措施,可以明显减轻病人的手术应激,加速术后康复。同

时,微创技术也被证实对病人快速康复有益。在临床实践中,我们更希望两者联合可以进一步达到加速康复的目标,其安全性、有效性、可操作性又如何呢?这是我们关注的焦点。

普外科是ERAS最早出现的领域之一,这一学科的多项临床实验为我们提供了可靠的依据。Van Bree等通过对加快结肠转运的独立因素分析,认为腹腔镜联合ERAS可加快术后胃肠道功能的恢复;国内外两项共纳入2114例病人的meta分析认为,ERAS理念应用于腹腔镜结直肠癌手术中,可有效地促进术后肠道功能恢复,减少并发症的发生,缩短住院时长。欧洲的一项多中心前瞻性随机对照试验研究结果表明,ERAS联合腹腔镜手术是择期结肠癌手术病人的最佳手术方案。虽然尚未有ERAS联合机器人等其他微创技术在普外科的多中心临床研究报告,但随着ERAS理念及机器人技术等先进微创技术的发展,两者结合的应用价值将进一步体现出来。

近年来,ERAS联合微创技术的优势也逐渐在其他领域显现出来。相继有研究显示,加速康复外科联合腹腔镜技术在胃癌、食管癌、肝癌等疾病治疗中相对传统手术方式能够明显减少病人的应激反应,缩短恢复时间和术后住院时间。不增加围手术期并发症的前提下,病人能够更好地耐受ERAS措施。

虽然,目前两个联合的临床研究报道并不多,但在微创技术发展迅速的今天,随着ERAS理念评价和操作体系的不断完善,两者联合是必然趋势。两者是理念与技术的结合,一个着重围手术期的管理,一个着重术中操作。相信在外科技术不断发展的潮流中,在ERAS理论指导下的微创技术可以为越来越多的病人减轻痛苦,带来希望!

(陈亚进 周 睿)

第三节 精准治疗

外科的治疗模式在过去的百余年经历了探索外科、经验外科和循证外科三个阶段。随着临床医学的发展以及社会医疗需求的不断增长,个体化精准诊疗得到日益广泛的重视,在国际上已成为医疗健康领域的重点发展战略之一。2015年1月30日美国总统奥巴宣布加速启动精准医疗(precision medicine)计划,进一步延伸个体化医疗的含义,这一计划将使我们有望向着治愈诸如癌症、糖尿病等顽疾这一目标不断靠拢,并使我们获得个体化信息以此使我们自己和家人更加健康。针对精准医学,美国国立癌症研究所(National Cancer Institute,NCI)给出的定义是:将个体疾病的遗传学信息用于指导其诊断或治疗的医学,它并不是一个全新的概念,实质就是"个体化医疗"。在我国,2015年初开始启动精准医疗计划,同年3月,科技部召开国家首次精准医学战略专家会议,并于12月在上海成立了"中国个体化用药-精准医学科学产业联盟",标志着我国首个精准医疗领域的产学研一体化联盟组建成功。美国实施的"精准医学计划"近期目标是肿瘤领域由于中美两国国情的差异,我们在解决疾病的防治问题时,就不能盲目照搬,而是需要将精准医学的思维模式、研究方法用于开展适应我国国情的疾病防治研究。

目前,ERAS理念已越来越多地深入临床医疗工作当中,并已得到医护的认可。但现有的临床方案实施效果却差异较大,很大程度上归结于统一的治疗方案不一定适用于所有的手术病人。因此,ERAS也需要精准治疗,以优化围手术期流程、提高诊疗精准度为主,以减少术后并发症、提高病人住院舒适度以及缩短住院时间为目的,为病人制订个体化的诊断、治疗、康复方案。

精准医疗的过程主要包括检测、诊断、治疗三个阶段,在每个阶段都涉及精准医疗的理念。其中,面向临床的个体化精准诊疗旨在通过精确的术前诊断、精细的术中操作和精良的术后处理,针对不同的个体进行高精度个体化的智能诊疗,解决传统临床医学中存在的问题,如早期病变诊出率低、术中缺乏实时诊断措施以及诊断与治疗相对脱节独立等不足。为每个病人量身打造最适合个体的治疗方案,使疗效最大化和不良反应最小化。下面将从术前评估，手术操作和术后治疗三个方面进行阐述。

一、精准术前诊断评估

从一定程度上说，手术是治疗肿瘤等外科疾病的最佳方式。但手术治疗也是把“双刃剑”，存在治愈疾病可能的同时也存在一定的危险性。具体来说，手术创伤和术后伤口愈合过程都可能会引起介质组织的完整性和炎性介质以及血管生成因子的大量产生，这可能会导致机体的免疫抑制，并在一定程度上加重病人术后炎性反应，延长康复时间，同时加速肿瘤细胞的生长、粘连，进而增加恶变的机会，同时手术操作过程就可能刺激促进肿瘤的复发和远处转移。尽管如此，对于大多数病人而言，手术治疗仍是适当且必要的手段，因此利用好围手术期这个治疗的机会窗口能在一定程度上有效地改善病人的预后。

与传统诊断相比，精准诊断更注重结构与功能信息获取的同步性，以此获得高时空分辨率诊断结果，并希望能深入揭示细胞、分子级信息，从而更细致全面的掌握病变的位置、性质、结构、有无播散等信息。目前，临床高分辨率成像技术已得到充分发展，同时基于影像学病理分析和基于微流控芯片平台等高通量诊断新技术，能实现分子与细胞级病理信息检测，为复杂疾病的早期诊断与精准定位提供有效参考。

（一）传统无创成像技术的应用与进展

磁共振成像（MRI）、计算机断层成像（CT）、正电子发射断层成像（PET）、超声成像等传统无创成像技术临床应用已久，在疾病筛查与诊断流程中得到了广泛的使用，无论在宏观结构、较为精细的管道及其毗邻关系、还是生理功能成像方面，都能为医师提供足够的组织结构和功能信息。随着技术的进步和发展，传统成像技术的改进和升级将会为外科医师手术提供更好的依据。

多源多排 CT 与造影技术，它使 CT 从原来的横断面扫描发展成为三维成像，使任意平面成像和容积数据得到了充分的应用整合，并以最直观的方式展现出来，以其快速的亚毫米精度成像能力，成为骨科、血管等组织结构成像的金标准。

功能性 MRI（functional MRI，fMRI）是在普通 MRI 的基础上，着重反映某一特定神经组织功能状态的成像技术，最早被广泛地应用于脑组织疾病研究中。通过优化的序列设计，在脑、脊髓、关节、脂肪等软组织成像中优势明显，不仅能实现精准的结构成像，还能通过对血红蛋白分布、水分子弥散等差异性成像定量反映神经元状态，进而捕捉到区域神经细胞的功能变化，对神经功能进行特异性表征。fMRI 在疾病的早期预测中能提供有价值的参考，并帮助识别人眼难以分辨的核团、纤维束等结构，在治疗中实现更好的神经功能保护作用。

超声成像有无辐射、高时像分辨率和观察实时动态变化等的优点，通过调整超声频率可同时实现高时空分辨率成像，对浅表、区域及部分器官病灶进行细致观察。高频超声多普勒技术能很敏感地反映微小血管血流动力学特征，在超声微泡的辅助下进行高对比度的功能成像，在动物实验中获得良好结果，并在未来手术实时诊断中彰显可观前景。

PET / MRI 是近年来产生的最具前沿和潜力的新技术之一，与 CT 相比，MRI 在反映解剖形态和生理功能信息方面具有较好的优越性，特别是在软组织对比方面，其优势更强且无辐射。PET 与 MRI 的结合即 PET/MRI 更能将两者的优势充分结合。良好的软组织对比度和高空间分辨率，大幅减少伪影，两种模式的信息高度匹配也补充了 PET 在代谢和功能上的信息量。随着技术的不断发展，PET/MRI 必将给医学及生命科学等领域注入新鲜血液。此外，PET 实时成像技术——活体内基因表达探针的成像的研究进一步把功能成像推向个体化诊断水平。

成像探针是指能与靶分子或细胞内产物或信号分子等特异性结合的物质，与 CT、MRI、PET 等多种成像手段结合能实现分子成像。因其高特异性和准确性，近十年间得到迅速发展。其中最具代表性的，纳米粒子可以被免疫细胞吞噬摄取，在免疫细胞中大量聚集，并拥有独特的药物动力学特征，因此在特定的器官、细胞或蛋白的靶向病理学表征中效果显著，可以帮助医师对组织细胞及器官的功能变化有更好的了解。

（二）诊断信息配准融合

今后多种成像技术数据整合——多模态成像将成为发展趋势，其真正实现了一加一大于二的协同效应，从而提供更加丰富和准确的病理生理结构信息，这在科学研究和临床应用中具有重要意义。诊断信息配准融合的意义首先在于不同模态、不同时间下诊断信息在时空分辨率、功能结构信息或全局局部信息间的优势整合。例如，术中荧光在术前 MRI 数据中的融合提高对肿瘤区域的识别能力；术中三维超声与多帧内镜影像快速融合拼接增加三维超声表面纹理信息，解决内镜影像局限视野对复杂结构辨识中的局限。此外，术中二维影像与术前 CT、MRI 等三维诊断信息融合能仅凭借单幅或少数几幅术中影像判断出术中成像面在整体结构中的空间位置，在骨科、血管介入等领域研究广泛。术前术中信息配准融合能在术中诊断信息较少时仍能做出准确决策，同时减少术中成像对病人与医师产生的辐射。研究多模态图像之间的配准融合方法，取长补短，实现不同成像模式的优势互补和信息整合。

（三）诊断信息精准可视化

随着近代非侵入诊断技术的发展，医师可以通过 X 线断层成像、磁共振成像、超声成像、正电子发射断层成像等医学影像设备等获得二维影像，而医师需要根据自己已有的专业知识，特别是丰富的临床经验，去构想出病灶处组织的三维结构，这对医师的专业能力、临床经验和空间想象能力等提出更高的要求，并且不同医师的理解又存在差异，从而限制了医学图像在诊断过程中的发挥。因此，人们迫切需要能够直观立体展现人体器官三维结构与形态，并进一步为模拟操作提供视觉交互手段的医学三维影像。

在内镜及介入治疗前，基于术前诊断数据建立的虚拟手术场景与路线反馈将帮助医师提高诊断精确性，降低误诊发生率，检查的危险性和成本。同时，得益于图像分割方法的进步与计算机图形处理器的普及，现已能自动对大规模的体数据进行实时可视化渲染。

目前，3D 技术在临床上的应用越来越广泛，有研究借助 3D 打印技术实体化复杂血管等结构，个性化地制订手术路径与治疗方案。立体显微镜与立体内镜能采集出具有双目视差的三维场景，使用立体眼镜或头戴式显示器便能为医师提供清晰的深度感知。而近几年出现的裸眼立体显示技术则更加方便，无须观察者佩戴附加装置即可获得病灶部位的立体信息，立体全像技术能呈现具有与实物相同几何尺寸、全视差实时更新的裸眼可视影像，在诊断信息可视化与增强现实导航系统中得到充分研究与验证，将成为诊断信息精准可视化的新趋势。

二、精准手术操作

随着社会的信息化发展，许多学科、新技术相互交叉渗透，计算机科学、数学、信息学、电子学、机械工程学等多门学科与医学交织，在传统外科手术中掀起了一场变革，形成了一个以精准为特征的全新手术模式——精准外科手术。在术前借助 CT 和 MRI 等获取医学影像构建模型，进行手术模拟；术中以超声导航、电磁定位等技术进行引导。精准外科手术以精细的术前决策、精密的手术方案、精确的手术模拟、精准的手术作业而获得精美的手术效果，越来越受到外科医师的推崇。随着医学影像技术的不断发展，使外科手术由“切开来看”变成了“看准再切”，主刀医师也能有根据地制订出更加精密的手术方案，大大地减少了术中决策时间，使手术实施更加高效。其次，通过数字医学可视化技术构建的三维解剖学图像，具有清晰、直观的特点，便于手术者之间在手术前进行交流，制订精确且具有针对性的手术方案，以及术后对整个手术过程的总结和分析。此外，可以利用虚拟现实交互可视化系统来进行手术计算机模拟，规划最佳的手术路线，预判手术中可能出现的情况，做出相应的应对措施，降低手术风险。下面对精准外科手术在临床中的应用及术中流程管理的精确性进行概述。

（一）肝胆外科

精准肝切除是精准手术理念在肝胆外科的应用之一，是一系列现代化技术与传统肝胆外科手术的综合优化。ERAS理念应用于肝切除术病人的围手术期管理安全有效，能有效地减轻手术应激，促进病人早日康复，具有较高的临床应用价值。精准肝切除术前精确的定量代谢测评可对病人手术的风险、安全性和生存提供可靠的依据；术前通过影像学检查获取数据，由三维手术模拟系统对图像以及肝脏三维视图相融合，进行图像重建和体积计算，个性化地设计手术入路和切除边界，从而正确引导外科手术的进行。此外，还可以使用吲哚菁绿(ICG)近红外荧光成像技术，显示不同肝段或肝叶边界，从而引导解剖性肝段或肝叶切除；机器人远程外科手术系统的应用，使外科医师能够根据视频传感器反馈的实时图像操作手柄，精确控制机器人操作终端所有器械的运动，从而提高机器人辅助下肝切除的精准性。总之，外科医师能够通过现代化技术和ERAS理念的指导，对病人进行立体化、多角度、全方位地评估，由此制订出精密的手术方案，同时还可通过肝的三维解剖图像进行手术模拟，个性化地调整手术方案，将手术风险降至最低。这样的手术模式能够为患有活动性肝炎、肝硬化等肝脏基础疾病的病人肝功能恢复提供保障。

（二）胃肠外科

精准胃肠外科的核心在于手术操作的精准性。胃肠手术操作的目标是在保证肿瘤病灶完整切除的基础上，尽可能多地保留消化道功能和尽可能少地造成损伤，从而减少病人术后并发症，缩短住院时间，加速病人康复过程。与乳腺癌手术类似，胃癌的手术探索过程也是一波三折，从胃癌外科学发展初期，人们追求“尽善尽美”，为尽可能地把原发灶和淋巴结切除干净，手术范围越做越大，淋巴结清扫范围不断扩大，甚至联合其他周边脏器如胰腺、脾脏、十二指肠等的切除，结果多年临床实践证明，盲目扩大手术范围不仅不能提高病人长期生存率，反而增加手术风险和术后并发症的发生。到20世纪末，随着对胃癌淋巴结转移规律认识的逐渐深入，淋巴结清扫范围开始缩小，D2根治术作为标准术式被广泛接受。这种手术范围由小到大再缩小的演变是手术的精准化过程。

手术的精准化离不开技术设备的革新、微创和加速康复外科理念的推广。随着腹腔镜技术的开展和临床应用的逐步成熟，由于腹腔的天然“空隙”，使胃肠手术成为腹腔镜辅助手术被早期应用的领域之一。腹腔镜手术具有视野清晰，便于术者辨认解剖和精细操作，对病人造成的创伤小，病人术后康复快等优点。此外，腹腔镜的操作技术还在不断创新，从多孔腹腔镜到单孔腹腔镜，从2D到3D再到机器人手术，手术的精准性进一步得到提高。此外，胃肠吻合器等新型手术器械的应用使消化道重建过程更简单、精准和安全。

（三）胸外科

在肺外科手术中，微创技术和精准切除、损伤控制和流程优化的现代外科理念为ERAS的施行奠定了理论和实践基础，但临床实践表明，肺部疾患病人常伴有肺炎、阻塞性肺疾病等不同程度的基础疾病，并且手术过程如术中麻醉、单肺和肺挫裂伤等使术后并发症发生率高，因此需要对不同病人实施个体化的ERAS方案来指导临床实践过程。据此，四川华西医院车国卫教授以肺切除为例提出了ERAS精准个体化治疗的必要性的三个方面：①术前合并高危因素的病人，需要术前肺康复训练，以降低术后并发症为目的；②术前有症状的病人，需要术前控制症状及肺康复训练，以控制症状和改善病人生活质量为目的；③术前无症状及严重相关伴随疾病病人，以优化围手术期流程为主，以提高病人住院舒适度和缩短平均住院日为目的。在2016年NCCN的非小细胞肺癌指南中指出，微创、解剖性切除和节约肺组织的手术方式有利于提高早期疗效而不影响肿瘤学疗效。解剖性肺段切除的目的是为了完整切除病灶累及的靶段,并且最大程度的保留正常肺段的功能。由于肺段解剖复杂,变异较多,要达到胸腔镜下完全解剖性肺段切除术难度较大。在胸腔镜肺段切除术的发展历程中,随着技术的发展和创新,诸如术中肺结节定位,靶段血管、支气管辨认、段间静脉保留,肺段间交界面的分离等一系列难点得以解决,尤其近几年三维肺支气管血管重建技术的应用,为精准的肺段切除术提供了有力的技术支持。

(四)神经外科

近年来,随着高科技手段在神经外科领域的广泛应用,当代神经外科逐步过渡到了"微侵袭神经外科时代",以显微神经外科为技术基础,结合最新的术中导航和术中成像技术,代表了神经外科发展的新方向。同时,神经外科的治疗目的也有了很大的改变,由运动、感觉等基本神经功能的保护,逐渐发展到了语言、情感等高级精神活动的功能。在这种背景下,作为精准外科重要组成部分的精准神经外科以神经影像学、显微神经解剖学和神经功能导航为理论基础,结合最新的影像导航(image guided surgery, IGS)和术中成像技术(intra-operative imaging),强调神经外科术前评估和手术计划制订应将神经影像学分析、解剖学评估和计算机辅助技术相结合,代表着未来神经外科领域的发展方向。

术前,通过 CT、MRI 等方式获取医学二维影像,并通过计算机模拟和图像处理技术构建病灶的三维模型,以此确定肿瘤性质、边界、位置、肿瘤血供及周围组织浸润情况,数据采集后,通过计算机模拟技术确定手术方式和路线,医师在规划手术过程时,还能通过探针模拟器投射激光束直达病灶,调整光束空间位置和进入方向,全方位观察探针和正常组织位置关系,确认手术对其破坏程度。在术中,目前主要应用 B 超、开放型 MRI、移动式 CT 等结合神经导航系统进行术中导航。B 超在拥有具有方便、快速、观测实时及经济等优点的同时,其图像由于是扇形解剖,空间定位与对比度差,容易产生伪影,必须在开颅后使用等缺陷限制了 B 超在神经外科诊断中的应用。开放式 MRI 与超声、CT 相比,具有更高的分辨率,尤其在对后颅窝的病灶显像中有明显的优势,且无放射性损伤,可任意平面扫描,能提供更多功能信息。但是术中 MRI 对使用环境要求较高,手术器械、监护设备需要防磁,对病人来说经济负担较重。目前,应用最大的仍是移动式 CT,体积小、移动性能好,对周围环境、手术器械要求不高,费用低廉,结合神经导航系统,能真正做到实时导航,减少影响漂移等都是它的优势所在,在保证完全切除病灶肿瘤的同时,保护正常脑组织的功能。

(五)泌尿外科

微创、精准是近年来泌尿外科发展的方向。膀胱癌根治术后膀胱再造是主要难题之一,将截取病人的一段小肠经改造成为球形储尿囊——原位新膀胱术是较好的解决方法,国外可通过机器人完成这一手术,国内有学者经过不懈努力,在完全 3D 腹腔镜下完成膀胱切除 + 原位膀胱构建及尿流改道手术。

输尿管软镜技术可通过尿道膀胱等正常腔道逆行进入输尿管和肾脏取石,减少了以往切开肾实质或经皮肾镜对肾实质的损伤,减少创伤,缩短了住院时间,有利于病人快速康复。

(六)心外科

伴随着医学影像技术的发展与应用,冠状动脉粥样硬化性心脏病、心脏瓣膜病、先天性心脏病、大血管疾病和心律失常等心脏疾病的手术治疗呈现出多样化、微创化、精准化的特点。在冠状动脉粥样硬化性心脏病手术前,可根据 64 层螺旋 CT 血管造影获取数据,再通过数据重建即可获得冠状动脉的三维解剖模型。该检查方法相比于导管血管造影检查的"金标准"而言,费用低、创伤小、痛苦小,能多角度显示冠状动脉及分支,显示管壁病理改变,软件分析还能进一步确定斑块性质、定量诊断管腔狭窄程度,从而为手术提供重要的解剖学和病理生理学依据。

(七)骨科

骨科疾病的临床诊治也逐渐向标准化、精细化和个性化的方向发展。如在骨盆肿瘤的切除中,由于盆腔的结构复杂性,与周围脏器、神经、血管联系紧密,在保证完整切除的同时,避免造成不必要的损伤,手术难度可想而知，切除后骨缺损的修复也是一个难题。数字化技术的进步使骨盆肿瘤的手术治疗有了新发展。在术前构建骨盆肿瘤病变部位及肿瘤浸润范围的三维解剖模型，就能确定适宜的手术切除边界。在此基础上，借由计算机辅助制造技术、快速成型技术制作肿瘤切除辅助模板和异体骨修剪模板，辅助切除肿瘤以及修剪异体骨，明显缩短了手术时间。精准的手术模式有效减少了术中出血，降低了术后并发症的发生率，提高了病人术后生活质量。此外，数字医学技术在骨矫形术、全颅再造、颈椎关节旋转力学分析中也有广泛的应用。总之，在ERAS理念的影响下，骨科医学朝着精准治疗的方向发展，利用多媒体技术构建的术前三维模型，利用数字骨科医学在术前设计手术方案，择优模拟实施，预测术后效果，选择最佳方案实施，可最大限度地避免医源性失误，有助于病人的快速康复。

三、术后治疗与症状管理的精准性

精准术后治疗主要包括ERAS倡导的围手术期干预措施及术后辅助治疗的精准选择。ERAS的宗旨是通过降低手术应激水平和最大限度地减少损伤，减少手术并发症和促进病人快速康复。ERAS提倡的与术后干预措施主要有以下几个方面：

（一）术后止痛

疼痛是病人最明显的主观感受，被称为病人的第五生命体征。良好的止痛措施是病人早期下床活动的必要条件，术后疼痛对机体会造成短期和长期的不利影响，影响病人康复，因此，应重视术后伤口疼痛的有效控制管理，目前主张采用术前预防性镇痛和术后多模式镇痛相结合的方法。多模式镇痛包括术中放置硬膜外镇痛泵或静脉镇痛泵、切口阻滞镇痛。若术后镇痛效果不佳时，首选使用NSAIDs，效果不佳时再考虑使用阿片类镇痛药。虽然目前对症止痛的方式很多，但我们看到更多的是为追求“无痛”而过分过量的应用镇痛方法。多模式精准镇痛应该有严格的管理和评价体系，对于不同的病人也应制订个体化的镇痛方案，应该按时镇痛，而不是按需镇痛。精准镇痛主要体现在以下几个方面：①针对疼痛的直接原因进行分析处理，如术后伤口、引流管口、造瘘口等的疼痛等；②管床医师或麻醉医师应对病人进行详细的个体化评估，在做到镇痛的同时，兼顾镇痛药物不良反应的预防和处理；③建立客观的术后疼痛评估体系，尽量将主观性对用药合理性的影响降到最低；④镇痛药物应按照阶梯化、合理化、个体化应用，对于顽固疼痛的病人除了病因治疗外，还应建立长期合理的镇痛方案，切勿“因小失大”。

（二）围手术期管道放置与管理

术后各种胸腔、腹腔或盆腔引流管会增加病人不适和心理负担，限制病人早期下床活动，增加肺部感染、泌尿系感染和下肢深静脉血栓形成等并发症的发生率。因此，ERAS指南目前主张应尽早拔除引流管。即使存在术后腹腔积液、积血或感染等并发症，也可重新在B超或CT扫描引导下穿刺置管引流。长期放置鼻胃管的病人，不利于胃肠功能恢复，会延长住院天数，增加发热、咽喉炎和呼吸道感染的发生率，并且也不会降低吻合口瘘、伤口感染和肺部并发症的风险。引流管放置与管理的精准性应体现在：①选择大小、型号合适的引流管，避免影响伤口的愈合，如胸部手术中，应尽可能地优先考虑单管引流而非双管；腹部复杂手术置多根引流管时，针对可能存在术后积液或瘘的部位，充分考虑置管合理性，避免给病人带来不必要的痛苦。②应针对病人的基础和术中情况，对不同部位的管道进行分类管理，切勿一概而论。③若引流区域无明显吻合口瘘，应考虑尽早拔除，减少管道感染可能。④对拔管后的病人进行严密监测。

术中应根据手术性质、时长、部位等评估是否留置导尿，对于无导尿必要的病人，无须留置导尿，同时术前宣教和术中及术后处理均有相应的处理措施。手术后放置导尿管会影响病人术后的早期活动，会引起泌尿系感染的可能，因此，均主张术后无特殊情况下，应尽早拔除。

（三）术后止吐及预防感染

呕吐对机体也是一种应激因素，可延缓病人康复，ERAS 建议对于存在术后呕吐高风险的病人应预防性使用止吐药如非苯甲酰胺类、5-HT_3 受体拮抗剂、地塞米松、氟哌利多等，如果术后病人发生恶心、呕吐时，可以联合使用这些药物。对于感染这一术后常见并发症，可于术后依临床经验预防性地使用抗生素，以防止感染，加速病人康复。ERAS 强调术后应加强引流、换药等外科处理，尽量减少感染的预防用药用量，缩短应用时间。此外，对于术后呕吐病人应建立完善的评价体系，切勿忽视手术直接损伤等非应激因素。

（四）术后预防麻痹性肠梗阻

术后麻痹性肠梗阻严重影响病人胃肠功能恢复，可引发感染、呕吐等一系列并发症。ERAS 建议弃用阿片类止痛药物，术前不使用鼻胃管，避免液体补给过多，使用多模式镇痛（中胸段硬膜外镇痛更有利于术后镇痛，并促进肠功能恢复），尽量微创手术、术后早期恢复进食、尽早循序渐进活动、早期拔除引流管、避免低钾血症等，减少术后肠麻痹的发生。

（五）术后早期进食或实施肠内营养

研究表明病人早期进食或实施肠内营养对于尽快恢复肠黏膜功能，减少肠道菌群易位引起的感染有重要意义。同时，还有促进门静脉循环、加速器官功能恢复的作用，是加速病人术后康复的重要环节。

（六）术后早期活动

术后长时间卧床不但加剧病人骨骼肌的丧失、降低肌力、减弱肺功能，而且由于下肢静脉回流缓慢，容易诱发静脉血栓及栓塞，不利于病人康复，因此应积极鼓励病人术后早期下床活动。

对于术后辅助治疗，目前研究较多的是靶向治疗药物和针对肿瘤的多功能治疗系统。目前精准药物治疗不仅局限于作为手术的辅助治疗，事实上，越来越趋向于精确面向患有特定疾病的特定人群，直接针对疾病主因的精确缺陷来抑制功能紊乱，甚至恢复正常功能，即为病人提供最有利的治疗。这是因为基因技术和蛋白质生物化学技术的发展，使我们能够识别疾病发生的根源，然后根据疾病的主因精确治疗。比如，欧洲人易患的先天性囊肿性纤维化是一种单基因疾病，病因为控制肺氯化物的蛋白泵功能失常，导致肺组织内分泌物变得黏稠并易于细菌生长繁殖，目前已经开发出一种能够显著提升该蛋白泵功能的药物；治疗靶点的基因变异也影响胰岛素治疗效果，研究糖尿病的分子生物学成因及精准治疗靶点，有利于最终攻克这一全球发病率最高且十分复杂的多基因病；癌症是严重危害人类健康的顽疾，随着医疗科学水平的不断提高，多个癌症基因图谱已被检测出来，相对应的靶向治疗药物研发成功，还有越来越多的靶向药物正在临床试验中。未来精准医疗的突破，则冀望于癌症成因的研究和治疗药物的精确和准时。

随着计算机、医学工程、影像等技术的发展，出现了具有更高精准性和靶向性的手术治疗方式，为诊断和治疗的有机结合及实现诊疗一体化、个体化提供了条件，加快病人康复过程，提高病人生活质量。下面对常用的高精准性治疗方法进行概述。

（一）微波消融治疗

20 世纪 90 年代热消融治疗技术迅速兴起，微波消融技术应运而生。微波消融是一种将高频电磁波能量导入肿瘤组织内，使局部组织迅速达到不可逆凝固性坏死的温度，造成组织坏死，从而达到治疗的目的。与其他热消融方法相比，微波具有热效率高、升温速度快、高温热场均匀、凝固坏死区域边界清楚彻底等优点，更利于提高肿瘤治疗效果的同时，对正常组织的保护。

目前，微波消融通常与现代影像技术相结合，以提高其精准度，特别是现在超声显像技术的发展，可清晰地显示肿瘤与周边软组织的关系，为微创介入治疗提供技术支持。此外，经植入式的微波天线的出现也是热疗技术的一大进步，由于能对肿瘤进行精确定位和适形凝固灭活，从而到达更精准地清除肿瘤而尽可能少地损伤机体正常组织。

在临床中，超声引导下微波消融技术被广泛地应用于良恶性肿瘤的治疗中，特别是对于不适合外科手术的多发或巨大肿物的治疗中，如肝癌、肺癌、肾癌、甲状腺结节等。作为热疗技术的“领军人物”，微波消融技术正在发挥着越来越重要的作用。

（二）光动力治疗

光动力治疗（photodynamic therapy，PDT）是一种对恶性肿瘤细胞选择性杀伤的非侵入性肿瘤治疗方法，与传统治疗方法相比，肿瘤光动力治疗利用光源靶向性，选择性消灭原发、转移或复发肿瘤，避免正常组织损伤，最大限度地保护正常组织功能；它不仅可显著缩小手术范围，安全、微创，提高病人生活质量，改善病人愈后，还能能够激活免疫功能，减少复发。特别是它可与其他疗法协同、可重复性的特点，为难以进行传统治疗的病人提供了新的治疗机会。PDT 正凭借其潜在的巨大优势成为精准治疗的新方法。

光动力治疗原理是利用光敏剂在肿瘤组织细胞和正常组织细胞间亲和力、滞留时间的差异，利用特定波长光照激活光敏剂，产生具有细胞毒性的活性氧物质，从而快速杀死肿瘤细胞的治疗方式。

光敏剂、光源和氧分子是光动力治疗的三个重要组成部分，其中又以光敏剂最为重要。光敏剂的光动力活性、光吸收特性、光毒性和靶向性是能否进行肿瘤治疗，如何进行肿瘤治疗以及肿瘤治疗效果的评价标准，是近年来研究的重点方向之一。目前以卟啉衍生物为代表的第一代光敏剂在临床上广泛使用。目前相关研究者正在积极开展靶向性光敏剂、光源控制以及深层组织器官治疗时光传输装置、临床药物剂量的精确量化和治疗作用机理的研究，这些研究对提高癌症的临床诊疗靶向性和精准性有着重要的意义。

（三）声学聚焦治疗

声动力治疗（sonodynamic therapy,SDT）是指利用超声对生物组织的高穿透能力，将超声聚焦于生物组织的某一层深度部位，从而激活一些声敏药物，使其发挥作用产生相应的抗肿瘤效应，达到肿瘤治疗的目的。声动力疗法因借助于超声较强的穿透性，在表面就可以实现对深部肿瘤的治疗，且超声治疗装置简单，造价低，声敏剂的光毒性较小等优势，有着广阔的发展前景，特别是对于不能用外科手段根治的晚期肿瘤病人。

高强度聚焦超声（high intensity focused ultrasound，HIFU）是指一种将超声聚集起来，形成一个高强度焦点从而使该区域组织产生高热，引起组织坏死、焦化，由于高度集中的特点，它不会对周边的正常组织造成伤害。热效应在 HIFU 治疗的过程中发挥了主要的作用，它能迅速升温使靶区域组织蛋白质变性，产生不可逆的凝固性坏死，而不损伤周围正常组织，对靶区组织起直接杀伤破坏作用，具有很高的精确性和可控性。HIFU 在人体内产生的效应主要包括热效应、空化效应、对化疗的增强作用以及提高机体的免疫功能等。

目前，声学治疗在临床有许多方面的应用，还可以联合其他疗法（光动力、化疗、放疗、生物治疗等）。在肿瘤学方面，可以利用 HIFU、SDT 实现肿瘤的消融；在腹部外科方面，HIFU 可以实现胰腺肿瘤等疾病的治疗。未来，声学集束聚焦治疗技术将朝着更加精密化、小型化的方向发展，在更多医学领域辅助医师实现精准治疗。

（四）纳米材料—药物传输系统

纳米材料通常指尺寸在 1 ~ 100 nm 的一类颗粒可以很顺利地穿透微血管、黏膜等到达病变组织部位，具有极佳的分散性。现有的技术手段已经可以使纳米材料作为载体同时携带多个不同的功能基团，如特异性地针对某种疾病抗原的抗体、多糖、多肽等。经过修饰后的纳米材料作为靶向探针引导纳米颗粒富集到特定的病变组织或病变区域，再将有关的药物分子连接到纳米材料上，就实现了靶向治疗。研究表明，纳米材料具有医学成像和疾病治疗的潜力，独特的物理化学性质，与其原料有密切关系，如具有光热转化特性的纳米材料可以实现光热成像、光声成像并且进行光热治疗；磁性纳米材料可以实现MRI 成像和磁感应热疗。

纳米材料因其对肿瘤靶细胞、组织和配合体的有效作用及对肿瘤的准确实时监控而被广泛研究。基于纳米生物技术的相关诊断和治疗系统也逐渐得到发展，如在纳米材料中引入荧光标志物、放射性物质可以同时实现造影和热疗。因此，基于纳米的药物传递系统是实现未来个体化诊疗的潜在选择。较小的尺寸、作为载体的通用性以及独特的"纳米特性"，这些都使得纳米材料在微创无创诊疗领域展现出极为广阔的应用前景。

（陈亚进　周　睿）

参考文献

1. Levy BF, Scott MJ, Fawcett WJ, et al. 23-hour-stay laparoscopic colectomy. Diseases of the colon and rectum, 2009, 52(7): 1239-1243.
2. 黎介寿 . 对 Fast-track Surgery(快通道外科) 内涵的认识 . 中华医学杂志 , 2007(8): 515-517.
3. 柳欣欣 , 江志伟 , 汪志明 , 等 . 加速康复外科在结直肠癌手术病人的应用研究 . 肠外与肠内营养 , 2007(4): 205-208.
4. Rotondo MF, Schwab CW, Mcgonigal MD, et al. 'Damage control': an approach for improved survival in exsanguinating penetrating abdominal injury. The Journal of trauma, 1993, 35(3): 375-382.
5. 殷保兵 , 蔡端 . 损伤控制复苏研究进展 . 外科理论与实践 , 2013(4): 307-310.
6. Freeman AJ, Graham JC. Damage control surgery and angiography in cases of acute mesenteric ischaemia. ANZ journal of surgery, 2005, 75(5): 308-314.
7. 黎介寿 . "损伤控制" 在非创伤腹部外科患者中的应用 . 中华肝脏外科手术学电子杂志 , 2012(1): 5-7.
8. Abramson D, Scalea TM, Hitchcock R, et al. Lactate clearance and survival following injury. The Journal of trauma, 1993, 35(4): 584-588.
9. Asensio JA, Petrone P, Roldan G, et al. Has evolution in awareness of guidelines for institution of damage control improved outcome in the management of the posttraumatic open abdomen?. Archives of Surgery (Chicago, Ill : 1960), 2004, 139(2): 209-214.
10. 赵士伟 . 损伤控制性手术理念在普外科中的应用 . 医学理论与实践 , 2013(22): 2975-2977.
11. Higa G, Friese R, O' keeffe T, et al. Damage control laparotomy: a vital tool once overused. The Journal of trauma, 2010, 69(1): 53-59.
12. 刘璐庆 , 缪金透 , 陈增瑞 , 等 . 严重肝外伤的损伤控制性手术治疗 . 肝胆胰外科杂志 , 2009(5): 398-400.
13. Sagraves SG, Toschlog EA, Rotondo MF. Damage control surgery--the intensivist' s role. Journal of Intensive Care Medicine, 2006, 21(1): 5-16.
14. Waibel BH, Rotondo MM. Damage control surgery: it' s evolution over the last 20 years. Rev Col Bras Cir, 2012, 39(4): 314-321.
15. Waibel BH, Rotondo MF. Damage control for intra-abdominal sepsis. The Surgical Clinics of North America, 2012, 92(2): 243-57, viii.

16. Chovanes J, Cannon JW, Nunez TC. The evolution of damage control surgery. The Surgical clinics of North America, 2012, 92(4): 859-875, vii-viii.
17. Ahmed N, Cheng-Robles D. Damage control surgery prior to organ harvesting. The Journal of trauma, 2006, 61(4): 981-983.
18. 刘连新，尹大龙，姜洪池．微创时代的损伤控制外科．中国实用外科杂志，2008(1): 20-21.
19. Bobadilla JL. Mesenteric ischemia [J]. The Surgical clinics of North America, 2013, 93(4): 925-940, ix.
20. Vlug MS, Wind J, Hollmann MW, et al. Laparoscopy in combination with fast track multimodal management is the best perioperative strategy in patients undergoing colonic surgery: a randomized clinical trial (LAFA-study). Annals of Surgery, 2011, 254(6): 868-875.
21. Cotton P. Fast-track improves CABG outcomes. JAMA, 1993, 270(17): 2023.
22. 李幼生．加速康复外科对微创外科提出的要求与挑战．腹部外科，2017(1): 8-10.
23. Reynolds W. The first laparoscopic cholecystectomy. JSLS, 2001, 5(1): 89-94.
24. 黄志强．微创外科与外科微创化——21 世纪外科的主旋律．中华外科杂志，2002(1): 12-15.
25. Greaves N, Nicholson J. Single incision laparoscopic surgery in general surgery: a review. Ann R Coll Surg Engl, 2011, 93(6): 437-440.
26. 王锡山．3D 腹腔镜技术在微创外科中的现状与思考．中华结直肠疾病电子杂志，2014(3): 177-179.
27. Marescaux J, Dallemagne B, Perretta S, et al. Surgery without scars: report of transluminal cholecystectomy in a human being. Archives of surgery (Chicago, Ill : 1960), 2007, 142(9): 823-826.
28. 黄志强．微创外科——不断发展的技术与理念．中国实用外科杂志，2010(3): 161-163.
29. Karimyan V, Sodergren M, Clark J, et al. Navigation systems and platforms in natural orifice translumenal endoscopic surgery (NOTES). International Journal of Surgery (London, England), 2009, 7(4): 297-304.
30. Marvik R, Lango T, Tangen GA, et al. Image-guided laparoscopic surgery. Review and current status. Minerva Chirurgica, 2005, 60(5): 305-325.
31. Van Bree SH, Vlug MS, Bemelman WA, et al. Faster recovery of gastrointestinal transit after laparoscopy and fast-track care in patients undergoing colonic surgery. Gastroenterology, 2011, 141(3): 872-880,e1-e4.
32. Spanjersberg WR, Van Sambeeck JD, Bremers A, et al. Systematic review and meta-analysis for laparoscopic versus open colon surgery with or without an ERAS programme. Surgical Endoscopy, 2015, 29(12): 3443-3453.
33. 宋开才 王，李涛等．腹腔镜结直肠癌手术患者围手术期应用快速康复外科的系统评价．中华胃肠外科杂志，2012, 15(10): 1048-1052.
34. Choi YY, Noh SH, Cheong JH. Evolution of Gastric Cancer Treatment: From the Golden Age of Surgery to an Era of Precision Medicine. Yonsei Med J, 2015, 56(5): 1177-1185.
35. Liao H, Noguchi M, Maruyama T, et al. An integrated diagnosis and therapeutic system using intra-operative 5-aminolevulinic-acid-induced fluorescence guided robotic laser ablation for precision neurosurgery. Medical Image Analysis, 2012, 16(3): 754-766.
36. Liao H, Tsuzuki M, Mochizuki T, et al. Fast image mapping of endoscopic image mosaics with three-dimensional ultrasound image for intrauterine fetal surgery. MITAT, 2009, 18(6): 332-340.

37. Salloum C, Lim C, Fuentes L, et al. Fusion of Information from 3D Printing and Surgical Robot: An Innovative Minimally Technique Illustrated by the Resection of a Large Celiac Trunk Aneurysm. World Journal of Surgery, 2016, 40(1): 245-247.
38. Fraser JF, Allen B, Anand VK, et al. Three-dimensional neurostereoendoscopy: subjective and objective comparison to 2D. Minim Invasive Neurosurg, 2009, 52(1): 25-31.
39. Miyata A, Ishizawa T, Kamiya M, et al. Photoacoustic tomography of human hepatic malignancies using intraoperative indocyanine green fluorescence imaging. PloS One, 2014, 9(11): e112667.
40. 季加孚 , 范彪 , 步召德 . 精准医学在胃肠肿瘤外科中的内涵与临床实践 . 中华普外科手术学杂志 : 电子版 , 2016(3): 185-188.
41. 车国卫 , 刘伦旭 . 加速肺康复外科 , 需要精准治疗吗 ? 中国肺癌杂志 , 2017(8): 549-554.
42. 江志伟 , 李宁 . 结直肠手术应用加速康复外科中国专家共识 (2015 版). 中华结直肠疾病电子杂志 , 2015(5): 2-5.
43. 中国加速康复外科专家组 . 中国加速康复外科围手术期管理专家共识 (2016). 中华外科杂志 , 2016, 54(6): 413-418.
44. 张博语 , 范应威 , 朱明宇 , 等 . 个体化精准诊疗 : 临床中的发展与挑战 (下). 中国医疗设备 , 2016(6): 7-12.
45. Dolmans DE, Fukumura D, Jain RK. Photodynamic therapy for cancer. Nat Rev Cancer, 2003, 3(5): 380-387.
46. Yu W, Tang L, Lin F, et al. High-intensity focused ultrasound: noninvasive treatment for local unresectable recurrence of osteosarcoma. Surgical oncology, 2015, 24(1): 9-15.
47. Zhou Y. High-intensity focused ultrasound treatment for advanced pancreatic cancer. Gastroenterology Research and Practice, 2014, 2014(5): 205325.

第八章 加速康复外科的组织建设和质量管理

第一节 多学科合作团队建设及作用

ERAS是指通过优化多模式围手术期路径，采用经循证医学证据证实有效的措施，减轻病人心理和生理的创伤应激反应，以加速恢复术前机体组织与器官功能，达到早期康复之目的。ERAS理念首先在结直肠外科领域的应用最为成功，随着ERAS理论的成熟，时至今日，该理念被逐步从早期的胃肠外科逐步扩展到肝胆胰外科、骨科、泌尿外科、妇科、心胸外科及神经外科等多种外科专业。目前欧洲ERAS学会已制定了多个手术的指南（结肠、直肠与盆腔、妇科肿瘤、减重、胃、胰十二指肠、肝脏等手术指南），国内相关组织业已制定和发布多个手术ERAS专家共识。因此，ERAS已经广泛应用至整个医疗卫生事业。但ERAS在最初的临床实施中，每个学科更多关注的是自身专业措施，缺少与其他学科间的相互交流和协作，在一定程度上限制了ERAS的深度拓展。随着社会的发展和人类的进步，许多疾病均为社会、心理和遗传等因素共同作用的结果。因此，用对单因素致病的疾病的传统研究方法已经无法满足目前的诊疗和预防。近年来，随着多学科合作（multi-disciplinary team，MDT）模式在临床应用的兴起，医疗诊治与管理水平得以整体提升，以MDT模式组建ERAS多学科合作团队，并制订规范化的ERAS方案、流程和实施细则。随着ERAS在外科领域的广泛开展，ERAS-MDT模式必将是ERAS发展的必然趋势。

一、MDT模式的兴起和作用

MDT模式通常指来自两个以上相关学科，一般包括多个学科的专家，形成相对固定的专家组，针对某一器官或系统疾病，通过定期、定时、定址的会议，提倡多学科合作，在综合各学科意见的基础上为病人制订最佳治疗方案的诊疗模式。

MDT模式萌芽于18世纪初，欧洲的临床医师们通过尸体解剖及临床尸检讨论系统地探索疾病的起因。到了19世纪中叶，显微镜的发明以及随之形成的临床病理讨论在细胞学循证医学的基础上加强了病理医师、内科医师和外科医师的互动，极大地推动临床多学科协作。1941年美国MD安德森癌症中心开展了肿瘤病例讨论会；1956年首先使用MDT的概念，用于社会学家参与精神病的研究中；1966年，人们最早将MDT运用于儿童肿瘤的临床研究中；真正意义全面系统的MDT始于1997年，MD安德森癌症中心开始在全美率先全面实施肿瘤亚专科化临床路经，更加强调以器官系统为中心的各个亚专科之间的协作，MDT得到迅速的发展并渗透到多种肿瘤的诊治中，并被各类指南和规范所推荐。21世纪初，美国MD安德森在国际上率先应用电子病历及信息化医学将MDT推入全新的时代，利用信息化医学综合公共平台，各亚专科医师随时随地可了解病人的全部医疗资料。

MDT模式整合各个学科专业技术的团队优势，不同专业背景的专家为病人量身定做诊疗方案，从而提供专业化、精准化、个体化、规范化和全程、全方位的“一站式”诊疗服务，可以使病人获益，大大地缩短了诊断到治疗的时间，不需要病人分别就诊奔波于各个科室，用最短的时间获得最佳的个体化诊治方案。同时，MDT 模式可以使医师获益，不同专科医师能在同一时间看到所有病例资料，通过讨论，根据指南和治疗原则，制订适合病人的个体化最佳治疗方案，并能促进不同学科间交流，增进相互认识，加强团队凝聚力，提高医疗质量、医疗安全和治疗疗效，有利于专科人才培养和学科团队建设，提高业务水平。MDT 模式有利于整合医疗资源，有效地避免治疗不足、过度治疗、重复治疗、无效治疗，节约时间和经济成本，实现了资源共享。不同于大会诊或疑难杂症病例讨论，MDT 模式对病人的评估和治疗是预先计划和规划的，而不是由专科医师感到有需求以后再发起的。MDT 模式使每个需要的病人在治疗开始前就能获得全面周到的医疗照护。

MDT 模式适应现代医学诊疗模式的发展趋势，在国外研究较多并且应用范围较广泛。尽管 MDT 模式引入临床医学领域仅有 20 年的历史，因其鲜明的以病人为中心、个体化治疗的特点，MDT 已经成为疾病治疗的重要模式，并在欧美国家得到普及，欧美一些重要的肿瘤治疗中心，均建立了 MDT 治疗工作模式。2007 年，英国国家医疗服务体系（NHS）还颁布了关于 MDT 肿瘤治疗模式的法律文件，将其上升到法律高度。同样，这种崭新的临床医学模式的建立也为中国的医疗模式和医院治理带来了新思路，近年来这一缘起西方的治疗模式，在中国临床实践中也得到迅速效仿和普及。

二、ERAS 理念演进与 MDT 团队建设

1997 年以前，ERAS 的表述是快速康复外科（fast-track surgery，FTS），其内涵体现的是术前和术后的管理流程优化，临床关注的焦点是优化病人的诊治流程。1997—2006 年，FTS 和 ERAS 同时应用，突出微创技术在加速康复外科中的作用，积极采用外科微创技术不但降低外科手术导致的应激反应和并发症，同时缩短住院时间。2006 年至今以 ERAS 为主，聚焦于围绕微创技术为中心的麻醉和术后管理的优化，并开展了众多的临床研究，这些临床探索的结果显示：根据现有的循证医学证据，采用多模式策略，优化围手术期处理措施，包括术前宣教；肠道准备不作为术前常规，而是有选择性运用于需要进行结、直肠手术的病人；缩短禁食水时间；优化麻醉方案；积极采用外科微创技术；避免常规应用鼻胃管；避免术中低体温；限制性液体输注；积极处理术后疼痛和恶心、呕吐；鼓励病人术后尽早下床活动；鼓励病人尽早经口进食等，从而减少手术病人围手术期的生理及心理创伤应激，最终达到改善外科病人术后恢复情况并缩短住院时间的目的。但在临床应用过程中也发现，任何单一的技术或方法均不可能完全减少手术病人围手术期的生理及心理创伤应激，从而达到病人快速康复的目的。2010 年，欧洲于瑞典成立了国际 ERAS 学会，在此官方网站首页引用 Urbach 和 Baxter 关于 ERAS 理念的内涵：为了提升外科医疗的质量，ERAS 直接的挑战不是探索新知识，而是如何将我们已经知道的知识整合到医疗实践中去。随着多模式治疗方法提出并在临床上得到实施，MDT 模式必将拓宽 ERAS 在外科领域的发展。

自 ERAS 产生以来，比较 ERAS 与传统围手术期处理更多的关注点是住院时间的缩短，并发症的减少，再入院率的降低，这些均是基于医师报道预后的内容，甚少从病人角度评价 ERAS。从根源上看，ERAS 起源于欧洲和北美，主要强调的是缩短住院日和降低费用，并以此作为判断 ERAS 方案是否成功的标志。但近年来的临床实践表明，只有病人从 ERAS 中获益，才能更好地普及 ERAS，提高病人参与 ERAS 的依从性。2015 年，美国 MD Anderson 首先倡导以病人为中心，强调手术后症状恢复的 ERAS 评价新体系，一般认为术后最严重的症状为疲劳、疼痛、气短、睡眠不适和嗜睡，用病人症状恢复（patient-reported outcomes，PROs）作为 ERAS 的目的。PROs 主要关注的是病人术后症状的恢复和住院舒适度，在临床实践中，ERAS-MDT 模式的内涵是：以病人为中心，多学科协作促进术后早期症状恢复正常且病人获得最大限度的满意度。

纵观 ERAS 理念的演进历程，我们不难发现 ERAS 理念的内涵和外延变化与现代医学科学的发展

是同步进行的，该理念的演进折射出以病人为中心的MDT团队协作是ERAS发展的必然趋势。

三、国内ERAS运行现状和模式分析

2007年，黎介寿院士将ERAS理念引入中国，开启了探索符合中国实际ERAS之路。ERAS首先在普外科结、直肠手术进行了相关研究，之后在胃癌手术、肝癌手术以及胰腺手术中相继开展了ERAS临床实践，目前ERAS临床实践逐步扩展到骨科、泌尿外科、妇科、心胸外科及神经外科等多种外科专业。国内先后成立了多个ERAS组织，包括中国研究型医院学会ERAS专业委员会、中国医师协会外科医师分会ERAS专家委员会、国家卫计委医管中心ERAS专家委员会和中国医疗保健国际交流促进会ERAS分会。与其同时，仅普外科领域就相继制定和发布一系列ERAS相关的专家共识，包括结直肠手术应用加速康复外科中国专家共识(2015版)、肝胆胰外科术后加速康复专家共识(2015版)、中国加速康复外科围手术期管理专家共识(2016)、胆道手术加速康复专家共识(2016版)、胃癌胃切除手术加速康复外科专家共识(2016版)、加速康复外科优化重型肝炎肝移植围手术期管理临床实践的专家共识、腹腔镜肝切除术加速康复外科中国专家共识和肝切除术后加速康复中国专家共识(2017版)。

ERAS引入我国临床医学领域仅有10年的历史，纵观国内ERAS的临床实践，ERAS的模式大致可以划分为两个阶段。初期起步阶段可以简单地称为以外科医师或技术为主的医护模式，这种模式是基于ERAS多数起源于某个学科单打独斗模式，ERAS方案的实施主要是基于外科的发展，外科医师为主导，外科病房护士参与ERAS方案的制订，最后在外科医师的指导下予以实施。医护模式的优点在于：易于操作，方案固定，所有执行人员都有章可循。该阶段在讨论和争议中进行，临床应用过程中遇到了一些实际问题，既有传统习惯的困扰，ERAS治疗模式是否优于传统围手术期处理，也有一些ERAS尚难以解决的疑问。焦点是ERAS措施包括术前、术中和术后三部分组成，ERAS医护模式没有体现麻醉医师作用和工作范围，临床实践中麻醉医师在ERAS术前评估，术中合适麻醉方法的选择及ICU管理，全程管理、记录和评价ERAS方案效果等围手术期诸多环节，均发挥巨大作用，并且麻醉医师的参与有助于ERAS积累经验和方案的持续改进。除此之外，早期ERAS实践中医护方案也没有涉及手术室护士的分工和作用。优化手术配合流程是现有术中ERAS策略之一，包括：术前访视、术中低体温的预防、术中下肢静脉血栓的预防、术中感染预防和术中皮肤保护。正是基于上述问题，随着ERAS领域的扩展和深入，外科为主导的医护方案在临床实践受到巨大挑战，ERAS方案在临床实施的难度也不断增加。

随着MDT模式在临床的应用，以MDT模式组建ERAS多学科合作团队日益受到广泛的重视。与其同时，以麻醉医师为主的“围手术期外科之家(PSH)”模式作为一种ERAS新的探索，引起业内广泛的关注。麻醉学科涵盖临床麻醉、危重病医学、疼痛诊疗的多个专业及亚专科，在ERAS和PSH建设中的作用日渐突出。2015年中国医师协会麻醉学医师分会制定和发布促进术后康复的麻醉管理专家共识(2015)，进一步扩大了麻醉医师在ERAS临床实施中的作用和工作范围，麻醉医师正逐步转变为围手术期医师，ERAS在中国临床实践中进入医麻护ERAS-MDT模式。医麻护ERAS-MDT模式的团队有外科医师、麻醉医师、外科病房护士和手术室护士组成，需要团队先制定某个病种快速康复目标，达成共识，然后优化方案并执行，医麻护ERAS-MDT模式有助于达成共识并推广，克服了外科为主导的医护方案的缺陷和存在的弊端。以腹部外科ERAS为例，腹部外科ERAS围手术期关注的共性问题，包括围手术期疼痛管理，无恶心、呕吐，早期活动和早期进食等是共识；基于这个目标制订麻醉、手术及护理中的各个程序，且不断优化ERAS方案。围手术期疼痛管理涉及术前、术中与术后，目前国内制定和发布的相关领域专家共识均强调预防性合多模式镇痛。在战略层面上要开展预防性镇痛，预防性镇痛是通过对病人术前、术中和术后全程的疼痛管理，达到预防中枢和外周敏化的效果，从而降低术后疼痛强

度,减少阿片类药物的用量。在战术层面上主张实施多模式镇痛,多模式镇痛是联合作用机制不同的镇痛方法或镇痛药物,镇痛作用协同或相加,同时每种药物剂量减少,不良反应相应减低,从而达到最大的镇痛效应/不良反应比。外科医师负责区域阻滞,麻醉医师关注全身用药和不良反应,护士对疼痛进行评估并反馈结果。这种医麻护MDT模式优点在于:围绕ERAS涵盖的核心内容,以病人为中心,团队合作制订ERAS方案、目标管理和持续不良反应质量改善计划,促进ERAS方案和流程规范化,增加临床应用依从性。但同样存在诸多问题有待临床实践中进一步加以完善,包括现有模式的整体架构尚处于探索阶段,部分医护人员、麻醉医师尚未完全接受ERAS理念,参与度仍不高;每个专科会过多强调各自专业的方案纳入ERAS总体方案,使方案烦琐而难以实施;术前高危因素病人教育、评估、准备及治疗存在缺陷,降低ERAS方案失败率;学科之间的协调、围手术期各个环节的衔接有待进一步提高,在一定程度上限制了ERAS深度的拓展。

四、开展ERAS-MDT团队建设的重要性

ERAS是一项系统工程,强调将现代的外科技术及理论进行集成创新,但目前临床医学的特点是专业化程度越来越高,手术科室的专业划分越来越细致。以普外科为例,普外科系统被细分为肝脏外科、胆道外科、胰腺外科、胃肠外科、甲乳外科等,这也是现代医学发展到一定水平的产物,通过不断细化、不断专业化的过程,促进了现代医学科学研究、医学教育、临床实践的进步。专业化分科也符合医学从大体、器官再到组织微观的一个分化过程,专业化分科推动了临床医学的发展,同时催生了医学模式的改变。与此同时,过度的分科也在一定程度上限制了现代医学进一步发展,造成一系列不利,如:病人成了器官、疾病成了症状、临床成了检验、医师成了药师、心理与躯体分离、医疗护理配合不佳等。随着现代医学模式由生物医学模式向生物-心理-社会医学模式的转变,在新型的医学模式中,医师不能只见器官不见疾病、只见症状不见系统,应该是还器官为病人,还症状为疾病,从检验到临床,从药师到医师,身心并重、医护并重,重新整合各个专业。回顾医学发展历史,总是具有分久必合、合久必分的特点。人们更加清楚地认识到手术病人的预后与多种因素相关,单纯依靠围手术期任何一个单一因素无法显著改善病人的预后,而单一学科也无法真正改变手术病人的预后,现代医学呼唤临床医师将越发细致的分工重新有机地组合,现代医学希望更多学科的医师共同合作,各个学科发挥自身的优势,紧密团结在一起,为病人最终转归做出贡献。ERAS作为一个集成创新模式,需要多学科医师(包括外科医师、麻醉医师、疼痛管理医师、重症监护医师、心血管内科医师、呼吸科医师、康复治疗师、营养师、心理医师等)协作,也需要医患之间的紧密配合,实现多学科的跨界发展。因此,ERAS-MDT模式的形成将是ERAS研究走向深入的必由之路。

目前,ERAS-MDT模式的探索在我国尚处于起步阶段。客观而言,ERAS理念最早由外科医师提出,外科医师为主导,外科病房护士参与ERAS方案制订,这种以外科医师或技术为主的医护模式是某个学科单打独斗模式。外科医师从单纯的手术操作中跳将出来,开始关注疼痛管理,体温保护,术后恶心、呕吐(PONV)预防,围手术期液体治疗和营养康复等围手术期管理诸多问题,但单打独斗的医护模式在临床实施和推广中,众多的外科专家已经意识到单一学科无法完成ERAS工作,纷纷转而向其他学科寻求帮助,通过组建ERAS-MDT团队来完成ERAS的临床落地。以麻醉学科为例,在ERAS实践中,麻醉医师的工作性质和工作内容已经发生了巨大的变化,为了更好地完成围手术期管理,部分医院的麻醉学科设立了麻醉门诊,麻醉医师参与到术前病人的评估和术前功能调整之中,将麻醉医师的工作从手术室延展到了手术室外,丰富了麻醉医师工作的内涵。麻醉医师在ERAS中发挥的作用还表现在整个手术过程之中,通过有效地控制病人的应激水平,从而最大限度地减少手术、麻醉对病人造成的应激伤害,麻醉科与外科一同配合,达到加速康复的目的;手术结束后,麻醉科在多模式镇痛中同样发挥了重要

的作用，许多医院的麻醉学科已经成立了急性疼痛治疗（APS）小组管理术后疼痛。由此可见，麻醉医师的工作贯穿了术前、术中、术后全过程，麻醉学科已经从单纯保障手术无痛转向围手术期病理生理的调控，并以让病人在最小的生理干扰、最小的应激下完成手术治疗和改善病人预后为工作目标，没有麻醉学科内涵的 ERAS 是不完整的，也是无法成功的，医麻护 ERAS-MDT 模式应运而生。

ERAS 的精髓是完善临床细节，减少病人的应激反应。临床实践中医务人员对 ERAS 认识程度不同，会导致开展 ERAS 工作的效果和程度也不一样。例如，目前国内在开展 ERAS 工作时普遍存在麻醉医师和手术医师对 ERAS 认识不一而难以协作的困境。以肝切除手术为例，按照肝切除术后加速康复中国专家共识（2017 版），术前长时间禁食对病人不利，尤其是合并肝脏基础疾病的病人。肝硬化病人深夜进食少量碳水化合物有助于改善蛋白质代谢，麻醉诱导前 2 小时进食高碳水化合物，可减轻病人的焦虑和饥饿感，减少术后胰岛素抵抗以及氮和蛋白质损失。因此，专家共识推荐：对于无胃肠动力障碍的病人，推荐饮清液至术前 2 ～ 3 小时，术前 6 小时起禁食固体食物（证据等级：低；推荐等级：强烈推荐）。但麻醉医师的传统观点认为，麻醉时将增加肝切除病人呕吐误吸的风险，故而拒绝做麻醉，导致手术停滞。因此，在开展 ERAS 工作时，要高度重视 ERAS-MDT 的建设，统一思想，加强医务人员培训，需要相关学科的医务人员要积极学习并掌握 ERAS 理念和措施，规范 ERAS 临床操作流程，最终达到多学科良好协作和医护良好配合，从而更好地开展 ERAS-MDT 工作。

从 MDT 角度而言，ERAS 的实施离不开 MDT，MDT 与 ERAS 两者相辅相成、有机联系、不可分割。ERAS-MDT 的建设侧重于多学科的联合诊治，应贯穿疾病诊断、方案制订和治疗的全过程，并以病人预后最佳为目标。外科、麻醉科和护理团队等相关学科各司其职，在医院领导的支持和带领下，所有团队成员朝着一个目标、齐心协力，各自岗位上为病人康复做出自己应有的贡献，即促进病人的术后康复走到一起，共同完成工作。ERAS 实施过程中，团队中的所有成员需要换位思考，团队合作，将病人预后作为一个非常重要的考核指标和关注指标，关注临床细节优化的同时，将新理念和新技术运用到日常各个环节中，优化临床流程。同时不断提升医疗质量，改善病人的就医体验。ERAS-MDT 的成员科室各司其职，为促进病人术后康复、改善预后齐心协力，精益求精，最大限度地落实 ERAS 的各项具体措施，不断提高依从率，实现病人利益最大化。同时，通过积极运用 ERAS 策略，成功构建了围手术期安全舒适快速平台，巩固了“以病人为中心”的 ERAS-MDT 模式，带动各相关专业学科的共同发展，增强了医患、医医、医护的沟通意识和医务团队的服务意识。组建 ERAS-MDT 团队，通过细化每个学科在 ERAS 中的分工，既有组织又有分工，才能使 MDT 团队合作得更好。各个学科需要转变观念，在 ERAS 理念的指导下，坚持以病人为中心原则，打破学科之间的壁垒效应、甚至经济利益的分割，共同推进 ERAS-MDT 模式的进展。

五、ERAS-MDT 团队建设注意事项

ERAS-MDT 团队建设尚处于探索过程中，以病人为中心，外科医师、麻醉师、病区护士、手术室护士、营养师、临床药师、心理咨询师以及相关学科骨干参与的模式被认为是 ERAS-MDT 团队发展的方向。因此，在 ERAS-MDT 团队建设过程和运行中需要注意以下事项。

（一）体现专业的匹配性

ERAS-MDT 团队成员来自不同学科，在 ERAS 方案制订和实施的过程中各司其职，具备各自专业的相关知识，团队成员既有分工又有合作。一方面，所有团队成员齐心协力，各自岗位上为病人康复做出自己应有的贡献，即促进病人的术后康复走到一起，朝着一个目标共同完成工作；另一方面，通过相关的专业整合使得有限的医疗资源得到更加合理的应用。如 ERAS 术后常规的临床策略一般包括预防性及多模式镇痛，围手术期抗血栓治疗，术后恶心、呕吐预防，围手术期液体治疗，早期拔除导尿管和腹

腔引流管，术后早期进食和术后早期活动等。外科医师、麻醉师和病区护士负责预防性及多模式镇痛；外科医师和临床药师根据病人的具体情况开展围手术期抗血栓治疗；对于术后 PONV 具有相关危险因素的病人，包括女性、PONV 或晕动症病史、非吸烟者、术后阿片类药物使用、吸入麻醉药使用、年龄 < 50 岁的成人、腹腔镜手术方式等，外科医师和麻醉师要积极开展多模式 PONV 预防方法。术后早期进食可促进胃肠道功能的恢复、安全有效补充营养、纠正电解质紊乱和负氮平衡，对术后加速康复有重要促进作用，需要营养科专业人员和外科医师一起负责病人的营养支持及营养状况的改善。

（二）体现整体的互补性

ERAS-MDT 团队成员均具有双重身份，既属于不同的临床专科，又有共同的工作目标即参与 ERAS 临床工作，在团队中发挥学科交叉和互补作用。所有团队中的成员都应有共同的观念和目标，为病人选择最佳的治疗方案，提高 ERAS 临床实施的依从性，为手术病人术后早日康复而努力。如在健康宣教中，术前组织专题讲座，由主管医师和责任护士、麻醉师、手术室护士、营养师，必要时临床药师和心理咨询师共同就 ERAS 相关知识和内容、手术具体操作、微创手术的优势、围手术期疼痛管理、术后早期进食和早期活动进行宣教，术前模拟告知心肺功能锻炼、有效咳嗽的方法，告知合理的麻醉方式及自控式镇痛泵应用，减轻病人焦虑、恐惧的情绪，解除疑虑，缓解精神压力，让病人及家属充分认识自身在康复中的重要作用，主动配合医护人员，拉近了医患之间的距离。术后病人返回病房时，责任护士与主管医师落实术后早期康复计划的宣教；对心理负担重、依从性差的病人，及时与心理咨询师共同进行干预。

（三）体现信息的互动性

现代临床医学分科的日益精细，医护人员的专业范畴越来越狭窄，业务知识和技能仅局限于各自的专业，相关学科的知识与信息了解越来越少，严重影响医护人员 ERAS 临床实施的依存性。建设 ERAS-MDT 团队时应充分考虑到 ERAS 信息化系统的互动性，MDT 团队成员通过信息系统可相互了解有关学科发展的趋势，更好地开展 ERAS-MDT 工作。信息化系统还有助于加强医务人员培训，帮助相关学科的更新医护人员的观念，营造 ERAS 的氛围，掌握 ERAS 理念和措施，规范 ERAS 临床操作流程，最终达到多学科良好协作和医护良好配合。

六、ERAS-MDT 框架、职责和运行管理

（一）ERAS-MDT 框架

1. ERAS-MDT 团队负责人 ERAS 方案制订和实施涉及多个学科，为了保证 ERAS 多学科合作可持续发展，需要团队负责人具备凝聚力、领导力和足够的专业水平，有足够的时间参加 MDT 会议，特别是在 ERAS-MDT 团队开始运作之时，团队在磨合、沟通和相互信任等环节上可能遇到问题，更加需要一位有影响力和包容性的负责人。团队负责人可视具体医院的实际情况而定，一般情况下可有外科专业的科主任担任，负责组织相关学科制订专科 ERAS 方案和临床实施、培训团队成员掌握有关 ERAS 的知识和技术、负责团队的建设和管理、组织召开团队会议、实施 ERAS 有关临床研究等。

2. ERAS-MDT 团队协调员 由具有一定 ERAS 医学背景的人员承担，是 ERAS-MDT 团队高效规律运行的必要成员。其工作职责主要包括：ERAS-MDT 专家团的工作联系、协调和沟通 MDT 成员之间的关系、安排会议、收集病人资料、会诊和学术研讨、准备必要的实施和负责会议纪要等工作。

3. ERAS-MDT 专家团队 专家团队是 ERAS-MDT 主体，由外科医师、麻醉医师、病房护士、手术室护士、营养师、临床药师、相关科室医师等组成。MDT 专家需要具有一定的专业水平，通常是具有独立诊治能力的副高级职称以上，手术室护士和病房护士需要 N3 及以上；志同道合，有参加 MDT 的愿望；具备团队精神，尊重同行的发言，善于合作；有充足时间保证，参会出席率至少达到 90%；善于学习，能

跟踪本领域的最新诊治和护理进展和临床实践共识和指南；具有一定的创新能力，对不适合共识和指南的病例能给予适当的诊疗建议。其工作职责主要包括负责制订专科 ERAS 方案，学科内部 ERAS 理念和相关知识培训，指导和规范 ERAS 临床实施，衔接学科之间 ERAS 环节以及 ERAS 质量控制和持续质量改进等。

（二）ERAS-MDT 成员职责

1. 外科医师职责 外科医师是 ERAS 临床实施的关键，负责 ERAS 最重要的环节，即精准微创手术。围手术期使用ERAS策略较传统围手术期处理显著降低术后一般并发症的发生率，如肺炎、肺不张、VTE/ 肺栓塞、尿路感染等。但手术特有的并发症发生率，如手术后出血、胃肠道术后吻合口漏、胰腺术后胰漏、胆道术后胆漏、肝切除术后肝功能衰竭、肺叶切除术后支气管胸膜漏、关节置换术后骨折及假体松动、冠状动脉旁路移植术后心包填塞等并无明显差异。精准外科微创的手术操作是降低特有并发症的关键因素，也是 ERAS 临床成功的基石。具体职责如下：与相关科室合作共同制订 ERAS 临床策略；术前 ERAS 宣教；术前评估，包括：全身重要器官功能评估、专科评估、营养风险评估、Caprini 评分并评估是否进行 VTE 预防；预防性抗生素使用等；术中精准微创手术操作、合理放置腹腔引流管和导尿管、实施区域阻滞镇痛；术后监测并记录各项指标、预防性及多模式镇痛、抗血栓治疗、恶心和呕吐预防、合理液体治疗、过度炎性反应和应激反应调控、早期进食和早期活动以及检视出院标准办理出院等。

2. 麻醉医师职责 ERAS 的发展离不开麻醉医师的参与，同时它也是麻醉医师参与整个围手术期管理，促使麻醉学科向围手术期医学发展的一个机遇，以麻醉医师为主 PSH 的多模式作为一种新探索，在 ERAS 团队中扩大麻醉医师作用和工作范围，有助于积累经验和 ERAS 方案的持续质量改进。麻醉医师参与 ERAS 术前评估、优化病人的健康状态；对于无胃肠动力障碍病人，麻醉诱导前 2 ~ 3 小时允许和鼓励病人服用碳水化合物，避免长时间的禁食水对病人的机体带来的不适和应激反应；术中选择合适的麻醉方法、药物以及麻醉深度监测，术中实施目标导向液体治疗，进行术中体温控制；预防性和多模式镇痛的实施；全程管理降低术后恶心和呕吐的发生；记录和评价 ERAS 方案效果。以肝切除麻醉方法的选择为例，肝切除手术的麻醉选择需根据手术类型、病人情况以及肝功能状况等作全面权衡，可采用全身麻醉、硬膜外麻醉、全身麻醉复合硬膜外麻醉。腹腔镜肝切除常采用气管内插管全身麻醉，也可采用全身麻醉复合硬膜外麻醉。如没有凝血功能障碍，中胸段硬膜外麻醉有利于保护肺功能、减轻心血管负荷、减少术后肠麻痹、降低术后应激反应、缩短住院时间，是开腹肝切除较为理想的麻醉选择。

3. 病房护士职责 ERAS 方案的实施改变了病房护士的护理模式和内涵，更加注重病人的围手术期评估和康复，最为核心的工作是咨询教育、营养筛查、疼痛评估和康复指导。病房护士承担了最烦琐的工作，是 ERAS 实施中是最坚实的力量。具体职责如下：术前 ERAS 宣教，让病人和家属了解疼痛、营养、早期离床活动等相关内容和意义；对病人进行疼痛相关知识宣教，根据病人的不同情况选择适宜的评估工具，让病人学会疼痛评估；对病人进行营养风险筛查并根据营养评分进行营养干预；术前呼吸功能锻炼等相关内容的宣教减少术后呼吸系统并发症；对于无胃肠动力障碍病人，术前 2 ~ 3 小时饮清液，术前 6 小时起禁食固体食物；根据疼痛评估流程进行术后疼痛评估并记录病人的疼痛感受及评分，配合实施预防性和多模式镇痛；观察病人 PONV，配合实施多模式 PONV 预防；术后记录和管理各种引流管、胃管和导尿管；术后早期进食和早期活动；出院指导等。

4. 手术室护士职责 要求手术室护士了解 ERAS 国内外应用现状以及临床意义，从思想上高度重视 ERAS 重要性，并能够熟练掌握 ERAS 的工作流程、ERAS 护理记录单的正确执行、术中护理的重点等，保障手术过程和流程合理和通畅，缩短手术时间，从而实施优化手术配合 ERAS 流程。具体职责如下：术前访视减少病人对手术和麻醉产生的焦虑和恐惧；术中采用多模式保温策略预防术中低体温；术中多策略护理干预预防术中下肢静脉血栓；采用良好及有效的护理干预预防手术室感染；预防术中皮肤和肢体神经的损伤等。

5. 其他相关人员职责 营养师参与病人术前营养风险评估，围手术期营养干预，指导调整围手术期饮食；心理咨询师进行心理状况评估与干预，协助其他成员制订及执行术后康复计划；临床药师围绕ERAS的临床策略开展以病人为中心、以合理用药为核心的临床药学工作，包括预防性抗生素，预防性及多模式镇痛药物，预防性抗血栓治疗药物，恶心、呕吐预防使用药物等选择和应用，对不合理用药进行干预，与外科医师和护士合作，保护病人免受或减轻减少与用药有关的损害，提高ERAS临床质量。对于合并呼吸系统、心血管系统、糖代谢异常等疾病的高危病人，相关学科医师的职责在于术前高危因素病人教育、评估、准备及治疗，强化和指导围手术期管理，降低ERAS方案的失败率。

（三）ERAS-MDT 运行管理

ERSAS-MDT模式被引入临床医学已近20年，其运行及管理尚处于探索阶段。在MDT模式中，定期举行的由协作成员共同出席的MDT会议是基本的工作形式，推荐的例会是至少每月两次，并需固定的地点、团队负责人和团队协调员，每次例会至少要求专家团队和相关人员大部分出席。多学科ERAS-MDT模式已是大势所趋，其组织、协调、实施和管理均离不开医疗管理部门。ERAS在提升了外科诊疗的质量和水平，显著缩短了病人的平均住院日，提高了床位周转率和使用率；也给病人带来实实在在的好处，减少了并发症，节省了医疗资源，病人受益的程度甚至超过之前的任何新技术，完全符合公立医院改革的目标。在医学模式由单纯的生物模式向生物-心理-社会模式转变的背景下，医疗活动如何真正体现以病人为中心，保证病人利益最大化，为病人提供最优质的服务，是医疗管理部门需不断强化的重要思路和最终目标。因此，作为医疗管理部门，要积极和尽快改变某个学科单打独斗的局面，搭建由外科、麻醉、护理等组成的ERAS多学科协作平台，将MDT模式作为医院发展的重要思路，适应医学发展需要，积极介入和探索MDT的具体构成、协作模式和运作管理。

七、ERAS-MDT发展前景

“有时，去治愈；常常，去帮助；总是，去安慰”。这是特鲁多医师的墓志铭，这句名言首次明确了医学是饱含人文精神的科学。从古至今，一切医学技术都是对身处困境中病人的帮助，外科医师不仅仅要治疗病人，更重要的是关注病人，想方设法去减轻病人的痛苦，尽快治愈疾病，使病人尽早康复。ERAS理念不但要治愈外科疾病，更要求病人术后康复既快又好，其理想目标是追求外科病人“无痛苦，零风险”。ERAS摒弃一切没有循证依据的传统医疗处置，采用一切有利减轻病人痛苦的医疗手段，以促进病人术后尽快康复，真正体现了以病人为中心，以病人的利益主导一切医疗活动医学新模式。ERAS的临床落地实施有赖于一系列围手术期处理方法的有效整合，需要一个高效敬业的团队，包括外科医师、麻醉师、护士、心理医师、营养师、临床药师、社会工作者和病人及家属的积极参与，在MDT模式的平台上，通过设计和执行MDT诊治流程图，依照各自专业和所服的对象统筹协作，为病人提供全方位的服务。正是基于更好地融入生物-心理-社会医学模式，顺应当代医学综合整体化的发展和学科专业化共同发展的趋势，ERAS-MDT应运而生，整体趋势日趋，这种建立在综合各学科意见的基础上为病人制订最佳治疗方案的诊疗模式，必将促进ERAS新业务、新技术的开展，并最终促进外科治疗水平的提高。ERAS-MDT是现代医学发展的必然趋势，随着ERAS在外科领域的广泛开展，聚焦于外科基础疾病和特征，通过MDT的共同努力，在循证医学指导下积极开展多中心临床研究和探索，可能有助于现有ERAS-MDT模式和运行管理的进一步完善，在临床具有广泛的发展前景。

（芙卫东　乔晓斐）

第二节 加速康复外科方案失败的定义及影响因素

一、ERAS方案失败的定义

ERAS最初起源于心脏外科手术，在普通外科领域首先在结直肠手术进行了相关研究，之后在胃癌手术、肝胆胰手术等相继开展了ERAS临床实践，目前ERAS研究已逐步扩展到骨科、泌尿外科、妇科、胸外科及神经外科等多种外科专业。多个领域的ERAS临床实践证实，通过控制围手术期病理生理学反应，减少手术创伤和术后应激，实现外科术后充分止痛、早期活动以及促进器官功能恢复，从而减少术后并发症、促进病人康复、缩短住院时间以及节省医疗费用，从而达到快速康复的目的。现有的研究证实，大部分病人从ERAS的临床应用中获益，但仍然有小部分高风险病人因为术前自身条件较差，ERAS方案失败风险较大，需要额外的医疗干预措施。对于病人术后ERAS失败风险的评估以及选择性地调配医疗资源有助于减少病人术后并发症的发生率及死亡率。鉴于每一个专科疾病本身及其病理生理基础均有其特殊性与复杂性，不同的外科专业ERAS方案的内容可能有所差异，需要与专科的特殊性与复杂性相结合。即使是同一专科由于疾病不同或由于病人的全身情况和手术方式不同，ERAS方案不能将所有病人一概而论，需要与个体化的围手术期处理相结合。

基于专科疾病不同、病人的基本情况不同和手术方式不同，ERAS方案均有些差异，对于ERAS方案失败的定义也不尽相同。对于心脏外科而言，术后30天内死亡、ICU再次入院或ICU停留时间超过48小时被定义为ERAS方案失败。而在肝胆胰外科领域，术后ICU时间大于24小时、术后30天内非计划性入住ICU、出院前非计划再手术、出院后30天内非计划再入院、住院时间大于30天以及术后30天内死亡被定义为ERAS方案失败。有研究认为没有证据表明出院时间是判断ERAS方案成功与否的重要指标，而术后并发症的发生率则可能是一个更好地评判ERAS结局的指标。尽管目前国内外多个领域的ERAS指南或专家共识已经制定和发布，但对ERAS方案失败的定义，尚处于临床探索阶段，缺乏可供参考的统一标准。根据大多数文献研究，术后30天内死亡、术后ICU监护时间、术后再手术和再入院或住院时间的延长被定义为ERAS方案失败。

二、ERAS方案失败的影响因素

专科疾病本身及其病理生理基础均有其特殊性与复杂性，加上病人的基本情况不同和手术方式不同，ERAS方案失败的影响因素在不同的专业也不尽相同。

（一）心脏外科ERAS方案失败的影响因素

2006年，英国圣玛丽医院对1084例施行心脏手术和ERAS方案的病人进行回顾性研究，术后30天内死亡、ICU再次入院或ICU停留时间超过48小时被定义为ERAS方案失败，其中169例（15.6%）ERAS方案失败，左心室功能受损（有或无急性冠状动脉综合征）、非计划再手术、心外动脉病变、术前主动脉内球囊反搏、血清肌酐升高（> 150μmol/L）、非择期手术和复杂手术ERAS方案失败的独立影响因素，在此基础上提出心脏手术ERAS方案失败的预测模型，该模型显示曲线下面积0.815，可以很好验证ERAS方案失败与否，运用该模型可以降低心脏手术ERAS方案失败率，有助于减少心脏手术的并发症和住院费用。2013年，香港中文大学威尔斯亲王医院Lee等对上述模型进行了改良，按照前面提出的ERAS方案失败定义，1597例行心脏手术和ERAS方案的病人，175例（11%）ERAS方案失败，失败的情况包括：48例在手术后的30天内死亡（3%）、53例再入住ICU（3.3%）和107例ICU停留超过48小时（6.8%）。研究证实左心室功能受损（有或无急性冠状动脉综合征）、非计划再手术、心外动脉病变、术前主动脉内球囊反搏、非择期手术和复杂手术是ERAS方案失败的独立影响因素，同时还发现血清肌酐升高(> 150 μmol/L)并非是 ERAS 方案失败的独立影响因素，而非计划再手术是 ERAS 方案失败的最重要的独立影响因素。改良模型将风险与 ERAS 获益比较，计算得出相对风险值，根据每个病人的相对风险来决定下一步治疗方案，对相对高风险病人进行 ICU 术后监护，相对低风险病人建议采用 ERAS，但实际评判病人失败风险高或低，仍需要医师结合病人临床的具体情况而定，该模型可通过预测 ERAS 失败概率进而成为心脏手术病人规划治疗方案的工具，用来估计和预测 ERAS 方案失败的个体的概率，在保证手术病人安全的前提下，尽可能促进病人的早期康复，提高 ICU 病床利用率。

Waseem 等回顾性分析了 2007 年 1 月至 2008 年 12 月单中心心脏手术的资料，1704 例连续择期实行心脏手术和 ERAS 方案的病人纳入研究，在心脏手术结束时，由心脏麻醉医师和心脏外科医师共同决定是否对该病人实施 ERAS 方案。如果病人意识清醒，无神经系统症状，疼痛评分(视觉模拟评分) 2 ~ 4 分，血流动力学稳定，血气分析正常，没有明显的出血(< 50 ml/h)，尿量 > 0.5 ml/(kg·h)，血清乳酸、SvO_2 和心肌酶谱正常以及胸部 X 线片正常，即可从 ICU 转过渡监护治疗病房(intermediate care unit，IMC)；一旦心律稳定且能独立运动，病人从 IMC 转普通病房；该研究发现：年龄(> 70 岁)、性别(女性)、手术时间、主动脉阻断时间是心脏手术 ERAS 失败的独立影响因素。也有研究显示，美国麻醉学会(American Society of Anesthesiology，ASA)分级 > 3 级，纽约心功能(New York Heart Association，NYHA)分级 > 3 级，手术时间 > 267 分钟是 ERAS 方案失败的独立预测因素。

综上可见，根据现有的 ERAS 方案失败定义，由于不同中心在心脏外科手术中实施的 ERAS 方案可能存在差异，导致不同中心的研究结果存在差异，心脏外科 ERAS 方案失败的影响因素理论上而言应该是多方面的，涉及病人的全身情况、既往心脏病、血管或胸部外科手术史、术前应用主动脉内球囊反搏术、心脏手术的类型和时间、再手术等。

(二) 结直肠外科 ERAS 方案失败的影响因素

Renz 等采用手术病人术前的生理状况及手术风险程度(CR-POSSUM)评分系统前瞻性分析了 55 例择期结直肠癌手术 ERAS 方案失败的影响因素，所有病人均实施同一的结直肠手术 ERAS 方案，ERAS 失败定义为术后住院时间 > 7 天，其中 40 例术后住院时间 > 7 天；单因素分析 ERAS 方案失败的影响因素包括术前影响因素、术中影响因素以及术后影响因素。BMI、性别和 ASA 分级等术前因素与 ERAS 方案失败无关，而年龄与 ERAS 方案失败有关，ERAS 方案失败组平均 64 岁，ERAS 方案成功组平均 54 岁，高龄组病人的白蛋白和血红蛋白的水平均低于低龄组。开放手术、术中留置胃管、出血量 > 500 ml、腹腔镜气孔形成、术中放置 1 根以上引流管与 ERAS 方案失败有关，手术时间 > 4 小时和直肠切除术与 ERAS 方案失败无关。术后第 1 天病人需要持续静脉输液、重新放置导尿管以及术后肠梗阻是 ERAS 方案失败主要因素；87% 的病人术后第 1 天下床活动，但与 ERAS 方案失败没有关联。住院时间 > 7 天的病人，其 CR-POSSUM 死亡危险评分明显升高。多因素分析发现，CR-POSSUM 死亡危险评分、BMI 以及术前白蛋白水平是 ERAS 方案失败独立影响因素。这是迄今为止，唯一围绕 ERAS 临床策略全程开展方案失败原因分享的研究。术后并发症的常见人群多为老年人或体弱多病者，并发症的出现导致 ERAS 的失败结局，不可避免地延长了术后住院治疗时间。然而，也有研究指出，对于术后并发症的高风险病人采用 ERAS 治疗方案将会给病人带来更大的获益，术后并发症并不是造成 ERAS 失败的根本原因。术前 BMI 大于正常值则意味着高血压、糖尿病等风险较高，而白蛋白水平低则多见于恶性肿瘤的病人，这些病人自身身体状况差，手术的耐受性差及术中术后的风险相对更高。Oh 等分析了择期腹腔镜结肠癌手术中影响 ERAS 方案失败的因素，ERAS 失败定义为术后并发症导致术后住院时间超过 5 天、术后 30 天内非计划性再手术或死亡，结果显示术中出血量增加和侧侧吻合方式是 ERAS 失败的独立危险因素，提出术中因素是影响 ERAS 方案失败的关键，外科医师提高手术技术，同时使用更先进的、创伤更小的手术方式也是减少 ERAS 方案失败的核心环节。

Smart 等提出腹腔镜结直肠手术 ERAS 方案失败的早期预测模型(术后 48 小时),通过持续静脉输液、未行硬膜外镇痛、活动受限、重新放置导尿管、呕吐需要放置鼻胃管等 5 项指标建立预测评分系统,ROC 曲线下面积 0.807,可以在术后 48 小时准确预测腹腔镜结直肠手术 ERAS 方案失败与否。对于可能出现 ERAS 失败与延迟出院的病人进行评估,以明确并发症发生情况以及采取干预措施,防止住院时间的延长,但这项评分系统的有效性目前仍需要前瞻性研究加以证实。Keller 等前瞻性分析了择期腹腔镜结直肠手术中影响 ERAS 方案失败的因素,ERAS 失败定义为术后住院时间 > 4 天,其中 275 例住院时间≤ 3 天、273 例住院时间 > 4 天。两组相比,BMI、ASA 分级、并发症、手术时间、术后并发症以及术后 30 天再手术率等有明显的差异;术中并发症、30 天再入院率和死亡率均没有显著差异。Logistic 回归分析提示,手术时间每增加 1 小时,术后住院时间 > 4 天的风险增加 2.14%。此外,并发症越多,ERAS 方案失败的可能性越大。并发症较多的择期腹腔镜结直肠手术病人属于高风险病人,现有的 ERAS 临床策略难以保证术后 1 ~ 3 天出院,这些病人预期需要更长的住院时间、更好的术后支持以及更多的个体化 ERAS 方案。微创手术可使机体达到最佳的内环境稳定状态、最轻的应激和炎性反应以及最小的瘢痕愈合,对结直肠手术外科手术病人的加速康复起到了最积极的作用。

结直肠外科 ERAS 研究起步较早,在国内外已经广泛推广和应用,并且取得了良好的临床效果,其临床策略已经成为其他外科领域 ERAS 的参考模板。但迄今结直肠外科 ERAS 方案失败的定义依然缺乏统一的标准,失败的影响因素较多且尚无统一意见。以上文献报道只是简要介绍了现有研究结直肠外科 ERAS 方案失败的影响因素,事实上,潜在的影响因素可能更多,仅仅 POSSUM 评分系统就包括 12 项生理因素和 6 项手术相关因素。手术病人的依从性、饮酒、糖尿病、特定的用药史等均有文献报道,但这些潜在的影响因素需要多中心随机对照研究加以证实。

(三) 肝胆胰外科 ERAS 方案失败的影响因素

影响肝胆胰外科 ERAS 方案失败的因素可能与以下方面相关:①白雪莉等回顾性 433 例行中大型手术(肝脏或胰腺切除)病人的临床资料,216 例采用 ERAS 围手术期处理方案病人设为 ERAS 组,217 例采用传统围手术期处理方案病人设为传统组,ERAS 失败定义为术后 ICU 时间 > 24 小时、术后住院时间 > 30 天、出院前非计划再手术、出院后 30 天内非计划再入院和术后 30 天内死亡,研究发现 ASA 分级Ⅲ和Ⅳ级是影响 ERAS 实施成败的影响因素。与 CR-POSSUM 评分相似,ASA 分级高代表了病人较差的身体功能,导致肝胆胰病人手术的耐受力差。② Lee 等研究发现,吸烟、术前丙氨酸氨基转移酶升高和术后并发症与肝切除手术 ERAS 失败相关。研究分析 194 例行大型肝胆胰手术病人的临床资料,其中 25 例(12.9%)ERAS 方案失败,失败的情况包括:10 例 ICU 停留超过 48 小时,1 例术后出现皮下气肿非计划性入住 ICU,2 例 24 小时再入住 ICU,32 例再手术和 11 例出院后 30 天内非计划再入院。在进行的所有术前肝功能和凝血试验中,高丙氨酸转氨酶 / 谷丙转氨酶浓度是与肝脏手术加速康复失败相关的唯一独立生化危险因素。吸烟与术后并发症发生率和死亡率有关,而高达 20% 的手术病人术前接触吸烟环境,其中被动吸烟术后呼吸道并发症增加的风险相对较小。对非心脏手术病人的观察性研究报道表明,吸烟病人延长住院时间超过 4 天,吸烟与围手术期死亡风险增加了 38%,术后并发症发生风险增加了 30% ~ 109%,常规择期手术至少需要 4 周的术前戒烟,以降低围手术期的呼吸道并发症发生率。③ Takamoto 等研究发现,输血和年龄(大于 65 岁)是大范围肝切除实施 ERAS 方案失败的独立危险因素,术前对于手术指征及手术禁忌的把握、使用先进的手术设备、引入新的手术技术和提高围手术期管理水平均能降低术中出血的风险,促进病人术后早期康复。④对于胰腺手术来说,手术方式本身即为 ERAS 失败的影响因素。胰腺手术创伤大、风险高,ERAS 在胰腺外科的应用相对滞后,特别是胰十二指肠切除术,围手术期管理难度大,仅胰瘘发生率达 30% ~ 40%,导致病人术后住院时间为 12 ~ 17 天,澳大利亚墨尔本大学对 2005—2011 年进行的单中心胰十二指肠术 ERAS 回顾性研究,与传统围手术期处理的对照组结果相比，ERAS 组 20 例病人中位术后住院时间及总住院时间显著低于 21 例传统处理组病人，但 ERAS 组有 3 例因腹痛再次入院，传统处理组无再次入院病人。

目前国内外肝胆胰手术 ERAS 相关研究表明，肝胆胰外科 ERAS 方案失败的影响因素较多且尚无统一意见，ERAS 在肝胆胰外科应用起步较晚是原因之一，另一方面在于肝胆胰生理功能复杂，手术难度较大，并发症多，同样给研究造成更多不确定的因素。综合现有的研究结果，年龄（> 65 岁）、ASA 分级Ⅲ和Ⅳ级、吸烟、术前丙氨酸氨基转移酶升高、术后并发症、输血和胰腺手术等可能是肝胆胰外科 ERAS 方案失败的影响因素。

三、对于 ERAS 方案失败因素研究展望

过去的20年，ERAS模式已经在许多疾病的外科治疗中得到推广应用并且取得了良好的临床效果，其中 ERAS 在结直肠外科应用是比较成功的典范，然而并不是所有手术病人都适合 ERAS 治疗方案，一味地要求缩短住院时间对于小部分高风险病人术后恢复不利，理论上而言，这些病人预期需要更长的住院时间、更好的术后支持以及更多的个体化的治疗策略。手术病人的治疗也不能一概而论，不仅需要外科医师提高手术技术，更需要外科、麻醉科、护理团队等组成的 ERAS-MDT 的共同努力，加强多学科的交流与合作，共同完成围手术期管理及处理措施的优化。目前，ERAS 方案失败因素的研究仍处于起步和探索之中，对于高风险病人的术前评估，主要是依据间接的、过去的评分方法以及临床医师的实践经验，缺乏直接的、系统性的评分机制和足够的循证依据，因此 ERAS 方案适用的范围以及病人的筛选标准是未来探索的内容之一，依据每个病人不同的自身情况给出最合适的个体化治疗方案，以便更合理地分配医疗资源，使病人最大获益，可能是 ERAS 临床应用的关注点和发展方向。随着 ERAS 概念的推广及应用，聚焦于专科疾病本身及其病理生理基础的特征、病人的全身情况以及手术方式，通过 ERAS-MDT 共同努力，在循证医学指导下积极开展多中心临床研究，深入探索 ERAS 方案失败因素，将给 ERAS 临床实践提供更多的、更具可靠性的指导。

（芙卫东　乔晓斐）

第三节　加速康复外科质量控制和不断改进策略

一、ERAS 质量控制

随着 ERAS 临床成功实施，近年来我国 ERAS 取得了长足的进步，并逐渐形成具有中国特色的 ERAS 路径。ERAS 的实施过程中，如何通过有效的质量控制，更好、有效地普及和推广，给社会及病人带来最大的临床获益，是从事 ERAS 领域的同行不断致力研究的内容。

（一）ERAS 质量控制的目标

质量控制是指为达到质量要求所采取的作业技术和活动，其目的是消除质量环节上所有引起不合格和不满意效果的因素，质量控制的目标在于确保产品或服务质量能满足要求。ERAS 临床实践中，精准微创的手术依然是质量控制的核心环节之一，手术质量与病人预后密切相关，然而 ERAS 质量控制不应该单纯地理解为手术作业的质量控制，还包括精确的术前评估、手术指征的把握、麻醉选择、手术方式、规范化手术操作、围手术期的处理以及专业人员培训等。ERAS 质量控制看似单纯，事实上却是系统工程，涉及围手术期的方方面面，包括学科之间的协调和围手术期各个环节的衔接，也关系到病人、外科医师、麻醉医师、护士、营养师、临床药师、相关科室医师、社会经济因素等，质量控制更是 ERAS 的生命线，离开质量控制，ERAS 也难以临床推广和应用。通过采用围手术期优化处理措施，控制围手术期病理生理学反应，减少手术创伤和术后应激，实现外科术后充分止痛、早期活动以及促进器官功能恢复，

从而减少术后并发症、促进病人康复、缩短住院时间以及节省医疗费用，是ERAS质量控制的重要目标。近年来，MD Anderson首先倡导的以病人为中心，强调手术后症状恢复的ERAS评价新体系，用病人症状恢复(PROs)作为ERAS的目的，关注病人术后症状的恢复和住院舒适度同样是ERAS质量控制的重要目标。

(二) ERAS质量控制的内容

ERAS临床策略涉及围手术期乃至从院内延伸至院外，ERAS的质量控制内容理论上应该涵盖围手术期乃至从院内延伸至院外。以肝切除手术为例，现有的肝切除ERAS围手术期临床策略有术前项目、术中项目、术后项目以及出院标准组成。术前项目包括术前肝脏储备功能评估、手术规划、术前宣教、术前营养支持、术前肠道准备、术前禁食禁饮、术前抗焦虑用药和预防性应用抗菌药物。术中项目包括麻醉选择、手术方式、肝脏血流控制、肝实质离断、鼻胃管放置、预防术中低体温和腹腔引流管放置。术后项目包括预防性及多模式镇痛、围手术期抗血栓治疗、术后恶心和呕吐预防、围手术期液体治疗、过度炎性反应和应激反应调控、术后腹腔积液防治、早期拔除导尿管和腹腔引流管、术后早期进食和术后早期活动。出院标准包括生活能基本自理；疼痛缓解或口服止痛药能良好地控制疼痛；能正常进食，不需要静脉补液；通畅排气排便；肝功能Child A级或胆红素恢复正常或接近正常；切口愈合良好无感染(不必等待拆线)；病人同意并希望出院。从肝切除ERAS质量控制的内容而言，为了达到质量要求，现有肝切除ERAS所采取的每一项临床策略和出院标准均需要达到目标质量要求，尽量消除质量环节上所有引起不合格和不满意效果的因素。既要体现学科之间的协调和围手术期各个环节的衔接，也要体现病人和家属、医师和护士的依从性。

ERAS起源于20世纪90年代的心脏外科，之后逐渐延伸至其他外科专业，事实上，每一个专科疾病本身及其病理生理基础均有其特殊性与复杂性，不同的外科专业ERAS质量控制的内容可能有所差异，需要与专科的特殊性与复杂性相结合。即使是同一专科由于疾病不同或由于病人的基本情况和手术方式不同，ERAS质量控制也需要与个体化的围手术期处理相结合，相对于结直肠手术，肝癌手术更加复杂，肝硬化程度不同、肝脏储备功能不同，肝切除的方式和范围不同，这些因素共同决定不能将所有病人一概而论。21世纪是个体化医学时代，需要个体化的ERAS方案，需要共性与个性的结合，才能提高ERAS临床实施的依存性，这为ERAS质量控制带来前所未有的困难。现阶段不同外科专业ERAS质量控制的共性问题可以体现在以下方面：

1. 准确、充分的术前评估 术前评估应包括解剖学评估、生理学评估、心理学评估。解剖学评估即在充分的影像学技术上，运用精准外科技术评估病人是否存在解剖变异、病变，从而制订详尽的手术计划，降低手术风险及并发症。生理学评估的重点是在于多个重要脏器的评估，入院时必须进行严格的风险评估，心脑血管风险评估、营养风险的筛查、术前肺功能评估及锻炼等均有利于降低术后并发症及病死率。心理学评估即包括病人及家属对疾病的认知、加速康复外科治疗的理解及术后期望等。告知病人麻醉和手术过程，减轻病人对手术的恐惧及焦虑，使用多种方式告知ERAS的方案及目的，鼓励病人术前功能锻炼，术后早期进食、早期下床等，围手术期积极参与加速康复项目，达到早日康复的目的。

2. 合理的手术治疗和麻醉选择 根据术前评估选择合适的手术方式，针对病人全身情况选择最适合的手术方式，如精准微创外科技术，术中选择最优的麻醉方法和精准评估麻醉深度、术中保温、限制性补液，使病人最大获益并使手术创伤及应急风险降至最低，从而促进术后康复。

3. ERAS与术后随访 术后各种措施对降低病人术后并发症及病死率、促进病人术后快速康复有着重要意义。例如，围手术期预防性和多模式镇痛，不仅能促进病人早期下床活动，促进肠蠕动，减少肺部感染、血栓的发生，还能避免对手术的恐惧，提高术后生存质量。不同疾病的规范化快速康复措施，有利于术后加速康复，提高病人、医院、社会的满意度。病人术后生存质量及精神状况应视为ERAS治疗结果的重要考察指标。对病人外科术后生存质量的出院随访，良性疾病通常要在1年以上，恶性疾病则要终身随访。随访的过程实际上是ERAS质量控制从院内延伸至院外的表现，尤其是在互联网+时代，ERAS将打造线下线上融合互联MDT团队，将医疗服务由院内拓展院外，充分体现创建围手术期病人之家(PSH)，真正有效地促进手术后病人的加速康复。院外ERAS质量控制内容目前国内外同样缺乏研究，疼痛管理、营养管理以及功能锻炼可能是现阶段最为核心的内容。

(三) ERAS质量控制的策略

流程规范化是ERAS临床高质量运行的保障。在ERAS临床实施中需要同时组成MDT质量控制小组，制定相关质量考核标准，最终体现质量的可控性和保证持续质量改进。各学科严格要求科内成员按照流程规范执行，科室成员定期自查，针对围手术期ERAS医疗与护理质量问题集中讨论分析，促使医护人员按照工作程序执行，保证各个环节落实到位不流于形式，对屡次出现的问题，提出整改意见并督促落实。质量控制小组成员定期进行多学科合作团队质量控制检查，尤其是检查各学科ERAS环节的衔接与措施的落实，收集资料，及时讨论、分析ERAS临床策略运行过程中遇到的问题，提出改进措施，并反馈到各个科室。

医护人员的依存性是ERAS质量控制的策略之一。由于MDT成员ERAS理念和专业技术的能力参差不齐，部分医护人员、麻醉师尚未完全接受ERAS理念，参与度仍不高，并且在学科之间的协调和围手术期各个环节的衔接存在缺陷，在一定程度上限制了ERAS深度的拓展的同时，也对ERAS的质量控制产生深远的影响。因此，通过培训和再教育等多种举措并行，可以不断提升医护人员依从性。ERAS实施过程中需要每位医护齐心协力、团结合作，在关注临床细节优化的同时、将病人预后作为一个非常重要的考核指标和关注指标，最大限度地落实了ERAS的各项具体措施，改善病人的就医体验，实现病人利益最大化。

病人和家属的依从性是提升ERAS质量另一方面，对ERAS依从性越高，病人获益越大。斯德哥尔摩Ersta医院对连续953例结直肠癌病人实施ERAS临床策略，将病人的依从性分为4组：< 50%、> 70%、> 80%、> 90%，研究发现病人的依从性越高，出现不适症状的发生率、30天并发症发生率以及再入院率均越低。病人在术前通常存在不同程度的紧张、焦虑和恐惧等心理应激，导致心理负担过重，妨碍手术的实施和术后的康复，术前积极心理辅导对减轻围手术期应激，促进术后康复意义重大。针对手术方案、麻醉选择、疼痛控制和呼吸锻炼等相关内容的沟通和宣教，将有助于改善病人术后早期进食和早期活动，帮助病人和家属配合术后康复及顺利完成ERAS项目。

二、ERAS质量改进

自丹麦医师Kehlet教授1997年提出ERAS以来已有20年，黎介寿院士2007年将ERAS理念引入中国，开启了探索符合中国实际ERAS之路也有10年。在其发展的过程中，国外的经验和成果已难以简单地为我所用，在借鉴国外经验的基础上，需要结合我国国情和临床实践的特点，做好ERAS的过程质量持续改进。

(一) ERAS质量改进的定义和目的

质量改进是指主动采取措施消除系统性的问题，对现有的质量水平在控制的基础上加以提高，使质量达到一个新水平、新高度。质量改进的组织分为两个层次：从整体的角度为改进项目调动资源——管理层，即质量管理委员会；为了具体地开展工作项目——实施层，即质量改进团队或称为质量改进小组。ERAS质量改进目前临床尚处于探索起步阶段，缺乏可供参考的临床研究和标准。鉴于ERAS是基于循证医学依据的一系列围手术期优化处理措施，控制围手术期病理生理学反应，减少手术创伤和术后应激，以病人的利益主导一切医疗活动医学新模式，因此，ERAS质量改进的对象应该是围手术期处理措施的质量以及与之有关的工作质量，在ERAS质量管理委员会和质量改进小组的共同努力下，最终目的在于通过ERAS质量改进给病人提供增值效益，即实现外科术后充分止痛、早期活动以及促进器官功能恢复，从而减少术后并发症、促进病人康复、缩短住院时间以及节省医疗费用。

（二）ERAS质量改进的基本过程

ERAS质量改进的步骤本身是一个PDCA循环，即计划(Plan)、实施(Do)、检查(Check)、处置(Action)四个阶段。通过ERAS-MDT制定ERAS临床策略、目标、计划书和管理项目等；按计划去做，落实ERAS具体的临床策略；实施了具体ERAS策略后，验证其临床效果；总结成功的经验，实施标准化，以后可以按该标准进行。对于没有解决的问题，转入下一轮PDCA循环解决，为制定下一轮改进计划提供资料。通过计划、执行、检查、纠正四个环节循环不止的进行，以达到不断发现并解决问题和持续改进的目的，即过程质量改进的PDCA循环。ERAS质量改进是一个变革和突破的过程，该过程也必然遵循PDCA循环的规律。ERAS临床策略颠覆了传统的围手术期处理常规，如：术前长时间禁食对病人不利，尤其是合并肝脏基础疾病者，肝硬化病人深夜进食少量碳水化合物有助于改善蛋白质代谢。而麻醉诱导前2小时进食高碳水化合物，可减轻病人焦虑和饥饿感，减少术后胰岛素抵抗以及氮和蛋白质损失。因此，对于无胃肠动力障碍病人，术前不严格禁食禁饮，推荐饮清液至术前2～3小时，术前6小时起禁食固体食物。然而，临床医师受制于传统观念的约束，难以突破现有的围手术期处理常规，顾忌违背常规导致的医疗纠纷，给ERAS推广和质量改进带来了困难。

（三）ERAS质量改进的缺陷类型分析

在ERAS质量管理过程中，既要及时排除ERAS方案设计和流程中的质量缺陷，又要保证ERAS方案设计和流程质量的继续提高。ERAS质量缺陷是指未能满足临床预期的使用要求，即指一种或多种ERAS方案和流程在临床实施中偏离了预期的应用要求。一般情况下，ERAS质量缺陷分为偶然性质量缺陷和长期性质量缺陷两种类型。

1. 偶然性质量缺陷 是指突然恶化所造成的缺陷，它是由于临床实践中系统偏差所造成的。由偶然性质量缺陷影响ERAS方案和流程临床实施的进展，需要立即采取措施使之恢复正常。例如，肝切除病人往往合并慢性肝病和梗阻性黄疸等，除凝血因子缺乏外，有时伴有血小板减少和功能缺陷，术前常存在凝血功能障碍，加之麻醉时间长、手术创伤大、术中出血多、大量快速输液等因素，易发生术中及术后凝血功能异常，特别是大范围肝切除、肝脏血流阻断带来的血流动力学改变等，可能加重凝血功能异常。因此，肝切除术后采用药物预防性抗血栓治疗的主要障碍是对术后出血的顾虑，目前肝切除手术ERAS项目是否采用药物预防性抗血栓治疗尚有争议。结合现阶段国内临床实践，肝切除术后加速康复中国专家共识(2017版)不推荐肝切除围手术期常规采用药物预防性抗血栓治疗。如果肝切除病人术后出现下肢静脉血栓，临床采取的措施是积极的药物抗血栓治疗，导致ERAS方案和流程在临床实施中偏离了预期的应用要求。更为重要的是，未来肝切除ERAS方案设计中，针对特定的人群，采用个体化药物预防性抗血栓治疗。

2. 长期性质量缺陷 是指ERAS方案和流程在临床实施中长期处于低水平状态所造成的缺陷，它是由于在临床实施中随机偏差综合影响引起的。人们虽然对它有所察觉，但习以为常，缺乏采取措施的紧迫感。例如，在某种特定手术的ERAS方案临床实施中，由于多种原因导致医护人员的依从性由70%下降到30%，并长期停滞在该水平上。从医护角度而言，30%的依从性是天经地义之事，从而不思改进。长期性质量缺陷不易引起人们的重视，对病人术后加速康复所造成的影响远远高于偶发性质量缺陷。

（四）ERAS质量改进策略

ERAS临床实施时间尚较短，质量改进的策略国内外均缺乏研究。美国麻省理工学院Robert Hayes

教授提出两种类型质量改进流程，即递增型策略和跳跃型策略，采用何种策略取决于质量改进阶段的划分以及改进的目标效益值。改进步伐小且改进频繁是递增型质量改进的特点，每天每月都要改进各方面的工作，即使改进的步子很微小，但可以保证无止境地改进。该策略的优点在于将质量改进列入日常的工作计划中去，保证改进工作不间断地进行。跳跃型质量改进的特点是：两次质量改进的时间间隔较长，改进的目标值较高，且每次改进均须投入较大的力量。这种策略认为，当客观要求需要进行质量改进时，领导者就要做出重要的决定，集中最佳的人力、物力和时间来从事这一工作。该策略的优点在于能够迈出相当大的步子，成效明显，但不具有“经常性”的特征，难以养成在日常工作中“不断改进”的观念。ERAS临床实施中可以借鉴Robert-Hayes教授质量改进流程，根据学科具体的临床实践加以选择，采用循序渐进而并非一蹴而就的质量改进策略，本着“安全第一，兼顾效率”的原则，在临床开展ERAS质量改进的策略。根据中国科学技术大学附属第一医院有限的经验，我们认为在开展ERAS的早期可以采用递增型策略，一旦临床实施较为成熟之时，跳跃型策略可能成为新常态。

（五）ERAS质量改进有效实施

ERAS质量改进的对象一般是长期性缺陷，是ERAS方案和流程在临床实施中长期处于低水平状态所造成的缺陷。ERAS-MDT制订周密的计划以后，需要团队成员之间认识上的统一以及医院管理部门的重视，才可能得到有效的实施。质量改进的阻力通常来自技术和文化两个方面，了解并消除这些阻力是质量改进的先决条件。因此，ERAS质量改进有效实施需要在技术和管理上进行综合性的工作，与ERAS-MDT的主导作用、ERAS成员的规范化培训以及医院管理部门的大力支持密切相关。

1. ERAS-MDT发挥主导作用　ERAS-MDT负责人，团队协调员，由外科医师、麻醉医师、病房护士、手术室护士、营养师、临床药师、相关科室医师等组成专家团队以及上述科室医师的成员集合起来，组成一支质量管理改进小组，在ERAS临床策略实施过程中，通过记录各科室所处的质量状态，找出什么地方可以改进，什么地方必须采取改正行动。ERAS-MDT质量专业人员以及质量改进小组的负责人应当定期相聚沟通，找出提高和改进质量计划所需要采取的行动。

2. ERAS成员的规范化培训　回顾我国ERAS的发展历史，成绩是肯定的，但问题也不断出现，而且许多问题来自于ERAS成员的依从性，对于ERAS成员严格的正规化培训非常必要。

(1)做好ERAS高端的临床和学术研究工作：了解国际该领域最新的动态，做好学术推广和临床研究工作，这是我国ERAS可持续发展的方向。

(2)技术推广工作：除了通过学术交流和参加各类国际、国内学术会议外，更重要的是要依靠各地医学会和当地开展该项工作较好的医院，将ERAS技术向各级医院推广。

(3)ERAS成员再教育：MDT成员ERAS理念和专业技术的能力参差不齐，部分医护人员、麻醉师尚未完全接受ERAS理念，并且在学科之间的协调和围手术期各个环节的衔接存在缺陷，均在一定程度上限制了ERAS深度的拓展，也对ERAS的质量改进产生深远的影响。所以ERAS成员的培训和再教育显得非常重要，通过培训和再教育，增强医护人员的依从性，让不同学科ERAS成员养成积极对待质量的习惯，严格按照已有的ERAS临床策略和流程规范化开展，并在实施ERAS过程中鼓励讨论可能出现的问题，形成发现问题并予以改正的习惯。

3. 医院管理部门需积极参与ERAS质量改进的活动方案　ERAS质量改进将显著提高医院总体医疗收入和效益-成本比，住院时间缩短，床位周转率和使用率提高，在同样规模的床位编制下，收治的病人数量将增加。此外，在ERAS病人的住院费用中，技术性诊疗措施的费用比例增加，药占比明显降低，医院不需要依靠单纯扩张医院规模来增加病人的收治，节约医院建设成本。ERAS质量改进有助于外科疾病诊疗模式和质量的提升，提升医院核心竞争力，有助于医院走上质量效益型、内涵发展和集约发展的健康之路，且ERAS质量改进节约医疗资源，解决老百姓看病难和看病贵的问题，与国家现行的城市公立医院医改的最终目标一致。

（英卫东　乔晓斐）

参考文献

1. Wilmore DW. Therapy which enhances surgical recovery: the potential for multimodality, fast-track surgery in the 21st century. Nihon Geka Gakkai Zassh, 2000, 101(3):281-283.
2. Wilmore DW, Kehlet H. Management of patients in fast track surgery. BMJ, 2001, 322(7284):473-476.
3. Gustafsson UO, Scott MJ, Schwenk W, et al. Guidelines for perioperative care in elective colonic surgery: enhanced recovery after surgery (ERAS®) society recommendations. Clinical Nutrition, 2012, 31(6):783-800.
4. Nygren J, Thacker J, Carli F, et al. Guidelines for perioperative care in elective rectal/pelvic surgery: enhanced recovery after surgery (ERAS®)society recommendations. Clinical Nutrition, 2012,31(6):801-816.
5. Lassen K, Coolsen MM, Slim K, et al. Guidelines for perioperative care for pancreaticoduodenectomy: enhanced recovery after surgery(ERAS®) society recommendations. Clinical Nutrition, 2012,31(6):817-830.
6. Mortensen K, Nilsson M, Slim K, et al. Consensus guidelines for enhanced recovery after gastrectomy: enhanced recovery after surgery (ERAS®) society recommendations. Br J Surg, 2014,101(10): 1209-1229.
7. Melloul E, Hübner M, Scott M, et al. Guidelines for Perioperative Care for Liver Surgery: Enhanced Recovery After Surgery (ERAS) Society Recommendations. World J Surg, 2016, 40(10):2425-2440.
8. 中华医学会肠外肠内营养学分会加速康复外科协作组 . 结直肠手术应用加速康复外科中国专家共识 (2015 版). 中华消化外科杂志，2015，14(8): 606-608.
9. 中国研究型医院学会肝胆胰外科专业委员会 . 肝胆胰外科术后加速康复专家共识(2015 版). 中华消化外科杂志，2016，15(1): 1-6.
10. 中国加速康复外科专家组 . 中国加速康复外科围手术期管理专家共识(2016). 中华外科杂志 ,2016, 54(6):413-416.
11. 中国医师协会外科医师分会胆道外科医师委员会 . 胆道手术加速康复外科专家共识(2016 版). 中华消化外科杂志，2017，16(1): 1-6.
12. 中国研究型医院学会机器人与腹腔镜外科专业委员会 . 胃癌胃切除手术加速康复外科专家共识(2016 版). 中华消化外科杂志，2017，16(1): 14-17.
13. 中国医师协会器官移植分会移植免疫学组 中华医学会外科学分会手术学组 广东省医师协会器官移植医师分会 . 加速康复外科优化重型肝炎肝移植围手术期管理临床实践的专家共识 . 器官移植，2017,8(4):251-259.
14. 中国医师协会外科医师分会微创外科医师委员会 . 腹腔镜肝切除术加速康复外科中国专家共识(2017 版). 中国实用外科杂志，2017，37(5): 517-524.
15. 中华医学会外科学分会外科手术学学组 中国医疗保健国际交流促进会加速 康复外科学分会肝脏外科学组. 肝切除术后加速康复中国专家共识 . 中华肝脏外科手术学电子杂志 , 2017,6(4)：254-260.
16. Li L, Jin JY, Min S, et al. Compliance with the enhanced recovery after surgery protocol and prognosis after colorectal cancer surgery: A prospective cohort study. Oncotarget, 2017, 8 (32): 53531-53541.

17. Urbach DR, Baxter DR. Reducing variation in surgical care. BMJ,2005, 330 (7505) :1401-1402.
18. 荚卫东，骆鹏飞. 加速康复外科在精准肝脏外科中的应用. 中华消化外科杂志, 2015, 14(1): 25-28.
19. Fagundes CP, Shi Q, Vaporciyan AA, et al. Symptom recovery after thoracic surgery: Measuring patient-reported outcomes with the MD Anderson Symptom Inventory. J Thorac Cardiovasc Surg, 2015, 150 (3) : 613-619.
20. 黎介寿. 对 Fast-track Surgery(快通道外科)内涵的认识. 中华医学杂志,2007,87(8): 515-517.
21. 荚卫东. 加速康复外科多学科团队建设. 中华外科杂志, 2018, 56(1): 14-17.
22. Desebbe O, Lanz T, Kain Z, et al. The perioperative surgical home: An innovative, patient-centred and cost-effective perioperative care model.Anaesth Crit Care Pain Med, 2016, 35(1):59-66.
23. 中国医师协会麻醉学医师分会. 促进术后康复的麻醉管理专家共识. 中华麻醉学杂志,2015, 35(2): 141-148.
24. 荚卫东，乔晓斐. 精准肝脏外科时代无痛病房建设. 中华消化外科杂志,2014,13(6):415-418.
25. 周红，荚卫东，乔晓斐，等. 多模式预防性镇痛在肝癌肝部分切除患者围手术期的应用. 中华外科杂志,2017,55(2): 141-145.
26. 黄宇光. 麻醉在快速康复外科中扮演的角色. 广东医学,2016,37(18): 2698.
27. 孔祥兴，李军，丁克峰. 结直肠癌加速康复外科开展的要点和难点. 中华胃肠外科杂志,2016,19(3): 260-261.
28. 荚卫东，乔晓斐. 加速康复外科理念在精准肝切除治疗肝细胞癌中的应用策略. 中国实用外科杂志,2016,36(6):692-694.
29. 陆航，张锦英. 多学科协作模式下 ERAS 在胃肠外科的应用. 医学与哲学, 2017, 38(6B):18-21.
30. 秦环龙，贾震易. 加速康复外科在结直肠外科应用中应关注的若干问题. 中华结直肠疾病电子杂志,2017,6(1):2-5.
31. 程黎阳，胡文魁，申东翔. 快速康复外科新理念给医院管理带来的启迪. 中华医院管理杂志，2010,26(11): 823-826.
32. 江志伟，黎介寿. 加速康复外科的现状与展望. 中国实用外科杂志,2016, 54(1):9-10.
33. Awad GA, Al-Qassab S, Orlando A.Introducing an enhanced recovery after surgery (ERAS) pathway for regional lymph node dissection: clinical and financial implications. Eur J Plast Surg,2015,38 (6):479-486.
34. Wilmore DW. Therapy which enhances surgical recovery: the potential for multimodality, fast-track surgery in the 21st century. Nihon Geka Gakkai Zassh, 2000, 101(3):281-283.
35. Wilmore DW,Kehlet H. Management of patients in fast track surgery. BMJ,2001, 322(7284):473-476.
36. Keller DS, Bankwitz B, Woconish D, et al. Predicting who will fail early discharge after laparoscopic colorectal surgery with an established enhanced recovery pathway. Surg Endosc, 2014, 28(1):74-79.
37. 荚卫东，骆鹏飞. 加速康复外科在精准肝脏外科中的应用. 中华消化外科杂志, 2015, 14(1): 25-28.
38. Constantinides VA, Tekkis PP, Fazil A, et al. Fast-track failure after cardiac surgery: development of a prediction model.Crit Care Med,2006,34(12):2875-2882.
39. Lee A, Zhu F, Underwood MJ, et al. Fast-track failure after cardiac surgery: external model validation and implications to ICU bed utilization. Crit Care Med,2013,41(5):1205-1213.
40. Lee A, Chiu CH, Cho MWA, et al. Factors associated with failure of enhanced recovery protocol in patients undergoing major hepatobiliary and pancreatic surgery：a retrospective cohort study.BMJ Open, 2014,4(7)：e005330.

41. 白雪莉，张晓雨，卢芳燕，等．肝胆胰外科术后加速康复实施单中心经验．中华消化外科杂志,2016, 15(1):35-41.
42. Waseem Z, Lindner J, Sgouropoulou S, et al. Independent Risk Factors for Fast-Track Failure Using a Predefined Fast-Track Protocol in Preselected Cardiac Surgery Patients.J Cardiothorac Vasc Anesth,2015,29(6):1461-1465.
43. Kiessling AH, Huneke P, Reyher C, et al. Risk factor analysis for fast track protocol failure. J Cardiothorac Surg,2013,8(1):1-6.
44. Renz BW, Kasparek MS, Seeliger S, et al. The CR-POSSUM risk calculator predicts failure of enhanced recovery after colorectal surgery. Acta Chir Belg,2015,115(1):20-26.
45. Delaney CP, Fazio VW, Senagore AJ, et al. ‘Fast track’ postoperative management protocol for patients with high co-morbidity undergoing complex abdominal and pelvic colorectal surgery. Br J Surg,2011,88(11):1533-1538.
46. Oh HK, Ihn MH, Son IT, et al. Factors associated with failure of enhanced recovery programs after laparoscopic colon cancer surgery: a single-center retrospective study. Surg Endos,2016,30(3):1086-1093.
47. Smart NJ, White P, Allison AS, et al. Deviation and failure of enhanced recovery after surgery following laparoscopic colorectal surgery: early prediction model. Colorectal Dis, 2012,14(10): e727-e734.
48. Keller DS, Bankwitz B, Woconish D, et al. Predicting who will fail early discharge after laparoscopic colorectal surgery with an established enhanced recovery pathway. Surg Endos,2014, 28(1):74-79.
49. Lee A, Chui PT, Chiu CH, et al. Risk of perioperative respiratory complications and postoperative morbidity in a cohort of adults exposed to passive smoking. Ann Surg, 2015, 261(2):297-303.
50. Wong J, Lam DP, Abrishami A, et al. Short-term preoperative smoking cessation and postoperative complications:a systematic review and meta-analysis. Can J anaesth,2012,59(3):268.
51. Takamoto T, Hashimoto T, Inoue K, et al. Applicability of enhanced recovery program for advanced liver surgery. World J Surg,2014,38(10):2676-2682.
52. Kazanjian KK, Hines OJ, Eibl G, et al. Management of pancreatic fistulas after pancreaticoduodenectomy: results in 437 consecutive patients. Arch Surg, 2005, 140(9): 849-854.
53. Schmidt CM, Powell ES,Yiannoutsos CT,et al. Pancreaticoduodenectomy:20 year experience 516 patients.Arch Surg,2004,139(7):718-725.
54. Nikfarjam M, Weinberg L, Low N, et al. A fast track recovery program significantly reduces hospital length of stay following uncomplicated pancreatico- duodenectomy. JOP, 2013, 14(1): 63-70.
55. Pedziwiatr M, Pisarska M, Wierdak M, et al. The use of the enhanced recovery after surgery (ERAS) protocol in patients undergoing laparoscopic surgery for colorectal cancer-a comparative analysis of patients aged above 80 and below 55. Pol Przegl Chir,2015,87：565-572.
56. Husted H, Holm G. Fast track in total hip and knee arthroplasty experiences from Hvidovre University Hospital.Injury,2006,37 Suppl 5：S31-S35.
57. Lin DX, Li X, Ye QW, et al. Implementation of a fast-track clinical pathway decreases postoperative length of stay and hospital charges for liver resection. Cell Biochemistry & Biophysics,2011,61(2):413-419.
58. 万融. 商品学概论. 北京：中国人民大学出版社，2013.
59. Fagundes CP, Shi Q, Vaporciyan AA, et al. Symptom recovery after thoracic surgery: Measuring patient-reported outcomes with the MD Anderson Symptom Inventory. J Thorac Cardiovasc

Surg,2015,150 (3) :613-619.

60. 中华医学会外科学分会外科手术学学组 中国医疗保健国际交流促进会加速康复外科学分会肝脏外科学组. 肝切除术后加速康复中国专家共识 . 中华肝脏外科手术学电子杂志 , 2017,6(4):254-260.

61. Van Dam RM,Hendry PO,Coolsen MM, et al.Initial experience with a multimodal enhanced recovery programme in patients undergoing liver resection. Br J Surg,2008, 95(8): 969-975.

62. Wong-Lun-Hing EM,Lodewick TM,Stoot JH,et al.A survey in the hepatopancreatobiliary community on ways to enhance patient recovery. HPB, 2012, 14(12): 818-827.

63. 荚卫东,乔晓斐 . 加速康复外科理念在精准肝切除治疗肝细胞癌中的应用策略 . 中国实用外科杂志 , 2016, 36(6):692-694.

64. 程亚 , 荚卫东 , 许戈良 , 等 . 加速康复外科理念在肝细胞癌肝切除围手术期中的应用 . 中华肝脏外科手术学电子杂志 , 2017,6(3):187-191.

65. 骆鹏飞 , 荚卫东 , 许戈良 , 等 .加速康复外科理念在原发性肝癌患者肝切除围手术期中的应用 . 中华普通外科杂志 ,2015,30(11):861-865.

66. 周红 , 荚卫东 , 乔晓斐 , 等 . 多模式预防性镇痛在肝癌肝部分切除患者围手术期的应用 . 中华外科杂志,2017,55(2): 141-145.

67. Li L, Jin JY, Min S, et al. Compliance with the enhanced recovery after surgery protocol and prognosis after colorectal cancer surgery: A prospective cohort study. Oncotarget, 2017,8(32):53531-53541.

68. Gustafsson UO,Hansel J,Thorell A,et al. Adherence to the enhanced recovery after surgery protocol and outcomes after colorectal cancer surgery. Arch Surg,2011,146(5):571-577.

69. 黎介寿 . 对 Fast-track Surgery(快通道外科) 内涵的认识 . 中华医学杂志,2007,87(8): 515-517.

70. Plauth M. Cabre E, Campillo B, et al. ESPEN guidelines on parenteral nutrition: hepatology. Clin Nutr, 2009, 2831(4):436-444.

71. Gustafsson UO, Scott MJ, Schwenk W,et al. Guidelines for perioperative care in elective colonic surgery: enhanced recovery after surgery (ERAS®) society recommendations. Clin Nutr, 2012,31(6):783-800.

72. Lassen K,Coolsen MM,Slim K,et al. Guidelines for perioperative care for pancreaticoduodenectomy: enhanced recovery after surgery(ERAS®) society recommendations. Clin Nutr,2012,31(6):817-830.

73. 中国医师协会麻醉学医师分会 . 促进术后康复的麻醉管理专家共识 . 中华麻醉学杂志,2015, 35(2): 141-148.

74. Lin DX, Li X, Ye QW, et al.Implementation of a fast-track clinical pathway decreases postoperative length of stay and hospital charges for liver resection. Cell Biochem Biophys, 2011, 61(2):413-419.

75. Coolsen MM, Wong-Lun-Hing EM, van Dam RM, et al. A systematic review of outcomes in patients undergoing liver surgery in an enhanced recovery after surgery pathways. HPB, 2013, 15(4): 245-251.

76. Takamoto T, Hashimoto T, Inoue K, et al. Applicability of enhanced recovery program foradvanced liver surgery.World J Surg,2014,38(10):2676-2682.

77. 陈俊芳. 质量改进与质量管理. 北京:北京师范大学出版社,2007.

78. 程黎阳 , 胡文魁 , 申东翔 . 快速康复外科新理念给医院管理带来的启迪 . 中华医院管理杂志, 2010,26(11): 823-826.

第九章 加速康复外科出院标准及出院后管理

第一节 出院标准

一、出院标准的重要性

ERAS 在国外发展二十余年，国内发展十余年，均取得了令人瞩目的成绩，并且为病人带来了一系列好处，包括缩短住院天数、减少并发症的发生等。它的措施涵盖了术前、术中及术后整个围手术期，病人在医院期间的快速康复，使得回归家庭后的继续康复显得尤为重要。因此，ERAS 发展至今，从时间节点上来看，不再仅仅是关注术前、术中及术后，也逐渐重视院前干预及院外的康复；从“战略目标”上来看，从关注院内康复的短期目标（术后住院天数、肠功能恢复、并发症的有无等），逐渐过渡到关注病人院外康复的长远目标（生活质量、病人情感体验、心理状态的恢复等）。ERAS 病人出院的标准及出院后的管理必然是基于术前、术中及术后的恢复情况，方可根据病人的情况制订个体化的管理方案。

二、出院标准的内容

加速康复外科强调了五大核心内容：营养的管理、输液的管理、疼痛的管理、活动的管理及管道的管理。因此 ERAS 的出院标准是围绕这五项内容而制定的，具体概括为：恢复进食固体食物，无须静脉补液；口服止痛药可以很好地止痛；可以自由活动到卫生间。病人达到以上全部要求并愿意出院时，应给予出院。应充分遵守确定的出院指征。以上除了围绕五大核心内容外，也重视了病人的意愿，因此我们的出院标准是基于病人心理状态及生理状态均恢复的情况下开展的。出院标准在国内应用了十年，这样的标准是行业内的标准，也是源自于实践与理论的完美结合。

三、ERAS 出院评价指标探索

纵观国内外 ERAS 领域的研究，有研究报道使用问卷的形式，来调查病人出院的准备度；也有研究报道，将现代医学生存质量研究的手段和方法同中医理论相结合，制定了符合中国人文化和生理习惯的术后康复评价量表，并初步进行评价，它的主要目的是探讨术后各项指标的恢复及生活质量。少有研究报道对于 ERAS 出院标准进行量化的方案。因此，笔者总结了南京军区南京总医院普外科 ERAS 的经验，初步制定了 ERAS 康复评价指标（表 9-1），以调查病人是否符合出院条件，提前给予出院前准备，包括核对病人的电话号码，告知病人回访的频率、时间及回访时使用的电话号码，以取得病人的同意、理解及配合，减少失访，最后给予个体化出院健康指导方案。

表 9-1 ERAS 康复评价指标

床号: 姓名: 年龄: ID 号: 诊断:

项目＼评分	5 分	4 分	3 分	2 分	1 分
饮食	半流质	全量流质	半量流质	温水	禁食
活动(m)	800 ~ 1000	600 ~ 800	400 ~ 600	200 ~ 400	< 200
疼痛 VAS 评分	无痛(0)	轻(1 ~ 3 分)	中(4 ~ 6 分)	重(7 ~ 9 分)	10 分
睡眠 睡眠时长	优	良	中	不足	差
输液(ml)	停止	500 ~ 1000	1000 ~ 2000	2000 ~ 3000	> 3000

注:评价目的:评价病人是否达到出院标准,达到者即可给予出院前准备;
分值说明:采用 Likert 5 分法;
评价人员:ERAS 专职护士 / 科研护士;
评价时间:术后第 1 天开始,每天上午查房后进行评分,直至出院;
评价方法:1~5 项得分相加,总分 20~25 分直接满足出院标准,15~20 分接近出院标准,可做出院前准备,小于 10 分不能出院

四、出院标准的延伸内容

就临床经验之外,在今后的临床实践中,做好 ERAS 病人的出院工作,还需要把握两个概念,即病人出院准备度及出院指导质量,从而奠定病人院外康复的基础,加速病人院外康复的进程。

(一) 出院准备度

由 Fenwick 在 1979 年提出,指医务人员综合病人的生理、心理和社会方面的健康状况,分析判断病人在多大程度上具备离开医院、回归社会、进一步康复和复健的能力。评估病人的出院准备度可避免病人过早出院,降低出院后并发症的发生率和再入院率,降低医疗费用。在临床工作中,推荐采用 Weiss 和 Piacentine 编制的出院准备度量表(Readiness for Hospital Discharge Scale,RHDS),该量表包含 4 个维度 21 个条目:自身状况(2 ~ 7 个条目)、疾病知识(8 ~ 14 个条目)、出院后应对能力(15 ~ 17 个条目)、可获得的社会支持(18 ~ 21 个条目),其中第 1 个条目为是非问题。RHDS 是一个自评求和等级量表,分值为 0 ~ 10 分,分别代表"完全没有 / 一点也不知道"到"完全是 / 完全知道",病人根据自身实际情况勾出相应数字。量表的总分为 4 个维度的分数之和,第 1 个条目不计入总分,总分为 200 分,得分越高表明病人的出院准备度越高。

(二) 出院指导质量

出院指导是指护士、医师和其他医务人员以教育或交流的形式让病人和家属获得医疗照护的重要信息,包括书面和口头两种形式,贯穿于住院的整个过程。高质量的出院指导,有利于提高治愈率、预防并发症、保证病人出院后继续遵医治疗和有效康复。出院指导质量量表推荐由 Weiss 等编制的,共 18 个条目,包括两个维度:出院指导内容(条目 1 ~ 6)和讲授技巧(条目 7 ~ 18)。其中,指导内容维度为 6 对平行条目,包括需要的内容与接受到的内容两个方面;每个条目采用从 0 ~ 10 的计分方法,两个维度的分数之和即为总分,总分越高表明病人出院指导质量越好。该量表具有较高的信效度。量表总的 Cronbach's α 信度系数为 0.92,出院指导内容和讲授技巧两个维度的 Cronbach's α 信度系数分别为 0.85 和 0.93。

Weiss 等的研究表明,出院准备度低会增加 6 ~ 9 倍的出院后再入院率。Lerret 指出,医务人员可以通过加强出院指导(通过有意义的交流以帮助其建立信心)来促进病人成功地过渡到家庭。病人感

到安全、自信且有家人和朋友支持是良好出院准备度的促进因素。医务人员应高度重视对病人的健康教育，加强出院指导，同时还应指导病人家属关心和鼓励病人，从而为病人创造利于其康复的外在环境。可见，高质量的出院指导也是确保 ERAS 病人安全出院的保证之一。

五、ERAS 出院指导

通过使用 ERAS 康复评价指标，当病人的评分达到 20 分时，满足出院标准：即恢复进食固体食物，无须静脉补液；口服止痛药可以很好地止痛；可以自由活动到卫生间。

（一）出院指导形式上

ERAS 医护一体化团队针对不同的病种制订了不同的出院指导，包括胃癌、直肠癌、结肠癌等病种的彩色健康教育手册。

（二）出院指导人员上

由 ERAS 专职护士落实，具有五年以上的工作经历、硕士学历、良好的语言沟通及交流能力；出院当日发放健康教育手册、随访手册，告知随访流程及时间节点。

（三）出院指导内容上

1. 病人 了解病人 ERASAPP 使用的掌握情况、家庭期间的照护者及照护能力、调查病人对自身疾病的了解情况及应对能力。

2. 专职护士 基于病人住院期间的基本情况及病人目前达到的活动量、饮食量及种类开展，指导家庭期间总原则：少量多餐、细嚼慢咽；指导病人掌握三个方面的内容：饮食、活动、睡眠与心情，即保持良好的心情与睡眠；基于医院期间达到的活动量，每天可增加 100 ～ 200 m；饮食上告知糖类、蛋白质、脂肪、维生素摄入的重要性及其种类，每天所需的能量 25 ～ 30 kcal/(kg·d)、蛋白质 1 ～ 1.5 g/(kg·d)。通过展示食物模型，让病人印象深刻并易于掌握，如胃癌术后病人回归家庭后第一周，可选择瓜类蔬菜；继续落实口服营养补充乳清蛋白等。

（江志伟　夏灿灿）

第二节　出院后管理

一、出院后管理的重要性

出院管理是从病人入院到出院顺利转到另一个医疗服务机构或家庭的过程，它包含医师、护士、姑息治疗及康复医师、社会工作者、义工等多学科、多部门、多专业的合作过程，借此在病人及其家庭、社区之间构架起一座沟通互助的桥梁，对提高住院病人满意度及出院后病人的生活质量、节省社会资源及减少家庭压力方面有着重要意义。出院后管理是出院管理的一部分。目前，我国部分医院也陆续开展了一系列出院管理服务，内容包括入院评估、反馈信息、制订出院计划并落实、电话随访等。ERAS 是外科领域中集入院、术前、术中、术后、出院、随访等一系列措施为一体的理念，并且将出院后管理作为 ERAS 工作的一部分。

在人们固有的概念中，病人的出院，便意味着病人与医院关系的结束。出院后病人只能通过回院复诊才能得到相关的康复信息。ERAS 病人术后恢复快、住院周期短，因此出院回归家庭后的继续康复必须被重视。国外研究报道，对 ERAS 病人进行了调查问卷，涵盖了五个主题：病人提供的信息、住院的经历、康复经验（即家庭康复期）、心理体验和情感体验。尽管病人报告了许多好的体验，但是研究结果强调了必须特别重视院后需要改进的地方，并做出改进工作。因为病人出院后希望继续得到关注，无论是来自于社区还是医院的随访保证。

二、出院后随访可应用的量表

病人报告自身的体验，属于自我报告结局的一部分。外科病人报告结局(patient-reported outcome，PRO)或生活质量研究可追溯到20世纪40年代末，当时Visick设计了一个简单的症状分级指标来评价消化性溃疡术后效果。到20世纪70年代中期，生活质量作为一个重要问题在外科文献中被反复提及。20世纪80年代，Troid提倡用特殊设计的量表测量手术结果，结合普适性量表测定总体情况。21世纪，外科手术生活质量研究逐渐被重视。目前，ERAS也逐渐重视病人的生活质量，出院后随访中，常使用SF-36生活质量量表调查病人的生活质量[SF-36简明健康调查问卷从生理功能(physical functioning，PF)、生理职能(role-physical，RP)、躯体疼痛(bodily pain，BP)、一般健康状况(general health，GH)、精力(vitality，VT)、社会功能(social functioning，SF)、情感职能(role-emotional，RE)、精神健康(mental health，MH)8个方面全面概括了被调查者的生活质量]。ERAS将延续性护理纳入出院后管理的重要组成部分。延续护理指在病人从急性期过渡到亚急性期、或由医院转移到家庭的过程中，以提高病人这一过渡期的安全性和确保病人能够获得及时照顾为目的的一种护理照顾和服务，ERAS的延续护理主要是指病人由医院转移到家庭中实施的护理。

三、出院后管理视病种区别对待

结直肠手术应用ERAS中国专家共识中提到，所有好的外科实践均依赖于良好的临床结果、监测与总结，这不仅有利于控制并发症及病死率，而且有利于对研究计划进行反馈，总结资料进行提高与教育。有研究发现，进行ERAS计划的病人，如果住院时间缩短至2 ~ 3天时再入院率为10% ~ 20%，极少数的病人有可能在回家后发生吻合口瘘。因此，应加强病人回家后的随访，以及建立明确的再入院的“绿色通道”。在病人回家的24 ~ 48小时内应进行电话随访及指导，术后7 ~ 10天应来门诊进行回访，如进行伤口拆线以及讨论病理检查结果，计划进一步的抗肿瘤治疗等。一般而言，ERAS的临床随访至少应持续到术后30天。中国髋、膝关节置换术加速康复围手术期管理策略专家共识中提到，出院后管理及随访管理的重要性。出院后管理：根据病人情况选择到康复医院、社区医院或回家进行功能康复，包括预防VTE、有疼痛者应继续口服镇痛药及继续功能锻炼。随访管理：术后定期随访便于评价病人功能恢复程度，督促病人积极进行功能康复，及时发现并处理并发症。推荐：①术后2 ~ 3周随访：检查切口，拆线，评价关节功能状况，治疗疼痛、睡眠障碍及预防VTE等；②定期随访、指导康复，进行效果评价。综上可见，ERAS的出院管理需要针对不同的病种制订不同的出院管理计划。

四、出院后管理具体内容

(一) 明确延续护理的目的

尽量减少因人员因素而导致的随访质量降低的情况；通过多种方式的结合，提高延续护理指导的质量；通过延续护理的方式，给予正确指引，帮助病人有效地改善其术后的营养状况及生活质量。

(二) 成立延续护理团队

延续护理团队包括病区护士长1名、专职护士1名、主任医师1名、主治医师1名。

(三) 规范化开展出院后管理及随访

1. 固定随访人员 护士长负责监管，专职护士具体落实随访工作，并且分病种开展工作；医师担任顾问专家，当专职护士无法解决病人的问题时，请医师对回访过程中的相关问题给予专业解答。

2. 多样化随访方式 出院当天指导使用健康教育手册、通过出院后病人需求调查表来了解病人的需求、健康知识的普及、健康资料的发放；病人学会查看 ERAS APP 平台推送的健康教育，在家庭期间积极自我管理，报告不适症状；电话随访方式；微信随访方式；专家门诊复诊方式等。

3. 统一随访时间 术后 1 周内，电话或微信随访一次，关注病人是否存在腹痛、腹胀、恶心、呕吐等不适主诉；1 周后，术后首次门诊随访，完成伤口拆线，根据病人的病理情况安排下一步治疗计划；术后 30 天，每周电话随访 2 次；术后 2 ~ 3 个月内，每月随访 1 次；术后 6 个月门诊就诊随访，之后 5 年内每隔半年，门诊随访 1 次。

4. 规范随访内容 健康宣教、饮食情况、胃肠道情况、按时用药、疼痛程度、切口情况、不适主诉、门诊复查 7 项内容，将病人的回访结果逐项记录在出院病人登记本上，并嘱病人记录在病人随访手册本上，以便日后查看；6 个月以上病人返回医院门诊随访时，常规进行生活质量的评价及登记。

五、实践中使用新理念完成整合集成

在病人的管理中，尝试应用了病人参与式饮食干预（patient participation-based dietary intervention，PPDI）概念，它是国外护理人员在以病人为中心，与病人建立合作伙伴关系的基础上提出的。病人参与被定义为在患病过程中，病人积极参与决策并管理自身的护理工作。其中包含“CANCER”原则：它主要用于指导癌症病人的营养状况评估和饮食管理，以帮助病人建立积极的自我饮食管理行为，改善其营养状况，取得较好的效果。细化到 6 个步骤，分别为谈话、评估、营养计划、监测症状、再评估、确认计划。胃肠肿瘤住院病人及出院后的病人，会存在营养不良的风险，因此 PPDI 适合应用于 ERAS 病人的出院管理中。具体包括：在门诊与病人沟通交流；用 NRS 2002 评估病人是否存在营养不良的风险；如果存在营养不良的风险，需要制订个体化的营养计划，包括在家庭期间每日所需的能量等，评估病人对计划的掌握程度；如病人使用口服营养补充，那么需要关注病人的症状，是否存在腹胀、恶心、口干等不适主诉，再做出调整；当病人无不适，并能按计划执行营养方案后，再次评估营养状况，最后确认计划。

近年来，有研究报道，对出院后病人开展系统的健康管理服务，出院后健康管理服务体系是指基于现代信息网络和数据管理技术，作为医院服务的延伸，能有效地控制疾病的复发，进行康复指导和健康咨询等服务，从而能充分利用有限的医疗资源来达到最大的健康管理效果。今后 ERAS 可借助出院后健康管理服务体系完善出院后管理工作，从而促进病人院外康复，提高生活质量，并给予持续的跟踪服务。

（江志伟　夏灿灿）

参考文献

1. 江志伟，李宁．结直肠手术应用加速康复外科中国专家共识(2015 版). 中国实用外科杂志，2015, 35(8):841-843.
2. 王昭辉，陈志强，王树声．外科术后康复量表的制订与初步评价．广州中医药大学学报，2007,24(3): 195-197.
3. 苏碧莹，刘少南，李晓彦，等．中西医结合围手术期康复量表理论框架及条目池构建．中国中西医结合杂志，2011,31(11):1554-1560.
4. Fecher-Jones I. Lived experience, enhanced recovery and laparoscopic colonic resection.Br J Nurs,2015, 24:223-228.
5. Fenwick AM. An Interdisciplinary Tool for Assessing Patients' Readiness for Discharge in the Rehabilitation Setting. J Adv Nurs, 1979, 4(1):9-21.

6. Deborah A. Discharge Instruction in the Outpatient Setting:Nursing Considerations. J Radiol Nurs,2008, 27(5):29-33.
7. 王芳，袁丽．骨质疏松症患者出院准备度与出院指导质量现状及相关性研究．护理学报，2016,23(10):5-7.
8. Weiss ME，Piacentine LB. Psychometric properties of the readiness for hospital discharge scale. J Nurs Meas，2006，14(3)：163-180.
9. Weiss ME，Costa LL，Yakusheva O，et al. Validation of patient and nurse short forms of the readiness for hospital discharge scale and their relationship to return to the hospital. Health Serv Res，2014，49(1)：304-317。
10. Lerret SM. Discharge readiness：an integrative review focusing ondischarge following pediatric hospitalization. J Spec Pediatr Nurs，2009，14(4)：245-255.
11. Weiss M, Piacentine L, Ancona J, et al. Perceived Readiness for Hospital Discharge in Adult Medical-surgical Patients.Clin Nurs Spec,2007,21(1):31-42.
12. 赵莉，李东．德国医院出院管理模式及对我国的启示．护理研究，2014,28(8)：2936-2937.
13. 叶佐武，裘维焰，张耀锋，等．基于 J2EE 技术的出院后健康管理服务体系的设计与实践．中国医院，2014,18(6):68-70.
14. Bernard H.Patient experiences of enhanced recovery after surgery (ERAS).Br J Nurs,2014,23:100-102, 104-106.
15. Visick AH. A study of the failures after gastrectomy. Ann J Coll Surg Engl，1948，3(5): 266-284.
16. Troid H，Kusche J，Vestweber KH，et al. Quality of life:an important endpoint both in surgical practice and research.J Chron Dis，1987，40(6): 523-528.
17. 江志伟，李宁．结直肠手术应用加速康复外科中国专家共识(2015 版)．中国实用外科杂志，2015, 35(8):841-843.
18. 周宗科，翁习生，曲铁兵，等．中国髋、膝关节置换术加速康复—围术期管理策略专家共识．中华骨与关节外科杂志，2016,9(1):1-9.

第十章 加速康复外科的行政管理

ERAS 理念可以显著缩短病人的住院时间、减少术后并发症、降低治疗费用、节约医疗卫生资源、促进医患关系和谐并最终提升医疗服务质量，这些益处得到了病人、医院和医院管理部门的高度认可。然而，一个全新理念要转化为人们的行动，必须经历由学习认识到消化理解、再到认同接受的过程。这一过程中难免遭遇一些障碍，其中的早期的行政干预和行政支持占有非常重要的地位。

在 ERAS 实施的早期，难以顺利推行或经常遇到的阻力主要包括以下几个方面。

（一）医护人员思想上和学术上认识不足，抱有畏惧心理

目前大多数医疗机构的医务人员对 ERAS 这一理念比较模糊，思想上没有发生根本转变，觉得违背传统的做法似乎不靠谱。由于 ERAS 的理念和措施与某些传统诊疗观念相左，颠覆了很多传统的经验。教科书中记载，术后病人必须等待肛门排气后才能开始进食，医务人员容易受传统思想观念束缚，从而限制了 ERAS 在临床的开展。不仅如此，很多病人亦受传统思想影响，“为安全起见”，不愿意按照 ERAS 的要求进行康复。某些医务人员又对具体操作方法缺乏全面正确的理解，觉得内容太多，实施起来工作量增加，病人及病人家属不能理解，抱有多一事不如少一事的思想。很多医务人员对 ERAS 的认知仍停留在胃肠功能的保护与恢复上，将 ERAS 理念的适用范围局限于腹部外科甚至是胃肠外科范畴。实际上，ERAS 发展至今，已逐步在结直肠外科、泌尿外科、骨科、妇产科、肝胆胰外科等众多学科中得到了广泛开展，效果明显。笔者所在浙江大学医学院附属第二医院器官移植中心甚至为肝移植病人制订并实施了整体 ERAS 方案，重点关注早期气管拔管及缩短术后 ICU 照护时间，研究结果表明，ERAS 方案对于肝移植病人是安全可行的。

（二）当前医疗环境所限

当今社会环境下，病人及家属的法律意识和维权意识不断增强，医患关系日益紧张，开展 ERAS 后似乎必须不能出现并发症和死亡，一旦发生，就把这些本不是 ERAS 本身带来的不良事件归咎于 ERAS 的开展，从而发生医疗投诉和纠纷，而目前法律界对 ERAS 的了解更是少之又少，故在诉讼和鉴定中可能会出现法律滞后的现象。医院管理部门还是临床医务人员大多偏向“医疗安全第一”而非“医疗效果第一”，这一思想观念也在一定程度上限制了 ERAS 作为一种医疗常规的广泛推广。实际上，ERAS 恰恰降低了手术后的内科并发症的发生，阻断了所谓安全措施导致的不安全问题，打断了过度医疗行为诱发的并发症的恶性循环问题。值得一提的是，ERAS 是减少手术后的内科相关并发症，而不是可以避免或减少手术本身的外科并发症。

（三）现有诊疗模式的弊端

目前绝大多数医院仍以临床科室为单位开展日常诊疗工作，亚专科的设立更进一步细化了医务人员的分工。然而，ERAS 的顺利实施需要外科医师、麻醉科医师、护士、营养师、康复理疗师等多学科团队的通力协作，正如当前在恶性肿瘤领域正如火如荼开展的多学科联合诊治（MDT）一样，ERAS 是一个系统工程集成和优化，内容涉及院前、术前、术中、术后等多个环节，可谓“牵一发而动全身”。当前诊

疗模式的限制使得各学科陷入各自为战的孤立境地，学科之间的交叉点出现中断，病人的治疗照护缺乏系统性和联系性，难以发挥 ERAS 的最大效益。例如，不了解 ERAS 流程的护士会阻止病人术前 6 小时进食，麻醉师会因病人术前 6 小时进食，担心反流误吸而拒绝实施麻醉，术后不了解深静脉血栓形成的危险未用预防性抗凝药物反而盲目用止血药物等。

（四）缺乏配套政策支持

ERAS 引入国内虽然已有 10 年，至今也迎来了第二次发展高潮，但这些工作仍停留在自发状态，停留在专家层面，停留在部分单位和部分学科的范围。医院管理部门和卫生行政管理部门尚缺乏对该问题的深入的、充分的、统一的认识；对其重要性和前瞻性认识不够，目前也未制定相关政策。

针对以上几个方面，ERAS 如果想得到有效的推广和应用，加强 EARS 相关行政管理势在必行。从行政管理角度上，应该做好以下工作。

首先，在科室的行政管理上，学科带头人要有思路、有创新、有能力地组织本学科的 ERAS 团队，并积极与兄弟学科建立广泛的联系。科室内部的医护人员要成立 ERAS 小组，结合本科室疾病的自身特点和目前的路径流程，对比 ERAS 的内容，制订详细的 ERAS 流程和管理办法，采用 PDCA 等管理工具不断总结和提升其质量。精准外科和 MDT 的形式是实施 ERAS 的前提和保障，必须使每个病人得到个体化、科学化和精心化的治疗方案，努力减少外科并发症。

第二，医院管理部门尤其是医务部应与时俱进，积极学习 ERAS 的创新理念，提高对 ERAS 本质的认识，组织医院的 ERAS 委员会，定期总结经验、教训，协调各科室开展中遇到的问题，与护理部建立良好的合作关系。制订评价体系和标准，考核 ERAS 的质量。积极在院内组织开展有关 EARS 知识的学习，通过“走出去，引进来”的方式，让临床医务人员前往国内外在 ERAS 领域已经取得成功经验的医疗卫生单位参观学习，了解各个环节的操作细节，也可以邀请海内外专家到医院进行经验介绍和培训，帮助临床医护人员正确认识和全面理解 ERAS 理念，从而引导其更新理念，积极对待 ERAS。医院应设法建立立体化宣教体系，在医院组织不同层次、面对不同人群的多种形式的宣教活动，通过巡回演讲、专题研讨、理念宣讲、医患互动等多种形式让 ERAS 的理念逐渐被医务人员和病人及其家属所接受。通过宣传率先推行 ERAS 的科室的经验做法、表彰该科室所取得的成果，调动各科室开展 ERAS 的积极性。任何先进理念的推动都需要先行者，ERAS 的推广也不例外。医疗机构可以在医院内选取 1 ~ 2 个要求进步的临床科室，组建一支思想进步、思维活跃、观念创新的先行团队，成立 ERAS 示范中心，通过他们的引领作用逐渐积累开展 ERAS 的宝贵经验，并让更多的医务人员亲身体会 ERAS 的实施细节、亲眼看到 ERAS 的巨大优势，从而积极投身其中。

第三，医院院领导层面同样要有战略眼光，要知道 ERAS 是未来医学发展的方向和突破。正如美国克利夫兰中心刚刚评出的 2018 年十大医学创新中，ERAS 名列其中。要充分认识到 ERAS 既是体现医院学术水平的标志，又是反映医院管理水平和管理效益的内容。要采用行政干预和专业引导相结合，硬件支持和分配方案相结合等方式逐渐地把 ERAS 引到正确的、常规的、良性的发展轨道上来。要保护好积极开展该项工作的团队，无责追究是一个可行的方法。医院可以建立 ERAS 领导小组，由院长牵头，负责 ERAS 推广应用工作的决策部署和过程督导，体现行政层面对 ERAS 实施的重视；挑选各科室骨干力量，组建 ERAS 协调联络小组并受领导小组直接领导等。另外，医院领导要积极与卫生主管部门和医疗保险部门沟通，从医疗质量的提升和医疗费用的降低两方面效益上说服主管部门在行政政策上给予支持，法律部门给予理解。

第四，在卫生主管部门层面上，既要了解医疗单位开展的情况，更要了解国际上其他国家开展的情况及其行政支持方式。把 ERAS 与当今的深化医疗改革联系起来；把 ERAS 与当今的过度治疗、过度住院、过度检查结合起来；把 ERAS 与不断增长的医疗支出和有限的医疗资源结合起来。从国家层面科学地推进该项工作。有了政府层面的坚强后盾，医院管理者们才能把步子迈得更大，一线医务人员在ERAS实施过程中才能更有底气，病人也更容易接受。

各级政府部门可以从以下几个方面加强行政管理，为ERAS的普及和标准化创造有利环境。

首先，建立符合我国国情的ERAS临床路径，以行政管理的方式进行全面推广。尽管目前国家卫生部已针对不同病种颁布了特异的临床路径，但ERAS相关的外科临床路径仍是一片空白。事实上，ERAS理念和方法已经历了二十余年的发展，国内外也发表了多个共识及指南意见，已完全具备制订临床路径的条件。建议卫生部门广泛听取试点医院医护人员的意见，梳理现有的外科围手术期临床路径，针对一些围手术期的临床路径及诊疗常规进行新的更新与规范，针对不同的疾病制订不同的ERAS方案，并以行政管理的方式进行全面推广，此举有助于将学术化的指南意见转变为一整套标准化、可操作的治疗模式与治疗程序，起到规范医疗行为、减少变异、降低成本、提高质量的作用，必将推动ERAS的进一步发展。

其次，由卫生部门牵头选取部分医院作为ERAS推行的试点医院，总结经验并逐步推广。鉴于ERAS理念在我国尚属新兴概念范畴，在全国范围内进行大规模的推广不仅不合时宜且缺乏可鉴经验，很可能陷入“大跃进”的窘境。故建议先小范围内推行ERAS的试点医院，可选取影响力较大的教学医院作为试点、定期总结ERAS的实施经验，以点带面，适时普及推广至全国各层级医院，以便全国的病人都能享受到ERAS创新理念所带来的诸多优势。

再次，卫生部门应重视对ERAS推行的财政帮扶。政府可设立ERAS相关医疗专项基金，用于支持试点医院及示范科室开展日常工作，奖励其中绩效突出的示范医院或中心，以激发各级医院推行ERAS的积极性；也可用于支持成功的试点单位开展巡回演讲、理念宣讲等活动，将ERAS理念渗透至各基层医院，帮扶后者逐步开展ERAS建设，为最终全方位推行ERAS理念奠定坚实基础。

ERAS理念顺应我国医疗产业改革的趋势和我国医疗服务升级的需求，同时也是未来医疗领域发展的新方向，积极推广该理念的实施可以有效地提升病人的医疗效果及就医体验，同时亦可很大程度地节约医疗资源，降低政府、医疗机构和病人自身的医疗费用支出，实现国家、医院、个人的多赢局面。当前ERAS在我国的总体发展趋势是向前的，尤其是近年来一些国家级ERAS学术专业委员会相继成立，各领域知名专家教授齐聚一堂共同探讨ERAS推广策略，有力地推动了行政管理部门相关政策的出台。随着医院及政府层面行政管理的不断加强和完善，我国的ERAS必将迎来飞速发展的黄金时代。

（梁廷波　陈　炜）

参考文献

1. Ljungqvist O, Scott M, Fearon KC. Enhanced recovery after surgery: a review. JAMA Surg, 2017, 152(3):292-298.
2. 白雪莉，张晓雨，卢芳燕，等．肝移植术后加速康复方案实施初探．中华外科杂志，2016,54.
3. 江志伟，易学明，黎介寿，等．快速康复外科应受到医院管理部门的重视和推广．实用医学杂志，2012, 28(1): 5-7.
4. Adamina M, Kehlet H, Tomlinson GA, et al. Enhanced recovery pathways optimize health outcomes and resource utilization: a meta-analysis of randomized controlled trials in colorectal surgery. Surgery,2011,149(6):830-840.

第二篇

常见手术的加速康复外科实施策略

第十一章 食管切除手术

ERAS 不只是一种理念，也是一整套可行的临床操作方法。ERAS 团队在病人术前、术中、术后采用一系列的、具有严格循证证据支持的临床诊疗措施降低病人所受到的生理和心理创伤，降低病人的应激水平，以达到加速康复的目的。近年来，随着微创食管癌手术技术的进步和快速康复理念的普及，一部分大型胸外科中心已经在食管癌手术中引入了 ERAS 实践，并取得了一些经验。回顾性研究显示，食管癌 ERAS 可显著缩短住院时间，降低并发症发生率和住院费用。

第一节 术前项目

一、术前宣教

食管癌预后不佳，手术恢复期长，住院花费较高，而食管癌病人主要来自农村地区，经济条件较差，病人常背负着巨大的心理压力，焦虑、抑郁情绪比较普遍。加上食管癌病人多是中老年人，受教育水平常较低，其对疾病过程和医疗手段的了解均有限，常难以理解呼吸功能训练、下床活动、进食等措施的内容和意义。异常的心理状态和认知不足降低了病人的依从性，对康复治疗方案的实施带来困难。有效的术前宣教和心理干预有利于病人的术后康复，是 ERAS 成功开展的独立预测因素。

术前宣教应由医师、护士和家属等围手术期参与陪护的相关人员参与，最好有专门的谈话室以保护病人隐私，减少其紧张情绪。宣教应该在手术前尽早完成，在整个围手术期还应不断重复、强化。因而，宣教应结合口头与书面形式，可以印发相关的宣教手册供病人和家属阅读。宣教内容应重点介绍治疗流程及手术方案，以便病人配合术后康复及制定早期出院计划，介绍时可配合影片、流程图等多种手段，促进病人和家属的理解。应让病人知道其自身在治疗过程中的决定性作用。应使病人明白：术前呼吸功能锻炼、戒烟酒，术后维持体位、有效咳嗽排痰、控制疼痛、早期下床活动、耐受肠内营养等工作对自身的顺利康复至关重要，不可敷衍、抵触。

二、营养评估与支持

食管癌病人就诊时常已伴有吞咽功能障碍，进食能力受到损害。肿瘤消耗、手术带来的高分解代谢、高血糖、炎症应激等因素也使得食管癌病人的营养风险显著提高。多项研究显示，营养不良不仅是食管癌病人术后不良预后的危险因素，也是术后并发症发生的危险因素。因此，术前进行营养评估可以及早识别高风险的病人。严重营养不良的病人应区别对待，不宜直接加入快速康复治疗。同样，术前全量放疗、新辅助放化疗、合并糖尿病等病人的术后并发症率也显著增高，对这些病人，也应慎行快速康复治疗。

病人的营养评估可采用经修订的 NRS 2002 评分。具有以下任一情况的病人，即为存在高营养风险：①近 6 个月体质量减轻超过 10% ~ 15%；②体质量指数 < 18.5 kg/m^2；③主观全面评价（SGA）C 级或者 NRS > 5 分；④无肝肾疾病的病人术前白蛋白 < 30 g/L。

营养不良对康复的威胁目前已经相当明确，但术前营养支持通过何种方法进行，持续多久，应达到什么目标，能否改善食管癌病人的结局，这些问题均没有明确的证据和结论。借鉴其他病种的经验，食管癌病人术前可以进行 7 ～ 14 天的营养支持。营养治疗的方式应以口服、肠内途径为主，不适宜进行肠内营养的病人考虑采用 PICC 等肠外途径。

三、术前肺功能评估与锻炼

与其他胸部手术相似，食管癌术后的各种并发症中，肺部感染、肺不张等肺部并发症发生率最高。对于高危病人积极进行干预有助于提高肺功能及对手术的耐受性，明显降低术后肺部并发症发生率，缩短住院时间，术前在指导下戒烟（至少 2 周）；戒烟 4 周可降低围手术期并发症发生率。制订呼吸锻炼计划，通过指导病人进行有效咳嗽、体位引流、胸背部拍击等方法，帮助病人保持呼吸道通畅，及时清除呼吸道分泌物。术后应鼓励并协助病人尽早进行深呼吸及有效咳嗽，保持呼吸道通畅。

临床常用气道管理药物主要包括抗菌药物、糖皮质激素、支气管扩张剂和黏液溶解剂等。雾化吸入糖皮质激素可减轻气道炎性反应，对于围手术期气道应激调控具有重要作用。对于存在气道高反应性和肺功能下降的高危病人，如年龄 > 65 岁、肥胖、有吸烟史、支气管哮喘和慢性阻塞性肺疾病等，可以术前 1 周至术后 3 个月行雾化吸入糖皮质激素治疗。雾化吸入支气管舒张剂可有效地降低迷走神经张力，缓解反应性高张高阻状态，预防支气管痉挛及其他围手术期气道并发症。合并基础肺部疾病如哮喘、慢性阻塞性肺疾病的病人推荐使用 β_2 受体激动剂和抗胆碱能药物维持吸入至手术当天。

四、术前禁食与肠道准备

虽无直接研究证实，但一般认为食管手术与其他手术相似，也无须提前整夜禁食。手术前 6 小时进食固体物及术前 2 小时进清流质安全可行。但有吞咽困难或梗阻的病人应当谨慎，因为梗阻可能减慢胃排空，甚至使食物直接潴留在食管内，容易在麻醉时造成误吸。在其他手术方面研究显示，手术前 2 ～ 3 小时给予含碳水化合物的饮料可以减少病人的不适和烦躁，减少术后恶心、呕吐，降低肌肉损耗，加快出院。吞咽尚正常的病人可以直接口服，吞咽困难的病人可以经肠内营养管注入。

机械性肠道准备刺激肠道黏膜，造成水、电解质失衡，对老年病人尤其不利。常规的胃代食管术不涉及肠道操作，因而对食管癌手术的病人，除非采用结肠代食管术式，不应常规肠道准备。术前肠道准备适用于有严重便秘病人，建议前术使用渗透性缓泻剂如乳果糖、磷酸钠盐口服液等。

五、术前麻醉用药及预防镇痛

手术应激相关生理变化及炎症反会诱导并发症的发生，因此需要采取一系列措施控制应激及炎性反应。

目前，α_2 受体激动剂、β 受体拮抗剂和非甾体消炎药（NSAIDs）是日益盛行的快通道麻醉辅助药，具有增强麻醉效果和节俭镇痛药的作用，维持术中血流动力学稳定和减轻术后疼痛，从而改善病人的预后，有利于早期康复。

Meta 分析显示，预防镇痛行之有效的方法包括硬膜外麻醉、NSAIDs 和局部浸润麻醉。

此外，指南不推荐在手术前给予长效抗焦虑药，短效抗焦虑药可能对硬膜外置管的病人有益。

六、预防性使用抗生素

食管癌手术属于清洁污染手术，根据国家卫生和计划生育委员会建议，食管癌手术可以预防性地使用抗生素以减少感染。抗生素应在手术开始前 30 分钟给予，如手术时间超过 3 小时，或出血多于 1500 ml，可以在术中追加使用1次。

第二节　术中项目

一、麻醉方案

加速康复食管癌手术可采用全身麻醉、全身麻醉联合硬膜外阻滞等麻醉方案。在手术前，外科医师应和麻醉医师充分沟通。因为主管医师常常更加了解病人，大家应当对病人的心肺功能、基础疾病、手术的预计时间和出血量、补液目标、肺保护策略等进行了解。在术中也应当积极与麻醉医师沟通，及时关注病人情况的变化。

胸段硬膜外阻滞有利于抑制应激反应、减少肠麻痹，利于术后快速苏醒、术后良好镇痛和促进肠功能恢复。麻醉过程中气管插管的选择，目前有双腔气管插管、单腔气管插管辅助二氧化碳气胸和单腔气管插管加支气管封堵器。尚没有明确的对照研究比较这几种插管方式的优劣，但采用一般的单腔插管能够改善气管的活动度，有利于上纵隔淋巴结的清扫，而6 ~ 10 mmHg的人工气胸有利于后纵隔的暴露和食管解剖，且未见显著的安全性问题。近年来，非气管插管麻醉胸外科手术的报道逐渐增多，有条件的中心可以尝试使用，有可能利于病人术后的恢复。

二、手术方式选择

食管癌手术方式多样，近年来，根据肿瘤学原则和生存数据，经右胸入路的二、三切口食管癌根治逐渐成为主流。各种腔镜、腔镜辅助食管癌微创手术发展很快，逐渐得到普及。有证据显示，采用微创食管癌术式能够减少术中出血、降低各种术后并发症、减少住院时间和ICU停留时间，这与ERAS的要求相符。故而ERAS鼓励有条件、有经验的单位采用各种微创技术完成食管手术，比如胸腹腔镜、机器人等。但是我们应该明白，微创手术是减少手术应激的一种措施，绝非ERAS的必要条件，开放手术也可以进行快速康复，甚至更需要快速康复。开放手术中的精细操作、爱护组织、减少术中创伤与出血及缩短手术时间等，均可减轻术后炎性应激反应的程度。

三、避免术中低温

术中低体温是手术预后不良的因素。低温可导致免疫功能抑制，增加术后肺部和手术部位感染，还可以导致心脏并发症发生率上升、凝血功能异常和药物代谢异常。术中低温多由麻醉药物抑制体温调节功能和术中热量散失引发，食管癌手术麻醉时间长，暴露范围大，更应该注意防范术中低温。有条件的单位应在术中监测体温，可采用预加温、提高手术室室温、使用液体加温装置、冲洗液加温、加温毯、暖风机等措施维持病人术中中心体温 > 36℃。有研究表明，采用水循环的加温毯较热风机能够更好地控制体温。术中使用的加温毯或暖风机要注意检测和维护，确保连接紧密、温度控制功能完好，使用时尤其注意男性生殖器官保护，避免烫伤。加温补液和冲洗液务必直接来自控温温箱，不可用其他方式加热后再和冷液体兑合，以保证温度的精确。

四、手术中液体治疗

对于术中液体的控制是ERAS治疗方案中的一个重要环节。术中补液应以晶体液为主，采用平衡液以减少钠的摄入。在手术当天，传统上认为的每天生理需要量 + 丢失量共计超过3000 ml液体显然过多，容易引起液体潴留，组织水肿，可引起胃肠道吻合口及切口愈合延迟。

术中理想的液体治疗应是零平衡。当然，由于麻醉药的扩血管作用，术中精确评估病人的容量状态比较困难。故术中限制性补液并适当结合缩血管药物，是减少围手术期液体过负荷和相关并发症的可行方法。研究显示，术中补液小于 4 L 并采用去甲肾上腺素维持平均动脉压大于 65 mmHg 可以减少术后肺炎和拔管困难。另有研究显示，术中补液速度控制在 4 ~ 5 ml/（kg·h）、中心静脉压 5 mmHg 以下，可以减少术后纤支镜吸痰、脱机困难和气管切开。此外，目标导向性补液（goal-directed therapy，GDT）也是近年来提倡的方案。GDT 通过食管内心脏彩超、有创心排出量监测、尿量、耗氧量、生命体征变化等多种手段精确监测病人的容量情况，将优化组织供氧作为补液的直接指导目标。此种方式在其他大手术上已经有比较好的应用，能够明显减少术后肺炎等并发症的发生、减少住院天数。显然，术中食管彩超并不适合食管癌病人，但其他监测可能有助于指导病人的术中补液。但目前尚无 GDT 与限制性补液策略的直接对比研究。

五、食管替代器官减压

通常认为，术后常规采用鼻胃管进行胃肠减压，可以减轻胸胃或结肠等替代器官扩张导致的切缘缺血、吻合口张力增加以及对肺的压迫，消除消化液潴留造成的呕吐、误吸，并减轻各种瘘所致后果的严重程度。但是，留置鼻胃管容易引起病人不适，并且会增加误吸引起的呼吸道感染、鼻出血等并发症。目前有大量研究证据不支持胃癌术后留置胃管，认为尚无理由表明其能够减少外科并发症，而不留置胃管可以减少肺部并发症，加快胃肠道功能恢复，减少住院时间。在食管癌方面，管状胃较全胃明显减少了胃液分泌并加速了排空，目前也有研究表明常规留置鼻胃管不能减少术后并发症。因此，若无明确的幽门梗阻和吻合异常等情况，如是颈部吻合，可不放置鼻胃管；如果是胸内吻合，建议选择性放置鼻胃管。尚无证据表明经颈部或空肠的其他方式的胃肠减压优于鼻胃管，推荐有经验的单位在食管癌术后可不常规使用鼻胃管减压。

第三节　术后项目

一、术后营养治疗

食管癌术后病人营养途径多种多样。传统上，食管癌病人术后禁食 7 ~ 9 天，待吻合口瘘发生的高位阶段过后，经造影确认无吻合口瘘，再试进食。在此期间，采用肠内管饲或全肠外营养。肠内营养常常采用空肠造瘘管或鼻肠管。空肠造瘘管病人舒适度高，但有少量肠瘘、腹腔感染等严重并发症。鼻肠管相关的严重并发症少，但容易脱管，增加病人不适。相比肠外营养，肠内营养符合生理需要，显著减少并发症，但仍然不能和早期经口进食相比。ERAS 中，口服营养可以在术后第一天就开始。研究显示，上消化道手术后第一天起根据病人意愿进食，与常规营养支持方案比较不仅未增加术后并发症发生率和病死率，而且康复速度更快。进食前造影或 CT 检查诊断吻合口瘘的敏感率很低，且增加误吸和肺炎的发生，在未带来临床获益的情况下，反而延迟了经口进食的时机。

应当认识到多模式治疗对维持手术营养状态的重要性，鼓励病人在术后尽早口服进食，进食量根据胃肠耐受量逐渐增加。在经口进食热卡不足的情况下，进行多模式营养支持治疗。首先通过口服补充剂，不能口服的采用肠内管饲，如置入鼻肠管等。如无法进行肠内营养，再考虑肠外营养补充。对于营养不良的病人，应在出院后继续口服辅助营养补充剂。当然，在食管癌术后外科并发症率较高的情况下，转变临床实践不可能一蹴而就，不能开展术后第一天经口进食的单位，可通过管饲尽早给予肠内营养。

二、胸腹腔引流

食管癌手术胸部操作创面比较大，加上低蛋白血症、乳糜胸、吻合口瘘等术后并发症因素，引流量较大。研究显示，食管癌病人术后引流量中位总量可达 2477 ml；范围 30 ～ 14 908 ml，日均中位 332 ml；范围：10 ～ 994 ml。术后传统上经胸壁留置 2 条胸腔引流。但是，引流管限制病人活动，增加术后疼痛，不利于康复。已有证据表明，单条胸腔引流管较多条引流管不增加并发症，且能够减少术后疼痛、加速出院。每天引流量小于 200 ml 即可拔除引流管，早期拔除也有助于术后康复。

近年来，在止血完善、肺无漏气的情况下，有主张留置经食管床自腹壁穿出的小直径胸腔引流管（可用 14F 胃管），称为纵隔管。由于术中已经完全打开术侧纵隔胸膜，此种引流管实际与胸腔相通，可替代部分经肋间胸管引流功能，同时更贴近手术创面，可能减少术后由于吻合口瘘和残端瘘造成纵隔感染的机会。而且管径小的纵隔引流可以明显减轻置管相关疼痛。但需要注意，尽管研究已经证实常规胸管引流不需要加负压吸引，小直径的纵隔引流仍需要以较高的负压吸引以保证引流通畅。同时，积极采用床边 B 超、胸片、胸部 CT 平扫等作为辅助诊疗手段，以判断胸腔内情况。

其他消化道手术的经验表明，腹腔引流管不但不能促进胃肠道功能恢复，反而增加术后并发症及再手术率，而且食管癌手术腹腔无吻合口，放置腹腔引流管多是考虑腹腔出血的观察。故推荐术后常规床边 B 超观察积液或出血情况。在完善止血的情况下不推荐常规放置腹腔引流管。

三、术后镇痛

疼痛是病人术后主要的应激因素之一，严重影响病人术后活动能力和生活质量，增加心肺并发症，阻碍康复过程。因此，疼痛治疗是 ERAS 非常重要的环节。55% 的食管癌病人术后经历不同程度的疼痛。

ERAS 术后镇痛提倡多模式镇痛方案，包括硬膜外阻滞麻醉、病人自控镇痛泵、椎旁阻滞、腹直肌后鞘、腹横筋膜平面阻滞，或长效局部麻醉药切口局部浸润。

硬膜外阻滞术后的获益明确，可有效地缓解疼痛，抑制手术应激，降低术后风险。研究显示，食管癌开放手术术后采用硬膜外镇痛效果明显优于全身使用阿片类药物，增加病人术后活动能力，且不影响肺功能，不增加术后并发症，甚至有研究显示，硬膜外镇痛可能减少吻合口瘘的发生。因而，对开放食管癌手术而言，硬膜外镇痛应当是术后镇痛的金标准。但在临床实践中，麻醉医师常有所顾虑。这主要是因为硬膜外置管操作烦琐，本身也可能带来低血压、运动阻滞、导管移位等并发症，影响其镇痛效果和安全性。此外，目前尚没有研究表明硬膜外镇痛在微创食管癌手术中的价值。

微创手术能显著够减少病人术后疼痛。食管癌的术后疼痛主要集中在开放切口，即腹腔镜两切口手术的剖胸切口和胸腹腔镜联合三切口手术的上腹正中切口。若不采用硬膜外镇痛，椎旁阻滞、腹直肌后鞘、腹横筋膜平面阻滞，或长效局麻药切口局部浸润等局部镇痛手段联合病人自控静脉镇痛泵在微创食管癌术后也能提供满意的止痛效果。在食管癌术后，局部阻滞镇痛的最佳持续时间尚不清楚，长效局部麻醉药如罗哌卡因浸润注射可以提供约 12 小时的止痛效果，更长时间的止痛则需要置管。

除区域阻滞外，经口服或静脉采用的镇痛应当采用 NSAIDs 药物联合对氨基已酚等药物镇痛，尽量减少阿片类止痛药物，从而减少由此类药物引起的肠功能延迟恢复，影响病人加速康复。

四、术后恶心的防治

在结肠术后，恶心、呕吐是病人不满意和延迟出院的主要原因，其发生率为 25% ～ 35%。食管癌病人术后虽失去了呕吐的解剖基础，但其术后恶心感与其他手术基本无异。

若要实现早期口服进食，需要有效地处理术后恶心问题。术后阿片类药物的使用是术后恶心、呕吐的危险因素之一，应避免使用可能引起呕吐的药物如新斯的明或阿片类药等。女性、不吸烟、有晕动症和术后呕吐史、高度紧张焦虑、偏头痛已采用阿片类镇痛药等有较高呕吐风险的病人应预防性地使用止吐药如甲氧氯普胺、5-HT_3阻滞剂（昂丹司琼等）或地塞米松。尚无证据显示地塞米松能增加吻合口瘘的发生率。如果病人发生恶心、呕吐时，可联合使用这些药物。

五、促进胃肠功能恢复

术后胃肠功能的快速恢复是食管癌早期肠内营养的基础。正常情况下，食管癌术后12小时肠蠕动即可恢复，但术后肠麻痹可延迟病人的经口早期进食时间，导致病人不适，延长住院时间。多模式镇痛和非阿片类药物镇痛方法的应用可以缩短术后肠麻痹的时间，术中尽量减少术中液体的输入，维持合理的液体输入，避免液体输入过量以减轻可能出现的肠黏膜水肿，促进术后肠功能恢复。实施微创手术、不插鼻饲管、咀嚼口香糖、早期进食和下床活动可以有效地减少术后肠麻痹的时间。

六、拔除尿管

术中常规导尿主要是预防麻醉导致的尿潴留。通常，全身麻醉手术持续时间在2小时以内，可不插导尿管。食管癌手术范围大，麻醉时间通常在3小时以上，故常规留置尿管。尽管目前尚没有针对食管癌术后拔尿管时机的直接研究，但是其他针对包括采用高位硬膜外麻醉的大手术的研究显示，术后首日即拔除尿管可以比术后3～5天拔除尿管降低尿路感染的发生率，且不增加重插管的风险（约10%）。对放置导尿管者，在不需要精确监测尿量时，即可考虑拔除尿管。但既往有前列腺增生、排尿困难病史的病人，应延迟拔除尿管。

七、早期下床活动

目前虽没有直接的研究表明食管癌术后病人早期活动的益处，但术后长期卧床的危害显而易见，包括胰岛素抵抗、肌量和肌力丧失、肺功能下降、肺部感染、增加发生下肢静脉血栓形成的危险。因而，多数指南推荐病人尽早下地活动。若病人术后生命体征平稳、无外科情况者，即鼓励12～24小时内下床活动。

阻碍病人早期下床活动的主要原因是疼痛控制不佳、各种管道和设备捆绑、主观意愿差、基础疾病重等。因而，要实现早期下床活动就必须要实现满意的镇痛，使用便携式的胸段硬膜外止痛泵或常规使用NSAIDs可以很好地进行术后止痛。此外，应尽早拔除引流，减少病人身上不必要的管道，并采用便携有贮电功能的泵和监护仪，方便地将病人身上连接的所有引流瓶、引流袋和其他设备固定在一个可移动的输液架或推车上，随病人一起行动。应有专人督促、指导病人术后的活动，根据病人的客观情况，遵循循序渐进的原则，每天计划及落实病人的活动量，并且应建立病人的活动日记。

第四节　出院与随访

经过快速康复治疗，食管癌病人的术后住院时间可以显著减少。但是，住院天数的减少是结果而不是目的。通常认为，术后病人达到以下全部要求并愿意出院时，应给予出院：① 营养风险评估小于3分；②恢复进半流质食物；③无须静脉补液；④口服止痛药可以很好地止痛；⑤可以自由活动到卫生间。由于住院时间缩短到5～7天，短于病人及家属的心理预期，且由于消化道结构改变和环境改变，病人术后可能出现适应性障碍，出现焦虑等精神心理症状。因此，应加强病人出院后的随访，建立安全网。对早期出院的病人，出院后1周内每天进行电话随访和指导。对于出现并发症的病人，设立明确的再入院绿色通道。

研究显示，食管癌 ERAS 失败的比例为 20% ~ 30%，其中主要失败原因是术后并发症。食管癌手术并发症多、恢复期长是其固有的两个特点，但这两者之间的联系是统计学上，而非个体的。未发生严重并发症的病人有条件也应当通过快速康复治疗获得更好的术后生活质量和更短的住院时间。正确开展的快速康复措施不会损害手术质量，也不能弥补手术问题；不会增加、可能也不能减少术后瘘等外科并发症的发生率。它既不是损害医疗质量的盲动，也不是解决医疗质量问题的万灵药。胸外科医师们应该认识到这一点，通过改变自身的理念，建立合理的反馈和稽查制度，提高自身的依从性，充分掌握快速康复的实施方法，才能通过病人教育等方式，提高病人和家属的依从性。

由于食管癌手术技术复杂、并发症多，且病人分布地区性差异明显，位于非高发区的大部分医院很难积累充足的手术和病人管理经验。食管癌的快速康复实践起步较晚，多数措施实际上直接借鉴于其他消化道和胸部手术。不少快速康复手段在食管癌手术上的应用尚缺乏直接的、高级别的临床证据。所以，在实施的过程中一定要注意结合自身实际、循序渐进，不可一刀切。应当充分实践，成熟后再逐步推广。有条件的单位也应当组织起来，开展规范的多中心临床试验，将食管癌快速康复的优势进行科学的检验和讨论，推进学科和医疗质量的进步。

（陈　刚　邓　澄）

参考文献

1. Rodgers M, Jobe BA, O' Rourke RW, et al. Case volume as a predictor of inpatient mortality after esophagectomy. Arch Surg,2007,142:829-839.
2. Hospital Episodes Statistics. Main Procedures and Interventions: 4 Character 2011-12. Leeds: Health and Social Care Information Centre; 2012.
3. Park DP, Welch CA, HarrisonDA, et al.Outcomes following oesophagectomy in patients with oesophageal cancer: a secondary analysis of the ICNARC Case Mix Programme Database. Crit Care,2009,13(suppl 2):S1.
4. Jamieson GG, Mathew G, Ludemann R, et al. Postoperative mortality following oesophagectomy and problems in reporting its rate. Br J Surg,2004,91:943-947.
5. McCulloch P, Ward J, Tekkis PP, et al. Mortality and morbidity in gastrooesophageal cancer surgery: initial results of ASCOT multicentre prospective cohort study. BMJ,2003,327:1192-1197.
6. Hannan EL,Racz MJ,Walford G, et al.Long-term outcomes of coronary-artery bypass grafting versus stent implantation. N Engl J Med,2005,352:2174-2183.
7. Arsalani-Zadeh R,Ullah S,Khan S,et al. Current pattern of perioperative practice in elective colorectal surgery; a questionnaire survey of ACPGBI members.Int J Surg,2010,8:294-298.
8. Spanjersberg WR, Reurings J, Keus F, et al. Fast track surgery versus conventional recovery strategies for colorectal surgery.Cochrane Database Syst Rev,2011:CD007635.
9. Lassen K, Coolsen MM, Slim K, et al. Guidelines for perioperative care for pancreaticoduodenectomy: Enhanced Recovery After Surgery (ERASR) Society recommendations.Clin Nutr,2012,31:817-830.
10. Nygren J, Thacker J, Carli F, et al.Guidelines for perioperative care in elective rectal/pelvic surgery: Enhanced Recovery After Surgery (ERASR) Society recommendations.Clin Nutr,2012,31:801-816.
11. Jadad AR, Moore RA, Carroll D, et al. Assessing the quality of reports of randomized clinical trials: is

blinding necessary. Control Clin Trials,1996,17: 1-12.

12. Li C, Ferri LE, Mulder DS, et al. An enhanced recovery pathway decreases duration of stay after esophagectomy. Surgery,2012,152:606-616.
13. Cao S,Zhao G,Cui J,et al.Fast-track rehabilitation program and conventional care after esophagectomy: a retrospective controlled cohort study.Support Care Cancer,2013,21:707-714.
14. Munitiz V,Martinez-de-Haro LF,Ortiz A,et al.Effectiveness of a written clinical pathway for enhanced recovery after transthoracic (Ivor Lewis) oesophagectomy.Br J Surg,2010,97:714-718.
15. Jiang K,Cheng L,Wang JJ,et al.Fast track clinical pathway implications in esophagogastrectomy.World J Gastroenterol,2009,15:496-501.
16. Low DE, Kunz S, Schembre D, et al.Esophagectomy—it’ s not just about mortality anymore: standardized perioperative clinical pathways improve outcomes in patients with esophageal cancer.J Gastrointest Surg,2007,11:1395-1402.
17. Cerfolio RJ,Bryant AS,Bass CS, et al.Fast tracking after Ivor Lewis esophagogastrectomy.Chest,2004, 126:1187-1194.
18. Aarts MA, Okrainec A, Glicksman A, et al. Adoption of enhanced recovery after surgery (ERAS) strategies for colorectal surgery at academic teaching hospitals and impact on total length of hospital stay.Surg Endosc,2012,26:442-450.
19. Younis J, Salerno G, Fanto D, et al. Focused preoperative patient stoma education, prior to ileostomy formation after anterior resection, contributes to a reduction in delayed discharge within the enhanced recovery programme.Int J Colorectal Dis,2012,27:43-47.
20. Bergquist H,Ruth M,Hammerlid E.Psychiatric morbidity among patients with cancer of the esophagus or the gastro-esophageal junction: a prospective, longitudinal evaluation. Dis Esophagus,2007,20:523-529.
21. Dempster M, McCorry NK, Brennan E, et al.Psychological distress among survivors of esophageal cancer: the role of illness cognitions and coping. Dis Esophagus,2012,25:222-227.
22. 李印. 快速康复外科在食管癌治疗中的应用. 中华胃肠外科杂志,2014,17(9):865-868.
23. 中国医师协会胸外科分会快速康复专家委员会. 食管癌加速康复外科技术应用专家共识(2016 版). 中华胸心血管外科杂志,2016,22(12):717-722.
24. Bisschop PH, Klein S, Ackermans MT, et al. Pre-operative nutritional status does not alter the metabolic response to major gastrointestinal surgery in patients with oesophageal cancer.Br J Nutr,2007,98: 181-186.
25. Kunisaki C, Shimada H, Nomura M, et al. Immunonutrition risk factors of respiratory complications after esophagectomy. Nutrition,2004,20: 364-367.
26. Han-Geurts IJ,Hop WC,Tran TC, et al.Nutritional status as a risk factor in esophageal surgery.Dig Surg,2006,23:159-163.
27. Nozoe T, Kimura Y, Ishida M, et al.Correlation of pre-operative nutritional condition with post-operative complications in surgical treatment for oesophageal carcinoma.Eur J Surg Oncol,2002,28:396-400.
28. Marin FA,Lamonica-Garcia VC,Henry MA, et al.Grade of esophageal cancer and nutritional status impact on postsurgery outcomes. Arq Gastroenterol,2010,47:348-353.

29. Tashiro T, Yamamori H, Takagi K, et al. Changes in immune function following surgery for esophageal carcinoma. Nutrition,1999,15: 760-766.
30. Zhang Y,Gu Y,Guo T,et al.Perioperative immunonutrition for gastrointestinal cancer: a systematic review of randomized controlled trials.Surg Oncol,2012,21:e87-e95.
31. Sultan J,Griffin SM,Di Franco F,et al. Randomized clinical trial of omega- 3 fatty acid-supplemented enteral nutrition versus standard enteral nutrition in patients undergoing oesophagogastric cancer surgery.Br J Surg,2012,99:346-355.
32. Lobo DN, Williams RN, Welch NT, et al. Early postoperative jejunostomy feeding with an immune modulating diet in patients undergoing resectional surgery for upper gastrointestinal cancer: a prospective, randomized, controlled, double-blind study. Clin Nutr,2006,25: 716-726.
33. Fukuda T,Seto Y,Yamada K, et al. Can immune-enhancing nutrients reduce postoperative complications in patients undergoing esophageal surgery. Dis Esophagus,2008,21:708-711.
34. Takeuchi H,Ikeuchi S,Kawaguchi Y,et al.Clinical significance of perioperative immunonutrition for patients with esophageal cancer. World J Surg,2007,31:2160-2167.
35. Aiko S,Yoshizumi Y,Tsuwano S,et al.The effects of immediate enteral feeding with a formula containing high levels of omega-3 fatty acids in patients after surgery for esophageal cancer. J Parenter Enteral Nutr,2005,29:141-147.
36. Lundell L.Use of probiotics in abdominal surgery. Dig Dis,2011,29:570-573.
37. Kulkarni SR, Fletcher E,McConnell AK, et al. Pre-operative inspiratory muscle training preserves postoperative inspiratory muscle strength following major abdominal surgery—a randomised pilot study. Ann R Coll Surg Engl,2010,92:700-707.
38. Dettling DS,van der Schaaf M, Blom RL, et al. Feasibility and effectiveness of pre-operative inspiratory muscle training in patients undergoing oesophagectomy: a pilot study. Physiother Res Int,2013,18:16-26.
39. Dronkers J,Veldman A,Hoberg E,et al.Prevention of pulmonary complications after upper abdominal surgery by preoperative intensive inspiratory muscle training: a randomized controlled pilot study. Clin Rehabil,2008,22:134-142.
40. Hulzebos EH,Helders PJ,Favie NJ,et al.Preoperative intensive inspiratory muscle training to prevent postoperative pulmonary complications in high risk patients undergoing CABG surgery: a randomized clinical trial.JAMA,2006,296:1851-1857.
41. Melis M,McLoughlin JM,Dean EM, et al. Correlations between neoadjuvant treatment, anemia, and perioperative complications in patients undergoing esophagectomy for cancer.J Surg Res,2009,153:114-1120.
42. Ayantunde AA,Ng MY,Pal S,et al.Analysis of blood transfusion predictors in patients undergoing elective oesophagectomy for cancer. BMC Surg,2008,8:3.
43. Bisbe E, Garcia-Erce JA, Diez-Lobo AI, et al. A multicentre comparative study on the efficacy of intravenous ferric carboxymaltose and iron sucrose for correcting preoperative anaemia in patients undergoing major elective surgery. Br J Anaesth,2011,107:477-478.
44. Lidder PG,Sanders G,Whitehead E,et al. Pre-operative oral iron supplementation reduces blood transfusion in colorectal surgery—a prospective, randomised, controlled trial.Ann R Coll Surg Engl,

2007,89:418-421.

45. Quinn M, Drummond RJ, Ross F, et al. Short course pre-operative ferrous sulphate supplementation—is it worth while in patients with colorectal cancer.Ann R Coll Surg Engl,2010,92:569-572.
46. Okuyama M, Ikeda K, Shibata T, et al. Preoperative iron supplementation and intraoperative transfusion during colorectal cancer surgery. Surg Today,2005,35:36-40.
47. Edwards TJ, Noble EJ Durran A,et al.Randomized clinical trial of preoperative intravenous iron sucrose to reduce blood transfusion in anaemic patients after colorectal cancer surgery.Br J Surg,2009,96:1122-1128.
48. Kim YH, Chung HH, Kang SB, et al.Safety and usefulness of intravenous iron sucrose in the management of preoperative anemia in patients with menorrhagia: a phase IV, open-label, prospective, randomized study. Acta Haematol,2009,121:37-41.
49. Kettelhack C, Hones C,Messinger D, et al.Randomized multicentre trial of the influence of recombinant human erythropoietin on intraoperative and postoperative transfusion need in anaemic patients undergoing right hemicolectomy for carcinoma. Br J Surg,1998,85:63-67.
50. Christodoulakis M,Tsiftsis DD.Preoperative epoetin alfa in colorectal surgery: a randomized, controlled study.Ann Surg Oncol,2005,12: 718-725.

第十二章 肺切除手术

ERAS是医学理论和外科技术发展的必然结果，它不但关注减少对机体应激反应，同时也重视对手术进行风险评估和干预，优化治疗共存病症包括心血管、呼吸系统和（或）肾脏疾病，同时治疗、维持病人在围手术期重要器官的功能，了解和处理病人存在的社会和行为因素，进而达到临床上降低并发症和缩短住院时间的目的。目前，ERAS已在骨科、乳腺外科、心胸外科、胃肠外科、妇产科等多个外科领域开展且取得显著的临床结果。国内外已发布多种术后ERAS指南或专家共识，如胃切除手术、肝胆胰手术等。肺外科病人均存在术前伴随疾病多，术中麻醉、单肺和肺挫裂伤等使术后并发症发生率高，但近年微创技术和精准切除、损伤控制和流程优化的现代外科理念为ERAS的施行奠定了理论和实践基础。目前，多家医疗中心开始在肺手术病人中施行ERAS，并取得了一定的临床效果。但是国内外均无一致的针对肺手术的ERAS方案来指导临床实践。因此，有必要总结国内外该领域研究进展及专家经验，探讨加速肺康复（enhanced lung recovery after surgery，ELRAS）可能实现的途径，旨在为实现我国肺外科手术ERAS的规范化、标准化提供参考意见。

一、加速肺康复外科术前可采取的措施

（一）术前宣传教育

术前通过集体或面对面交流，书面（宣传册）或多媒体方式，告知病人围手术期各项相关事宜，包括：①术前戒烟或肺康复训练的意义及方法；②告知病人ERAS方案的目的和主要项目，鼓励病人术后早期进食、早期活动、宣传疼痛控制及呼吸理疗等相关知识，提高依从性；③告知病人麻醉和手术过程，减轻病人对麻醉和手术的恐惧和焦虑；④告知病人预设的出院标准；⑤告知病人随访时间安排和再入院途径。

不同的病人可能入院时关注的术前、术中及术后的问题不同，需要进行术前问卷调查，针对具体问题，进行个体化的宣传与教育。同时，也需要将宣教的问题制订成表格，方便科室统一进行。我们的经验是：①通过集体宣教和个体化宣教相结合的宣教形式，在节约护理人力成本的同时多方位满足病人需求；②集体宣教采用播放录像、讲解示范及实地观摩相结合的方式，个体化宣教采用书面宣教与讲解示范相结合的方式，通过多样化的教育手段，提高健康教育效果；③动态评估，不断强化宣教内容，持续改进宣教效果（表12-1，表12-2）。

表12-1 四川大学华西医院胸外科入院宣教内容

目录	内容
相关制度	医师查房制度
	护理查房制度

续表

目录	内容
相关制度	交接班制度
	陪伴制度
	探视制度
术前评估	心理评估
	肺栓塞评估
	心肺功能评估与训练
	营养状况评估与干预
	疼痛评估与干预
	尿管留置评估与训练
安全教育	防火，防电，防盗，防跌倒，防走失
环境介绍	消防通道，开水间，标本柜，医师办公室，护士站等
术前训练	1. 主动呼吸控制技术　术前每天 3 次，每次 10 ~ 15 分钟，术后协同吸气训练器使用，非睡眠时间，每 2 小时一次，每次 3 ~ 5 分钟，以病人不感到疲劳为主。操作方法： 步骤 1：取放松舒适体位，斜坡卧位，膝关节屈曲； 步骤 2：做 3 ~ 5 次腹式呼吸（用鼻深吸气使腹部鼓起屏气 1 ~ 2 秒，用嘴缓慢呼气）； 步骤 3：做 3 ~ 5 次深呼吸（吸气时感觉胸部扩张，用鼻吸气后屏气，然后用嘴缓慢呼气）； 步骤 4：做 2 ~ 3 次呵气动作； 步骤 5：做 3 ~ 5 次腹式呼吸； 步骤 6：做 1 ~ 2 次咳嗽（深吸气，屏气，关闭声门，腹部收缩用力，开放声门咳嗽）
	2. 激励式肺计量器　在非睡眠时间，每 2 小时重复一组训练，每组进行 6 ~ 10 次，以不引起病人疲劳为宜。根据病人年龄、身高对应值设定需达到的目标值，术后根据手术切除肺组织的面积适当减小（用黄色卡子标记目标值）。具体操作方法：病人取易于深吸气的体位，一手握住吸气训练器，用嘴含住咬嘴并确保密闭不漏气，然后进行深慢的吸气，将白色的浮标吸升至预设的标记点，然后移开咬嘴屏气 2 ~ 3 秒再呼气
个体化指导	根据病人的实际情况进行针对性指导

表 12-2　四川大学华西医院胸外科肺手术病人及家属健康指导核对表

姓名：	出院诊断：	住院号：	手术时间：				
教育明细			请勾选合适选项				
			无法完成	不愿接受	仅能理解	在协助下完成	能独立完成
1. 活动与康复							
（1）术后需要一段时间的休养，2 ~ 3 周可逐渐恢复正常生活							
（2）视体质情况恢复工作，避免重体力劳动，避免外伤							

续表

姓名：	出院诊断：	住院号：	手术时间：				
教育明细			请勾选合适选项				
			无法完成	不愿接受	仅能理解	在协助下完成	能独立完成
(3)术后6个月内坚持行术侧的肢体功能锻炼，每天坚持患侧上肢的上举、外展及旋转锻炼							
(4)出院后可终身进行深呼吸、腹式呼吸训练及使用深呼吸训练器							
(5)保持乐观开朗的情绪，积极配合后续治疗							
(6)重视呼吸道保养，尽量避免感冒，如有上呼吸道感染，及时就医彻底治疗，不在空气污浊的场所停留，避免吸入二手烟							
2. 饮食与营养							
(1)摄入营养均衡的正常饮食(与病前一致)，少油、新鲜、易消化即可，少食辛辣刺激饮食							
(2)吸烟增加气道分泌物且难以排出，因此请戒烟							
(3)限制乙醇摄入：恢复后每天最多1杯红酒(常规红酒杯，约250 ml)或1听(330 ml)啤酒							
3. 伤口管理							
(1)保持伤口敷料的清洁干燥，伤口完全愈合之前勿沐浴							
(2)请勿抓挠伤口或涂抹滑石粉、面霜或油膏等							
(3)正常情况下，伤口3 ~ 5天换一次药，伤口拆线时间为术后10 ~ 14天，引流管口拆线时间为拔管后3周，换药拆线可至我科随访门诊评估开单或当地医院就诊							
(4)关注伤口情况，引流管口常有少量分泌物属正常现象，如发现下列征象：发热至38 ℃及以上，切口变软，有较多渗液，伤口周围明显发红或肿胀，疼痛加重，请及时于当地就医或至我院胸外科随访门诊就诊							
4. 药物指导							
(1)出院后会存在一些刺激性咳嗽，一般无痰，是由于胸腔内伤口的愈合过程引起，不必紧张，如果咳嗽影响休息，可根据医嘱服用镇咳药物，如有脓痰、发热等请及时就医							
(2)术后伤口区域会有针刺样疼痛或麻木感，会持续较长时间，可以根据医嘱按时服用止痛药物，可保证较好的止痛效果							
(3)所有药物按医嘱处方服用，确保足够的药物供给							
5. 后续治疗 / 随访指导							
(1)应坚持定期随访，门诊复查时间为术后1、3、6个月，之后根据病情每3个月或6个月复查一次，第5年后每年复查1次							
(2)挂专家号需提前网上预约、电话预约及微信预约，网址为 x x x，电话为028-114，微信号为 x x x							
(3)我科专门为术后病人开展了术后随访门诊，每周一、四、五下午，不需预约，可提供以下服务和指导：术后饮食指导及营养监测；疾病健康咨询及心理咨询；伤口换药拆线随访及指导；呼吸功能训练及指导；开具术后复查的检验单							

姓名:	出院诊断:	住院号:	手术时间:				
教育明细			请勾选合适选项				
			无法完成	不愿接受	仅能理解	在协助下完成	能独立完成
(4)如果发生以下情况,请及时于当地医院就诊或至我院急诊:气促、气紧明显;咳大量黄色黏痰或咯血;发热(体温 > 38.5 ℃),伤口化脓渗液多,疼痛加剧;进食困难或梗阻;其他持续存在引起您担忧的症状							
(5)除病人至门诊复查外,我科会每 6 个月对肿瘤病人或家属进行电话随访,目前科室随访电话是 028-xxxx xxxx,感谢您支持我们对您病情的后续关注							
6. 个体化指导							

(二)术前呼吸道准备甚至术前肺功能训练

从目前已有研究来看,需要术前准备的人群有:①戒烟:至少戒烟 2 周以上,最好是 4 周。并进行合适的呼吸道准备。②术前肺康复训练:对于高龄、合并中到重度慢性阻塞性肺疾病(COPD)病人,吸烟史大于 800 支 / 年病人,建议术前进行肺康复训练,如消炎、平喘等,雾化吸入糖皮质激素类或支气管扩张剂等;激励式肺量计吸气训练等。

(三)术前肺功能评估与术前肺康复训练

静态肺功能检测(pulmonary function test,PFT)不能正确评价病人的运动肺功能及运动耐力,且不能发现术前可能并存的高危因素。建议增加亚极量运动试验如爬楼试验,心肺运动试验或 6 分钟步行试验。肺癌病人术前常见合并高危因素(表 12-3):①高龄:年龄≥ 65 岁(若合并吸烟则男性年龄 > 60 岁;女性年龄 > 70 岁均为高龄);②长期大量吸烟(吸烟史≥ 400 支 / 年);③气管定植菌;④气道高反应性;⑤呼气峰流量(peak expiratory flow,PEF)PEF < 250 L/min;⑥边缘肺功能(marginal pulmonary function)。对以上高危因素应进行术前肺功能训练,以期降低术后肺部相关并发症及死亡率。

1. 术前评估方法 ①病史;②肺功能(pulmonary function test,PFT);③心肺运动试验(cardiopulmonary exercise testing,CPET);④峰值流速仪检测呼气峰值流量(peak expiratory flow,PEF)(表 12-3)。

2. 肺康复训练方案

(1)药物康复:①抗感染(选用):根据标准应用;②祛痰(必需):术前 3 ~ 7 天及术后 3 ~ 7 天;③平喘或消炎(必需):术前 3 ~ 7 天、术后 3 ~ 7 天(表 12-3)。

表 12-3 肺癌合并高危因素病人术前评估与训练方案

分类	高危因素诊断标准 (以下符合一项即可,打√)	训练方案
高龄	年龄≥ 65 岁(或若合并吸烟则男性年龄大于 60 岁;女性年龄 > 70 岁)□	□抗感染(备选) (有明确的应用证据) □祛痰(必需) □雾化吸入
吸烟史	①吸烟史≥ 400 年 / 支且戒烟≥ 15 天□ ②或肺部听诊有干鸣音或湿性啰音□	

续表

分类	高危因素诊断标准 (以下符合一项即可,打√)	训练方案
气管定植菌	①年龄≥ 70 岁□ ②吸烟史≥ 800 年 / 支□ ③重度慢性阻塞性肺疾病(COPD)□	□口服 □平喘(必需) □糖皮质激素和(或)支气管扩张剂;(术前 3 天和术后 3 天) □激励式肺量计吸气训练:(必需)每组进行 10 次 /2 小时(白天),疗程 3 ~ 7 天 □功率自行车运动训练(每次约 30 分钟,每天 2 次,疗程 7 ~ 14 天)或 □爬楼梯训练(每次约 30 分钟,每天 2 次,疗程 7 ~ 14 天)选一个
气道高反应性 (BHR)	①支气管舒张试验□ ② CEPT 过程中出现干啰音或哮喘 SpO_2 下降大于 15% □ ③服用抗过敏药物或激素等□ ④爬楼梯训练前后 PEF 值下降大于 15% □	
呼吸末峰值流速 (PEF)	PEF < 250 L/min □	
肺功能临界状态 (MPE)	① FEV_1 < 1.0 L 和 FEV1% < 50% ~ 60% □ ②年龄 > 75 岁和一氧化碳弥散量(DLCO)50% ~ 60% □	

注:BHR:bronchial hyperresponsiveness;PEF:peak expiratory flow;MPF:Marginal pulmonary function;COPD:慢性阻塞性肺疾病

(2)物理康复:①激励式肺量计吸气训练:病人取易于深吸气的体位,一手握住激励式肺量计,用嘴含住咬嘴并确保密闭不漏气,然后进行深慢的吸气,将黄色的浮标吸升至预设的标记点,然后屏气 2 ~ 3 秒,然后移开咬嘴呼气。重复以上步骤,每组进行 6 ~ 10 次训练,然后休息。在非睡眠时间,每 2 小时重复一组训练,以不引起病人疲劳为宜。3 ~ 7 天(必需)。②功率自行车运动训练:病人自行调控速度,在承受范围内逐步加快步行速度及自行车功率。运动量控制在呼吸困难指数(BORG)评分 5 ~ 7 分,若在运动过程中有明显气促、腿疲倦、血氧饱和度下降(< 88%)或其他合并疾病引起身体不适,告诉病人休息,待恢复原状后再继续进行训练。每次 15 ~ 20 分钟,每天 2 次,疗程为 7 ~ 14 天(可选)。③登楼梯训练:在专业治疗师陪同下进行,在运动过程中调整呼吸节奏,采用缩唇呼吸,用力时呼气,避免闭气,稍感气促时可坚持进行,若有明显呼吸困难,可做短暂休息,尽快继续运动。每次 15 ~ 30 分钟,每天 2 次,疗程 3 ~ 7 天。(①为必选,②③选其中一项)

(四)术前禁食

传统围手术期处理方案提倡术前禁食 12 小时、禁水 6 小时,认为可降低术后吸入性肺炎的发生率,但缺乏相应证据。同时,有研究结果表明,禁食过夜可引起胰岛素抵抗和术后不适。一项纳入了 22 项随机对照研究的 meta 分析结果表明:术前 2 小时进流质食物并未增加并发症发生率。此外,术前避免长时间禁食可减轻术前不适。

(五)术前心理疏导或镇静

术前心理疏导有助于降低术前焦虑,传统术前晚应用镇静药物,但并无证据表明麻醉前使用抗焦虑药物能使术后疼痛减轻,反而使麻醉复苏困难或复苏后处于嗜睡状态。因此,不主张在术前应用抗焦虑药物。为更加客观地评价病人的心理负担,若有条件可在病人术前进行常规宣教后,对病人术后的心理状态(华西心晴指数评分)及临床指标(包括疼痛指数、肺功能指标等)进行评估;胸外科病人术前进行心理状态评估和心理干预后,术后的心理状态(华西心晴指数评分)及临床指标(包括疼痛指数、肺功能指标等)进行再次评估。分析对心理干预是否能够改善病人的心理状态,减少病人术后的住院天数,住院费用,术后并发症发生率等指标,并提高病人的依从性。

（六）预防性抗菌药物使用

有充分的研究证据支持术前预防性使用抗菌药物，认为其可降低手术部位感染发生率。主张切开皮肤前 0.5 ～ 1.0 小时或麻醉开始时给予抗菌药物，推荐静脉给药，且抗菌药物有效覆盖时间应包括整个手术过程。如手术时间 > 3 小时或超过所用抗菌药物半衰期的 2 倍，或成年病人术中出血量 > 1500 ml，术中应追加单次剂量。抗菌药物可根据国家卫生和计划生育委员会指南选择，但预防性地使用有别于治疗性使用。总体来说，预防性地使用的抗菌药物应覆盖所有可能的病原菌。

二、加速肺康复外科术中需优化的流程

（一）术中预防低体温

多项 meta 分析和临床随机对照研究结果均表明，避免术中低体温能降低切口感染、心脏并发症、出血和输血等发生率。此外，术中低体温会影响药理及药代动力学，影响麻醉复苏。因此，术中应积极避免低体温发生，保持体温≥ 36℃。

（二）目标导向性静脉补液

对于围手术期病人，既应避免因低血容量导致的组织灌注不足和器官功能损害，也应注意容量负荷过多所致的组织水肿和心脏负荷增加。针对不同病人的个性化目标导向性补液治疗（GDFT）可维持病人合适的循环容量和组织氧供，达到加快术后康复的目的。有研究结果显示，GDFT 的临床参考指标很多，实施过程中，需要连续、动态监测，维持血压下降幅度≤正常值的 20%，心率加快幅度≤正常值的 20%，CVP 为 4 ～ 12 mmHg，尿量维持在 > 0.5 ml/（kg·h），血乳酸≤ 2 mmol/L，中心静脉血氧饱和度（$ScvO_2$）> 65%，每搏出量变异度≤ 13%。由于大部分病人术后可进食，故可以在术后尽早停止静脉补液。

（三）术中入路和切口选择

手术入路和切口以能良好地显露手术野为准，开放手术或胸腔镜手术都适用，微创手术首选。胸腔镜手术实现病人快速康复：肺功能恢复更快、术后伤口疼痛更轻、体力恢复更快、术后平均住院时间更短。与国际同行相比，单向式胸腔镜肺叶切除术各项手术相关指标（中转开胸率、手术时间、术中失血、术后引流时间等）更优，术后主要并发症发生率（如术后持续漏气率、心律失常、肺炎等）更低，远期疗效更优。技术应用推广情况：2012 年对中国内地、市级医院（183 家）胸腔镜肺叶切除方法统计显示，有 54.64% 医院采用单向式方法。显著提高腔镜下止血成功率，降低了中转开胸率，显著提高了肺部结节鉴别诊断率，显著节约了病人的费用。摸索了胸腔镜肺段切除在早期肺癌中的应用，短期效果确切。探索出了单孔胸腔镜肺癌切除的合适器械、操作流程及器械与流程的有机结合。

（四）术中尿管留置

术中留置尿管不但可引起病人不适，也易导致术后清醒时病人麻醉期苏醒期躁动和不良事件，术后尿路感染和降低病人舒适度，并限制术后早期活动。麻醉后置尿管而在病人完全清醒前拔掉尿管。若病人无尿道外伤或手术史、中重度前列腺增生或下腹部手术史，估计麻醉时间小于 4 小时，可以不置尿管。

（五）胸腔引流管放置

胸腔引流管留置主要是防止术后胸腔积气、积液。有研究表明，单管（28F、32F、36F）或细管（14F、16F、18F）引流效果不劣于双管或粗管引流，且有助于病人术后活动、减少引流量、增加舒适度和引流管口愈合。故不强求常规不放置引流管，涉及胸膜腔闭锁、全肺切除及脓胸等手术仍推荐放置引流管，同时主张在无漏气、肺复张的情况下早期拔除引流管。

三、术后需要关注的症状

（一）术后镇痛

80% 的病人术后经历中重度疼痛，术后良好的镇痛可缓解紧张和焦虑，且提高早期活动等依从性，降低静脉血栓和肺栓塞风险等。因此，术后镇痛是 ERAS 的重要环节，而“手术无痛”被视作 ERAS 的终极目标之一。预防镇痛，即在疼痛出现前采取镇痛措施以减缓术后疼痛的发生，其始于外科手术前，覆盖整个术中和术后，并按时有规律地给予镇痛药物。对于镇痛药物的选择，阿片类药物的不良反应较大，如影响肠功能恢复、呼吸抑制、恶心、呕吐等，应尽量减少使用。Meta 分析证实，NSAIDs 类药物能显著降低心胸外科病人术后疼痛，减少阿片类药物的用量。NSAIDs 被美国及欧洲多个国家的指南推荐为基础用药，建议若无禁忌证，首选 NSAIDs，其针剂可与弱阿片类药物联合应用，片剂作为口服续贯镇痛药物。在 NSAIDs 针剂的选择上，非选择性 NSAIDs 类药物和选择性环氧化酶 -2（cyclooxygenase-2，COX-2）抑制剂均已被证实能显著地降低肺叶切除术病人术后疼痛，非选择性 NSAIDs 还能显著地改善胸外科病人的呼吸功能。但是应注意，有 meta 分析证实选择性 COX-2 抑制剂可增加心血管风险、肾脏相关事件风险以及脑卒中死亡风险。多模式镇痛采用硬膜外阻滞麻醉、病人自控镇痛泵（patient control analgesia，PCA）肋间神经阻滞等。术后采用多模式镇痛，以非选择性 NSAIDs、选择性 COX2 抑制剂或对乙酰氨基酚为基础用药，包括 PCA、NSAIDs 针剂按时注射 5 ～ 7 天和 NSAIDs 续贯镇痛等。具体措施：根据预防、按时、多模式镇痛理念，术前 1 ～ 3 天使用 NSAIDs，术后采用多模式镇痛，包括 PCA、TAP 阻滞、NSAIDs 针剂按时注射 5 ～ 7 天和 NSAIDs 序贯镇痛。

（二）预防肺动脉栓塞

肺外科术后发生肺动脉发生率约为 1%，但后果严重，死亡率高。预防性抗血栓形成措施包括基础预防、机械预防和药物预防。基础预防即早期活动；机械预防常用措施是间歇性空气加压（IPC）；药物预防有普通肝素、低分子肝素（LMWH）、阿司匹林等。LMWH 与普通肝素比较，前者出血风险低，病人依从性高，可有效地降低血栓形成风险，比 IPC 机械抗凝效果更佳。在排除出血风险的情况下，建议使用 LMWH 至术后可活动甚至直到出院为止；术前根据 Caprini 评分，选择相应预防性抗凝措施：Caprini 评分≥ 4 分，建议使用术前 6 ～ 12 小时应用一次 LMWH 直到出院。

（三）预防恶心、呕吐

术后恶心、呕吐为常见的麻醉不良反应。早期活动、进食及不应用或少用吗啡类或阿片类药物能减少术后恶心、呕吐的发生。

（四）术后饮食与营养

术后饮食建议以清淡或中链甘油三酯（MCT）为主，尤其是胃肠功能恢复以前。研究发现 MCT 饮食不但有助于胃肠功能快速恢复，也可以减少胸腔引流量。

（五）引流管拔除

早期拔除各种引流管，包括导尿管。有研究结果显示，长期留置导尿管增加尿路感染等风险。因此，建议术后即刻或 24 小时内拔除导尿管。

（六）早期活动

早期活动是指有目标地合理规划的活动。长期卧床会增加肺部感染、栓塞等并发症发生率。早期活动促进肌肉骨骼系统、呼吸系统等多系统功能恢复，可预防肺部感染、压疮和深静脉血栓形成，同时促进胃肠功能恢复。早期活动目标的达成有赖于术前宣传教育、施行多模式镇痛和早期拔除引流管。因此，进行合理规划的早期活动安全有益。推荐术后建立每日活动目标，逐日增加活动量。

（七）术后肺康复训练

若术前合并高危因素，建议术后仍继续进行康复训练，方案同术前。

四、结语

ERAS 方案的目的主要是加速病人术后安全康复，并非仅追求术后住院时间的缩短。因此，围手术期处理措施的施行必须在循证医学或真实世界数据或证据指导下进行，以使病人受益为目的。ERAS 方案的重点在于经过合理的处理措施，病人并发症发生率降低，在此基础上术后住院时间才能安全缩短。不同地区、不同疾病、不同手术、不同病人 ERAS 的具体方案并不能一概而论。

（车国卫）

参考文献

1. 车国卫，刘伦旭，周清华．加速康复外科从理论到实践：我们需要做什么．中国肺癌杂志，2017，20(4):219-225.
2. Ljungqvist O, Scott M, Fearon KC. Enhanced Recovery After Surgery: A Review. JAMA Surg,2017,152(3):292-298.
3. 中国研究型医院学会肝胆胰专业委员会．肝胆胰外科术后加速康复专家共识．中华消化外科杂志，2016，15(1):1-6.
4. 车国卫，刘伦旭，石应康．加速康复外科临床应用现状与思考．中国胸心血管外科临床杂志，2016，23(3):211-215.
5. 车国卫，李为民，刘伦旭．快速肺康复需要围手术期流程优化．中国胸心血管外科临床杂志，2016，23(3):216-220.
6. Lai Y, Huang J, Yang M, et al. Seven-day intensive preoperative rehabilitation for elderly patients with lung cancer: a randomized controlled trial.J Surg Res, 2017,209:30-36.
7. 杜娜，郭成林，杨梅，等．加速康复外科在中国大陆胸外科临床现状—基于胸外科医生及护士调查的分析．中国肺癌杂志，2017,20(3):157-162.
8. Li S, Wang Z, Huang J,et al. Systematic review of prognostic roles of body mass index for patients undergoing lung cancer surgery: does the ‘obesity paradox’ really exist.Eur J Cardiothorac Surg,2017, 51(5):817-828.
9. 多学科围手术期气道管理专家共识（2016 年版）专家组．多学科围手术期气道管理专家共识（2016 年版）．中国胸心血管外科临床杂志，2016,23(7):641-645.
10. 车国卫，支修益．肺癌合并慢性阻塞性肺疾病患者围手术期气道管理现状．中国肺癌杂志，2014，17(12):884-888.
11. 苏建华，周渝斌，蒲强，等．影响肺癌手术住院费用和快速康复的临床因素分析．中国肺癌杂志，2014,17(7):536-540.
12. 赖玉田，苏建华，杨梅，等．术前短期综合肺康复训练对肺癌合并轻中度 慢性阻塞性肺病患者的影响：一项前瞻性随机对照试验．中国肺癌杂志，2016,19(11):746-753.
13. 沈春辉，梅龙勇，喻鹏铭，等．术前肺康复对肺癌合并中 - 重度慢性阻塞性肺疾病患者运动耐力影响．中国胸心血管外科临床杂志，2011，18(6):514-517.
14. Licker M, Karenovics W, Diaper J, et al. Short-Term Preoperative High-Intensity Interval Training in

Patients AwaitingLung Cancer Surgery: A Randomized Controlled Trial. J Thorac Oncol,2017, 12(2):323-333.

15. Gao K, Yu PM, Su JH, et al. Cardio pulmonary exercise testing screening and pre-operative pulmonary rehabilitation reduce postoperative complications and improve fast-track recovery after lung cancer surgery: A study for 342 cases. Thorac Cancer,2015,6(4):443-449.
16. Mei J, Liu L, Tang M, et al. Airway bacterial colonization in patients with non-small cell lung cancer and the alterations during the perioperative period. J Thorac Dis,2014,6(9):1200-1208.
17. Dennhardt N, Beck C, Huber D, et al. Impact of preoperative fasting times on blood glucose concentration, ketone bodies and acid-base balance in children younger than 36 months: A prospective observational study.Eur J Anaesthesiol, 2015,32(12):857-861.
18. de Groot JJ, Ament SM, Maessen JM, et al. Enhanced recovery pathways in abdominal gynecologic surgery: a systematic review and meta-analysis. Acta Obstet Gynecol Scand,2016,95(4):382-395.
19. Caumo W, Nazare Furtado, da Cunha M, et al. Development, psychometric evaluation and validation of a brief measure of emotional preoperative stress (B-MEPS) to predict moderate to intense postoperative acute pain.Br J Anaesth,2016,117(5):642-649.
20. Bratzler DW, Dellinger EP, Olsen KM, et al. Clinical practice guidelines for antimicrobial prophylaxis in surgery.Surg Infect (Larchmt),2013,14(1):73-156.
21. Kurz A, Sessler DI, Lenhardt R. Perioperative normothermia to reduce the incidence of surgical-wound infection and shorten hospitalization. Study of Wound Infection and Temperature Group. N Engl J Med,1996,334(19):1209-1215.
22. Li P, Qu LP, Qi D, et al. Significance of perioperative goal-directed hemodynamic approach in preventing postoperative complications in patients after cardiac surgery: a meta-analysis and systematic review. Ann Med,2017,9(4):343-351.
23. 赵金兰,邱姝婷,许宁惠,等.尿管留置对胸科手术患者全身麻醉苏醒期躁动影响的前瞻性队列研究.中国胸心血管外科临床杂志,2016,23(4):319-322.
24. 徐志华,杨梅,邱舫,等.肺癌患者围手术期无痛性留置导尿管的前瞻性队列研究.中国胸心血管外科临床杂志,2016,23(4):323-327.
25. 邱舫,杨梅,车国卫,等.胸腔镜肺叶切除术患者围手术期无尿管留置导致尿潴留的危险因素分析.中国胸心血管外科临床杂志,2016,23(4):328-333.
26. 杨梅,陈娟,车国卫,等.肺癌肺叶切除术患者围手术期有无尿管留置的成本效益分析.中国胸心血管临床杂志,2016, 23(5):421-424.
27. 时辉,梅龙勇,车国卫.肺癌患者术后胸腔引流新理念.中国肺癌杂志,2010,13(11):999-1003.
28. 韩兆杰,宋志芳,苏建华,等.单胸腔引流管在肺癌术后快速康复中的应用.中国胸心血管外科临床杂志,2014,21(1):17-20.
29. 周洪霞,杨梅,廖虎,等.胸腔镜肺叶切除术后16F尿管胸腔引流可行性的前瞻性队列研究.中国胸心血管外科临床杂志,2016,23(4):334-340.
30. 杨梅,樊骏,周红霞,等胸腔镜肺癌肺叶切除术后16F较28F胸腔引流管应用的临床优势.中国肺癌杂志,2015,18(8):512-517.
31. Kehlet H. Enhanced Recovery After Surgery (ERAS): good for now, but what about the future. Can J Anaesth,2015,62(2):99-104.

32. Bainbridge D, Cheng DC, Martin JE, et al. NSAID-analgesia, pain control and morbidity in cardiothoracic surgery. Canadian Journal of Anesthesia, 2006, 53(1): 46-59.
33. Duan P, Liu Y, Li J. The comparative efficacy and safety of topical non-steroidal anti-inflammatory drugs for the treatment of anterior chamber inflammation after cataract surgery: a systematic review and network meta-analysis. Graefes Arch Clin Exp Ophthalmol, 2017,255(4):639-649.
34. Esme H, Kesli R, Apiliogullari B, et al. Effects of flurbiprofen on CRP, TNF-α, IL-6, and postoperative pain of thoracotomy. International Journal of Medical Sciences, 2011, 8(3): 216.
35. 华震，张宏业，左明章．帕瑞昔布钠不同给药时机对胸科手术病人术后镇痛效果的影响．中华麻醉学杂志，2011, 31(3): 282-284.
36. Wang Y, Zhang HB, Xia B, et al. Preemptive analgesic effects of flurbiprofen axetil in patients undergoing radical resection of esophageal carcinoma via the left thoracic approach. Chinese Medical Journal, 2012, 125(4): 579-582.
37. Kearney P M, Baigent C, Godwin J, et al. Do selective cyclo-oxygenase-2 inhibitors and traditional non-steroidal anti-inflammatory drugs increase the risk of atherothrombosis? Meta-analysis of randomised trials. BMJ, 2006, 332(7553): 1302-1308.
38. Zhang J, Ding EL, Song Y. Adverse effects of cyclooxygenase 2 inhibitors on renal and arrhythmia events: meta-analysis of randomized trials. JAMA, 2006, 296(13): 1619-1632.
39. Schmidt M, Hováth-Puhó E, Christiansen CF, et al. Preadmission use of nonaspirin nonsteroidal anti-inflammatory drugs and 30-day stroke mortality. Neurology, 2014, 83(22): 2013-2022.
40. Chen Y, Zhou HX, Hu YH, et al. Risk factors of pulmonary embolism in senile and non-senile inpatients and the predictive value of Caprini risk assessment model in these two populations. Zhonghua Yi Xue Za Zhi, 2017,97(10):755-760.
41. 杜娜，饶志勇，车国卫，等．肺癌术后短期中链甘油三酯（MCT）饮食临床效果的前瞻性随机研究．中国肺癌杂志，2016,19(12):821-826.

第十三章 胃切除手术

一、背景和历史

胃癌是我国常见的消化道恶性肿瘤之一，发病率居恶性肿瘤第二位，死亡率居第三位。我国每年新发病例占全球的40%左右，是当前危害我国人民身体健康的重大疾病。20世纪90年代中期，随着新的镇痛药物、麻醉技术、微创外科的产生和发展，丹麦外科医生Kehlet等率先提出ERAS，该理念整合围手术期有循证医学证据的措施，优化临床路径，减少病人围手术期心理生理创伤应激反应，减少能量损耗，改善器官功能紊乱，从而促进器官功能早期康复，最终实现减少并发症、缩短住院时间、减少医疗费用的目标。ERAS已成功应用于结直肠外科、肝胆胰外科、骨科、乳腺外科、心胸外科等多个外科领域，可明显缩短住院日、减少并发症、降低再住院率，而不影响手术安全性，并对器官功能具有保护和促进作用。它是在多学科协助治疗下产生的最佳结果，其内容贯穿于整个围手术期。ERAS方案的成功实施要求良好而完善的组织实施和多学科的密切协作，不仅包括外科医生、麻醉师、康复治疗师、护士，也包括病人及家属的积极参与，更加强调病人在ERAS方案中的主动性及医师、护士及病人间的合作互动。Kehlet最近指出，更进一步的ERAS术后临床效果依赖于程序的全面发展，尤其是应集中于微创外科、有效的多模式止痛措施及减少应激药理学措施等方面的发展。2007年南京军区总医院在国内较早开展了胃癌胃切除手术的EARS研究，并在国内多家医疗中心得到应用，取得了较满意的临床效果。

二、主要内容

胃切除手术ERAS的主要内容包括：术前准备、术中项目和术后管理，其中，术前准备包括：术前针对病人和家属的宣教，术前营养支持和饮食管理，术前肠道准备以及预防性应用抗菌药物等。术中项目包括：麻醉方案的选择、手术方式的选择、微创手术的要求、术中胃管、腹腔引流管的置放等。术后管理包括：术后多模式镇痛、围手术期液体管理、术后胃管、腹腔引流管和尿管的管理、术后饮食管理以及促进肠功能尽早恢复和早期下床活动等。

（一）术前准备

1. 术前宣传教育 多数病人由于对手术的不了解和对手术安全的担心会出现不同程度的恐慌和焦虑情绪。医护人员应在术前通过口头或书面形式向病人和家属详细介绍麻醉和手术过程，告知ERAS方案的目的和主要项目，缓解病人紧张焦虑情绪，争取病人和家属的理解与配合，促进术后快速康复。还要积极治疗可能影响病人手术及术后恢复的疾病，将病人机体调整到最佳状态。如对紧张焦虑病人适量给予镇静处理；给予体质虚弱的病人加强营养，纠正贫血；有效控制血糖、血压等。

2. 术前营养支持 营养不良是病人发生术后并发症的独立预后因素。术前进行必要的营养支持治疗是加速康复外科的重要内容。术前营养评估时，出现下列任一种情况，就需要考虑进行≥1周术前营养支持治疗：①血浆Alb<30.0 g/L；②过去6个月内，体质量下降>10%；③BMI < 18.5 kg/m^2；④主观全面评价（subjective global assessment，SGA）为C级。治疗方法首选肠内营养支持治疗。病人血浆

血红蛋白 < 7.0 g/L 时，是输血治疗的指征。

3. 术前肠道准备 术前机械性肠道准备对病人是一种应激刺激，可能使病人的肠道内环境遭到严重破坏，进一步增加了病人的术前应激程度，而且也会导致脱水和水电解质平衡紊乱，特别是老年病人更加明显。目前暂无相关研究结果证明胃手术前机械性肠道准备能使病人获益，术前不采取机械性肠道准备不仅能够减轻病人的痛苦，而且能减少由此引起的肠道菌群易位的出现，但并不增加术后腹腔感染和吻合口瘘的发生率。但对于合并幽门梗阻病人建议插鼻胃管进行温盐水洗胃以减轻胃壁组织水肿及胃潴留，对于怀疑侵犯横结肠拟行联合脏器切除病人建议术前行肠道准备。

4. 术前禁食禁饮 胃手术前传统常规处理措施为术前 12 小时禁食、6 小时禁饮。但有研究结果表明：术前长时间禁食并不能降低术后并发症发生率，反而会引起胰岛素抵抗和术后不适。因此，对无胃肠动力障碍或肠梗阻病人术前 6 小时可进食固态食物，术前 2 小时可饮水。基于大宗病例的研究结果表明：若病人术前未合并糖尿病，麻醉前 2 小时应口服含 12.5% 碳水化合物的饮品 400 ml；术前 10 小时应口服含 12.5% 碳水化合物的饮品 800 ml，此措施可以减轻病人术前饥饿、口渴、焦虑，缩短病人住院时间以及减少术后胰岛素抵抗。

5. 预防性应用抗菌药物 术前预防性使用抗菌药物可以降低手术部位感染发生率。推荐术前 0.5 ~ 1.0 小时给予抗菌药物，若手术时间 > 3 小时或超过所用抗菌药物半衰期的 2 倍，或成年病人术中出血量 > 1500 ml，术中应追加单次剂量。

（二）术中项目

1. 手术方式的选择 胃切除手术方式分为开腹手术、腹腔镜手术和机器人手术，其中腹腔镜手术和机器人手术由于具有创伤小、疼痛轻、恢复快等微创特点是 ERAS 诸多环节中非常重要的部分。推荐对于肿瘤浸润深度 < T_{4a} 期并可达到 D_2 根治手术的胃癌病人可施行腹腔镜或机器人微创手术。具体操作可参照《腹腔镜胃癌手术操作指南（2016 版）》和《机器人胃癌手术专家共识（2015 版）》。

（1）腹腔镜或机器人微创手术的方式包括：①全腹腔镜或全机器人胃癌根治术：胃切除、淋巴结清扫、消化道重建均在腹腔镜下完成，技术要求较高；②腹腔镜或机器人辅助胃癌根治术：又称为小切口辅助手术，胃游离、淋巴结清扫在腹腔镜下完成，胃切除或吻合经腹壁小切口辅助完成，是目前应用最多的手术方式；③手辅助腹腔镜胃癌根治术：在腹腔镜手术操作过程中，经腹壁小切口将手伸入腹腔，进行辅助操作，完成手术。

（2）腹腔镜或机器人微创手术的种类包括：腹腔镜或机器人远端胃切除术、腹腔镜或机器人全胃切除术、腹腔镜或机器人近端胃切除术和腹腔镜或机器人胃切除联合邻近脏器切除术。此外，尚有腹腔镜或机器人保留幽门胃大部切除术、腹腔镜或机器人节段胃大部切除术、腹腔镜或机器人胃局部切除术、腹腔镜或机器人姑息性胃切除术、腹腔镜或机器人非切除手术（胃空肠吻合旁路术、胃造口术、空肠造口营养管放置术等）。

2. 麻醉方案及液体治疗 麻醉方案可以选择全身麻醉或全身联合硬膜外阻滞等麻醉方案，联合麻醉结合了全身麻醉起效快、术中麻醉彻底和硬膜外麻醉可促进术后胃肠功能恢复、术后止痛的优点，不仅可以达到理想的麻醉效果，而且可以抑制交感应激反应及术后肠麻痹的发生，加速病人术后苏醒，加快胃肠功能的恢复，为术后早期进食提供条件。推荐术中使用低潮气量通气。在保证组织灌注及血容量稳定的前提下，进行控制性液体输注；尽量避免过多的静脉液体输注引起的组织水肿，以及过少的液体引起血容量不足的不良反应。血容量不足可引起器官灌注不足、全身炎症反应综合征、多器官衰竭；长期的大量补液可引起肺顺应性增加，引起肺、肠等器官间质水肿，加重心脏负担，以及引起内环境紊乱。ERAS 在术前严格计算病人所需的补液量，使用输液泵严格控制输液速度，严密监测血压、心率、中心静脉压、肺动脉楔压、尿量等指标，保证血容量相对稳定，以减少并发症的发生。

3. **放置鼻胃管** 胃肠减压与手术并发症无相关关系。已有研究结果证实，胃切除手术中不放置鼻胃管，可减少病人肺部并发症的发生，缩短肛门排气时间，加快病人恢复经口进食，缩短住院时间。术后应强调恶心、呕吐及腹胀的预防与治疗；术后病人如果发生胃潴留、腹胀或严重恶心、呕吐，可以考虑插入鼻胃管进行减压。

4. **放置腹腔引流管** 由于胃癌手术淋巴结清扫范围较大，术后清扫创面渗出较多，临床上对胃癌手术病人预防性地使用腹腔引流管，期望引流腹腔积液，防止腹腔感染，早期发现吻合口瘘以及监测术后出血等。但已有研究结果证实，胃癌手术后使用腹腔引流管对病人胃胀气、住院时间、术后30天并发症的发生率并无影响。因此，建议根据术中情况选择性地使用腹腔引流管。如果术中放置了腹腔引流管，术后临床恢复正常，建议尽早拔除。

5. **避免术中低体温** 胃切除手术中病人体温降低十分常见，麻醉导致体温中枢调节异常、肌松剂抑制肌肉收缩以减少机体产热、长时间暴露伤口、大量输液、手术室温度过低等均可造成病人的低体温。低体温可导致凝血机制障碍、药物代谢降低、伤口愈合时间延长、感染增加、严重的心肺疾患等并发症的发生，因此术中保温十分必要。推荐术中常规监测体温及采用必要的保温措施如使用保温毯、加热静脉输液及37℃温水腹腔冲洗等方法使体温保持在36℃左右。

（三）术后管理

1. **术后镇痛** 胃部手术是腹上区手术，术后术区疼痛对病人呼吸、早期活动均产生较大影响。术后良好的镇痛可以缓解病人紧张和焦虑，提高早期进食、早期活动等依从性。所以术后镇痛是ERAS的重要内容，推荐采用多模式镇痛方案，NSAIDs被美国和欧洲多个国家的指南推荐为术后镇痛基础用药。多模式的镇痛还包括口服对乙酰氨基酚、切口局部浸润注射罗哌卡因或联合中胸段硬膜外止痛等。由于阿片类药物的不良反应较大，包括影响肠功能恢复、呼吸抑制、头晕、恶心呕吐等，所以应尽量避免或减少阿片类止痛药物的应用。

2. **围手术期液体治疗** 液体平衡能够改善胃切除术病人预后，既应避免因低血容量导致的组织灌注不足和器官功能损害，也应注意容量负荷过多所致的组织水肿和心脏负荷增加。术中以目标导向为基础的治疗策略，可以维持病人合适的循环容量和组织氧供，达到加快术后康复的目的。

3. **引流管的管理** 尽量减少和尽早拔除各类导管，有助于减少感染等并发症，减少对术后活动的影响。术后不推荐常规使用鼻胃管，仅在发生胃排空障碍时选择性使用。如无特殊情况推荐术后1～2天拔除导尿管。不常规推荐留置腹腔引流管，如果留置建议术后尽早拔除，在手术创面存在感染以及吻合口瘘高风险因素等情况下，建议留置引流管。

4. **术后尽快恢复经口进食** 胃切除手术病人尽早恢复经口进食及饮水，术后早期肠内营养可促进肠道功能早日恢复，维护肠黏膜功能，防止菌群失调和移位，还可以降低术后感染发生率及缩短术后住院时间。推荐术后清醒即可少量饮水，术后第1天开始口服液体或少量清流质500～1000 ml，以后每天逐渐增量，若口服液体量达到2000～2500 ml/d的生理需要量时，可以考虑停止静脉输液。一旦病人恢复通气可由流质饮食转为半流饮食。进食量根据胃肠耐受量逐渐增加。术后康复阶段推荐口服营养制剂进行补充。对于术前营养不良病人按原则进行肠内或肠外营养支持，直至口服营养量能满足病人60%能量需要。

5. **术后促进胃肠功能恢复** 术后胃肠功能恢复时间是决定病人术后住院时间的主要因素之一。胃手术后由于消化道结构发生改变，以及术中对胃肠的牵拉易引起术后肠麻痹。预防术后肠麻痹的措施包括：多模式镇痛、减少阿片类药物用量、控制液体入量、微创手术、尽量减少留置鼻胃管和腹腔引流管、早期进食和下床活动等。目前缺乏高质量的证据支持使用某种特定药物可刺激胃切除术后肠功能恢复。

6. 术后早期下床活动 早期下床活动不仅可以促进呼吸系统、肌肉骨骼系统等多系统功能恢复，还可以促进胃肠功能恢复，预防肺部感染、压疮和深静脉血栓形成。实现早期下床活动应加强术前宣传教育、施行多模式镇痛以及早期拔除胃管、尿管和腹腔引流管等各种导管。推荐术后清醒即可半卧位或适量在床活动，无须去枕平卧6小时；术后第1天开始下床活动，建立每日活动目标，逐日增加活动量。

7. 出院标准及随访 出院基本标准：无须液体治疗，恢复半流质饮食，经口服镇痛药物可良好地止痛，伤口愈合佳，无感染迹象，器官功能状态良好，自由活动。针对ERAS病人应加强出院后的随访和监测，通过电话或门诊指导病人对切口的护理。出院后48小时内应有电话随访；出院后1周进行门诊随访；并且根据病理学检查结果针对病人的辅助治疗进行指导。

三、存在问题及展望

目前胃癌术后ERAS存在的主要问题是推广比较困难，尤其在一些基层医院在推广过程中存在较大阻力。这就需要我们基层的广大医师要改变传统的观念，在围手术期尽可能地减少手术应激，促进病人早日康复。另外，在实施ERAS过程中要区别对待，实行个体化管理，不要搞一刀切，先从一般条件较好的病人开始施行，待积累一定经验后再逐步推广。最后，要规范化开展ERAS，了解和掌握ERAS的内涵及精髓，再到有经验的医疗中心参观学习，了解其中的操作细节，需要注意的是不同疾病及手术，可能需要不同的ERAS路径。

加速康复外科与微创外科的联合将是21世纪临床外科的必然选择。有关胃癌ERAS的研究及应用才刚刚开始，我们还需要不断地进行基础及临床应用研究，实现以最小创伤，让病人获得最快的康复和最佳的疗效。

（余佩武　郝迎学　李平昂）

参考文献

1. 陈万青，郑荣寿，张思维，等. 2012年中国恶性肿瘤发病和死亡分析. 中国肿瘤,2016,25(1):1-8.
2. 邹文斌，李兆申. 中国胃癌发病率及死亡率研究进展. 中国实用内科杂志,2014,34(4):408-415.
3. Park JY, Von KL, Herrero R. Prevention strategies for gastric cancer: A global perspective. Clinical Endoscopy,2014,47(6):478-489.
4. Kehlet H. Multimodal approach to control postoperative pathophysiology and rehabilitation. Br J Anaesth,1997,78(5):606-617.
5. Varadhan KK, Neal KR, Dejong CH, et al. The enhanced recovery after surgery (ERAS) pathway for patients undergoing major elective open colorectal surgery: a meta-analysis of randomized controlled trials. Clin Nutr, 2010, 29(4): 434-440.
6. Kehlet H, Wilmore DW. Multimodal strategies to improve surgical outcome. Am J Surg, 2002,183(6):630-641.
7. Gouma DJ, van Geenen RC, van Gulik TM, et al. Rates of complications and death after pancreaticoduodenectomy: risk factors and the impact of hospital volume. Ann Surg, 2000,232(6):786-795.
8. Malviya A, Martin K, Harper I, et al. Enhanced recovery program for hip and knee replacement reduces death rate. Acta Orthop, 2011,82(5):577-581.
9. de Groot JJ, van Es LE, Maessen JM, et al. Diffusion of Enhanced Recovery principles in gynecologic oncology surgery: is active implementation still necessary.Gynecol Oncol,2014,134(3):570-575.

10. 中国研究型医院学会肝胆胰外科专业委员会 . 肝胆胰外科术后加速康复专家共识 (2015 版). 中华消化外科杂志 ,2016,15(1):1-6.
11. 江志伟,黎介寿,汪志明,等. 胃癌患者应用加速康复外科治疗的安全性及有效性研究. 中华外科杂志,2007,45(19):1314-1317.
12. 王俊江,罗志坚,冯兴宇,等 . 加速康复外科理念在胃癌根治术中应用安全性及可行性分析 . 中国实用外科杂志,2017,37(3):271-275.
13. Zhong JX, Kang K, Shu XL. Effect of nutritional support on clinical outcomes in perioperative malnourished patients: a meta-analysis. Asia Pac J Clin Nutr, 2015,24(3):367-378.
14. 陆政昊 , 张维汉 , 杨昆 , 等 . 胃肿瘤手术病人术前口服糖水临床研究 . 中国实用外科杂志 , 2015, 35(8): 876-878.
15. Braga M, Ljungqvist O, Soeters P, et al. ESPEN Guidelines on Parenteral Nutrition: surgery. Clin Nutr,2009,28:378-386.
16. Bozzetti F, Mariani L. Perioperative nutritional support of patients undergoing pancreatic surgery in the age of ERAS. Nutrition,2014,30(11/12):1267-1271.
17. Holte K, Nielsen KG, Madsen JL, et al. Physiologic effects of bowel preparation. Dis Colon Rectum, 2004,47(8):1397-1402.
18. 杨军兰 , 王满才 , 谢晓峰 , 等 . 快速康复外科应用于胃癌切除术的安全性和可行性的 Meta 分析 . 中华消化外科杂志 ,2012,11(5):455-461.
19. Smith I, Kranke P, Murat I, et al. Perioperative fasting in adults and children: guidelines from the European Society of Anaesthesiology. Eur J Anaesthesiol, 2011,28(8):556-569.
20. Ljungqvist O, Nygren J, Thorell A. Modulation of post-operative insulin resistance by pre-operative carbohydrate loading. Proc Nutr Soc,2002,61(3):329-336.
21. Hausel J, Nygren J, Lagerkranser M, et al. A carbohydrate-rich drink reduces preoperative discomfort in elective surgery patients. Anesth Analg,2001,93(5):1344-1350.
22. Helminen H, Viitanen H, Sajanti J. Effect of preoperative intravenous carbohydrate loading on preoperative discomfort in elective surgery patients. Eur J Anaesthesiol,2009,26(2):123-127.
23. Bratzler DW, Houck PM. Antimicrobial prophylaxis for surgery: an advisory statement from the National Surgical Infection Prevention Project. Am J Surg, 2005,189(4):395-404.
24. 中华医学会外科学分会腹腔镜与内镜外科学组 , 中国研究型医院学会机器人与腹腔镜外科专业委员会 . 腹腔镜胃癌手术操作指南 (2016 版). 中华消化外科杂志 ,2016,15(9):851-857.
25. 中国研究型医院学会机器人与腹腔镜外科专业委员会 . 机器人胃癌手术专家共识(2015 版). 中华消化外科杂志 ,2015,14(1):7-12
26. 姜立新 , 胡金晨 . 胃肠道肿瘤手术中的加速康复外科治疗进展 . 中华临床医师杂志 ,2012,6(19):5956-5957.
27. Bundgaard-Nielsen M, Secher NH, Kehlet H. Liberal vsrestrictive perioperative fluid therapy--a critical assessment of the evidence. Acta Anaesthesiol Scand,2009,53(7):843-851.
28. Stevens MF, De Nes L, Hollmann MW. Randomized clinical trial of epidural, spinal or patient-controlled analgesia for patients undergoing laparoscopic colorectal surgery. Br J Surg, 2011,98(12): 1068-1078.
29. 陈钶 , 牟一平 , 徐晓武 , 等 . 胃癌根治术后常规留置胃管必要性的荟萃分析 . 中华医学杂志 , 2012,

92(26): 1841-1844.
30. Nelson R, Edwards S, Tse B. Prophylactic nasogastric decompression after abdominal surgery. Cochrane Database Syst Rev,2007,5(3):85-86.
31. Wang Z, Chen J, Su K, et al. Abdominal drainage versus no drainage post gastrectomy for gastric cancer. Cochrane Database Syst Rev, 2011(8):CD008788.
32. Liu HP, Zhang YC, Zhang YL, et al. Drain versus no-drain after gastrectomy for patients with advanced gastric cancer: systematic review and meta-analysis. Dig Surg,2011,28(3):178-189.
33. 孙政，古维立，曹杰 . 加速康复外科应用的现状及展望 . 广东医学 , 2016, 37(18): 2699-2701.
34. Alvarez UR, Molina H, Torres O, et al. Total gastrectomy with or without abdominal drains. A prospective randomized trial. Rev Esp Enferm Dig,2005,97(8):562-569.
35. Oderda G. Challenges in the management of acute postsurgical pain. Pharmacotherapy,2012,32(9 Suppl):6S-11S.
36. 冷希胜，韦军民，刘连新，等 . 普通外科围手术期疼痛处理专家共识 . 中华普通外科杂志，2015,30(2):166-173.
37. Tambyraja AL, Sengupta F, MacGregor AB, et al. Patterns and clinical outcomes associated with routine intravenous sodium and fluid administration after colorectal resection. World J Surg, 2004,28(10):1046-1052.
38. 韩继明 . 全胃切除术后早期肠内营养与肠外营养疗效评估 . 中华消化外科杂志 ,2007,6(3):233-234.
39. Hur H, Si Y, Kang WK, et al. Effects of early oral feeding on surgical outcomes and recovery after curative surgery for gastric cancer: pilot study results. World J Surg,2009,33(7):1454-1458.
40. 孟成 , 于洋 , 王智浩 , 等 . 加速康复外科在胃癌根治术中临床价值的前瞻性研究 . 中华消化外科杂志 ,2015,14(1):52-56.

第十四章 结肠切除手术

ERAS是指以循证医学证据为基础，通过外科、麻醉、护理、营养等多学科协作，对围手术期处理的临床路径加以优化，以缓解手术创伤应激反应，减少术后并发症，缩短住院时间，促进病人快速康复。这一优化的临床路径包括住院前、手术前、手术中、手术后及出院后的完整治疗过程。目前，ERAS已在结直肠外科、肝胆胰外科、骨科、乳腺外科、心胸外科等多个领域得到较为广泛的应用，其中以结肠外科最为成熟和深入。

一、术前宣教

在手术前针对病人进行详细的术前宣教，包括手术及麻醉的方法，不仅可以减少病人的恐惧及焦虑，还可以促进术后康复及早期出院。展开个人咨询、宣传彩页或多媒体方式等，内容应包括解释在整个流程中病人的任务，鼓励病人去完成整个围手术期的进食、早期下床活动、止痛及呼吸锻炼等，以减少相关的并发症。需要手术肠造口病人，应术前进行详细的教育与指导，以避免造口术后引起脱水，增加再入院率。术前向病人及家属详细说明出院标准。更理想的情况是病人及家属与相关的外科医师、麻醉及护士人员进行一次面对面的交流。

二、术前预康复

术前预康复是指在术前针对有可能影响术后康复的状态进行调理，以减少术后并发症的发生，促进术后病人的康复速度。随机对照研究显示，术前进行预康复治疗，有利病人的术后康复，因此术前预康复应成为ERAS的重要措施之一。术前一个月的戒酒有利改善器官，从而减少术后并发症。酗酒者增加了2 ~ 3倍的术后并发症，包括出血、伤口愈合不良、心肺并发症等。术前一个月的戒烟有利于减少术后并发症；吸烟也是影响术后康复的一个因素，将增加了肺部及切口并发症的风险。

三、术前肠道准备

Güenaga等在全球顶尖的循证医学期刊*The Cochrane Database of Systematic Reviews*连续4次（时间跨度8年）发表关于“择期结直肠手术前的机械性肠道准备”的系列meta分析，研究涉及18个RCT涵盖5805名病人，不断更新的研究结果一再表明，机械性肠道准备不能使病人获益，结肠手术前的机械性肠道准备并未降低术后并发症的发生率。尽管仅有为数不多的几个研究建议直肠手术前应该选择性地实施机械性肠道准备，但其优势并未显现。研究同时表明，对于肿瘤位于腹膜反折部位以下且切除后实施吻合的直肠癌病人，腹腔镜结直肠癌手术病人，以及结直肠肿瘤较小术中可能需要结肠镜检查定位者，仍然需要实施机械性肠道准备。该结论得到了一系列meta分析研究的支持。

然而，机械性肠道准备联合口服抗生素却似乎更有优势，近几年的几项“真实世界”研究对此给出了更具说服力的证据。Cannon等报道了9449例做和不做机械性肠道准备的择期结直肠手术病人，两组的手术部位感染（surgical site infection，SSI）发生率相似，但机械性肠道准备联合口服抗生素可将SSI发生率降低57%。Kiran等的研究也表明，加机械性肠道准备联合口服抗生素可将结直肠手术SSI发生率降低50%，并且能够显著地降低术后吻合口瘘和肠梗阻的发生率。2017年，美国加速康复与围手术期质量控制学会的《择期结直肠手术加速康复外科术后感染预防的专家共识》中，对于择期结直肠手术，不推荐单独使用机械性肠道准备，而推荐将口服抗生素联合机械性肠道准备作为术前常规措施。

对于择期右半结肠切除及腹会阴联合切除术前，不建议术前进行机械性肠道准备，而对于择期左半结肠切除及直肠前切除手术，可选择口服缓泻剂（如乳果糖等）联合少量磷酸钠盐灌肠剂。对术中需要肠镜定位或严重便秘的病人，术前应予充分的机械性肠道准备，并建议联合口服抗生素。

四、术前禁食及口服碳水化合物饮品

传统观念认为，择期手术时从午夜开始禁食有利于保证胃排空，有利于减少肺误吸发生；然而这一措施并没有循证医学的证据。Cochrane数据库包括22个RCT研究的结果显示，从午夜开始禁食与手术麻醉前2小时自由饮清亮液体相比，既不减少胃内容量，也不增加胃液的pH。美国及欧洲麻醉学会均推荐术前6小时自由进食，2小时自由饮水。有研究显示，轻型2型糖尿病病人有正常的胃排空，因此同样术前可以饮水。术前2～3小时口服400ml含12.5%碳水化合物的饮品，这样可以使手术病人处于一个代谢喂食状态，有利于应对手术应激，减少手术及饥饿引起的胰岛素抵抗。饮品中所含麦芽糖精，可以减少术前饥渴及焦虑，也有利于减轻术后的胰岛素抵抗现象，并且还可以减少术后氮及蛋白质的丢失，更好地维持瘦肉质群及肌肉强度。有研究显示，腹部大手术时术前口服含碳水化合物的饮品，缩短约一天的住院时间。对于有胃排空或胃肠梗阻的病人，术前需要进行胃肠减压。

五、术前用药

术前教育可以减少病人的焦虑到理想水平，因此不需要给予抗焦虑药物。避免术前长时间的禁食及口服碳水化合物也同样有益。应该在术前12小时避免使用长效的镇静剂，因为这可能影响术后早期的下床活动及口服进食。在2009年，Cochrane数据库研究显示，成人日间手术时给予抗焦虑药物，有可能影响术后4小时的精神运动功能，影响病人的运动能力、进食及饮水。

六、预防性抗血栓

在结肠手术病人中不进行预防性抗血栓时，无症状性深静脉血栓形成（DVT）的发生率约为30%，发生致死性肺栓塞的发生率约为1%。恶性疾病、继往有盆腔手术史、术前使用皮质激素、有多种并发症及高凝状态是DVT的高危人群。结直肠手术病人应该接受机械性的预防性抗血栓治疗，如合适的弹力袜、间歇性压力梯度仪治疗。有研究显示，对于高危人群预防性地使用低分子肝素进行药物性抗血栓预防也是有效的。术后更长时间的预防性抗血栓治疗，目前证据仍不足。

七、预防性抗生素及皮肤准备

Cochrane数据库的研究中发现，结肠手术需预防性使用抗生素，可以减少手术部位感染的发生。静脉使用抗生素最好在切皮前30～60分钟；如果手术时间较长可以重复使用一次剂量；抗生素应覆盖需氧菌及厌氧菌。若手术时间>3小时或超过所用抗生素半衰期的2倍，或成年病人术中出血量>1500 ml，术中应追加单次剂量。而口服抗生素的作用仍不明确。有研究显示无须进行皮肤准备。

八、麻醉方案及术中管理

推荐使用短半衰期的诱导药物，如异丙酚联合短半衰期的阿片药如芬太尼、瑞芬太尼等，也可以使用短半衰期的吸入药如七氟烷或地氟烷。使用短半衰期的肌松药，使用神经肌肉监测进行滴定。在手术时维持深度神经肌肉阻滞有利于手术视野暴露及完成手术操作。

麻醉医师对手术后结局有三个关键作用：手术时的应激控制、液体治疗、止痛。可以选择全身麻醉或全身联合中胸段硬膜外阻滞或周围神经阻滞（腹横肌平面阻滞）等麻醉方案。手术开始前实施神经阻滞，如腹横肌平面阻滞，椎旁阻滞等，以有效地降低术中阿片类药物和其他全身麻醉药物的用量，利于术后快速苏醒、加速胃肠功能恢复和尽早下地活动。应用脑电双频谱监测镇静深度（BIS 40 ~ 60），尤其适用于老年病人，以减少过度麻醉引起术后的认知障碍。在保证组织灌注及血容量稳定的前提下，联合使用血管活性药物维持血流动力学的稳定。在开放手术时，使用硬膜外止痛优于阿片类药物止痛，优势表现在止痛更好、恶心、呕吐更少等方面。在腹腔镜手术时，研究结果显示使用鞘内吗啡、静脉利多卡因及病人自控镇痛，临床效果均相当。区域神经阻滞可以减轻应激反应，减少胰岛素抵抗。术中液体的输注需要根据生理监测及平均动脉压等来判断；当容量正常时应使用血管活性药物进行维持，应避免水及氯化钠的过负荷。使用硬膜外麻醉有利于维护肠道的血流。微创监测心脏的输出量有利于判定液体治疗，如食管超声多普勒监测。另外，气道及通气的管理也对减少术后胸部感染及肺损伤有帮助。

九、术后恶心、呕吐的控制

PONV 在手术病人中的发生率为 25% ~ 35%，是住院病人不适及导致延迟出院的第一大因素。PONV 的病因是多因素的，可以分三类情况：病人自身因素、镇痛方案及手术因素。女性、不吸烟及有运动性疾病的病人是高危因素。使用挥发性麻醉药，如一氧化碳及静脉使用阿片止痛药将显著地增加发生 PONV 的风险。结直肠手术时 PONV 的发生率高达 70%。目前，强调针对所有手术的病人针对 PONV 进行常规预防性治疗，良好地控制 PONV 将减少病人的不适，提高病人的满意度。

近年来，提出了多模式地控制 PONV 的概念，在 ERAS 方案中包括药物及非药物的方法的联合。非止吐药物的方法包括避免使用吸入性麻醉药，而使用异丙酚进行诱导及维持麻醉。缩短术后禁食时间、口服碳水化合物饮品均有良好的效果。在麻醉时吸入高浓度的氧也可能降低 PONV 的发生率。区域性神经阻滞技术如硬膜外及腹横肌平面阻滞技术，可以有效地减少术后阿片止痛剂的使用量。使用 NSAIDs 也是另一种减少阿片止痛剂的方法，但使用 NSAIDs 之前应评估病人肾功能损伤、出血、吻合口瘘等风险及获益。

止吐药根据受体系统分为四类：类胆碱能、多巴胺能、5- 羟色胺及组胺。还有证据显示使用地塞米松通过中枢或外周机制对控制 PONV 也有效，但它的免疫抑制及对肿瘤的长期效果的影响仍不可知。常用的预防性控制 PONV 的药物是地塞米松与昂丹司琼等的联合使用；使用地塞米松也有提高止痛效果的报道。

十、手术方法的选择

腹腔镜结肠癌手术的长期治疗效果，已经被数个随机对照临床试验的结果证实：通过比较局部复发率和总体生存率，腹腔镜结肠癌手术的长期肿瘤学效果和开腹手术相同，两者的手术并发症发生率无差别，但前者的术后短期结果明显优于后者。基于 2004 年发表于《新英格兰医学杂志》的 COST 研究的结果，美国结直肠外科医师协会、胃肠道内镜外科医师协会以及 NCCN《结肠癌临床实践指南》均推荐，腹腔镜手术可以用于治疗可以治愈的结肠癌，但暂不推荐用于治疗合并远处转移、梗阻及穿孔的结肠癌。

关于腹腔镜直肠癌手术，虽然其微创效果早已见诸报道，但术后局部复发情况及远期生存效果的报道直至近几年方见出炉。COREAN、COLOR Ⅱ等临床研究的结果表明，腹腔镜直肠癌手术的3年局部复发率、无瘤生存率及总体生存率均不劣于开腹手术。然而，ACOSOG Z6051、ALacaRT等研究结果则表明，腹腔镜手术环周切缘阳性及直肠全系膜切除不彻底的发生率更高，认为从手术标本质量及组织病理学评估的角度，尚不能确定腹腔镜手术与开腹手术相比具有非劣性。鉴于上述随机对照临床试验得出的结论不尽相同，2016年版NCCN《直肠癌临床实践指南》建议：①腹腔镜直肠癌手术应该由具有腹腔镜全直肠系膜切除术经验的术者来实施；②对于术前分期存在环周切缘阳性的高危因素的局部进展期直肠病人，建议优先选择开腹手术；③急性肠梗阻或肿瘤导致穿孔病人，不推荐腹腔镜手术。

有争论认为，开腹手术使用ERSA方案时，是否与腹腔镜手术产生相同的临床优势。有两个小型的随机对照的研究产生两个矛盾的结果，一个研究结果显示两组住院时间无显著差异；另一个研究结果显示腹腔镜组缩短了2.5天。在LAFA研究中，多中心的RCT研究显示(9个德国的中心完成)，腹腔镜组显著地缩短了总住院时间约2天；回归分析发现腹腔镜手术是减少住院时间及并发症的唯一相关因素。更进一步的研究提示，腹腔镜手术可以在择期90%的结直肠手术中应用，且中转率低于10%。因此建议，将腹腔镜微创技术与ERAS理念相结合应用于临床。

其他手术方式还包括机器人手术、单孔腹腔镜手术及手辅助腹腔镜手术等。机器人手术的优势是三维视野、7个自由度、消除了颤抖、动作缩小及主刀医师体位舒适；但这些优势是否能够转化了临床更好的效果，仍需进一步地研究。单孔腹腔镜手术、手辅助腹腔镜手术的优势也仍待进一步地研究观察。

十一、鼻胃管

1995年一个meta分析结果显示，在结肠手术中应该避免常规置放鼻胃管，这将降低发热、咽炎、肺不张、肺炎和恶心、呕吐的发生率。有8个RCT研究包括862个病人，如果不放置鼻胃管术后第一次通气时间提前约12小时。2011年有meta分析证实了同一个结论。研究表明，不常规放置鼻胃管，肺炎的并发症更少，而吻合口瘘的发生率相当。无须常规放置鼻胃管，除非是为了排空进入胃腔内的气体。

十二、预防术中低体温

维持正常体温是维持机体内稳态的一个重要措施。当体温低于36℃时，苏醒延迟、切口感染发生率将增高，且心脏并发症及出血并发症增加。在康复时，低体温病人发生寒战的概率增加，将增加氧消耗。无低体温的病人疼痛评分也更低。使用保温毯等有利保持病人中手术中的中心温度，对手术时间较长时更加重要，这些保温措施需要一直维持到术后。静脉的输液也需要加温。

十三、围手术期液体管理

液体输注过量或不足，均可以导致脏器的血流灌注不足，引起术后器官功能障碍及并发症的发生，从而延迟病人的康复出院速度。血容量是心脏输出量及组织氧输送的一个重要决定参数。低血容量将导致重要器官及肠道的低灌注，这将导致并发症发生。然而，使用过多的液体也将导致肠道水肿及肺间质水肿，这也将导致并发症。如果病人容量正常，应通过血管活性药物来维持血压，以避免液体过多。有研究显示，正常情况下，术中非显性的失水量一般不超过1 ml/(kg·h)，并没有原来想象的那么多。由于手术引起的神经内分泌反应，术中尿量也可能减少，但无须为了追求尿量的正常而过多输液；需要进行合理监测指导下的补液。在正常血容量时，由于神经阻滞引起的血管扩张产生低血压，无须输注晶体或胶体来纠正，此举可能导致液体过负荷，仅需使用小剂量的血管活性药物进行收缩血管即可。

术中推荐限氯离子的平衡晶体液，有证据显示可减少高氯代谢性酸中毒的风险，而使用通常的生理盐水有增加手术病人发生肾功能不全、术后并发症及死亡的风险。一般情况下，使用晶体维持在 1.5 ~ 2 ml/(kg·h) 输液即可维持腹部大手术的液体内稳态，且不会发生术后因为液体过多引起的体重过重（>2.5 kg/d)，以减少术后并发症及避免延长术后的住院时间。

很显然开腹手术与腹腔镜手术相比，液体的需求是不同的，因为液体转移、肠道处理及全身炎症反应综合征（systemic inflammatory response syndrome，SIRS）的增加而不同。使用硬膜外止痛将会改变血管张力及静脉通透性，将影响液体治疗。腹腔镜手术将对液体的转移影响较小，对液体的需要量减少。

尽可能地减少液体的转移，如避免肠道准备、术前口服含碳水化合物饮品，减少肠道操作及减少血液丢失等。控制性输液提法不太准确，更好的提法是平衡的液体治疗。针对高风险的结直肠手术病人推荐进行目标导向性液体治疗（GDFT）的策略。

术后静脉液体应尽量地减少，避免液体过多；肠道途径补液优先。限氯的平衡晶体液优于传统的生理盐水，有利于维持电解质的平衡。

十四、腹腔 / 盆腔引流管

放置腹腔 / 盆腔引流管的弊端：①限制了病人自由活动的能力；②增加了病人的疼痛感及其他不适感；③还增加了逆行感染的风险。有研究证实，择期结直肠术后病人无须常规留置腹腔引流管，并不增加术后感染及吻合口瘘等并发症。2016 年发表的一项 meta 分析也证实，结直肠术后常规放置引流管是无益处的。2017 年，美国加速康复与围手术期质量控制学会的《择期结直肠手术加速康复外科术后感染预防的专家共识》也不建议对结肠手术常规放置腹腔引流管，但直肠手术的盆腔引流管是否放置则由外科医师自行决定。因此，可据结肠手术术中情况选择性留置腹腔引流管，如术中留置腹腔引流管，术后排除吻合口瘘、腹腔内出血、感染等并发症及肠功能恢复后，建议尽早拔除。然而，直肠切除手术的并发症率（如吻合口瘘、输尿管损伤、盆腔内出血等）明显高于结肠手术，且术后盆腔会留下较大的空腔，易形成积液，因此直肠手术后留置盆腔引流管有助于观察并早期处理盆腔内并发症，亦有助于引流盆腔积液。因此，直肠手术后建议术者根据术中情况选择盆腔引流管的种类和数量。

十五、导尿管

大手术中、后使用膀胱引流以监测尿量及防止尿潴留，但留置导尿超过 2 天以上，将增加 2 倍尿路感染的发生率。耻骨上膀胱穿刺引流与经尿道引流相比，感染更少且病人舒适，低位直肠手术时，可以考虑使用耻骨上膀胱穿刺引流的方法。更令人鼓舞的研究显示，择期 65 例的结肠手术病人术后不常规留置导尿管，结果尿潴留的发生率为 9.0%，尿路感染发生率为 1.5%。

十六、预防术后肠麻痹

术后肠麻痹是延迟术后出院的一个重要因素，减少术后肠麻痹也是 ERAS 的一个重要目标。没有一个胃肠动力药被证明对促进术后肠麻痹有效。中胸段硬膜外止痛比常规静脉阿片药止痛对预防术后肠麻痹更有效。应该避免术中及术后的过度液体负荷，其将影响胃肠功能的恢复。腹腔镜辅助的结直肠切除与开腹手术相比，其可以促进肠功能的更快恢复，更早地恢复口服进食。咀嚼口香糖，使用比沙可啶、爱维莫潘等药物，都有可能对促进术后肠麻痹的恢复有效。

十七、术后镇痛

采用多模式止痛方案，可以联合使用静脉或口服对乙酰氨基酚；静脉使用 NSAIDs，选择性或非选择的 COX2 环氧化酶抑制剂均可以发挥抗感染、止痛的作用；静脉使用羟考酮等制剂可以帮助控制内脏痛；切口使用罗哌卡因浸润可以帮助控制外周神经痛等。尽量避免或减少使用阿片类止痛药，以减少其引起的肠麻痹、腹胀、恶心、呕吐、尿潴留等不良反应。很好的术后止痛，将有利术后早期活动；避免或减少使用阿片类止痛剂，以减少其不良反应，将有利于胃肠功能的早期恢复及恢复进食。有研究显示，术后使用皮质激素治疗，可以帮助提高止痛效果，具有改善肺功能及全身抗感染作用，并不增加切口感染及裂开的并发症，但仍需要注意临床安全性的研究。使用 NSAIDs 之前应评估病人肾功能损伤、出血、吻合口瘘等风险及获益。

开腹手术时，术后留置使用中胸段硬膜外导管进行止痛是最好的选择之一，可以提供术后 72 小时内更好地止痛，有利于肠道早期功能恢复。有 meta 分析显示，使用中胸段硬膜外止痛与阿片止痛方案相比，结果改善了止痛、并发症及控制 PONV 更佳。由于交感神经阻滞有可能引起低血压，因此在血容量正常的情况，应使用血管活性药物进行处理。硬膜外止痛术后使用 48 ~ 72 小时应去除，一般此时病人已恢复肠运动功能。但术后硬膜外留置导管止痛，需要注意可能有置管技术失败及发生穿刺出血、感染等并发症的风险。

近来的研究显示，腹腔镜手术术后疼痛时间比开腹手术短，甚至有术后 23 小时出院。如果在腹腔镜手术后早期口服饮食，术后 24 小时可以通过口服止痛药镇痛。因此，腹腔镜手术时，不常规推荐使用硬膜外术后止痛。

十八、围手术期营养管理及术后早期进食

大多择期结肠切除手术病人术前可以正常饮食，且大多营养状态正常。最近研究发现，结直肠手术病人低肌肉群是术后并发症及延长住院时间的一个预测因素。由于结直肠手术病人术前常有能量及蛋白质的摄入不足，因此需要仔细地询问病史。在 ERAS 方案中，术前 1 天及术后 4 天，使用口服辅助营养（ONS）。在一个研究中联合使用术前口服碳水化合物、硬膜外镇痛及术后肠道营养，获得了术后更好的氮平衡、更好的血糖正常水平而不需要使用外源性胰岛素。如果病人体重严重下降，围手术期应口服辅助营养，并持续至病人回家。严重营养不良的病人，术前 7 ~ 10 天即可给予营养支持 [口服和（或）肠外]，可减少感染并发症及吻合口瘘发生。对于老年人的特殊营养素的缺乏，应根据情况给予补充维生素及微量元素。

在术后阶段，ERAS 方案的病人可以术后 24 小时之内很快恢复饮水，并且很快恢复正常饮食，达到 1200 ~ 1500 kcal/d。有研究显示，早期口服或肠内营养与完全禁食相比，可以促进术后肠功能的早期康复，减少术后感染并发症及缩短住院时间。然而，如果不使用多模式镇痛的方案，术后早期进食有可能增加呕吐的风险。

不同的免疫营养的方案在以前有研究报道，包括谷氨酰胺、N-3 脂肪酸、核苷酸、精氨酸等，对临床减少感染并发症等可能有利。但这些都在传统的围手术期方案中所观察到的结果，是否在 ERAS 减少了应激的方案中有效还未知。

十九、早期活动

长期不活动将导致骨骼肌的丢失、体弱、酸血症、胰岛素抵抗及血栓形成等并发症，并将导致活动能力的下降。早期活动可以减少胸部并发症及减少不活动引起的胰岛素抵抗；联合早期下床活动及营养支持，将改善肌肉强度。LAFA 研究的回归分析发现，术后 1 ~ 3 天活动与 ERAS 的成功预后显著相关。相反，术后第一天不能早期下床活动，可能是由于镇痛不足，持续的静脉输液，留置导尿管、病人的动力及合并疾病等因素所导致。最近的一个研究发现，不能下床活动是 ERAS 依从性变异及延长住院时间

的一个最重要的因素之一。

二十、评估及审查制度

临床路径的标准化及审查 ERAS 执行的质量，将有利于质量的持续改进。审查依从性是执行 ERAS 的一个重要措施。可以通过三个维度评估 ERAS 的效果：① ERAS 对临床结局(住院时间、再入院率、并发症)的影响；②功能的恢复及病人的体验；③ ERAS 方案的依从性(或变异性)。

二十一、出院标准及随访

出院标准应严格执行，以保证 ERAS 方案的顺利进行。标准一般包括：自由行走、口服止痛剂时无痛、恢复口服营养或半流质饮食，已无发生并发症的风险；回家有照护的条件，且病人愿意出院。术前进行良好的宣教，有助于执行出院标准。

应加强病人回家后的随访，以及建立明确的再入院的“绿色通道”。在病人回家的 24 ~ 48 小时内应进行电话随访及指导，术后 7 ~ 10 天应来门诊进行回访，如进行伤口拆线以及讨论病理检查结果，计划进一步的抗肿瘤治疗等。一般而言，ERAS 的临床随访至少应持续到术后 30 天。

(江志伟　王　刚)

参考文献

1. Egbert LD, Battit GE, Welch CE, et al. Reduction of postoperative pain by encouragement and instruction of patients. A study of doctor-patient rapport. N Engl J Med, 1964, 270: 825-827.
2. Kiecolt-Glaser JK, Page GG, Marucha PT, et al. Psychological influences on surgical recovery. Perspectives from psychoneuroimmunology. Am Psychol, 1998, 53: 1209-1218.
3. Dronkers JJ, Lamberts H, Reutelingsperger IM, et al. Preoperative therapeutic programme for elderly patients scheduled for elective abdominal oncological surgery: a randomized controlled pilot study. Clin Rehabil, 2010, 24(7): 614-622.
4. Güenaga KF, Matos D, Wille-Jørgensen P. Mechanical bowel preparation for elective colorectal surgery. Cochrane Database Syst Rev, 2011(9):CD001544.
5. Bellows CF, Mills KT, Kelly TN, et al. Combination of oral non-absorbable and intravenous antibiotics versus intravenous antibiotics alone in the prevention of surgical site infections after colorectal surgery: a meta-analysis of randomized controlled trials. Tech Coloproctol, 2011, 15(4): 385-395.
6. Nicholson GA, Finlay IG, Diament RH, et al. Mechanical bowel preparation does not influence outcomes following colonic cancer resection. Br J Surg,2011,98(6):866-871.
7. Cannon JA, Altom LK, Deierhoi RJ, et al. Preoperative oral antibiotics reduce surgical site infection following elective colorectal resections. Dis Colon Rectum,2012,55(11):1160-1166.
8. Kiran RP, Murray ACA, Chiuzan C, et al. Combined preoperative mechanical bowel preparation with oral antibiotics significantly reduces surgical site infection, anastomotic leak, and ileus after colorectal surgery. Ann Surg,2015,262(3):416-425.
9. Holubar SD, Hedrick T, Gupta R, et al. American Society for Enhanced Recovery (ASER) and Perioperative Quality Initiative (POQI) joint consensus statement on prevention of postoperative infection within an enhanced recovery pathway for elective colorectal surgery. Perioperative Medicine, 2017, 6:4.

10. Brady M, Kinn S, Stuart P. Preoperative fasting for adults to prevent perioperative complications. Cochrane Database Syst Rev,2003(4):CD004423.
11. Practice guidelines for preoperative fasting and the use of pharmacologic agents to reduce the risk of pulmonary aspiration: application to healthy patients undergoing elective procedures: a report by the American Society of Anesthesiologist Task Force on Preoperative Fasting. Anesthesiology,1999,90(3): 896-905.
12. Smith I, Kranke P, Murat I, et al. Perioperative fasting in adults and children: guidelines from the European Society of Anaesthesiology. Eur J Anaesthesiol, 2011,28(8):556-569.
13. Hausel J, Nygren J, Lagerkranser M, et al. A carbohydrate-rich drink reduces preoperative discomfort in elective surgery patients. Anesth Analg,2001,93(5):1344-1350.
14. Nygren J, Soop M, Thorell A, et al. Preoperative oral carbohydrate administration reduces postoperative insulin resistance. Clin Nutr, 1998, 17(2):65-71.
15. Nygren J, Thorell A, Ljungqvist O. Preoperative oral carbohydrate nutrition: an update. Curr Opin Clin Nutr Metab Care, 2001, 4(4):255-259.
16. Walker KJ, Smith AF. Premedication for anxiety in adult day surgery. Cochrane Database Syst Rev, 2009 (4): CD002192.
17. Amaragiri SV, Lees TA. Elastic compression stockings for prevention of deep vein thrombosis. Cochrane Database Syst Rev, 2000(3): CD001484.
18. Hill J, Treasure T. Reducing the risk of venous thromboembolism (deep vein thrombosis and pulmonary embolism) in patients admitted to hospital: summary of the NICE guideline. Heart,2010,96(11): 879-882.
19. Kwon S, Meissner M, Symons R, et al. Perioperative pharmacologic prophylaxis for venous thromboembolism in colorectal surgery. J Am Coll Surg, 2011,213(5):596-603.
20. Nelson RL, Glenny AM, Song F. Antimicrobial prophylaxis for colorectal surgery. Cochrane Database Syst Rev, 2009(1): CD001181.
21. Steinberg JP, Braun BI, Hellinger WC, et al. Timing of antimicrobial prophylaxis and the risk of surgical site infections: results from the Trial to Reduce Antimicrobial Prophylaxis Errors. Ann Surg, 2009,250(1):10-16.
22. Punjasawadwong Y, Boonjeungmonkol N, Phongchiewboon A. Bispectral index for improving anaesthetic delivery and postoperative recovery. Cochrane Database Syst Rev, 2007(4): CD003843.
23. Block BM, Liu SS, Rowlingson AJ, et al. Efficacy of postoperative epidural analgesia: a meta-analysis. JAMA,2003,290(18): 2455-2463.
24. Werawatganon T, Charuluxanun S. Patient controlled intravenous opioid analgesia versus continuous epidural analgesia for pain after intra-abdominal surgery. Cochrane Database Syst Rev, 2005(1): CD004088.
25. Jorgensen H, Wetterslev J, Moiniche S, et al. Epidural local anaesthetics versus opioid-based analgesic regimens on postoperative gastrointestinal paralysis, PONV and pain after abdominal surgery. Cochrane Database Syst Rev, 2000(4): CD001893.
26. Levy BF, Scott MJ, Fawcett WJ, et al. Optimizing patient outcomes in laparoscopic surgery. Colorectal Dis, 2011,13(Suppl 7):8-11.

27. Chandrakantan A, Glass PS. Multimodal therapies for postoperative nausea and vomiting, and pain. Br J Anaesth, 2011,107(Suppl 1):i27-i40.
28. Carlisle JB, Stevenson CA. Drugs for preventing postoperative nausea and vomiting. Cochrane Database Syst Rev, 2006(3): CD004125.
29. Lacy AM, García-Valdecasas JC, Delgado S, et al. Laparoscopy-assisted colectomy versus open colectomy for treatment of non-metastatic colon cancer: a randomised trial. Lancet, 2002,359(9325):2224-2229.
30. A comparison of laparoscopically assisted and open colectomy for colon cancer. N Engl J Med, 2004,350(20):2050-2059.
31. Jayne DG, Guillou PJ, Thorpe H, et al. Randomized trial of laparoscopic-assisted resection of colorectal carcinoma: 3-year results of the UK MRC CLASICC Trial Group. J Clin Oncol, 2007,25(21):3061-3068.
32. Buunen M, Veldkamp R, Hop WC, et al. Survival after laparoscopic surgery versus open surgery for colon cancer: long-term outcome of a randomised clinical trial. Lancet Oncol, 2009,10(1):44-52.
33. Bonjer HJ, Deijen CL, Abis GA, et al. A randomized trial of laparoscopic versus open surgery for rectal cancer. N Engl J Med, 2015, 372(14):1324-1332.
34. eong SY, Park JW, Nam BH, et al. Open versus laparoscopic surgery for mid-rectal or low-rectal cancer after neoadjuvant chemoradiotherapy (COREAN trial): survival outcomes of an open-label, non-inferiority, randomised controlled trial. Lancet Oncol, 2014,15(7):767-774.
35. Fleshman J, Branda M, Sargent DJ, et al. Effect of Laparoscopic-Assisted Resection vs Open Resection of Stage II or III Rectal Cancer on Pathologic Outcomes: The ACOSOG Z6051 Randomized Clinical Trial. JAMA, 2015,314(13):1346-1355.
36. Stevenson AR, Solomon MJ, Lumley JW, et al. Effect of Laparoscopic-Assisted Resection vs Open Resection on Pathological Outcomes in Rectal Cancer: The ALaCaRT Randomized Clinical Trial. JAMA, 2015,314(13):1356-1363.
37. Basse L, Jakobsen DH, Bardram L, et al. Functional recovery after open versus laparoscopic colonic resection: a randomized, blinded study. Ann Surg, 2005,241(3):416-423.
38. King PM, Blazeby JM, Ewings P, et al. Randomized clinical trial comparing laparoscopic and open surgery for colorectal cancer within an enhanced recovery programme.Br J Surg, 2006,93(3):300-308.
39. Vlug MS, Wind J, Hollmann MW, et al. Laparoscopy in combination with fast track multimodal management is the best perioperative strategy in patients undergoing colonic surgery: a randomized clinical trial (LAFA-study). Ann Surg, 2011,254(6):868-875.
40. Buchanan GN, Malik A, Parvaiz A, et al. Laparoscopic resection for colorectal cancer. Br J Surg, 2008,95(7):893-902.
41. Cheatham ML, Chapman WC, Key SP, et al. A meta-analysis of selective versus routine nasogastric decompression after elective laparotomy. Ann Surg,1995,221(5):469-476.
42. Rao W, Zhang X, Zhang J, et al. The role of nasogastric tube in decompression after elective colon and rectum surgery: a meta-analysis. Int J Colorectal Dis, 2011,26(4):423-429.
43. Kurz A, Sessler DI, Lenhardt R. Perioperative normothermia to reduce the incidence of surgical-wound infection and shorten hospitalization. Study of Wound Infection and Temperature Group. N Engl J Med, 1996,334(19):1209e.

44. Varadhan KK, Lobo DN. A meta-analysis of randomised controlled trials of intravenous fluid therapy in major elective open abdominal surgery: getting the balance right.Proc Nutr Soc, 2010,69(4):488-498.
45. Lamke LO, Nilsson GE, Reithner HL. Water loss by evaporation from the abdominal cavity during surgery.Acta Chir Scand, 1977,143:279-284.
46. Mythen MG, Swart M, Acheson N, et al. Perioperative fluid management: consensus statement from the enhanced recovery partnership. Perioper Med (Lond), 2012,1:2.
47. Cecconi M, Corredor C, Arulkumaran N, et al. Clinical review: goal-directed therapy-what is the evidence in surgical patients?The effect on different risk groups.Crit Care, 2013,17:209.
48. Merad F, Hay JM, Fingerhut A, et al. Is prophylactic pelvic drainage useful after elective rectal or anal anastomosis? Amulticenter controlled randomized trial. French Association for Surgical Research. Surgery, 1999,125:529-535.
49. Sagar PM, Couse N, Kerin M, et al. Randomized trial of drainage of colorectal anastomosis. Br J Surg,1993,80:769-771.
50. Zhang HY, Zhao CL, Xie J, et al. To drain or not to drain in colorectal anastomosis: a meta-analysis. Int J Colorectal Dis, 2016,31(5):951-960.
51. Wald HL, Ma A, Bratzler DW, et al. Indwelling urinary catheter use in the postoperative period: analysis of the national surgical infection prevention project data. Arch Surg,2008,143:551-557.
52. Alyami M, Lundberg P, Passot G, et al. Laparoscopic colonic resection without urinary drainage: is it “feasible”. J Gastrointest Surg,2016,20:1388-1392.
53. Alfonsi P, Slim K, Chauvin M, et al. French guidelines for enhanced recovery after elective colorectal surgery. J Visc Surg, 2014,151:65-79.
54. Khoo CK, Vickery CJ, Forsyth N, et al. A prospective randomized controlled trial of multimodal perioperative management protocol in patients undergoing elective colorectal resection for cancer. Ann Surg, 2007,245:867-872.
55. Soop M, Carlson GL, Hopkinson J, et al. Randomized clinical trial of the effects of immediate enteral nutrition on metabolic responses to major colorectal surgery in an enhanced recovery protocol. Br J Surg, 2004,91(9):1138-1145.
56. Waitzberg DL, Saito H, Plank LD, et al. Postsurgical infections are reduced with specialized nutrition support. World J Surg, 2006,30(8):1592-1604.
57. Lewis SJ, Egger M, Sylvester PA, et al. Early enteral feeding versus “nil by mouth” after gastrointestinal surgery: systematic review and meta-analysis of controlled trials. BMJ, 2001,323(7316): 773-776.
58. Lassen K, Soop M, Nygren J, et al. Consensus review of optimal perioperative care in colorectal surgery: Enhanced Recovery After Surgery (ERAS) Group recommendations. Arch Surg, 2009,144(10):961-969.
59. Vlug MS, Bartels SA, Wind J, et al. Which fast track elements predict early recovery after colon cancer surgery. Colorectal Dis, 2012,14(8):1001-1008.
60. Gustafsson UO, Scott MJ, Schwenk W, et al. Guidelines for perioperative care in elective colonic surgery: Enhanced Recovery After Surgery (ERAS(®)) Society recommendations. World J Surg, 2013,37(2):259-284.

第十五章 直肠和盆腔手术

一、直肠盆腔解剖生理概要

直肠的上端起自第三骶椎平面与乙状结肠相连，而后经过骶尾骨的腹面弯曲下行，穿过盆底与肛管相连，全长 12 ~ 15 cm。直肠与乙状结肠相连处，外科通常称为直乙交界段，其肠腔较小，是整个结直肠最狭窄之处；自此以下逐步扩大，至骶骨前面凹窝处直径最大，称为直肠壶腹部。

直肠和肛管在盆腔及会阴部的位置依赖于若干肌肉、韧带、筋膜及其他组织支持和固定，重要者包括外括约肌、内括约肌及肛提肌等。直肠肛管的动脉供应来自 1 支直肠上动脉、2 支直肠下动脉和 2 支肛管动脉，而静脉分布于动脉相同，但这些静脉均来自 2 个静脉丛即直肠上静脉丛和直肠下静脉丛，分别汇入门静脉和腔静脉。直肠的神经分为交感神经和副交感神经，其中交感神经源自肠系膜下静脉丛，主要骶前神经、盆腔自主神经等，支配射精、阴茎(阴蒂)勃起等功能，副交感神经与交感神经混合后分布于直肠壁和内括约肌，其作用主要在于增加蠕动、促进分泌并开放内括约肌。以上肌肉、血管和神经是直肠盆腔重要的解剖结构，手术时应注意层次，精细操作，避免损伤。

直肠和肛管的主要生理功能是排出粪便。正常情况下，粪便储存在乙状结肠内，直肠中并无粪便，只是在排便前，先有结肠的不自主蠕动收缩，使大便进入直肠，胀满的直肠引起便意和内括约肌的反射松弛，再促使机体自主地松弛其外括约肌，同时增加腹内压促进粪便排出体外。正常排便一次可以将结肠脾曲以下的粪便完全排出。直肠的充盈感(便意)不仅在自然排便时有意义，且对直肠肛管手术后如何控制排便也有重要作用。直肠全部切除后仅单纯保留肛门括约肌会导致病人术后控制排便能力很差，形成失禁现象。因此，目前认为保留直肠下端 3 ~ 4 cm 是保证病人能自我控制排便的重要条件，此距离对行直肠切除术的病人有指导意义。

二、ERAS 在直肠和盆腔手术中的应用

1997 年，丹麦的 Kehlet 教授率先提出了快速康复外科(fast track surgery，FTS)理念，经过多年的实际应用，人们在此基础上又提出了 ERAS 理念，即在循证医学证据指导下，采取一系列围手术期优化处理措施，以减少手术病人的创伤、应激，维持正常的生理及心理功能，达到快速康复，其具体实施方案包括：术前宣教，术前戒烟 / 戒酒 4 周以上，不常规术前机械性肠道准备，术前 6 小时可口服固体食物，术前 2 小时口服碳水化合物，不常规给予术前镇静、深静脉血栓预防，术前 30 ~ 60 分钟给予预防性抗生素，标准化麻醉方案，预防术后恶心、呕吐，微创手术、术后不常规留置鼻胃管，不常规放置腹 / 盆腔引流管，优化术中 / 术后补液、术中保温，尽早拔除导尿管，综合术后镇痛，术后早期经口进食，术后早期下床活动等。ERAS 的成功应用，降低了病人的并发症发生风险、再入院风险以及死亡风险，减少了住院费用和住院时间，治疗效果好，病人满意度高。一项回顾性队列研究表明，ERAS 除了满意的短期效果，亦能够显著地改善直肠癌病人术后的 5 年生存率，并且，对于 ERAS 方案的依从性越高，效果越明显，这可能与免疫抑制以及改变免疫应答有关。ERAS 在结直肠外科中应用最早、普及最广，目前也已经成功

应用于肝胆外科、胃肠外科、骨科、妇产科等多个外科领域。本文主要从术前、术中和术后等几个方面介绍 ERAS 在直肠和盆腔手术中的具体应用(表 15-1)。

表 15-1 ERAS 在直肠和盆腔手术中的具体应用

ERAS 项目	建议	证据水平	推荐等级
术前咨询	病人应常规接受专门的术前咨询	低	强
术前优化	建议在直肠手术前 4 周,优化身体条件(如贫血),停止吸烟和饮酒。增加运动可能是有益的。营养不良的病人术前应考虑专门的营养支持	医疗优化:中 术前锻炼:极低 戒烟:中 戒酒:低	医疗优化:强 术前锻炼:无 戒烟:强 戒酒:强
肠道准备	一般情况,MBP 不能用于盆腔手术。然而,当计划回肠造口时,MBP 可能是必要的(尽管这需要进一步研究)	前切除术(不应用 MBP):高 全直肠系膜切除及造口(应用 MBP):低	前切除术:强 全直肠系膜切除及造口:弱
术前禁食水	麻醉诱导前 2 小时可口服清质液体,6 小时可口服固体食物	中	强
糖预处理	对所有非糖尿病病人应给予术前糖预处理	减轻术后胰岛素抵抗:中 提高临床疗效:低	强
麻醉前用药	使用长效苯二氮䓬类药物无优势 短效苯二氮䓬类药物可用于年轻病人的潜在疼痛干预(脊髓或硬膜外动脉导管插入),但不应用于老年人(年龄 >60 岁)	中	强
预防血栓栓塞	病人应穿戴合身的加压长袜,并使用低分子量肝素进行药物预防 结直肠癌或其他 VTE 风险增加的病人应考虑延长预防措施至 28 天	高	强
预防性应用抗生素	切皮前单剂量给药。根据药物的半衰期和手术时间,可重复用药	高	强
皮肤准备	最近的一项 RCT 表明,氯己定、乙醇擦洗皮肤准备优于聚维酮碘	中	常规皮肤准备:强 特异性皮肤准备:弱
标准麻醉方案	减轻手术应激反应,维持术中血流动力学、中枢和外周氧饱和度、肌松、麻醉深度和适当的镇痛是强烈推荐的	硬膜外麻醉:中 静注利多卡因:低 瑞芬太尼:低 高氧浓度:高	硬膜外麻醉:强 静注利多卡因:弱 瑞芬太尼:强 高氧浓度:强
预防术后恶心呕吐(PONV)	应用多模式方案预防 PONV,若出现 PONV,应采取多模式方案治疗	高风险病人:高 所有病人:低	强

续表

ERAS 项目	建议	证据水平	推荐等级
腹腔镜良性疾病切除	腹腔镜直肠和直肠结肠良性疾病切除被证实是安全的,降低围手术期应激(主要降低术后肠梗阻),减少住院天数和更少的总体并发症	低	强
腹腔镜直肠癌切除术	目前并不常规推荐腹腔镜下直肠癌切除术,试验设定或正在审核的专业中心除外,除非相同的肿瘤学结局得到证实	中	强
鼻胃管	术后不应常规应用鼻胃管	高	强
预防术中低体温	接受直肠手术的病人需要在手术期间和术后对体温进行监测,应努力避免低温,因为它有增加围手术期并发症风险	高	强
围手术期液体管理	针对心输出量进行液体平衡优化,避免液体过多,推荐动脉低血压时应用升压药及采用食管多普勒系统进行靶向液体治疗	中	强
腹腔引流管	不应常规使用盆腔引流管	低	弱
尿管	盆腔术后预估尿潴留风险低的病人,术后 1 天可安全拔出经尿道膀胱导管,即使是使用硬膜外麻醉	低	弱
膀胱造瘘管	术后长时间尿潴留风险增加病人,建议留置膀胱造瘘管	长期导管:低	弱
咀嚼口香糖	直肠切除术后肠道功能优化的多途径应包括咀嚼口香糖	中	强
术后缓泻剂和促胃肠动力药物	直肠切除术后肠道功能优化的多途径应包括口服泻药	低	弱
术后镇痛	推荐开腹直肠术后 48 ~ 72 小时采用 TEA,优于全身阿片类药物。静脉注射利多卡因也能提供满意的镇痛效果,但缺乏直肠手术的证据。若采取腹腔镜手术,硬膜外或静脉注射利多卡因,均达到了足够的疼痛缓解,并在住院时间和肠功能恢复时间无差异。直肠疼痛可能是神经源性的,需采取多模式止痛方法治疗。在直肠手术中常规使用伤口引流管和腹横肌平面阻滞证据有限	硬膜外镇痛(开腹手术):高 硬膜外镇痛(腹腔镜手术):低 静注利多卡因:中 伤口引流管及腹横肌平面阻滞:低	硬膜外镇痛(开腹手术):强 硬膜外镇痛(腹腔镜手术):弱 静注利多卡因:弱 伤口引流管及腹横肌平面阻滞:弱
早期进食	推荐直肠术后 4 小时经口进食	中	强

续表

ERAS 项目	建议	证据水平	推荐等级
口服营养制剂（ONS）	除了正常的食物摄入，还应该给病人提供 ONS 以保证摄取足够的蛋白质和能量	低	强
术后血糖控制	在专家定义的范围内维持围手术期血糖水平会产生更好的结果。因此，应通过减压措施或通过积极治疗来避免胰岛素抵抗和高血糖。血糖干预目标仍不确定，这取决于个体的安全性	采取减压措施：中 胰岛素控制血糖水平：低	采取减压措施：强 胰岛素控制血糖水平：弱
早期活动	病人应安排在一个鼓励独立和运动的环境。推荐术后当天下床活动 2 小时，之后每天 6 小时	低	强

（一）术前评估及宣教

术前评估及宣教在本书之前的章节已有详细介绍，共性的内容不做赘述。在直肠和盆腔手术前，病人最关注的问题往往是自己能否保留肛门，所以应重点介绍直肠手术的几种方式即 Dixon、Miles 与 Hartmann 手术的适应证与禁忌证，以便病人能清楚地认识到哪种手术方式更合适。

（二）术前肠道准备

手术部位感染（SSI）作为一种常见的术后并发症，是所有外科医师都在争相解决的一个问题。直肠手术后的常见感染部位包括切口、腹腔或盆腔、吻合口瘘。细菌培养发现，直肠术后的切口感染主要由内源性结肠细菌引起。减少肠腔内的粪便负荷和细菌数量，以及在污染时采取的适当措施，似乎可以有效地减少术后感染相关并发症，因此传统的直肠手术普遍采用机械性肠道准备。然而，最新的研究表明，无论是左半结肠、右半结肠或直肠手术，常规的机械性肠道准备，并不能有效地减少术后感染并发症，由于肠道受到机械性刺激，反而增加了感染和吻合口瘘的风险，延缓了术后肠道功能恢复，增加了住院时长。因此，ERAS 并不推荐机械性肠道准备。同时，由于肿瘤的消耗，直肠癌病人多伴有营养不良。国内外均有研究表明，术前根据病人病情，采用合理的营养支持治疗代替传统的肠道准备，将有利于降低手术部位感染发生率、促进病人术后康复。

（三）术前禁饮禁食

目前并无证据表明，直肠和盆腔手术前长时间禁食和禁饮可以防止误吸和反流的发生，因此多个国家的麻醉医师协会和 ERAS 指南推荐术前 6 小时可进食固态食物，术前 2 小时可进食流质碳水化合物。有研究表明，术前 12 小时饮 800 ml 含碳水化合物饮品，术前 2 ～ 3 小时饮 400 ml，可以减少术前的口渴、饥饿及烦躁，并且显著降低术后胰岛素抵抗的发生率，病人将处于一个更适宜的代谢状态，降低了术后高血糖及并发症的发生率。

（四）术前麻醉用药

病人如能经口进食，推荐术前晚和术日晨口服非甾体类抗炎药，进行术前预镇痛，有较好的止痛效果。有研究表明，术前 30 分钟经静脉或肌内注射非甾体类抗炎药可以显著地降低病人术后疼痛。除特殊病人，不推荐常规术前麻醉用药（镇静及抗胆碱药），对于情绪较紧张病人，可考虑给予少量抗焦虑药物。

（五）预防性应用抗生素

直肠和盆腔手术作为清洁 - 污染伤口，其（8% ~ 10%）比清洁伤口（1% ~ 2%）更容易感染。SSI 会导致吻合口瘘的发病率升高、住院时间延长、住院费用增多。当不应用抗生素时，感染相关术后并发症的发生率在 30% ~ 60%。这与手术方式（腹腔镜、开腹）、手术部位（结肠、直肠）、手术持续时间长（超过 3 小时）、年龄 > 60 岁、低蛋白血症、类固醇药物的使用等有很大的关系。因此，预防性使用抗生素显得尤为必要。预防性应用抗生素必须同时涵盖需氧菌及厌氧菌，ERAS 指南推荐抗生素应在切皮前 30 ~ 60 分钟单剂量给药，当手术时间超过 3 小时或药物半衰期的 2 倍以上，或术中出血量超过 1500 ml 时，可再次追加，且预防用药时间不应超过 24 小时，部分特殊手术不应超过 48 小时。美国医院药剂师协会（American Society of Health System Pharmacists，ASHP）、传染病学会（the Infectious Diseases Society of America，IDSA）、外科感染学会（the Surgical Infection Society，SIS）、卫生保健流行病学会（the Society for Healthcare Epidemiology of America，SHEA）共同制定的外科手术抗菌药物预防使用临床实践指南中推荐头孢菌素类药物作为腹部手术的预防性用药，国内也推荐第一代、第二代头孢（头孢唑啉、头孢呋辛）作为术前预防性用药，国外亦有研究证明，厄他培南在结直肠肿瘤的围手术期预防性用药取得了良好的效果。指南同时指出，静脉联合经口用药比单独静脉或经口用药效果要好。

（六）麻醉方案

传统的腹部手术，麻醉方式普遍采用全身麻醉，术后多采用阿片类药物进行镇痛，虽然镇痛效果明显，但是持续时间短，需要反复用药，并且伴有恶心、耐药及依赖成瘾性等不良反应，使用时需慎之又慎，现仅在爆发性疼痛的时候应用。若没有有效的止痛方案，会在一定程度上加重病人的应激反应，并且因为疼痛不适，对病人的早期肠内营养和早期功能锻炼也存在着不利影响。有效的疼痛管理方式对于 ERAS 方案的实施起着重要作用。因此，ERAS 建议采取术前预防性镇痛结合局部麻醉药物伤口局部浸润联合硬膜外止痛泵的多模式止痛方案，以求达到最好的止痛效果，降低不良反应。

NSAIDs 类药物作为一种理想的术前预防性镇痛药物，能够减少外周和中枢的前列腺素的生产，减少因为组织损伤和炎症带来的疼痛，并且减少机体对疼痛反应所引起的外周及中枢敏化作用，从而减少对有害刺激的反应。尽管其镇痛作用有限，甚至有临床案例显示双氯芬酸和塞来昔布会在一定程度上增加吻合口瘘的发生率，但它仍然是多模式镇痛环节中不可或缺的重要成分。若无禁忌证，可在围手术期进行规律用药。对于胸段硬膜外麻醉（thoracic epidural analgesia，TEA）或硬膜外止痛泵（epidural analgesia，EA），Bran 等及 Rodgers 等发现其能有效地降低内分泌代谢对创伤刺激的反应，降低因为分解代谢增加所导致的负氮平衡所引起的围手术期风险，并且能有效地降低肺栓塞、心肌梗死、肾衰竭等并发症，降低死亡率，同时，发现，当术后应用此方案 48 ~ 72 小时，效果最佳，能够有效地减轻术后疼痛、恶心、呕吐，降低术后并发症。也有研究表明，对于腹腔镜手术，蛛网膜下腔麻醉、静脉麻醉以及病人自控性药物镇痛法（patient-controlled anaesthesia，PCA）与硬膜外麻醉具有相同效果。多模式镇痛的最后一个重要组成部分就是局部麻醉药物区域阻滞，不仅能减轻术后应激反应，并且能够减少病人术后对止痛药的需求，减轻潜在的胃肠道不良反应。多种镇痛方式共同作用，使得病人术后早期（4 ~ 6 小时）进食、下床活动成为可能。

（七）手术方式

直肠和盆腔手术鼓励应用微创技术，例如机器人手术、腹腔镜手术、手助腹腔镜手术、经自然腔道内镜手术等。2014 版的 NCCN 指南认为，腹腔镜下直肠癌根治术仅适用于临床研究的直肠癌病人，并不推荐常规开展。原因在于直肠特别是低位直肠的手术，其解剖结构比较特殊，对于行新辅助化疗后的病人，肥胖的病人，骨盆狭小的病人，往往使腹腔镜手术的难度增高，手术时间延长。因此，术前应详细评估病人状态，与病人交流腹腔镜手术和开腹手术的利弊，结合病人的经济状况和实际情况，选择合适的手术方式，使病人最大程度地受益。

（八）放置鼻胃管

ERAS 指南推荐，直肠和盆腔手术中不适宜常规放置鼻胃管减压，这样可减少术后发热、肺不张及肺炎的发生率。如果在麻醉师行气管插管的过程中，有部分气体进入胃部，或病人胃胀影响手术操作，可术中插入鼻胃管进行胃肠减压，但应在病人麻醉清醒前予以拔除。

（九）术中体温管理

在体温中枢的精确调控下，人体能够对体温进行精确的调节，然而，由于麻醉对体温控制中枢的影响、手术时间过长、大量输注低温液体等，使得术中低体温常常发生，加重术后应激反应，增加不良反应的发生率，因此避免术中低体温显得十分必要。往往可以从室温控制、盖保温毯、温盐水冲洗腹腔、对要输注的液体进行加热等方面着手，应保持体温在 36℃左右，并且一直持续到术后。

（十）围手术期液体治疗

在直肠和盆腔的手术前，由于大多数病人术前可以通过经口进食清质碳水化合物，因此 ERAS 指南推荐应根据术中病人的液体丢失量来决定应该输注液体的量，大量的液体输入有可能导致肠道的水肿，增加术后吻合口瘘的风险。对于因为硬膜外麻醉引起的外周血管扩张导致的低血压，不建议大量输液来进行调控，而是应该应用血管收缩药物。限制性输液有助于减少心肺并发症以及切口愈合相关并发症，过量的晶体液输入有损内皮细胞，抑制和延缓术后胃肠功能的恢复，延长术后康复过程。

（十一）腹腔引流

研究结果表明，不推荐常规放置腹腔引流管。

（十二）尿道引流

在直肠和盆腔手术前，应充分对病人进行评估，以降低尿潴留的风险，评估包括是否存在前列腺疾病、手术方式是否为开腹手术、是否术前曾行新辅助治疗、盆腔肿瘤等。

在直肠切除术后，泌尿系统可能会受到影响。然而，有约 40% 的泌尿系感染是由于导尿管放置时间过长所引起的。在国外的指南中，导尿管应尽早地拔除（理想的状态是低于 24 小时），但仍应依据病人的具体情况决定。如果病人行硬膜外麻醉，则会存在尿潴留的潜在风险，应留置导尿超过 24 小时。一项最近的随机研究（215 名病人）提倡应尽早（术后第 2 天清晨）拔除尿管，以降低尿路感染的风险。国内的专家共识指出，应充分放置尿管 2 天左右。

还有一些研究表明，膀胱造瘘管与尿路感染的关系较小，可放置 4 天左右。

（十三）术后恶心、呕吐的治疗

术后病人出现恶心、呕吐的现象会影响病人经口进食、下床活动、切口愈合等多方面问题，因此应避免使用阿片类药物来减少恶心、呕吐的发生。对于术后的恶心、呕吐，可暂时关闭麻醉镇痛泵，待麻醉完全清醒后病人往往可自行缓解，但对于有呕吐风险的病人，应预防性应用止吐药，如格拉司琼、甲磺酸托烷司琼、地塞米松等，防止呕吐的发生。

（十四）预防肠麻痹以及促进胃肠蠕动

术后预防肠麻痹与肠梗阻是 ERAS 在肠道手术中需要重点关注的问题，最适宜的方法是让病人尽早下床活动，并且尽量减少阿片类药物的使用，以防止其引起的并发症。

一项随机研究表明（n=272），术后咀嚼口香糖可以促进胃肠道手术后病人的排便及促进胃肠蠕动，并且没有不良反应。

ERAS 指南指出，术后使用硫酸镁等口服泻药可以促进病人排便。一项随机研究表明，在行根治性子宫切除术的病人中（n=95）使用硫酸镁及比沙可啶栓剂，可以取得较好的效果。在单独接受直肠切除术的 200 例病人中，口服泻药可以使病人的平均首次排便时间提前 1 天，并且其经口进食不受影响。但术后口服泻药是否会增加吻合口瘘的概率仍需要更多的研究来证实，目前并无明确研究表明口服泻药会增加吻合口瘘的风险。

（十五）术后止痛

ERAS 的核心之一就是术后镇痛，传统的观念认为，术后病人应尽量卧床休息，而 ERAS 推荐病人应术后早期活动。病人在疼痛时，往往难以坚持下床活动，故应采取多模式的镇痛方式，使病人减轻疼痛。多模式镇痛包括术前口服镇痛药物，术前 30 分钟静脉或肌内注射镇痛药，切口局部封闭，腹横肌阻滞，应用镇痛泵，术后应用镇痛药等措施，使病人减轻疼痛。在病人能够耐受疼痛的情况下，尽量使用 NSAIDs 类药物作为镇痛药物，减少甚至不使用阿片类药物，以减少其引起的恶心、呕吐、肠功能恢复慢等并发症。

（十六）术后早期肠内营养支持

传统的观念认为，术后禁食水除了能够预防术后恶心、呕吐，并且能够避免食物对吻合口增加张力，保护吻合口，然而这并没有明确的证据。Lewis 等研究表明，术后早期肠内进食反而有利于促进肠道功能恢复，减少术后感染，缩短住院时间。早期经肠内营养支持的目的并不单纯地在于提供病人所需的热量及营养物质，而更重要的是促进肠蠕动，维护肠黏膜的功能。肠管组织的生长、增殖与修复所需要的营养物质均来自于直接与其接触的食糜，它可以促进肠黏膜细胞生长因子的产生和碱性磷酸酶的活性，增强肠黏膜的修复能力，改善其免疫功能，并且也有助于调整肠道菌群，减少肠道菌群的紊乱和肠道菌群移位。因此，肠内营养支持更符合人体生理功能，同时能够避免肠外营养支持所带来的静脉导管相关并发症、代谢性并发症和肝功能损害等不良反应，外科术后病人均应早期进行肠内营养支持，当肠内营养不能满足时，可辅助性选择肠外营养支持。ERAS 指南推荐当病人麻醉完全清醒后，即可进行肠内营养支持。

（十七）术后早期下床活动

早期下床活动被公认为能够降低术后长期卧床相关并发症（如坠积性肺炎、深静脉血脉形成、肺栓塞），尤其是术后当天下床活动，结合早期肠内营养支持，是成功实施 ERAS 方案的必要条件。因此，国内专家共识推荐，在有效的围手术期镇痛模式下，手术后第一天下床活动 1 ～ 2 小时，而以后至出院时每天应下床活动 4 ～ 6 小时。

（十八）出院标准

ERAS 的出院标准：能进半流质饮食、排便通畅、能够自由活动、无须静脉补液、口服止痛药能有效地镇痛以及病人接受出院。这和传统的出院标准完全不同，然而有研究表明，在同样的条件下，术后 3 天出院与术后 2 天出院相比，其再入院率会由 20.1% 降为 11.3%，少数再入院病人与术前放化疗及对 ERAS 方案依从性低有密切关系。因此，笔者认为，缩短住院天数仅仅是 ERAS 实施中的一项指标，ERAS 的根本意义是加快病人的术后恢复以缩短住院天数，如果为了缩短住院天数而牺牲了病人的远期疗效或再入院率，那就是盲目、片面、断章取义地理解 ERAS 的概念，本末倒置。我们应将重点放在康复上，一切以病人的康复为核心，在康复的基础上，再谈加速康复。

（十九）随访及结果评估

国外指南指出，在病人回家的 24 ～ 48 小时内应进行电话随访及指导，术后 7 ～ 10 天应来门诊进行回访，以便进行伤口拆线或查询病理结果以明确下一步治疗方案。一般而言，推荐临床回访应持续到术后 30 天。与发达国家健全的卫生体系不同，我国三级卫生服务系统仍不完善。以笔者单位哈尔滨医科大学附属第二医院而言，大量病人居住在农村、乡镇、外省市，对当地医院存在一定的“不信任”，故千里迢迢到“大医院”进行就医。在这种医疗环境下，让手术后的病人直接回家，对病人和医师来说都是相当堪忧的事情。病人文化水平较低，让病人充分理解和落实出院后的饮食、后续治疗、护理也很不现实，所以就出现了病人要求“等病完全好了再走，要不再来麻烦”“等拆线了再走”等情况，也让医师也颇为无奈。另外，三甲医院的外科医师常年超负荷工作，在这种工作强度下，能否做到病人出院后24 ~ 48 小时内电话随访，定期监测病人的病情变化，病人一旦出现并发症，医院能否配备接收再入院病人的快速窗口，这都是中国外科医师正在面临的问题。

（迟　强　孙博实　周军德）

参考文献

1. Kehlet H.Multimodal approach to control postoperative pathophysiology and rehabilitation.BRIT J ANAESTH, 1997, 78(5):606-617.
2. Gustafsson UO, Scott MJ,Schwenk W, et al. Guidelines for perioperative care in elective colonic surgery: Enhanced Recovery After Surgery (ERAS) Society recommendations.CLIN NUTR , 2012, 31(6):783-800.
3. Nygren J, Thacker J, Carli F, et al. Guidelines for perioperative care in elective rectal/pelvic surgery: Enhanced Recovery After Surgery (ERAS) Society recommendations.CLIN NUTR, 2012, 31(6): 801-816.
4. Varadhan KK, Neal KRDejong CH, Fearon KC, et al. The enhanced recovery after surgery (ERAS) pathway for patients undergoing major elective open colorectal surgery: a meta-analysis of randomized controlled trials.CLIN NUTR, 2010, 29(4):434-440.
5. Gustafsson UO, Oppelstrup H, Thorell A, et al. Adherence to the ERAS protocol is Associated with 5-Year Survival After Colorectal Cancer Surgery: A Retrospective Cohort Study.WORLD J SURG, 2016, 40(7):1741-1747.
6. Bucher P,Gervaz P,Soravia C,et al.Randomized clinical trial of mechanical bowel preparation versus no preparation before elective left-sided colorectal surgery.BRIT J SURG , 2005, 92(4):409-414.
7. Horie H,Okada M,Kojima M, et al.Favorable effects of preoperative enteral immunonutrition on a surgical site infection in patients with colorectal cancer without malnutrition.SURG TODAY ,2006, 36(12):1063-1068.
8. Lohsiriwat V.The influence of preoperative nutritional status on the outcomes of an enhanced recovery after surgery (ERAS) programme for colorectal cancer surgery.TECH COLOPROCTOL , 2014, 18(11):1075-1080.
9. 姜英俊 , 孔心涓 , 程广 , 等 . 术前合理营养支持对胃癌及结直肠癌患者术后恢复的影响 . 世界华人消化杂志 , 2006, 14(19):1928-1932.
10. Campos ACL,Meguid MM, Coelho JCU. Factors influencing outcome in patients with gastrointestinal fistula. SURG CLIN N AM, 1996, 76(5):1191-1198.
11. Lissovoy GD, Fraeman K, Hutchins V, et al. Surgical site infection: Incidence and impact on hospital utilization and treatment costs.AM J INFECT CONTROL , 2009, 37(5):387-397.
12. Bartlett SP, Burton RC. Effects of prophylactic antibiotics on wound infection after elective colon and rectal surgery: 1960 to 1980.AM J SURG , 1983, 145(2):300-309.
13. Rriere S, Connors J, Danziger L, et al. ASHP therapeutic guidelines on antimicrobial prophylaxis in surgery. AM J HEALTH-SYST PH, 2012, 11(6):483-513.

14. Bratzler DW,Dellinger EP,Olsen KM, et al.Clinical Practice Guidelines for Antimicrobial Prophylaxis in Surgery.SURG INFECT , 2013, 14(1):195-283.
15. Mahajan SN,Ariza-Heredia EJ,Rolston KV,et al.Perioperative antimicrobial prophylaxis for intra-abdominal surgery in patients with cancer:a retrospective study comparing ertapenem and nonertapenem antibiotics.ANN SURG ONCOL, 2013, 21(2):513-519.
16. Ochroch EA, Mardini IA, Gottschalk A. What is the role of NSAIDs in pre-emptive analgesia. Drugs, 2003, 63(24):2709-2723.
17. Rushfeldt CF, Sveinbjornsson B, Soreide K, et al. Risk of anastomotic leakage with use of NSAIDs after gastrointestinal surgery.INT J COLORECTAL DI , 2011, 26(12):1501-1509.
18. Brandt MR, Fernades A, Mordhorst R, et al. Epidural analgesia improves postoperative nitrogen balance. Br Med J, 1978, 1(6120): 1106-1108.
19. Rodgers A, Walker N, Schug S, et al.Reduction of postoperative mortality and morbidity with epidural or spinal anaesthesia: results from overview of randomized trials. BMJ CLI RES, 2000, 321(7275):1493-1493.
20. Koolwijk J, Backx JP, Bremer RC, et al. Epidural analgesia as part of a fast track recovery (ERAS) program for elective colonic surgery: just long enough.J CLIN ANESTH , 2013,2:27.
21. Levy BF, Scott MJ, Fawcett WJ, et al. Optimizing patient outcomes in laparoscopic surgery. COLORECTAL DIS , 2011, 13(Supplement):8-11.
22. Brandstrup B, Tonnesen H, Beier-Holgersen R, et al. Effects of intravenous fluid restriction on postoperative complications: comparison of two perioperative fluid regimens: a randomized assessor-blinded multicenter trial.ANN SURG, 2003,238(5):641-648.
23. Jacob M, Bruegger D, Rehm M, et al. Contrasting effects of colloid and crystalloid resuscitation fluids on cardiac vascular permeability. ANESTHESIOLOGY, 2006, 104(6):1223-1231.
24. Rehm M, Haller M, Orth V, et al. Changes in blood volume and hematocrit during acute preoperative volume loading with 5% albumin or 6% hetastarch solutions in patients before radical hysterectomy. ANESTHESIOLOGY, 2001, 95(4):849-856.
25. Lewis SJ, Egger M, Sylvester PA, et al. Early enteral feeding versus "nil by mouth" after gastrointestinal surgery: systematic review and meta-analysis of controlled trials.BMJ-BRIT MED J, 2001, 323(7316):773-776.
26. Tanguy M, Seguin P, Mallédant Y. Bench-to-bedside review:Routine postoperative use of the nasogastric tube-utility or futility.CRIT CARE, 2007,11(1):201.
27. 江志伟 , 李宁 . 结直肠手术应用加速康复外科中国专家共识 (2015 版). 中华消化外科杂志 , 2015, 14(8):456-459.
28. Hope NR, Kinley AJMC, Feldman L. Does an enhanced recovery programme affect readmission rates following colorectal resection.INT J SURG, 2011, 9(7):526-527.

第十六章 肝脏切除手术

一、概述

ERAS 是一种多学科合作的，旨在改善大手术术后病人恢复的一种理念。ERAS 理念的有效性已经在结直肠手术中被验证过，并且被广泛地应用到其他器官的手术中，包括泌尿系手术、胸腔手术、血管及整形外科等手术。在结直肠手术中，ERAS 可以显著地降低术后并发症的发生、加速胃肠道功能恢复、缩短住院时间并且降低费用，尤其对老年病人益处更大。总之，经 ERAS 策略治疗的病人主要得益于医疗并发症的大幅度降低。

肝脏切除手术对于麻醉师、手术医师和病人来说是一个极其复杂并具有极大挑战性的手术。肝脏疾病主要发病率从良性肿瘤的 17% 上升到恶性肿瘤的 27%，死亡率高达 5%。肝脏手术后肺部并发症的发生率大概是 30%，而且有 5% 的病人有发生血栓栓塞的风险。此外，约 50% 的病人可出现恶心和消化不良等不良反应。肝脏手术围手术期应激的发生率较高，所有减少代谢应激反应的手段都会降低相关医疗并发症的发生率。最近的一项 meta 分析表明，对于肝脏手术的病人，与对照组相比，施行 ERAS 手段可以显著地减少术后并发症的发生，而且可以缩短住院时间。可是，大部分 ERAS 方案在肝脏手术中的研究都是在拥有正常肝实质的病人中进行的，关于肝硬化及梗阻性黄疸病人的资料非常稀缺。另外，现有公布的肝脏手术 ERAS 指南各不相同，预期指南的实际应用只在一个单一的研究中被报道，并提供了数据资料。此外，肝脏手术和结直肠手术在基础疾病、合并症、代谢应激反应和器官特异性并发症等方面存在多种差异。目前还不清楚在结直肠手术中已经被验证过的 ERAS 方案是否可以被应用到肝脏手术中。本章内容在系统地回顾了现有的指南及文献资料，阐述并制定了 ERAS 在肝脏手术中的应用准则。

二、肝脏切除手术 ERAS 建议

经过对结直肠手术的 23 项经典 ERAS 项目的评估，得到肝脏手术的 ERAS 项目见表 16-1。当一个项目只在结直肠手术中发现其证据，而无其他任何证据或理由显示其可以应用于肝脏手术，则不将其应用于肝脏手术。

表 16-1 肝脏切除手术每项 ERAS 的建议和相应证据的总结

ERAS 项目	总结	证据水平	推荐等级
1. 术前咨询	病人应在肝脏手术前常规接受专门的术前咨询和教育	中	强
2. 围手术期营养	有风险的病人（无肝或肾功能不全者，6 个月内体质量减轻 >10% ~ 15%，BMI <18.5 kg / m^2，血清白蛋白 <30 g /L）应在手术前口服 7 天的营养补充剂。对于严重营养不良的病人（体质量减轻 >15% ）手术应推迟至少 2 周，以改善营养状况，增加体质量	高	强

续表

ERAS 项目	总结	证据水平	推荐等级
3. 围手术期口服免疫营养剂	在肝手术中使用免疫营养剂(IN)的证据有限	低	弱
4. 术前禁食和术前碳水化合物预负荷	对于普食者术前禁食不超过6小时,流质者术前禁食不超过2小时。碳水化合物预负荷推荐在肝手术前一天晚上和麻醉诱导前2小时使用	无术前禁食超过6小时:中 碳水化合物预负荷:低	无术前禁食超过6小时:强 碳水化合物预负荷:弱
5. 肠道准备	肝手术前口服MBP并不明确	低	弱
6. 麻醉前药物使用	应避免长效抗焦虑药物的使用。麻醉诱导前可使用短效抗焦虑剂进行局部镇痛	中	强
7. 抗血栓的预防	低分子肝素或完全肝素可降低血栓栓塞并发症的风险,应于手术开始前2～12小时应用,特别是肝大部切除术。间歇式气体压缩装置应该被应用,可进一步减少这种风险	使用肝素:中 间歇式气体压缩袜:低	使用肝素:强 间歇式气体压缩袜:弱
8. 围手术期类固醇药物的使用	类固醇(甲泼尼龙)在肝切除术之前用在正常肝实质中,因为它减少肝损伤和术中应激,不增加并发症发生的风险。糖尿病病人禁用	中	弱
9. 抗生素的预防用药和皮肤准备	应在切皮之前静脉注射抗生素给药1次,且肝切除术前1小时内给药1次。不推荐术后"预防性"应用抗生素	预防用抗生素:中	预防用抗生素:强
10. 切口	皮肤准备:2%氯己定优于聚维酮碘溶液 切口的选择由外科医师酌情决定。它取决于病人的腹部形状和要切除的肝脏病灶的位置。由于"奔驰形"切口存在较高的切口疝风险应避免	皮肤准备:中	皮肤准备:强
11. 微创路径	具有丰富腹腔镜手术经验的肝胆外科医师可以进行腹腔镜肝脏切除(LLR),特别是肝脏左外叶切除术和位于前段病灶的切除 机器人肝脏切除目前还没有被证明有利于ERAS,其应保留于临床试验阶段	微创入路:中 机器人手术:低	微创入路:强 机器人手术:低
12. 预防性鼻胃管插管	预防性鼻胃插管增加肝切除术后肺部并发症的风险。其常规使用未明确	高	强
13. 预防性腹腔引流	现有的证据是非确定性的,且是否在肝切除后使用预防性引流并无相应推荐	低	弱
14. 预防术中低温	肝切除的病人围手术期应维持正常体温	中	强
15. 术后营养和早期进食	大多数病人可以在肝手术后第一天吃正常的食物。术后肠内或肠外营养应给予营养不良或那些由于并发症而需延长禁食的病人(如肠梗阻时间>5天,胃排空延迟)	早期进食:中 口服营养补充:中 不给予术后人工营养:高	早期进食:强 口服营养补充:弱 不给予术后人工营养:强
16. 术后血糖控制	推荐使用胰岛素以维持正常血糖	中	强

续表

ERAS 项目	总结	证据水平	推荐等级
17. 预防胃排空延迟（DGE）	用网膜皮瓣覆盖肝切口表面可减少左侧肝切除术后 DGE 的风险	高	强
18. 刺激肠运动	肝脏手术后不推荐刺激肠道运动	高	强
19. 早期活动	鼓励肝切除术后早期活动，从术后次日早晨开始活动	低	弱
20. 镇痛	不推荐在开腹肝手术中为 ERAS 病人使用常规硬膜外镇痛。伤口导管浸润或鞘内注射阿片类镇痛剂可以和多种好的替代镇痛药品联合	中	强
21. 预防术后恶心和呕吐（PONV）	应用多模式途径预防 PONV。病人应接受两种抗呕吐药物预防 PONV	中	强
22. 液体管理	提倡肝手术时密切监测并维持低 CVP（低于 5 cmH_2O）。为保持血管内容积并避免高血氯酸中毒或肾功能障碍，平衡液应优选 0.9%盐水或胶体	中	强
23. 审计	在医疗实践中，系统的审计改进了治疗合理性并提高了临床疗效	中	强

（一）围手术期心理指导

目前尚无评估肝脏手术术前心理指导和病人教育的相关研究。然而，有证据表明，病人决策辅助工具（如印刷文件和在线信息资源）增加了病人参与决策过程的程度，并增加了知情同意书的价值。另外，将病人术后护理工作的详细步骤和细节以传单或者多媒体信息的形式呈现给病人能够改善围手术期营养供给、动员和呼吸物理治疗的疗效，进而减少腹部大手术后并发症的发生。

建议：肝脏手术前病人应当接受常规且专业的术前心理指导和教育。

证据水平：中等

推荐等级：强

（二）围手术期营养支持

营养不良是大手术术后不良反应中一项重要的并且可以避免的危险因素。有几项评估指标能够用于病人营养状态的评估，并且其有效性已在临床实践中得到证实。在这里我们着重强调营养风险评分（nutritional risk score，NRS）、营养不良通用筛查工具（universal screening tool）和主观全面评估法（subjective global assessment，SGA）。根据 ESPEN 指南，满足以下至少一项标准的病人建议延迟手术并对病人实施术前肠内营养（至少两周）来改善病人营养状况：6 个月内体质量减轻大于 10% ~ 15%；BMI < 18.5 kg/m^2；血浆白蛋白小于 30 g/L（无肝功能和肾功能障碍）。目前的建议是，有营养不良风险的病人术前进行 5 ~ 7 天的口服补充营养物质。对于严重营养不良并且不适宜经口或肠内营养的病人，建议进行肠外营养（等级 A）。

建议：存在营养不良风险的病人（6 个月内体质量减轻 > 10% ~ 15%；BMI < 18.5 kg/m^2；血浆白蛋白小于 30 g/L 且无肝功能和肾功能障碍）术前应当进行 7 天的口服补充营养物质。对于严重营养不良的病人应当延缓手术至少两周，以改善病人的营养状态并增加体质量。

证据水平：高

推荐等级：强

（三）围手术期口服免疫营养

免疫营养包括 ω-3 脂肪酸、精氨酸和核酸。到目前为止，仅一个有 26 名病人参与的有关于免疫营养和肝切除关系的随机对照试验，并且没有报道有意义的差异。目前正在进行的 PROPILS（多中心随机对照双盲试验）试验可能会提供一个明确的答案。这个试验包括 200 名在肝切除术前口服 7 天免疫营养和 200 名接受相同热量和氮含量的对照组。

建议：目前没有足够的证据支持在肝脏手术术前应用免疫营养会使病人受益。

证据水平：低

推荐等级：弱

（四）术前禁食和术前碳水化合物摄入

对于消化道手术来说，推荐术前禁止饮水不应超过 2 小时，禁食固体食物不应超过 6 小时。最近一篇综述回顾了有 1445 名病人参与的 17 篇随机对照试验，得出结论：术前接受碳水化合物的病人较少在围手术期发生胰岛素抵抗，并且不适、饥饿、口渴、恶心、焦虑等症状的发生率降低。尽管术前接受碳水化合物不能减少术后并发症的发生，但有文献报道其可以降低平均住院日。碳水化合物摄入目前已经在结直肠癌手术治疗指南中被确立。因为有文献证明胰岛素抵抗可以影响肝脏再生，因此肝脏手术前建议给予碳水化合物摄入。

建议：术前禁食不应超过 6 小时，禁水不超过 2 小时。碳水化合物摄入应在术前一晚及麻醉诱导前 2 小时进行。

证据水平：术前禁食水：中等；碳水化合物摄入：低

推荐等级：术前禁食水：强；碳水化合物摄入：弱

（五）口服肠道准备

机械性肠道准备（mechanical bowel preparation，MBP）可能会引起水和电解质失衡，目前并没有关于机械性肠道准备在肝切除手术中应用的研究。

建议：肝切除术前不建议行机械性肠道准备

证据水平：低

推荐等级：弱

（六）麻醉前用药

最近，一篇关于成人日间手术术前用药的 Cochrane 综述表明，术前口服麻醉药会引起术后 4 小时的精神运动功能损伤，这会妨碍病人运动、进食和饮水。术前口服麻醉药也会导致肝切除术后持续性的肝功能受损，所以长效的麻醉前镇静药物应避免使用。在特定情况下，可给予短效抗焦虑药以引导区域麻醉向全身麻醉过渡。

建议：长效的镇静麻醉前用药应避免使用，短效抗焦虑药可以酌情使用。

证据水平：中等

推荐等级：强

（七）预防血栓形成

肝大部切除术是术后肺栓塞（pulmonary embolism，PE）的一个独立危险因素。一项大型对照队列研究（n=419）证明，在术后第一天采取预防血栓形成的措施可以有效地降低术后有症状的静脉血栓（venous thromboembolism，VTE）的发生率。低分子量肝素或未化学分离的肝素应该从术前 2 ～ 12 小时开始预防应用，一直持续应用到病人可以完全自由活动。需要注意的是，肝素对硬膜外镇痛可能会产生的干扰需要预先评估，肝素治疗应在行硬膜外镇痛 12 小时前进行。一篇 Cochrane meta 分析所得出的结论支持在癌症病人中持续应用肝素治疗直到出院后 4 周。此外，应用弹力压缩袜和间歇式气体压缩袜可以进一步降低血栓风险。

建议：对于拟行肝大部切除术的病人，在术前 2 ～ 12 小时应用低分子量肝素或者未化学分离的肝素可以有效地降低血栓栓塞并发症的发生。应该应用间歇式气体压缩袜进一步降低血栓风险。

循证级别:使用肝素:中

间歇式气体压缩袜:低

推荐级别:使用肝素:强

间歇式气体压缩袜:弱

(八) 围手术期类固醇应用

根据先前的一项 meta 分析(包括 5 项随机对照研究,调查包括 379 名病人的数据),对比了肝切除术前应用类固醇与安慰剂,在术后第一天,应用了类固醇的病人胆红素和白细胞介素 -6 的水平明显低于安慰剂组。另外,应用了类固醇的病人,术后并发症的发生率有降低的趋势。但一项更新的 meta 分析显示了相反的结果——类固醇对于肝切除术后并发症没有明显影响。多数研究中使用的药物是甲泼尼龙,剂量为 30 mg/kg,给药时间是术前 30 分钟至 2 小时。尚未开展对于糖尿病病人应用类固醇的研究,主要是由于病人血糖控制功能在肝切除后会受损,应当避免在此类病人中应用类固醇。

推荐:类固醇(甲泼尼龙)可应用于常规肝实质切除,因其降低了肝脏损伤与术中应激,且不增加并发症风险。类固醇不能应用于糖尿病病人。

循证级别:中

推荐级别:弱

(九) 预防应用抗生素与备皮

因肝脏手术涉及胆道,所以肝脏手术被分类为污染手术。尚没有明确证据推荐,在肝脏手术前应用抗生素预防感染。此外,尚没有证据显示,长期或短期应用抗生素对于胆道引流(Bile duct drainage,PBD)的病人有益。高达 70% 的 PBD 病人胆汁培养呈阳性(其中 4% 为耐青霉素金黄色葡萄球菌),而多达 30% 的案例与术区感染有关,但与胆汁培养呈阴性的病人相比,并未增加病人死亡率或术后住院时间。

基于美国国家外科感染预防项目的咨询报告(Advisory Statement from the National Surgical Infection Prevention Project),抗生素应当在手术切皮前一小时以内应用。一项近期的 meta 分析(包括 7 项随机对照试验,含 521 名病人资料)显示,任何抗菌措施(包括围手术期应用,术前或术后通过胃管给予抗生素等)均不能改善肝脏手术结果。Hirokawa 等的研究显示,术后应用第三代头孢(氟氧头孢钠,3 天,每 12 小时一次)相对于术前单次应用,未能更显著地预防术后感染并发症。在未行胆道重建的肝脏切除术后,应用抗生素 2 ~ 5 天未能降低术区感染或全身系统性感染的发生率。

推荐:单次静脉给予抗生素,应当在肝脏切除手术切皮前 1 小时内。不推荐在术后给予抗生素的“抗菌措施”。

循证级别:中

推荐级别:强

考虑到备皮,一个随机对照试验(病人数 100)的研究评估了肝脏切除术前以葡萄糖酸氯己定进行皮肤消毒清洁的效果。据此研究初步显示,其与仅使用生理盐水相比无明显差异。另一方面,一项最近发表的大规模随机对照试验(含 849 名病人,其中包括腹部手术病人和非腹部手术病人)显示,在预防术区感染时,术前消毒应用 2% 乙醇氯己定优于聚维酮碘溶液。

推荐:使用 2% 乙醇氯己定消毒皮肤优于使用聚维酮碘溶液。

循证级别:中

推荐级别:强

(十) 手术切口

手术切口有四种主要类型:正中切口,反 L 形切口,肋下切口(延长至左侧),奔驰标志形切口。根据最大的两项队列回顾研究(各自包含的病人数为1426名与626名,内含一至多个对照组)显示,奔驰标志形切口一年内发生切口疝的风险最高。值得注意的是,各类切口的围手术期发病率和肺部并发症是相似的。若为更好地暴露肝静脉交界处,推荐使用反L形切口(Makuuchi改进)。

推荐:切口的选择要由外科医师酌情决定,取决于病人腹部的形状和需切除的肝脏病灶的位置。由于较高的切口疝风险,应当避免使用“奔驰形”切口。

循证级别:中

推荐级别:强

(十一) 微创手术入路

2014年日本森田第二届国际会议上,关于腹腔镜肝脏小部分切除已经成为标准手术方式,而腹腔镜肝脏大部分切除仍然处于创新的过程,需要进一步的研究观察。一项单中心回顾性研究评估了采取ERAS方案进行腹腔镜肝切除的病人,结果表明其可缩短住院时间。目前正在进行一项多中心的Orange-Ⅱ ERAS研究,对比开腹和腹腔镜肝左外叶切除,也许可以提供进一步的证据。另外,还有12项系统评估,包括9项meta分析比较开腹和腹腔镜肝脏手术的效果。这些分析表明,腹腔镜肝切除可降低术中出血及输血风险,减少术后并发症,缩短住院时间。此外,腹腔镜肝切除可以减少肝衰竭发生率并降低术后肠梗阻的发生率,减少住院费用,而且腹腔镜肝切除的病人口服摄入更快,静脉麻醉使用量较少。与开腹手术相比,腹腔镜肝切除在肝细胞癌或结肠癌肝转移病人中获得了相同的短期和长期预后。最后,一些专家提倡在肝脏良性疾病和小儿活体供肝移植中左外叶切除应用腹腔镜肝切除技术。

推荐:腹腔镜肝切除应由经验丰富的肝胆外科医师进行,特别是左外叶切除。

证据等级:中等

推荐级别:强

目前还没有采取ERAS方案进行机器人肝切除的研究。肝胆外科医师通过训练可以进行机器人肝切除术,尤其肝Ⅶ、Ⅷ段的病变也是可行的。然而,根据最近一系列大型研究机器人肝切除与腹腔镜肝切除进行对比,发现两者并无显著差异。

推荐:在ERAS中,机器人肝切除目前并无明显优势,仍需要进行临床实验研究。

证据等级:低

推荐级别:弱

(十二) 预防性鼻胃管插管

最近的两项Cochrane系统综述证明,腹部手术后不应常规预防应用鼻胃管插管,应有选择性的应用。应用鼻胃管可增加肺部并发症的发生率并使肠功能恢复减慢。一项包括200名肝切除术后病人的随机对照研究证明了这些结果。

推荐:肝切除术后,预防性应用鼻胃管插管增加了肺部并发症的风险。不应常规使用。

证据等级:高

推荐级别:强

(十三) 预防性腹腔引流

在2004年发表的meta分析中明确表明腹部大手术后可以不常规应用腹腔引流。然而,这项meta分析中,对于肝切除只有3项随机对照研究,样本量较少。Kyoden等回顾性分析了1269名肝切除的病人同时应用了腹腔引流,结果表明可以减少膈下脓肿、胆漏和胆汁瘤的发生。

推荐:现有的证据是不充分的,对于肝切除术后是否应用腹腔引流并不能给予任何建议。

证据等级:低

推荐级别:弱

（十四）防止术中体温过低

术中保持体温正常，可以减少术后心源性和非心源性并发症的发生。然而，目前还没有针对肝脏手术进行体温的专门研究。根据一项随机试验和 meta 分析表明，即使轻微的低体温也会显著增加失血和输血的风险。另一项 meta 分析表明，在体温管理方面，循环水系统比空调系统更好。

推荐：在肝切除术中应保持正常体温。

证据等级：中等

推荐指数：强

（十五）术后营养以及早期经口进食

Lassen 等设计了一项涵盖 427 名接受消化道手术病人的多中心随机试验，其中一部分在术后第一天开始经口进食普通食物，另一部分则为不经口的肠道管饲。以上两者在并发症、再手术率以及死亡率上没有显著差异，但是在肠道功能的恢复上，经口进食组恢复得更快。在这次试验中有 66 名病人接受的手术为肝切除术或肝管空肠吻合术，证实了早期经口进食的安全性和益处。Hendry 等证实了在肝脏手术病人加快恢复的问题上，常规联合使用口服通便药物与常规营养补充剂的益处。术后非经口营养补充只建议在营养不良病人或因出现并发症而长期术后禁食（大于 5 天）的病人使用。在一篇系统综述中证实，为了在肝切除术后保持更高的免疫功能以及更低的感染并发症发生率，肠内营养的优先级应高于肠外营养。

推荐：大部分肝切除术病人在术后一天就可以进食普通食物，术后肠内及肠外营养应针对营养不良病人以及因出现并发症而长期术后禁食（大于 5 天）的病人（例如大于 5 天的禁食以及胃潴留的病人）。

证据等级：早期经口进食：中等
经口营养补充剂：中等
不需常规术后人工营养：高

推荐指数：早期经口进食：强
经口营养补充剂：弱
不需常规术后人工营养：强

（十六）术后血糖的控制

大手术后常出现围手术期高血糖。这些变化是由于瞬时胰岛素抵抗导致的外周胰岛素依赖性葡萄糖摄取受损。手术应激引起的高血糖导致肝脏代谢和免疫功能失调，影响病人术后恢复。在结直肠以及胰腺手术中，早期的术后高血糖症与病人术后恢复差有相关性。在手术中未使用胰岛素的病人中，术后胰岛素的敏感性显著下降。此外，在肝切除术中使用肝门阻断时，血糖的浓度有明显的变化，反映出由于缺氧导致肝糖原的分解。根据一项随机对照试验（n=88）结果显示，在肝切除术期间使用闭环血糖控制系统（即人造胰腺）接受胰岛素治疗的病人与常用的滑动胰岛素注射法相比，降低了住院费用和术后感染发生率。有证据表明，术前口服补充碳水化合物和支链氨基酸富集的营养物质可降低肝切除术病人的胰岛素抵抗。肝脏手术后升高的血清乳酸盐与术后并发症发生有关，可能与胰岛素抵抗或胰岛素抵抗与缺血 / 再灌注损伤的混合发生有关。因此，胰岛素治疗应在肝手术早期开始，以维持正常血糖（80 ~ 120 mg/dl）。通过闭环人造内分泌系统的控制算法测定的胰岛素的程序输注要优于根据滑动胰岛素注射法计算的手动注射胰岛素。

推荐：推荐使用胰岛素治疗来维持正常血糖。

证据等级：中等

推荐指数：强

（十七）防止胃排空延迟

左半肝切除由于胃和肝切面的接触而破坏了正常的胃肠运动，导致发生胃排空延迟的风险增加。根据两项随机对照试验发现，采用大网膜覆盖左半肝切除后的肝切面可降低胃排空延迟的发生率。

推荐：大网膜瓣覆盖左半肝切除后的肝切面可降低胃排空延迟的发生率。

证据等级：高

推荐指数：强

（十八）促进肠蠕动

根据最近的两项 meta 分析，ERAS 方案的使用大大缩短了首次排气时间，从而减少术后肠梗阻的发生。在 Hendry 的研究中发现，常规使用术后通便药物提前了第一次排便的时间，但是总体的康复速度并没有改变。一项大宗的 Cochrane 综述建议可以在术后咀嚼口香糖来刺激肠蠕动。但是 meta 分析结果显示咀嚼口香糖对于采用 ERAS 方案的病人包括极少数的肝脏术后病人来说并没有益处。腹腔镜手术的推广，旨在避免术后肠道中盐分和液体超负荷，使肠道维持中性液体平衡，进而降低肝脏切除术后肠梗阻的发生率。

推荐：肝脏术后的刺激胃肠蠕动并不明确。

证据等级：强

推荐等级：强

（十九）早期活动

资料记载术后长期卧床会给机体带来多种负面影响。卧床休息会导致弥漫性的肌肉萎缩、血栓性疾病及胰岛素抵抗。现在并没有证据证明肝脏术后的早期活动是有害的。目前仍需要更多的实践研究去找出对病人恢复有利的早期活动的频率和时间。

推荐：应当鼓励肝脏术后的病人早期活动，从术后隔日早晨直至出院。

证据等级：低

推荐等级：弱

（二十）止痛

在使用了胸部硬膜外镇痛（thoracic epidural analgesia，TEA）方法的一个随机对照研究中，可以肝大部切除术后的病人住院时间缩短到 4 天，而且术后并发症的发生率也很低。使用 TEA 的问题是肝切除后可能延长凝血酶原时间，这可能延迟硬膜外导管的拔除并应用一些血液制品的药物。一项最近的随机对照研究显示，在开腹肝脏切除术中的硬膜外镇痛可能会导致低血压进而发生肾衰竭。几项研究的结果显示，可以用鞘内注射阿片类药物代替硬膜外镇痛和传统的病人自控式镇痛。一项最新的 ERAS 随机对照研究比较了开腹肝脏术后病人中，手术切口局部麻醉联合病人自控式镇痛与标准的硬膜外镇痛的效果。手术切口局部麻醉缩短了病人的住院时间，但是硬膜外镇痛的方法却有更好的镇痛效果。一项包含 4 个研究（样本数 705 人）的 meta 分析指出，硬膜外镇痛可以使肝脏手术病人术后第一天的疼痛感觉评分更低，但是手术切口局部麻醉联合病人自控式镇痛也有同样的作用。住院天数没有明显差异，但是硬膜外镇痛组却有较高的并发症发生率。

推荐：常规的胸部硬膜外镇痛对于 ERAS 下的开腹肝脏切除病人并不推荐使用。手术切口局部麻醉或鞘内注射阿片类药物等多模式镇痛方式是不错的选择。

证据等级：中等

推荐等级：强

（二十一）术后恶心、呕吐

术后恶心、呕吐是大型手术后常见的现象，不过 ERAS 方案下有多种方法使得肝脏切除病人在术后第一天进食。需要在术前评估的风险因素包括：恶心、呕吐的病史，女性，幼年，非吸烟者以及使用挥发性的麻醉药或阿片类药物。5-HT_3拮抗剂因为其不良反应较少而作为一线药物被保留下来。低剂量的地塞米松可以改善肝脏再生（高剂量并无其他益处）。因为地塞米松对血糖影响较大，因此在糖尿病病人中应慎用。其他的二线药物有抗组胺药、苯丁酮类以及吩噻嗪类。根据国际术后恶心、呕吐学会专家共识的推荐，术后推荐联合应用两种止吐药来减少术后的恶心、呕吐。

推荐：应使用多模式方案来减少术后的恶心、呕吐。病人可预防性使用两种止吐药来减少术后的恶心、呕吐。

证据等级：中等

推荐等级：强

（二十二）液体管理

在肝脏切除术中通过仔细控制中心静脉压（CVP）来减少肝静脉充血与可以有效地控制术中失血。一项Cochrane综述阐明低CVP会减少术中出血量，但在是否输注红细胞，术中发病率以及病人长期生存方面并无影响。Hughes等最近进行的一项meta分析表明，低CVP的维持与降低失血量和输血率有关。术中液体管理的目标是保持中枢性血液渗透并避免多余的盐和水。为达到此目的，采用ERAS方案的手术病人应该有一个个体化的液体管理计划。作为该计划的一部分，所有病人应避免输注过多的晶体和失血。尽管有人提出每搏输出量（stroke volume variation，SVV）的测量可以替代CVP监测，但CVP监测和SVV方法的协同组合更有可能成为肝脏手术中血流动力学监测的标准形式。

最近的一项研究表明，在肝切除术结束时和术后6小时期间的目标导向液体治疗能够更快地恢复循环血容量并减少并发症。推荐使用平衡晶体溶液而不是0.9%氯化钠溶液维持血管内容量，以避免高氯血症酸中毒等原因造成术后并发症的发生。胶体的作用仍然存在争议，当存在SIRS反应和败血症时，使用羟乙基淀粉可增加肾功能障碍的风险，应在肝切除术中避免。

推荐：我们提倡在肝切除术中动态维持低CVP水平（低于5 cmH_2O）。平衡盐溶液的应用要优于生理盐水和胶体液，维持有效血容量的同时能够避免高氯性酸中毒和肾功能不全。

证据等级：中等

推荐等级：强

（二十三）审核

在最近的Cochrane系统评估中已经证明了审核在改善保健方面的有效性。当基准绩效较低、资源来源地位处于优先或同等、以口头和书面形式多次提出或具有明确的目标和行动计划时，反馈意义更为有效。由于严格遵守协议对于ERAS的成功实施至关重要，审核合规性本身已成为关键要素。

推荐：系统的审核在医疗实践中可以改善病人的依从性并提高治疗效果。

证据等级：中等

推荐等级：强

在目前可获得的有关ERAS在肝脏手术中的应用效果的数据是缺乏标准的。即使23个标准中的16个标准已经被研究，但是质量以及证据等级仍然不足。高等级的证据仅有5条。但是加速康复已经在结直肠外科中顺利开展，能够有效地减少并发症的发生率、住院费用和住院时间，因此有必要提供高质量的研究来证明ERAS方法在肝脏外科中的价值。总之，本章所提出的肝脏手术ERAS方案是基于最佳可行的证据，但需要进一步研究。另外，ERAS一个重要的方面在于对应用方案效果的评估。对肝脏手术中应用的ERAS方案的效果进行评估，并建立文档管理，以便于对今后的研究提供数据支持。

（刘连新　王嘉倍）

参考文献

1. Cerantola Y, Valerio M, Persson B, et al. Guidelines for perioperative care after radical cystectomy for bladder cancer: Enhanced Recovery After Surgery (ERAS(®)) society recommendations. Clin Nutr,2013,32(6): 879-887.
2. Gatt M, Khan S, MacFie J. The enhanced recovery after surgery (ERAS) pathway for patients undergoing major elective open colorectal surgery: a meta-analysis of randomized controlled trials. Clin Nutr, 2010,29(5): 689-690.
3. Ansari D, Gianotti L, Schröder J, et al. Fast-track surgery: procedure-specific aspects and future direction. Langenbecks Arch Surg,2013,398(1):29-37.
4. Muller S, Zalunardo MP, Hubner M, et al. A fast-track program reduces complications and length of hospital stay after open colonic surgery. Gastroenterology,2009,136(3):842-847.
5. Greco M, Capretti G, Beretta L, et al. Enhanced recovery program in colorectal surgery: a meta-analysis of randomized controlled trials. World J Surg,2014,38(6):1531-1541.
6. Roulin D, Donadini A, Gander S, et al. Cost-effectiveness of the implementation of an enhanced recovery protocol for colorectal surgery. Br J Surg,2013,100(8):1108-1114.
7. Dokmak S, Ftériche FS, Borscheid R, et al. 2012 Liver resections in the 21st century: we are far from zero mortality. HPB (Oxford),2013,15(11):908-115.
8. Dondero F, Taillé C, Mal H, et al. Respiratory complications: a major concern after right hepatectomy in living liver donors. Transplantation,2006,81(2):181-186.
9. Melloul E, Dondéro F, Vilgrain V, et al. Pulmonary embolism after elective liver resection: a prospective analysis of risk factors. J Hepatol,2012,57(6):1268-1275.
10. Farges O, Goutte N, Bendersky N, et al. Incidence and risks of liver resection: an all-inclusive French nationwide study. Ann Surg, 2012,256(5):697-704.
11. Verhoef C, Singla N, Moneta G, et al. Fibrocaps for surgical hemostasis: two randomized, controlled phase Ⅱ trials. J Surg Res,2015, 194(2):679-687.
12. Hughes MJ, McNally S, Wigmore SJ. Enhanced recovery following liver surgery: a systematic review and meta-analysis. HPB (Oxford),2014,16(8):699-706.
13. Jones C, Kelliher L, Dickinson M, et al. Randomized clinical trial on enhanced recovery versus standard care following open liver resection. Br J Surg,2013,100(8):1015-1024.
14. International patient decision aid standards collaboration. Background document. http://ipdas.ohri.ca/IPDAS_Background.pdf. Published February 17, 2005.
15. Lassen K, Coolsen MM, Slim K, et al. Guidelines for perioperative care for pancreaticoduodenectomy: Enhanced Recovery After Surgery (ERAS®) Society recommendations. Clin Nutr,2012,31(6):817-830.
16. Weimann A, Braga M, Harsanyi L, et al. ESPEN Guidelines on Enteral Nutrition: Surgery including organ transplantation.Clin Nutr,2006, 25(2): 224-244.
17. Guenter P, Robinson L, DiMaria-Ghalili RA, et al. Development of Sustain ™ : A.S.P.E.N.' s National Patient Registry for Nutrition Care. JPEN J Parenter Enteral Nutr, 2012,36(4):399-406.
18. Weimann A, Breitenstein S, Breuer JP, et al. Clinical nutrition in surgery. Guidelines of the German

Society for Nutritional Medicine. Chirurg, 2014,85(4):320-326.

19. Schindler K, Pernicka E, Laviano A, et al. How nutritional risk is assessed and managed in European hospitals: a survey of 21,007 patients findings from the 2007-2008 cross-sectional nutritionDay survey. Clin Nutr,2010,29(5):552-559.
20. Braga M, Ljungqvist O, Soeters P, et al. ESPEN Guidelines on Parenteral Nutrition: surgery. Clin Nutr,2009,28(4):378-386.
21. Mikagi K,Kawahara R,Kinoshita H, et al.Effect of preoperative immunonutrition in patients undergoing hepatectomy; a randomized controlled trial. Kurume Med J,2011,58(1):1-8.
22. Ciacio O,Voron T,Pittau G,et al.Interest of preoperative immunonutrition in liver resection for cancer: study protocol of the PROPILS trial, a multicenter randomized controlled phase IV trial. BMC Cancer,2014,14:980.
23. Gustafsson UO, Scott MJ, Schwenk W, et al. Guidelines for perioperative care in elective colonic surgery: Enhanced Recovery After Surgery (ERAS(®)) Society recommendations. World J Surg,2013, 37(2):259-284.
24. Bilku DK, Dennison AR, Hall TC,et al. Role of preoperative carbohydrate loading: a systematic review. Ann R Coll Surg Engl,2014,96(1):15-22.
25. Gustafsson UO, Hausel J, Thorell A, et al. Adherence to the enhanced recovery after surgery protocol and outcomes after colorectal cancer surgery. Arch Surg,2011,146(5):571-577.
26. Nygren J, Thacker J, Carli F, et al. Guidelines for perioperative care in elective rectal/pelvic surgery: Enhanced Recovery After Surgery (ERAS(®)) Society recommendations. World J Surg,2013,37(2): 285-305.
27. Beyer TA,Werner S. The cytoprotective Nrf2 transcription factor controls insulin receptor signaling in the regenerating liver. Cell Cycle,2008,7(7):874-878.
28. Holte K, Nielsen KG, Madsen JL, et al. Physiologic effects of bowel preparation. Dis Colon Rectum,2004,47(8):1397-1402.
29. Walker KJ, Smith AF. Premedication for anxiety in adult day surgery. Cochrane Database Syst Rev,2009 (4):CD002192.
30. Reddy SK, Turley RS, Barbas AS, et al. Post-operative pharmacologic thromboprophylaxis after major hepatectomy: does peripheral venous thromboembolism prevention outweigh bleeding risks. J Gastrointest Surg,2011,15(9):1602-1610.
31. Rasmussen MS,Jorgensen LN,Wille-Jorgensen P.Prolonged thromboprophylaxis with low molecular weight heparin for abdominal or pelvic surgery. Cochrane Database Syst Rev,2009(1):CD004318.
32. Richardson AJ, Laurence JM, Lam VW. Use of pre-operative steroids in liver resection: a systematic review and meta-analysis.HPB (Oxford),2014,16(1):12-19.
33. Li N, Gu WL, Weng JF, et al. Short-term administration of steroids does not affect postoperative complications following liver resection: Evidence from a meta-analysis of randomized controlled trials. Hepatol Res,2015,45(2):201-209.
34. Gurusamy KS, Naik P, Davidson BR. Methods of decreasing infection to improve outcomes after liver resections. Cochrane Database Syst Rev, 2011(11):CD006933.
35. Hirokawa F, Hayashi M, Miyamoto Y, et al. Evaluation of postoperative antibiotic prophylaxis after

liver resection: a randomized controlled trial. Am J Surg,2013,206(1):8-15.

36. Togo S, Tanaka K, Matsuo K,et al. Duration of antimicrobial prophylaxis in patients undergoing hepatectomy: a prospective randomized controlled trial using flomoxef.J Antimicrob Chemother,2007, 59(5):964-970.
37. Takara D,Sugawara G,Ebata T, et al.Preoperative biliary MRSA infection in patients undergoing hepatobiliary resection with cholangiojejunostomy: incidence, antibiotic treatment, and surgical outcome.World J Surg, 2011,35(4):850-857.
38. Bratzler DW,Houck PM,Surgical Infection Prevention Guidelines Writers Workgroup, et al. Antimicrobial prophylaxis for surgery: an advisory statement from the National Surgical Infection Prevention Project. Clin Infect Dis,2004,38(12):1706-1715.
39. Hsieh CS, Cheng HC, Lin JS, et al. Effect of 4% chlorhexidine gluconate predisinfection skin scrub prior to hepatectomy: a double-blinded, randomized control study. Int Surg,2014,99(6):787-794.
40. Darouiche RO, Wall MJ Jr, Itani KM, et al. Chlorhexidine-Alcohol versus Povidone-Iodine for Surgical-Site Antisepsis. N Engl J Med,2010,362(1):18-26.
41. D'Angelica M, Maddineni S, Fong Y, et al. Optimal abdominal incision for partial hepatectomy: increased late complications with Mercedes-type incisions compared to extended right subcostal incisions. World J Surg,2006,30(3):410-418.
42. Togo S,Nagano Y,Masumoto C, et al. Outcome of and risk factors for incisional hernia after partial hepatectomy. J Gastrointest Surg, 2008,12(6):1115-1120.
43. Chang SB, Palavecino M,Wray CJ, et al. Modified Makuuchi incision for foregut procedures.Arch Surg,2010,145(3):281-284.
44. Wakabayashi G,Cherqui D,Geller DA,et al.Recommendations for laparoscopic liver resection: a report from the second international consensus conference held in Morioka. Ann Surg,2015,261(4):619-629.
45. Stoot JH, van Dam RM, Busch OR, et al. The effect of a multimodal fast-track programme on outcomes in laparoscopic liver surgery: a multicentre pilot study.HPB (Oxford),2009,11(2):140-144.
46. van Dam RM,Wong-Lun-Hing EM, van Breukelen GJ, et al. Open versus laparoscopic left lateral hepatic sectionectomy within an enhanced recovery ERAS® programme (ORANGE Ⅱ trial): study protocol for a randomised controlled trial. Trials,2012,13:54.
47. Lin NC,Nitta H,Wakabayashi G.Laparoscopic major hepatectomy: a systematic literature review and comparison of 3 techniques.Ann Surg,2013,257(2):205-213.
48. Rao AM, Ahmed I.Laparoscopic versus open liver resection for benign and malignant hepatic lesions in adults. Cochrane Database Syst Rev, 2013(5):CD1016.
49. Parks KR,Kuo YH,Davis JM, et al.Laparoscopic versus open liver resection: a meta-analysis of long-term outcome.HPB (Oxford),2014,16(2):109-118.
50. Yin Z,Fan X,Ye H,et al. Short- and long-term outcomes after laparoscopic and open hepatectomy for hepatocellular carcinoma: a global systematic review and meta-analysis.Ann Surg Oncol,2013,20(4): 1203-1215.
51. Xiong JJ, Altaf K,Javed MA,et al. Meta-analysis of laparoscopic vs open liver resection for hepatocellular carcinoma.World J Gastroenterol,2012,18(45):6657-6668.
52. Nguyen KT, Marsh JW,Tsung A,et al.Comparative benefits of laparoscopic vs open hepatic resection: a

critical appraisal.Arch Surg,2011,146(3):348-356.

53. Fancellu A, Rosman AS, Sanna V,et al. Meta-analysis of trials comparing minimally-invasive and open liver resections for hepatocellular carcinoma.J Surg Res,2011,171(1):e33-e45.

54. Mirnezami R,Mirnezami AH,Chandrakumaran K, et al. Short- and long-term outcomes after laparoscopic and open hepatic resection: systematic review and meta-analysis. HPB (Oxford),2011, 13(5):295-308.

55. Zhou YM, Shao WY, Zhao YF, et al.Meta-analysis of laparoscopic versus open resection for hepatocellular carcinoma. Dig Dis Sci,2011,56(7):1937-1943.

56. Mizuguchi T, Kawamoto M,Meguro M, et al. Laparoscopic hepatectomy: a systematic review, meta-analysis, and power analysis.Surg Today,2011,41(1):39-47.

57. Croome KP,Yamashita MH.Laparoscopic vs open hepatic resection for benign and malignant tumors: An updated meta-analysis.Arch Surg,2010,145(11):1109-1118.

58. Simillis C, Constantinides VA, Tekkis PP, et al. Laparoscopic versus open hepatic resections for benign and malignant neoplasms--a meta-analysis. Surgery,2007,141(2):203-211.

59. Bhojani FD, Fox A, Pitzul K, et al. Clinical and economic comparison of laparoscopic to open liver resections using a 2-to-1 matched pair analysis: an institutional experience.J Am Coll Surg,2012,214(2): 184-195.

60. Montalti R, Berardi G, Laurent S, et al. Laparoscopic liver resection compared to open approach in patients with colorectal liver metastases improves further resectability: Oncological outcomes of a case-control matched-pairs analysis.Eur J Surg Oncol,2014,40(5):536-544.

61. Dokmak S,Raut V,Aussilhou B, et al.Laparoscopic left lateral resection is the gold standard for benign liver lesions: a case-control study. HPB (Oxford),2014,16(2):183-187.

62. Scatton O, Katsanos G, Boillot O, et al. Pure laparoscopic left lateral sectionectomy in living donors: from innovation to development in France. Ann Surg,2015,261(3):506-512.

63. Troisi RI, Patriti A, Montalti R, et al. Robot assistance in liver surgery: a real advantage over a fully laparoscopic approach? Results of a comparative bi-institutional analysis.Int J Med Robot,2013,9(2): 160-166.

64. Ho CM, Wakabayashi G, Nitta H, et al. Systematic review of robotic liver resection. Surg Endosc,2013, 27(3):732-739.

65. Tsung A, Geller DA, Sukato DC, et al. Robotic versus laparoscopic hepatectomy: a matched comparison. Ann Surg,2014,259(3):549-555.

66. Nelson R, Edwards S, Tse B. Prophylactic nasogastric decompression after abdominal surgery.Cochrane Database Syst Rev, 2007(3):CD004929.

67. Pessaux P, Regimbeau JM, Dondéro F, et al. Randomized clinical trial evaluating the need for routine nasogastric decompression after elective hepatic resection.Br J Surg,2007,94(3):297-303.

68. Petrowsky H, Demartines N, Rousson V, et al.Evidence-based value of prophylactic drainage in gastrointestinal surgery: a systematic review and meta-analyses. Ann Surg,2004,240(6):1074-1085.

69. Belghiti J, Kabbej M, Sauvanet A, et al.Drainage after elective hepatic resection. A randomized trial. Ann Surg,1993,218(6):748-753.

70. Fong Y, Brennan MF, Brown K, et al.Drainage is unnecessary after elective liver resection. Am J

Surg,1996,171(1):158-162.

71. Kyoden Y, Imamura H, Sano K, et al. Value of prophylactic abdominal drainage in 1269 consecutive cases of elective liver resection. J Hepatobiliary Pancreat Sci,2010,17(2):186-192.

72. Frank SM, Fleisher LA, Breslow MJ, et al. Perioperative maintenance of normothermia reduces the incidence of morbid cardiac events. A randomized clinical trial.JAMA,1997,277(14):1127-1134.

73. Rajagopalan S, Mascha E, Na J, et al. The effects of mild perioperative hypothermia on blood loss and transfusion requirement. Anesthesiology,2008,108(1):71-77.

74. Scott EM, Buckland R. A systematic review of intraoperative warming to prevent postoperative complications. AORN J,2006,83(5):1090-1104, 1107-1113.

75. Lehtinen SJ,Onicescu G,Kuhn KM, et al.Normothermia to prevent surgical site infections after gastrointestinal surgery: holy grail or false idol. Ann Surg, 2010,252(4):696-704.

76. Melton GB,Vogel JD,Swenson BR,et al.Continuous intraoperative temperature measurement and surgical site infection risk: analysis of anesthesia information system data in 1008 colorectal procedures. Ann Surg,2013,258(4):606-613.

77. Wong PF,Kumar S,Bohra A,et al.Randomized clinical trial of perioperative systemic warming in major elective abdominal surgery. Br J Surg,2007,94(4):421-426.

78. Galvão CM,Liang Y,Clark AM. Effectiveness of cutaneous warming systems on temperature control: meta-analysis.J Adv Nurs,2010, 66(6):1196-1206.

79. Lassen K, Kjaeve J, Fetveit T, et al. Allowing normal food at will after major upper gastrointestinal surgery does not increase morbidity: a randomized multicenter trial.Ann Surg,2008,247(5):721-729.

80. Hendry PO, van Dam RM,Bukkems SF, et al.Randomized clinical trial of laxatives and oral nutritional supplements within an enhanced recovery after surgery protocol following liver resection.Br J Surg, 2010,97(8):1198-1206.

81. Richter B, Schmandra TC, Golling M, et al. Nutritional support after open liver resection: a systematic review.Dig Surg,2006,23(3):139-145.

82. Frisch A, Chandra P, Smiley D, et al. Prevalence and clinical outcome of hyperglycemia in the perioperative period in noncardiac surgery. Diabetes Care,2010,33(8):1783-1788.

83. King JT Jr, Goulet JL, Perkal MF, et al. Glycemic control and infections in patients with diabetes undergoing noncardiac surgery.Ann Surg,2011,253(1):158-165.

84. Lipshutz AK,Gropper MA.Perioperative glycemic control:an evidence-based review. Anesthesiology,2009,110(2):408-421.

85. Eshuis WJ,Hermanides J,van Dalen JW, et al. Early postoperative hyperglycemia is associated with postoperative complications after pancreatoduodenectomy. Ann Surg,2011,253(4):739-744.

86. Jackson RS, Amdur RL, White JC, et al. Hyperglycemia is associated with increased risk of morbidity and mortality after colectomy for cancer. J Am Coll Surg,2012,214(1):68-80.

87. Blixt C, Ahlstedt C, Ljungqvist O, et al. The effect of perioperative glucose control on postoperative insulin resistance. Clin Nutr,2012,31(5):676-681.

88. Maeda H, Okabayashi T, Nishimori I, et al. Hyperglycemia during hepatic resection: continuous monitoring of blood glucose concentration. Am J Surg,2010,199(1):8-13.

89. Okabayashi T, Nishimori I, Maeda H, et al. Effect of intensive insulin therapy using a closed-loop

glycemic control system in hepatic resection patients: a prospective randomized clinical trial. Diabetes Care,2009,32(8):1425-1427.

90. Okabayashi T,Nishimori I,Yamashita K,et al.Preoperative oral supplementation with carbohydrate and branched-chain amino acid-enriched nutrient improves insulin resistance in patients undergoing a hepatectomy: a randomized clinical trial using an artificial pancreas. Amino Acids,2010,38(3):901-907.
91. Vibert E, Boleslawski E, Cosse C, et al. Arterial Lactate Concentration at the End of an Elective Hepatectomy Is an Early Predictor of the Postoperative Course and a Potential Surrogate of Intraoperative Events. Ann Surg,2015,262(5):787-793.
92. Igami T, Nishio H, Ebata T, et al. Using the greater omental flap to cover the cut surface of the liver for prevention of delayed gastric emptying after left-sided hepatobiliary resection: a prospective randomized controlled trial.J Hepatobiliary Pancreat Sci,2011,18(2):176-183.
93. Yoshida H, Mamada Y, Taniai N, et al. Fixation of the greater omentum for prevention of delayed gastric emptying after left-sided hepatectomy: a randomized controlled trial. Hepatogastroenterology, 2005,52(65):1334-1337.
94. Ni CY, Yang Y, Chang YQ, et al. Fast-track surgery improves postoperative recovery in patients undergoing partial hepatectomy for primary liver cancer: A prospective randomized controlled trial. Eur J Surg Oncol,2013,39(6):542-547.
95. Short V, Herbert G, Perry R, et al. Chewing gum for postoperative recovery of gastrointestinal function. Cochrane Database Syst Rev, 2015(2):CD006506.
96. Kehlet H, Wilmore DW. Multimodal strategies to improve surgical outcome. Am J Surg,2002, 183(6):630-641.
97. Convertino VA.Cardiovascular consequences of bed rest: effect on maximal oxygen uptake. Med Sci Sports Exerc,1997,29(2):191-196.
98. Brower RG. Consequences of bed rest. Crit Care Med,2009,37(10 Suppl):S422-S428.
99. Sakowska M, Docherty E, Linscott D, et al. A change in practice from epidural to intrathecal morphine analgesia for hepato-pancreato-biliary surgery. World J Surg,2009,33(9):1802-1808.
100. Kambakamba P, Slankamenac K, Tschuor C, et al. Epidural analgesia and perioperative kidney function after major liver resection. Br J Surg,2015,102(7):805-812.
101. Roy JD, Massicotte L, Sassine MP, et al. A comparison of intrathecal morphine/fentanyl and patient-controlled analgesia with patient-controlled analgesia alone for analgesia after liver resection. Anesth Analg,2006,103(4):990-994.
102. Kasivisvanathan R, Abbassi-Ghadi N, Prout J, et al. A prospective cohort study of intrathecal versus epidural analgesia for patients undergoing hepatic resection. HPB (Oxford),2014,16(8):768-775.
103. Revie EJ, McKeown DW, Wilson JA, et al. Randomized clinical trial of local infiltration plus patient-controlled opiate analgesia vs. epidural analgesia following liver resection surgery. HPB (Oxford),2012,14(9):611-618.
104. Bell R, Pandanaboyana S, Prasad KR. Epidural versus local anaesthetic infiltration via wound catheters in open liver resection: a meta-analysis. ANZ J Surg,2015,85(1/2):16-21.
105. Apfel CC, Heidrich FM, Jukar-Rao S, et al. Evidence-based analysis of risk factors for postoperative nausea and vomiting.Br J Anaesth,2012,109(5):742-753.

106. Carlisle JB, Stevenson CA. Drugs for preventing postoperative nausea and vomiting. Cochrane Database Syst Rev,2006(3):CD004125.
107. Gan TJ, Diemunsch P, Habib AS, et al. Consensus guidelines for the management of postoperative nausea and vomiting.Anesth Analg,2014,118(1):85-113.
108. Chen H,Merchant NB,Didolkar MS.Hepatic resection using intermittent vascular inflow occlusion and low central venous pressure anesthesia improves morbidity and mortality.J Gastrointest Surg,2000,4(2):162-167.
109. Jones RM, Moulton CE, Hardy KJ. Central venous pressure and its effect on blood loss during liver resection.Br J Surg,1998,85(8):1058-1060.
110. Li Z, Sun YM, Wu FX, et al. Controlled low central venous pressure reduces blood loss and transfusion requirements in hepatectomy. World J Gastroenterol,2014,20(1):303-309.
111. Gurusamy KS, Li J, Sharma D, et al. Cardiopulmonary interventions to decrease blood loss and blood transfusion requirements for liver resection. Cochrane Database Syst Rev,2009(5):CD007338.
112. Hughes MJ, Ventham NT, Harrison EM, et al. Central venous pressure and liver resection: a systematic review and meta-analysis. HPB (Oxford),2015,17(10):863-871.
113. Dunki-Jacobs EM, Philips P, Scoggins CR, et al. Stroke volume variation in hepatic resection: a replacement for standard central venous pressure monitoring. Ann Surg Oncol,2014,21(2):473-478.
114. McCluskey SA, Karkouti K, Wijeysundera D, et al. Hyperchloremia after noncardiac surgery is independently associated with increased morbidity and mortality: a propensity-matched cohort study. Anesth Analg,2013,117(2):412-421.
115. Shaw AD, Bagshaw SM, Goldstein SL, et al. Major complications, mortality, and resource utilization after open abdominal surgery: 0.9% saline compared to Plasma-Lyte. Ann Surg,2012,255(5):821-829.
116. Perner A, Haase N, Guttormsen AB, et al. Hydroxyethyl starch 130/0.42 versus Ringer’s acetate in severe sepsis.N Engl J Med,2012,367(2):124-134.
117. Ivers N, Jamtvedt G, Flottorp S, et al. Audit and feedback: effects on professional practice and healthcare outcomes. Cochrane Database Syst Rev,2012(6):CD000259.

第十七章 胆道手术

一、引言

胆道系统疾病在我国为常见病、多发病，包括先天性胆道畸形、胆道结石、胆管损伤、寄生虫和胆道良恶性肿瘤等，引起胆道的炎症、狭窄、梗阻，肝脏萎缩、增生、硬化等病理生理学改变。由于胆道系统特殊的解剖学特点和胆道疾病复杂的病理生理学过程，此类病人术后常具有并发症多、恢复慢和住院时间长等特点。随着外科医师和研究人员的日益关注，在微创外科、疼痛控制、损伤控制与围手术期病理生理改变等的新理念基础上，通过优化与改进围手术期处理措施以减轻手术对病人所导致的生理及心理应激，加速术后康复的 ERAS 理念应运而生。

尽管胆道手术 ERAS 在不同研究中心所采取的具体处理措施略有差异，但其核心思想均包括心理辅导、微创手术、疼痛管理、营养支持及早期活动等。因此，临床亟须在多学科团队综合诊断与治疗模式下，通过 ERAS 理念加快病人康复，达到减轻应激、减少并发症、缩短住院时间、降低再入院风险及减少医疗费用的目的。本章节的理论部分编写基于中国医师协会外科医师分会胆道外科医师委员会组织相关专家共同制订的《胆道手术加速康复外科专家共识(2016 版)》(以下简称共识)，呈现国内外学者的相关研究及观点，旨在为实现我国胆道外科 ERAS 的规范化、标准化提供参考。

围手术期常见的应激包括疼痛、饥饿、紧张、焦虑、灌肠、置管、低温、输液、麻醉等措施，减轻手术所致的创伤及应激是提高手术效果、加快术后康复、减少术后并发症、改善病人预后的关键措施。除以上外科手术共性外，胆道系统不同疾病所采取的不同治疗方案本身，传统方案与 ERAS 方案也存在差异。本章节将有效结合现有的高质量循证医学证据和国内多个中心的实践经验，以较为全面、客观地为胆道手术 ERAS 的实施提供建议，同时也恳请国内外同行及时予以指正或提供建议。

二、总则

(一) 术前宣教

胆道外科手术大多较为复杂，多数病人术前有恐惧、紧张及焦虑等情绪，或对手术及预后有多种顾虑，尤其是多次行胆道手术后的病人，不利于病人术后康复。ERAS 强调术前对病人进行心理辅导及术前教育，通过提前告知病人各阶段的治疗措施以减轻病人紧张不安的情绪，提高病人的心理承受能力，取得病人的理解配合。因此，术前应由专门的医护人员以关怀、鼓励的角度出发，就病情、施行手术的必要性及可能取得的效果，手术的危险性及可能发生的并发症，术后恢复过程和预后，以及清醒状态下施行手术因体位造成的不适等，通过口头、书面及其他形式向病人及家属详细介绍和解释围手术期处理相关事宜和有利于术后康复的建议，病人应接受常规术前宣传教育和咨询解答，且宣传教育应贯穿围手术期全过程直至病人出院。具体包括：①告知病人麻醉和手术过程，减轻其恐惧、焦虑情绪，保证睡眠质量；②告知病人手术方案、预期目标、可能发生的并发症及预期处理方案、预设出院标准等；③告知病人 ERAS 围手术期处理措施的目的和主要项目，鼓励病人术后早期进食、早期活动、吸氧，宣传疼痛控制及呼吸理疗等相关知识;④告知病人随访时间安排、出院后关注的要点和再入院途径。

(二)术前营养不良的筛查与治疗

营养不良是增加术后并发症发生率的独立危险因素,尤其是长期梗阻性黄疸病人,营养不良发生的风险较高。目前普遍推荐于术前采用营养风险评分 2002(nutritional risk screening 2002,NRS2002)对所有病人进行营养风险筛查。NRS(2002)总评分包括三个部分的总和,即疾病严重程度评分 + 营养状态低减评分 + 年龄评分(若 70 岁以上加 1 分),具体评估内容见表 17-1。

表 17-1 住院病人营养风险筛查 NRS-2002 评估表

一、病人资料

姓名	住院号
性别	病区
年龄	床号
身高(m)	体质量(kg)
体质量指数(BMI)	蛋白质(g/L)
临床诊断	

二、疾病状态

疾病状态	分数	若"是"请打钩
• 骨盆骨折或者慢性病病人合并有以下疾病:肝硬化、慢性阻塞性肺病、长期血液透析、糖尿病、肿瘤	1	
• 腹部重大手术、脑卒中、重症肺炎、血液系统肿瘤	2	
• 颅脑损伤、骨髓抑制、加护病患(APACHE > 10 分)	3	
合计		

三、营养状态

营养状况指标(单选)	分数	若"是"请打钩
• 正常营养状态	0	
• 3 个月内体质量减轻 > 5% 或最近 1 周进食量(与需要量相比)减少 20% ~ 50%	1	
• 2 个月内体质量减轻 > 5% 或 BMI 18.5 ~ 20.5 kg/m^2 或最近 1 周进食量(与需要量相比)减少 50% ~ 75%	2	
• 1 个月内体质量减轻 > 5%(或 3 个月内减轻 > 15%)或 BMI < 18.5 kg/m^2(或血清白蛋白 < 35 g/L)或最近 1 周进食量(与需要量相比)减少 70% ~ 100%	3	
合计		

四、年龄	
年龄≥ 70 岁加算 1 分	1

五、营养风险筛查评估结果	
营养风险筛查总分	
处理	
□总分≥ 3.0 :病人有营养不良的风险,需营养支持治疗	
□总分< 3.0 :若病人将接受重大手术,则每周重新评估其营养状况	
评估医师签字:	时间:

NRS 2002 对于营养状况降低的评分及其定义:① 0 分:正常营养状态;②轻度(1 分):3 个月内体质量丢失 5% 或食物摄入为正常需要量的 50% ~ 75%;③中度(2 分):2 个月内体质量丢失 5% 或前一周食物摄入为正常需要量的 25% ~ 50%;④重度(3 分):1 个月内体质量丢失 5%(3 个月内体质量下降 15%)或 BMI < 18.5 kg/m^2 或者前一周食物摄入为正常需要量的 0% ~ 25%(注:3 项问题任一个符合就按其分值,几项都有按照高分值为准)。对于疾病严重程度的评分及其定义:① 1 分:慢性疾病病人因出现并发症而住院治疗。病人虚弱但不需要卧床。蛋白质需要量略有增加,但可以通过口服补充剂来补充;② 2 分:病人需要卧床,如腹部大手术后,蛋白质需要量相应增加,但大多数人仍可以通过肠外或肠内营养支持得到恢复;③ 3 分:病人在加强病房中靠机械通气支持,蛋白质需要量增加而且不能被肠外或肠内营养支持所弥补,但是通过肠外或肠内营养支持可使蛋白质分解和氮丢失明显减少。评分结果与营养风险的关系:①总评分≥ 3 分(或胸腔积液、腹水、水肿且血清蛋白≤ 35 g/L 者表明病人有营养不良或有营养风险,即应该使用营养支持;②总评分< 3 分:每周复查营养评定。以后复查的结果如果≥ 3 分,即进入营养支持程序;③如病人计划进行腹部大手术,就在首次评定时按照新的分值(2 分)评分,并最终按新总评分决定是否需要营养支持(≥ 3 分)。

此处特别需要强调和注意的是,对存在重度营养不良(6 个月内体质量下降> 10%,进食量低于推荐摄入量的 60%,持续时间> 10 天,BMI < 18.5 kg/m^2,血清白蛋白< 30 g/L)风险病人术前评分≥ 5 分,应在专业营养干预小组(包括外科医师、营养师及营养专科护士)指导下进行营养支持治疗,改善营养状况。

术前营养支持治疗方式首选经口或肠内营养支持治疗,根据病人个体情况设定每日营养目标。营养物配制方面应充分考虑胆道疾病病人有无长期胆道梗阻、合并电解质紊乱和脂溶性维生素缺乏、合并肝炎后或胆汁性肝硬化、肝功能不良等特殊情况。必要时应行静脉营养支持治疗。

(三)术前肠道准备

长时间禁饮、禁食增加病人的饥饿感,使机体处于代谢应激状态,可导致胰岛素抵抗及术中低血糖,降低手术耐受力,不利于降低术后并发症发生率。传统术前胃肠道准备内容包括:术前 8 ~ 12 小时开始禁食,术前 4 小时开始禁饮,且对于一般性手术,术前一日酌情做肥皂水灌肠。有研究结果提示,术前肠道准备能增加围手术期输液量及麻醉风险,提高术后肠麻痹发生率。另有研究表明,术前机械性肠道准备并不能降低胆胰疾病术后并发症的发生率,可能导致病人水、电解质紊乱。另一研究结果表明,术前 2 小时进流质食物并未增加术后并发症的发生率,同时可降低胰岛素抵抗的发生率。因此,胆道手术 ERAS 方案不推荐术前常规行肠道准备,建议术前 6 小时禁食固体食物,术前 2 小时禁食清流质食物、禁饮水。对于无糖尿病病史的病人,推荐术前2小时饮用400 ml 12.5%的碳水化合物饮料,可减轻饥饿、口渴、焦虑等,降低术后胰岛素抵抗和高血糖发生率。此外,术前口服葡萄糖也可避免上述缺点,进而减少围手术期输液量,降低应激反应。

(四)术前胃管和导尿管的放置

研究表明,术前无选择性地放置胃管和导尿管,会增加病人术后发热、肺炎、尿路感染等并发症的发生率。相较而言,术前不留置胃管与导尿管,不仅避免异物刺激,减轻心理紧张程度,病人胃肠功能恢复较快,且有效地降低尿路感染的发生率。因此,胆道外科术前一般不推荐常规放置胃管和导尿管。

未计划胃肠道重建病人术前可不放置胃管或于手术结束时即可拔除;行胃肠道重建病人根据引流情况于术后1～2天拔除。对于预计手术时间长(> 3小时)的病人,可于麻醉诱导后放置导尿管,建议术后立即或第1～2天拔除。综上,胆道外科手术后应早期拔除胃管和导尿管。

(五)预防性抗血栓栓塞

胆道外科手术复杂、时间长,术后长时间卧床使深静脉血栓形成和肺动脉栓塞风险增加,尤其是胆道恶性肿瘤病人。深静脉血栓形成风险评估常采用Caprini血栓风险评估量表,并根据危险级别推荐采取相应的预防措施。预防措施包括基础预防、机械预防和药物预防。

Caprini血栓风险评估量表由美国外科医师Joseph A.Caprini提出。Caprini教授于1965年毕业于美国Drexel University医学院,现为美国埃文斯顿医院和美国西北大学范伯格医学院教授,迄今共发表静脉血栓栓塞症(venous thromboembolism,VTE)相关研究文献一百余篇。基于临床经验和已发表的研究结果,Caprini等自20世纪80年代后期开始,研究设计一个极为细致的个体化VTE风险评估量表,即Caprini血栓风险评估量表(模型),用于内科和外科住院病人VTE的风险评估。该风险评估量表于2005年发表,2010年发表修改版本。该量表包含了大约40个不同的危险因素,基本涵盖了住院病人可能发生VTE的所有危险因素,每个危险因素根据危险程度的不同赋予1～5不同的分数,最后根据得到的累积分数将病人的VTE发生风险分为低危(0～1分)、中危(2分)、高危(3～4分)、极高危(≥5分)4个等级,不同的风险等级推荐不同的VTE预防措施(表17-2)。Caprini量表的有效性已得到大样本病例的验证,最新修订后的中文版见表17-3。

表17-2　VTE风险分级及相应预防措施

分数	危险分级	深静脉血栓发生率	处理
0～1分	低危	2%	尽早活动,物理预防
2分	中危	10%～20%	选择下列药物或加压装置: □间歇性加压装置 □肝素5000U皮下注射bid
3～4分	高危	20%～40%	选择下列药物之一,联合或不联合加压装置 □间歇性加压装置 □肝素5000U皮下注射tid □依诺肝素: - 40 mg/d　皮下注射 (体质量< 150 kg,内生肌酐清除率> 30 ml/min) - 30 mg/d 皮下注射 (体质量< 150 kg,内生肌酐清除率10～29 ml/min) - 30 mg bid 皮下注射 (体质量> 150 kg,内生肌酐清除率> 30 ml/min)

续表

分数	危险分级	深静脉血栓发生率	处理
≥ 5 分	极高危	40% ~ 80%	选择下列药物之一，联合使用加压装置 □间歇性加压装置 □肝素 5000U 皮下注射 tid（硬脑膜下注射效果更佳） □依诺肝素（首选）： -40 mg/d 皮下注射 （体质量＜ 150kg，内生肌酐清除率＞ 30 ml/min） -30 mg/d 皮下注射（体质量＜ 150 kg， 内生肌酐清除率 =10 ~ 29 ml/min） -30 mg bid 皮下注射 （体质量＞ 150 kg，内生肌酐清除率＞ 30 ml/min）

表 17-3　基于 Caprini 血栓风险评估量表（中文版）

VTE 高危评分（基于 Caprini 模型）			
病人基本信息	姓名：　性别：　年龄：　住院号： 初步诊断 / 诊断：		
高危评分	危险因素（包括手术、操作）	实验室检查	小计
1 分 / 项	□年龄 41 ~ 60 岁 □肥胖（BMI ＞ 25 kg/m^2） □下肢水肿（目前） □静脉曲张 □卧床的内科疾病病人 □严重的肺部疾病包括肺炎（1 个月内） □肺功能异常（COPD） □急性心肌梗死 □充血性心力衰竭（1 个月内） □败血症（1 个月内） □近期内行大手术（1 个月内） □拟行小手术 □炎症性肠病史 □异常妊娠史（原因不明的死胎，反复发生的自发性流产 3 次及以上，妊娠毒血症或宫内生长受限引起的早产） □妊娠期或产后（1 个月内） □口服避孕药或激素替代治疗 □其他危险因素：		
2 分 / 项	□年龄 61 ~ 74（分） □石膏固定（1 个月内） □病人需要卧床 72 小时以上 □恶性肿瘤（既往或现患） □中心静脉置管 □腹腔镜手术（＞ 45 分钟） □大手术（>45 分钟） □关节镜手术		

续表

VTE 高危评分（基于 Caprini 模型）			
3 分 / 项	□年龄≥ 75（岁） □深静脉血栓 / 肺栓塞病史（DVT / PE） □血栓家族史（最常忽略的危险因素） □肝素引起的血小板减少（HIT，禁用肝素或其他低分子量肝素） □未列出的先天或后天血栓形成倾向:	□狼疮抗凝物阳性 □抗心磷脂抗体阳性 □凝血酶原 20210A 阳性 □因子 V Leiden 阳性 □血清同型半胱氨酸升高	
5 分 / 项	□脑卒中（1 个月内） □多发性创伤（1 个月内） □选择性下肢关节置换术 □髋关节、骨盆或下肢骨折（1 个月内） □急性脊髓损伤（瘫痪）（1 个月内）		
VTE 预防相对禁忌		合计评分	
医师签名		日期 / 时间	

若病人存在增加出血风险的相关因素：活动性出血、口服抗凝药、使用糖蛋白Ⅱ b、Ⅲ a 抑制剂、有肝素引起的血小板减少（HIT）病史。此类病人禁用抗凝治疗，应考虑间歇性加压装置（sequential compression devices，SCD）。伴有严重外周动脉疾病、充血性心力衰竭、急性浅表性深静脉血栓的病人不适用于 SCD 治疗，应考虑其他预防性措施。

在上述评估量表的验证方面，Caprini 团队利用密歇根大学健康管理系统（UMHS）建立的 NSQIP 项目（national surgical quality improvement），纳入了 2001 年 7 月至 2008 年 1 月普外科、血管外科和泌尿外科就诊病人共 8216 例。基于该血栓风险评分量表，证明了 Caprini 模型评估病人个体术后 30 天内 VTE 风险的有效性。

对深静脉血栓形成低危病人首先推荐采用基础预防和机械预防；对于 Caprini 评分≥ 3 分且不伴高出血风险的胆道手术病人，建议术中使用低分子肝素预防血栓，并持续用药 7 ～ 14 天或至出院。对恶性肿瘤病人建议使用低分子肝素预防 4 周。胆道疾病病人合并梗阻性黄疸或肝功能异常时，常伴有凝血功能障碍，推荐首选基础预防和机械预防，使用药物抗血栓治疗前应综合评估出血及深静脉血栓形成风险，以免增加术中、术后出血风险。

（六）术中预防低体温

术中低体温会影响病人体内的药理及药代动力学，增加术中出血风险，影响麻醉复苏，增加术后切口感染、心脏并发症等。ERAS 术中一项重要处理措施为体温监测，通过手术室温度调节、加温毯、暖风机、输液加温装置、使用温热盐水冲洗腹腔等措施维持正常体温，保持体温≥ 36℃，避免低体温，可明显减轻病人的应激反应。

（七）术中液体治疗

液体治疗的目的是改善组织灌注，避免容量不足或容量负荷过重。胆道外科病人具有病程长、长期摄入量不足、营养状况差、既往多次腹部手术史等特点，合并梗阻性黄疸时常有肝功能异常及水、电解质紊乱，且手术时间常较长，术中液体治疗过程应予重视。术中大量快速输液可能增加心肺负担，引发胃及肺水肿，延迟胃肠功能恢复，增加术后并发症发生等，故术中需严格控制输液量及输液速度。

复杂胆道手术中应采用“目标导向液体治疗”策略，建立完善的血流动力学监测（每搏输出量、心排血量、收缩压变异率、脉压变异率、每搏输出量变异率等），以平衡盐晶体液为基础，根据监测指标指导补液速度和补液量。如出现区域阻滞后血管扩张导致的低血压，应使用血管活性药物收缩血管，避免大量补液。

（八）腹腔引流管放置

胆道手术放置腹腔引流管对引流创面渗出及胆汁漏、避免继发感染等可能有益，但目前尚无高级别证据支持胆道外科术后常规预防性放置腹腔引流管。肝大部切除术后常规放置腹腔引流管的价值尚不明确。

为探讨放置引流管能否降低术后并发症，尤其是胆汁瘤或感染的发生率（这些并发症都需要术后再次引流），来自美国亚特兰大 Emory 大学 Winship 肿瘤研究所的 Maithel 等开展了一项多中心大样本的临床研究，其研究结果于 2015 年发表在 *J Am Coll Surg* 杂志上。该研究纳入了 3 个中心 2000—2012 年行肝大部切除术（3 个肝段以上）并排除行胆道吻合的病人共 1041 例，病理诊断包括良性肝脏疾病、肝细胞肝癌、胆管癌、结直肠癌肝转移、转移性神经内分泌瘤、其他肿瘤肝转移。主要观察指标为术后并发症、需要二次引流的概率、胆漏和 30 天内再入院率。1041 例病人中，564 例根据术者经验于术后放置腹腔引流管。经统计，结果表明术中放置引流管增加了术后并发症发生率（56% vs. 44%；$P < 0.001$），胆漏发生率（7.3% vs.4.2%；P=0.048）和 30 天内再入院率（16.4% vs. 8.0%；$P < 0.001$），且未降低二次引流操作概率（8.0% vs.5.9%；P=0.23）。但不可忽略的是，放置引流的病人常 ASA 评分高、失血量和输血多，切除范围更大，因此在采用多因素分析对上述因素进行矫正后，发现术后放置腹腔引流管未增加术后并发症的发生率，但却是增加胆漏发生率（*HR* 2.04；95%*CI*（1.02，4.09）；P=0.044）、30 天再入院率（*HR* 1.79；95%*CI*（1.14，2.80）；P=0.011）的独立风险因素，且未降低二次操作引流概率（*HR* 0.98；P=0.96）。该文最终的结论是肝大部切除术术中放置引流管并未降低二次引流的概率，反而增加了胆漏发生率和 30 天再入院率。

澳大利亚 Flinders 医疗中心的 Mark Brooke-Smith 等学者依托肝脏手术国际研究小组（ISGLS），从 11 个医疗中心连续性入组 949 例病人，包括 540 例治结肠癌肝转移，105 例肝细胞肝癌和 87 例胆管癌，设计了国际多中心的前瞻性研究，旨在评估该组织对肝脏手术后胆漏的定义是否准确。据统计，69 例病人出现胆漏，除证明胆漏的定义有显著的临床应用价值外，还发现 96% 的胆漏病人于术中放置引流管。术中放置引流管并未预防随后胆漏的再次干预，进一步支持了肝切除后没有必要常规放置引流管。

来自胰腺手术的最新研究结果表明，不放置腹腔引流管病人术后并发症发生率并未增加，提出胰十二指肠切除术后不需常规放置引流管。但亦有学者认为，胰腺术后不放置腹腔引流管虽未增加严重并发症发生率，但行腹腔穿刺引流比例显著升高。

综合以上研究证据和临床实践，目前推荐胆道手术不应常规预防性应用腹腔引流管，应酌情放置手术区引流管。对涉及胆肠吻合的手术仍推荐放置引流管。术后早期拔除吻合口旁引流管有助于降低吻合口瘘、腹腔及肺部并发症发生率，主张在术后无漏、无感染的情况下早期拔除。若术中存在较多渗出但无胆汁漏或明显出血，放置的引流管也尽量在术后 1 天内拔除。

（九）疼痛管理

胆道疾病病人常经历长期的慢性疼痛困扰，且术后易出现中、重度疼痛。术后良好地控制疼痛可促进病人早期进食、早期活动，加快术后康复。因此，疼痛治疗是 ERAS 的重要组成部分，其目标是疼痛控制良好、药物不良反应轻、对肝功能影响小、有利于促进术后康复等。建议由疼痛科医师、麻醉医师、外科医师、护理与药剂人员组成多学科疼痛管理团队，以提高围手术期疼痛治疗质量。

目前常用的疼痛评分方法为视觉模拟评分法（VAS），是将疼痛的程度用 0 ~ 10 共 11 个数字表示，0 表示无痛，10 代表最痛，病人根据自身疼痛程度在这 11 个数字中挑选一个数字代表疼痛程度。疼痛的等级、评分与临床表现的具体内容见表 17-4。

表 17-4 疼痛的等级、评分与临床表现

疼痛等级	评分	临床表现	
无痛	0	无痛	
轻度疼痛（不影响睡眠）	1 ~ 3	安静平卧时痛，翻身、咳嗽、深呼吸时疼痛	1 分：安静平卧不痛，翻身咳嗽时疼痛
			2 分：咳嗽疼痛，深呼吸不痛
			3 分：安静平卧不痛，咳嗽深呼吸疼痛
中度疼痛（入眠浅）	4 ~ 6	安静平卧时有疼痛，影响睡眠	4 分：安静平卧时间隙疼痛
			5 分：安静平卧时持续疼痛
			6 分：静卧时疼痛较重
重度疼痛（睡眠严重干扰）	7 ~ 10	翻转不安、无法入睡、全身大汗、无法忍受	7 分：疼痛较重，翻转不安，疲乏，无法入睡
			8 分：持续疼痛难忍，全身大汗
			9 分：剧烈疼痛无法忍受
			10 分：最疼痛，痛不欲生

疼痛治疗的原则是预防性镇痛和多模式镇痛。预防性镇痛是指在围手术期按时、有规律地给予镇痛药物，减缓术后疼痛；多模式镇痛是联合应用各种方法达到镇痛目的，包括腹直肌后鞘和（或）腹横肌平面阻滞、病人自控镇痛泵、切口局部浸润等。由于阿片类药物有恶心、呕吐、影响肠功能恢复、呼吸抑制等不良反应，近年来提倡联合应用非阿片类，如非甾体抗炎药（NSAIDs）与阿片类药物。NSAIDs 已被美国及欧洲多个国家推荐为基础镇痛用药。片剂作为口服序贯镇痛药物。术后多模式镇痛及非甾体抗炎药的应用不仅提高了术后的镇痛效果，而且可减少阿片类药物的剂量。

根据以上原则和推荐，具体方案可采用：术前 1 ~ 3 天口服 NSAIDs，或于麻醉诱导前使用针剂；术后采用多模式联合镇痛，包括按时使用 NSAIDs、病人自控镇痛泵、腹横肌平面阻滞等。

（十）预防术后恶心和呕吐

术后恶心、呕吐是胆道外科术后常见的不良反应。有研究结果提示，女性，非吸烟，阿片类药物的使用，有术后恶心、呕吐史或晕动病史是术后恶心、呕吐的主要危险因素，可根据上述危险因素，于术前对病人进行术后恶心、呕吐危险评估。ERAS 管理中推荐采用多模式预防术后恶心、呕吐，包括非药物预防（减少阿片类药物用量、缩短术前禁水时间等）和药物预防（5- 羟色胺 3 受体拮抗剂、抗组胺类药、丁酰苯类药、M 型胆碱能受体拮抗剂、神经激肽 -1 受体拮抗剂等）。

胆道外科手术的病人应选择 5- 羟色胺 3 受体拮抗剂、地塞米松、氟哌利多等药物，能有效地预防术后恶心、呕吐且对肝功能影响小。对于出现术后恶心、呕吐的低危病人，可予小剂量 5- 羟色胺 3 受体拮抗剂治疗；对于高危病人，推荐术前即开始使用 2 种或 2 种以上不同作用机制的药物预防，并于术中和术后采用多模式预防术后恶心、呕吐。

（十一）减轻应激反应

手术应激可激活神经内分泌系统及炎性应激反应系统，诱发全身炎性反应，是术后并发症发生的重要病理生理学基础。胆道外科手术复杂，合并胆管炎、梗阻性黄疸时，病人全身炎症反应更加明显。因此，减少手术应激是胆道外科 ERAS 理念的核心，也是病人术后加速康复的基础。

应激性黏膜病变是应激所致的严重急性胃肠道功能障碍，发生率高。预防和治疗应激性黏膜病变

有助于提高胆道外科围手术期安全性。有研究结果表明，质子泵抑制剂可有效地预防应激性黏膜病变，降低术后上消化道出血及相关风险，从而缩短住院时间。通过药物调控减轻机体术后应激反应，可降低并发症和器官功能障碍发生风险。广谱水解酶抑制剂能抑制多种炎性介质，如肿瘤坏死因子、白细胞介素-1 和白细胞介素-6 的释放，减轻炎性反应，同时能增加肝细胞溶酶体膜稳定性，防止肝脏脂质过氧化，减轻肝脏缺血 / 再灌注损伤，目前已被推荐用于大型手术，可有效地发挥对抗过度炎性反应，保护肝脏及其他器官的作用。综上，推荐胆道外科术后酌情、规范使用质子泵抑制剂和广谱水解酶抑制剂等抗炎药物，以调控手术应激反应，注意有肾功能损害者慎用质子泵抑制剂。

（十二）术后早期进食

术后病人应尽快恢复经口进食，食物能适度刺激迷走神经，加快肠道蠕动，促进胃肠道功能恢复，避免肠管水肿及肠道菌群失调，减少腹腔感染的发生率，同时提高病人的抵抗力，减少肠外营养的应用，缩短住院时间，降低治疗费用。胆囊切除、胆道探查术、肝切除术后病人麻醉复苏即可进水，术后第 1 天即可开始进食；行消化道重建手术且放置胃管病人可于术后第 2 天拔除胃管后，当天开始进食流质食物，逐渐过渡至正常饮食，并根据自身耐受情况逐步增加摄入量。术后早期拔除胃管、早期进食及行营养支持治疗可促进病人胃肠道功能恢复，改善全身营养状况。

（十三）术后早期活动

术后长期卧床易产生压疮、胰岛素抵抗、深静脉血栓形成、肺感染、失用性骨质疏松等一系列并发症，故 ERAS 鼓励病人早期下床活动。术后早期活动可促进呼吸、运动等多系统功能恢复，预防肺部感染、压疮和深静脉血栓形成，同时促进胃肠道功能恢复。应帮助病人制订早期活动规划及每日活动目标，逐日增加活动量，积极鼓励病人从术后第 1 天开始下床活动，并完成每日活动目标。

（十四）麻醉方法

目前，尚无证据表明胆道外科手术麻醉前使用抗焦虑药物可减轻术后疼痛。因此，一般病人术前应避免使用长效抗焦虑药物。手术麻醉方法可采用全身麻醉、区域阻滞或联合麻醉的方式，提供良好的手术显露条件并有效地减少手术应激，达到促进病人术后康复的目的。由于胆道疾病病人常合并肝功能不全、梗阻性黄疸等情况，应尽量选择对肝功能影响小、不需经胆汁代谢的麻醉药物；全身麻醉时，尽量选择短效药物，全身麻醉联合硬膜外麻醉的多样化麻醉方式及短效麻醉药物不仅提高了麻醉效果，还利于术后早期苏醒，减轻术后肠麻痹。术中加强麻醉深度管理及进行肌松监测，这既有利于确保手术野的充分显露，也避免肌松药过量，有助于指导术后气管插管拔除。开腹手术时可根据切口情况酌情使用区域阻滞麻醉镇痛，联合使用切口周围局部浸润麻醉等方式，既有利于加强麻醉效果，也有助于减轻术后疼痛。

（十五）示例

国内学者姬汉书等纳入该中心 800 例胆道良性疾病病人，采用随机数列法分为观察组和对照组，观察组采用 ERAS 围手术期处理方案，对照组采用传统围手术期处理方案。具体处理方案见表 17-5。

表 17-5　ERAS 和传统围手术期处理方案对照表

	ERAS 处理方案	传统处理方案
术前	病人入院即告知病人及家属 ERAS 各项措施及其实际意义，使病人快速了解 ERAS 各阶段所需时间，及其自身在围手术期所发挥的作用，给予病人心理护理，消除病人紧张不安的情绪	术前 1 天常规术前谈话
	术前不常规留置胃管、尿管，不常规进行肠道准备	术前留置胃管、尿管、术前清洁灌肠
	术前禁食 6 小时，禁饮 3 小时，术前 4 小时口服 10% 葡萄糖溶液 500 ml	术前禁食 12 小时，禁饮 8 小时

	ERAS 处理方案	传统处理方案
术中	依据病人具体情况采用全身麻醉联合硬膜外麻醉	病人采用全身麻醉
	除腹腔镜胆囊切除术（laparoscopic cholecystectomy，LC）外，其余病人麻醉后均留置尿管，手术结束时拔除	术中依据病人情况决定是否留置腹腔引流管、T 形管和尿管
	术中无特殊情况不留置腹腔引流管、T 形管，胆管空肠吻合后留置胃管	
	术中监测病人体温，采取保温措施，维持体温 36 ~ 37℃	病人保温无严格要求
	严格控制输液量，维持尿量 0.5g/（kg·d）	术中不严格控制输液量
术后	术后采用病人自控镇痛 + 硬膜外镇痛 + 非甾体抗炎药的多模式镇痛方式	术后采用病人自控镇痛方式运用阿片类药物镇痛
	病人麻醉清醒时拔除胃管，术后 6 小时无恶心、呕吐等症状可饮少量水，术后 1 天开始逐渐恢复正常饮食	肛门排气后拔出胃管，并开始进食
	若腹腔引流液非血液或胆汁且引流液 < 100 ml/d，则拔除引流管	术后 10 ~ 12 天夹闭 T 形管，腹腔引流液 < 20 ml/d 时拔除腹腔引流管
	术后 6 小时床上做适度运动，术后 1 天下床做适度运动	术后争取早期下床适度活动
		依据病人具体情况控制液体输入量，术后 3 天拔除尿管

该研究是目前国内最大样本的胆道良性疾病 ERAS 疗效研究，结论证明胆道手术围手术期应用 ERAS 有利于病人术后康复，可减轻病人应激状态和炎性反应，缩短住院时间，降低治疗费用，降低术后并发症发生率，值得临床推广。然而，未纳入本研究的其他胆道外科手术，如胆囊癌根治术等应用 ERAS 是否能取得相似的临床效果仍然有待于高质量的随机对照研究加以探索。

三、细则

（一）合并胆道感染时抗菌药物的使用

胆道外科疾病大多合并胆道感染，胆汁培养革兰阴性菌最常见，其中以大肠埃希菌、克雷伯菌属及铜绿假单胞菌为代表，常合并厌氧菌感染。随着广谱抗菌药物的广泛使用，胆道支架植入、经皮经肝穿刺胆道引流（percutaneous transhepatic cholangial drainage，PTCD）及经内镜鼻胆管引流术等侵袭性操作的开展，胆道少见病原菌如鲍曼不动杆菌、产酸克雷伯菌和奇异变形杆菌也时有检出，耐药情况较严重。已有报告在胆囊结石病人胆汁中检测出幽门螺旋杆菌 DNA，说明有细菌经十二指肠逆行进入胆道的可能。因此，应加强耐药性监测及药敏试验，以指导临床合理用药，并加强预防性用药，以提高疗效。

对胆道梗阻及多次胆道手术史的病人，术前均应早期、预防性使用广谱抗生素，术中留取胆汁行细菌培养及药敏试验。抗生素使用疗程因感染程度不同而有差异，特殊情况可延长疗程。可先予经验性用药，首选广谱抗生素，覆盖革兰阴性菌、革兰阳性菌甚至厌氧菌，必要时可考虑联合用药。待药物敏感试验结果报告后及时换用敏感抗生素进行针对性治疗。

（二）急性胆囊炎的手术时机

急性胆囊炎是胆囊管梗阻和细菌感染引起的炎症，95% 以上为急性结石性胆囊炎。病变开始时胆囊管梗阻，黏膜水肿、充血，胆囊内渗出增加，胆囊肿大。如果此阶段采取治疗措施后梗阻解除，炎症消退，大部分组织可恢复原来结构，不遗留瘢痕，此为急性单纯性胆囊炎。如病情进一步加重，病变波及胆囊壁全层，囊壁增厚，血管扩张，甚至浆膜炎症，由纤维素或脓性渗出，发展为化脓性胆囊炎。此时治愈后也产生纤维组织增生、瘢痕化，容易再发生胆囊炎。胆囊炎反复发作则呈现慢性炎症过程，胆囊可完全瘢痕化而萎缩。如胆囊管梗阻未解除，胆囊内压继续升高，胆囊壁血管受压导致血供障碍，继而缺血坏疽，则为坏疽性胆囊炎。坏疽性胆囊炎常并发胆囊穿孔，多发生在底部和颈部。全胆囊坏疽后因为黏膜坏死，胆囊功能消失。急性胆囊炎因周围炎症浸润至邻近器官，也可穿破至十二指肠、结肠等形成胆囊胃肠道内瘘，急性炎症可因内瘘减压而迅速消退。

有研究结果表明，急性结石性胆囊炎应及时行手术治疗，以减少后期与胆囊结石相关的多种并发症，并降低后续治疗费用。循证医学证据也支持此类病人诊断明确后早期(7 天内)行 LC，中转开腹率无明显升高，手术时间和住院时间均明显缩短；而延期手术病人平均需等待 4.2 个月才接受手术治疗，期间约有 23% 的病人因胰腺炎、胆囊积脓和穿孔、胆管炎或梗阻性黄疸而再次入院治疗。因此，对于已排除并发胆总管结石的急性结石性胆囊炎病人，外科医师应在综合考虑基础上争取早期积极行手术干预，以利于加速病人的总体康复过程。

（三）胆总管结石的微创治疗

胆总管结石合并胆囊结石、胆囊切除术后胆总管结石是临床常见病与多发病，可引起反复上腹部不适或疼痛，结石造成胆总管梗阻时可出现腹部绞痛或黄疸，继发胆管炎时，可有较典型的 Charcot 三联征：腹痛、寒战高热、黄疸，严重时可引发急性梗阻性化脓性胆管炎、全身炎性反应综合征、肝肾功能衰竭，甚至危及生命。

传统手术方式为开腹胆总管切开取石加 T 形管引流术，该手术效果明确，但手术创伤大，一般需留置 T 形管 14 ~ 30 天，病人舒适感主观感受差，身体不适感强，住院时间长，住院费用高，康复时间长，同时有发生 T 形管意外过早脱落，发生胆汁性腹膜炎可能，以及切口感染。这与近年提倡并应用的精准、微创、损伤控制的现代外科理念和 ERAS 理念不相符合。

随着腹腔镜和 ERCP 等微创治疗技术的不断成熟与发展，胆总管结石的微创治疗在临床中已被广泛地应用，具有术中出血量少、术后康复快、住院时间短等优势。目前采用微创技术治疗胆总管结石时有“内镜优先”和“腹腔镜优先”两种选择。现有的证据表明，两种方法在胆总管结石清除率、残余结石发生率、围手术期病死率、住院时间等方面比较，差异均无统计学意义。外科医师应根据自身技术条件及病人具体病情选择合适的微创治疗手段。对于有多次腹部手术史、伴有复杂 Mirizzi 综合征的胆总管结石病人，则选择开腹手术更为安全、有效。

（四）日间 LC 的应用

LC 安全可行，具有切口小、损伤小、术后康复快的优点，是良性胆囊疾病治疗的标准手术方式。在 ERAS 理念指导下，国内外均已在门诊手术室、日间手术专科病房或诊所开展日间手术。影响病人术后早期出院的主要原因是术后恶心、疼痛等。按照 ERAS 理念，加强术前宣传教育，术后镇痛，预防术后恶心、呕吐、腹泻、腹胀等措施有利于日间 LC 的开展。腹泻的发生可能与胆囊切除术后，胆汁流入肠道的节律与流量变化及胆汁酸吸收不良相关。这类的消化不良可通过促进胆汁分泌和补充消化酶来进行治疗。常用药物有复方阿嗪米特肠溶片，因其含有利胆成分阿嗪米特，能高效地促进胆汁分泌；含有三种胰酶及二甲硅油，配合胰酶能促进消化，快速消除腹胀。研究显示，复方阿嗪米特肠溶片治疗胆囊切除术后常见的消化不良症状的有效率在 70% 以上。如出现胆囊切除术后腹泻，需考虑是否合并存在 IBS，结合排便频率及粪便形态等进行综合评估，并根据病人情况予以解痉剂(如匹维溴铵等)对症治疗。因此，推荐日间 LC 应由专门手术护理团队参与完成，术后应加强对病人的随访观察，对术后常见的腹泻、腹胀及恶心、呕吐进行及时治疗，提高病人的术后满意度。

（五）胆道恶性肿瘤术前门静脉栓塞

胆道系统恶性肿瘤主要包括胆囊癌和胆管癌，完整切除是提高此类病人生存率，改善疗效的最佳治疗方案。肝门部胆管癌常需联合行半肝以上切除术才能达到 R0 切除，因此对于拟行肝大部切除术的病人，增加健康肝实质体积对手术的成功施行很重要，术前应测量剩余肝体积。近 20 年来，术前门静脉栓塞（portal vein embolization，PVE）作为增加拟行肝大部切除术的未来残肝体积的有效方法逐渐得到认可。PVE 能阻断肝门部血供，诱导残肝的代偿性增大。一项前瞻性的临床研究结果提示，术前对伴有慢性肝病的病人行 PVE，其术后并发症发生率低于未行 PVE 的病人。Meier 等回顾性分析了 81 例拟行解剖性右半肝切除的病人，其中 28 例术前行 PVE，53 例未行，在匹配病人基线资料后，采用 V 因子和胆红素水平作为主要指标以明确术前 PVE 对术后肝功能的影响，结果表明术前 PVE 提高了术后短期内肝脏每单位体积的合成功能和代谢功能。由此可见，术前 PVE 不仅能够代偿性的增大肝体积，也能提高其功能。

目前，指南和专家共识均推荐需使拟行肝大部切除术的病人肝体积在术前代偿性增大，这一操作对病人术后短期和长期预后有积极影响。当残肝体积达体重的 0.6% 或全肝体积的 25% ~ 30% 以上时，是行安全性肝切除的前提；而对伴有肝疾病的病人，包括肝硬化、脂肪变性或化疗后肝损伤，安全的界值更高，需在体质量的 1% 或全肝体积的 40% 以上。

最新的一篇 meta 分析包括 1990—2015 年收录在 PubMed 和 Cochrane 上符合纳排标准的 40 项研究，纳入共计 2144 例肝胆恶性肿瘤病人（肝细胞肝癌和肝门部胆管癌为主），以评价术前 PVE 在肝胆肿瘤中的应用。分析中评估了病人资料、PVE 指征、操作技巧和栓塞材料、PVE 操作成功率、并发症、手术成功率、术后死亡率和病人生存情况等临床指标。就拟行肝大部切除术的肝门部胆管癌病人而言，其中 787 例于术前行 PVE；642 例未行，分析结果提示术前胆管引流和 PVE 能够减少伴梗阻性黄疸、拟行肝大部切除术的肝门部胆管癌病人发生术后肝衰竭的风险，降低围手术期死亡率，长期预后较好。具体的操作方面，常推荐经皮行同侧 PVE。该结论与此前的两个大型研究结论一致，充分证实了此类病人行术前 PVE 的疗效。

综合建议对于肝门部胆管癌病人，若预留功能性肝体积 < 40% 标准肝体积，可于术前先行拟切除侧肝叶选择性门静脉栓塞术，待预留功能性肝体积和功能恢复后再行大范围肝叶切除术，以降低手术死亡率和术后肝衰竭发生率，促进术后康复。行门静脉栓塞术前需先行预留侧肝叶胆管引流，以利于肝再生。

（六）胆道恶性肿瘤术前减黄

梗阻性黄疸是胆管癌最常见的临床表现，90% ~ 98% 的病人可出现并逐渐加深，影响病人肝、肾、心、血液系统等多器官系统功能，增加手术并发症发生率，尤其是联合行肝切除术者。术前高总胆红素是此类病人术后并发症发生的独立危险因素，解除胆道梗阻常常成为首要的治疗目标，因而术前减黄（preoperative biliary drainage，PBD）的目的是提高根治性切除率、降低术后并发症发生率以及提高术后存活率。但术前减黄存在胆道出血、急性胆管炎、引流管脱落等并发症发生风险，更为关键的是，术前减黄能否真正地降低术后并发症发生率和病死率一直存在较大争议，具体的减黄方式、胆红素界定值也尚无定论。

以肝门部胆管癌为例，纵观术前减黄的发展历史如下：1996 年 Su 等发现术前总胆红素值 ≥ 171μmol/L（10mg/dl）的病人 5 年生存率为 0，而低于 171μmol/L 的病人 5 年生存率为 24.1%，因此提出术前行减黄治疗能改善病人的预后。黄志强院士认为减黄可增加感染机会，有出血、胆漏、肿瘤播散等危险，且胆汁一般引流 4 ~ 6 周才能确保总胆红素值降至 < 34.2μmol/L，内环境得到完全恢复，这不符合恶性肿瘤尽早手术的原则。据此建议只有在施行广泛肝切除或不宜早期手术且总胆红素值 >

400μmol/L 时才行减黄治疗。Laurent 等认为，总胆红素值 < 200 μmol/L，梗阻性黄疸时间少于 2 ~ 3 周，无脓毒症，预计剩余肝体积 > 40% 的肝门部胆管癌病人没有必要进行术前减黄。也有部分学者的研究结果提示，术前减黄价值不大。Khuntikeo 等发现未减黄组与减黄组的术后生存率与病死率差异均无统计学意义，并且认为肝门部胆管癌伴有梗黄的大多数病人在没有术前减黄的情况下行肝叶切除治疗是安全的。但目前的主流认为选择性地减黄方案将受益于病人，术前胆管引流可减轻黄疸，尤其是联合胆汁回输，可显著地改善病人免疫、凝血、肝功能及营养状况等。

近年来，国内涌现出了很多术前减黄的研究证据，包括陈东等研究发现术前减黄可有效地改善肝门部胆管癌病人的术前肝功能，而并不增加术后并发症发生率，且减黄组术后肝肾功能不全的发生率相对较低。金昌国等研究发现，术前总胆红素值 > 186.7 μmol/L 与剩余肝脏体积 ≤ 40% 是肝门部胆管癌术后肝衰竭的独立危险因素，残肝体积占标准化全肝体积的比例（standardized remnant liver volume ratio，SRLVR）≤ 40% 时，术前胆管引流能显著降低术后病死率、肝衰竭发生率及术后住院天数，推荐常规使用术前胆管引流，而 SRLVR > 40% 时术后感染性并发症发生率显著增加，术前胆管引流的积极作用常被其抵消。王林等认为，非结合胆红素值 > 300 μmol/L，或存在胆管炎、黄疸时间长、严重营养不良以及需要大范围肝切除病人，术前行减黄治疗有助于降低术后肝功能衰竭的发生，一般总胆红素值 < 200μmol/L 时施行手术才较为安全。张辉等综合各家观点，认为术前胆管引流适用于胆管炎、长期持续性黄疸（结合胆红素值 > 200μmol/L）、营养不良、剩余肝体积 < 40% 的病人。但上述研究均为回顾性研究，存在一定的局限性，作为循证医学证据的强度不足。

李澄云等通过前瞻性研究证实了术前减黄对因肝门部胆管癌须行半肝以上切除的病人的安全有效性，PBD 能显著地改善术前肝功能，缩短行半肝切除术的手术时间，减少术中出血量，降低术后并发症的发生率。限于收治病例数的限制，每组例数并不多，但结果已经能在一定程度上说明问题。肝门部胆管癌术前减黄尚无高质量的随机对照研究，但胰腺癌行胰十二指肠切除术前有无必要行术前减黄有高质量的三项 RCT 和两项 meta 分析，主要目的均为明确术前胆管引流在胰腺切除中的临床疗效。但上述研究结论存在冲突，目前尚不能得出确定性结论。

综合国内外研究，笔者查阅了近年的相关指南和共识。根据肝脏及胆管恶性肿瘤多学科综合治疗协作组诊疗模式专家共识，在肝外胆管癌术前减黄策略部分，建议对部分伴有明显黄疸的肝外胆管癌病人行术前减黄以降低围手术期并发症发生率。推荐由肝胆外科、介入科和影像学医师组成的 MDT 团队参与讨论。MDT 讨论重点：①是否进行术前减黄；②术前实施减黄的时机；③实施手术须达到的黄疸指标；④术前减黄的方式（PTCD、支架、药物）。

根据 2015 年美国肝胆胰学会（AHPBA）专家共识，建议合并：①黄疸且需要术前进行抗肿瘤治疗；②胆管炎；③胆红素升高引起的营养不良，肝功能不全，肾功能不全；④施行门静脉栓塞术的高胆红素血症病人，术前行胆管引流。中国抗癌协会制定的肝门部胆管癌规范化诊治专家共识(2015 年)，推荐对于术前伴有黄疸的 Bismuth Ⅲ型，MSKCC T_1、T_2 期，TNM Ⅰ ~ Ⅲ期的肝门部胆管癌病人，如果非结合胆红素 ≥ 85 μmol/L，则行术前胆管引流；而 Bismuth Ⅳ型，MSKCC T_3 期，TNM Ⅳ期的肝门部胆管癌病人，推荐常规行术前胆管引流减黄。此外，拟行大部肝切除的梗阻性黄疸病人，术前需行胆管引流，根据所在中心条件进行多学科讨论，共同制订胆管引流的策略和方式，首选未来残余肝（future liver remnant，FLR）肝叶的选择性单侧胆管引流。

关于减黄的具体方式，主要包括经内镜胆管引流术（endoscopic biliary drainage，EBD）和经皮肝穿刺胆道置管引流（pereutaneous transhepatic biliary drainage，PTBD）。PTBD 胆道减压效果好，可降低术后胆管炎发生率；相比 ERCP 内支架放置的操作并发症和胆道感染少，需要再处理的次数少，技术成功率高，且病人耐受性好。但操作所造成的肿瘤种植播散不可避免、不容忽视。有报道称，联合术前放疗能显著地控制肿瘤种植播散，但仅有少量病例报道。EBD包括内镜鼻胆管引流术、内镜胆管支架植入术等，可能导致急性胰腺炎、逆行胆道感染、支架堵塞合并急性胆管炎等并发症，病人不舒适感强，耐受性差，但该引流方式可减少种植转移和炎性反应，特别适用于FLR，而对晚期肝门部胆管癌效果不佳。

综合现有文献，术前胆管引流减轻黄疸对恶性梗阻性黄疸病人利与弊均存在，其应用价值及适应证目前仍存在较大争议。是否所有的恶性胆道梗阻性黄疸的病人都应常规术前减黄？哪些病人能够从术前减黄中受益？总体而言尚缺乏高级别循证医学证据，有待前瞻性大样本量随机对照临床研究结果阐明。在现有循证医学证据条件下，作如下推荐：

1. **对以下情况者，建议行术前胆管引流减轻黄疸** ①合并急性胆管炎；②高龄、胆道梗阻时间长、营养状况差；③术前拟行门静脉栓塞术；④非结合胆红素≥256μmol/L，预留功能性肝体积<40%标准肝体积；⑤非结合胆红素≥300μmol/L、远端胆管梗阻（证据等级：中；推荐等级：强烈推荐）。

2. **对需行术前胆管引流减轻黄疸者** 推荐：①对Bismuth Ⅰ、Ⅱ型肝门部胆管癌，推荐初始行内镜鼻胆管引流术；②对Bismuth Ⅲ、Ⅳ型肝门部胆管癌，推荐初始行PTCD；③对远端胆管梗阻，推荐初始行内镜鼻胆管引流术或内镜胆管支架植入术（证据等级：中；推荐等级：强烈推荐）。

3. 对接受PTCD、内镜鼻胆管引流术者，推荐将胆汁经口或鼻饲管回输，2～3次/天，100～200 ml/次（证据等级：中；推荐等级：强烈推荐）。

究竟需要多长时间减黄，减黄到什么程度为最佳手术时机，是否可对术前胆红素水平进一步放宽，这些问题还有待今后进一步扩充样本量分析。据统计，术前胆管引流的高胆红素血症病人，至少需4～8周，黄疸症状才能完全缓解，但仅2/3能降至正常水平。先前研究中大多数病人的减黄时间持续10～32天。术前引流时间越长，降低总胆红素水平的效果越佳，但是时间越长，感染机会增加，有出血、胆漏、肿瘤播散等风险，手术相关的不良事件发生率越高，且不符合恶性肿瘤尽早手术的原则。因此，建议即使黄疸未充分消退，也不应继续延迟手术。有研究表明，术前减黄超过2周则不能减少术后并发症发生率，反而增加引流相关的并发症和住院时间，将无法获益于病人，因此建议引流时间不超过2周。从恢复黄疸病人的肝功能角度而言，减轻胆道梗阻以降低胆红素水平是必要的，但术前最佳胆红素水平范围仍存争议，需依照具体情况而定，建议参考中国抗癌协会针对肝门部胆管癌的专家共识：若拟行肝大部切除的肝门部胆管癌病人不合并肝硬化、活动性肝炎，如总胆红素超过85.5μmol/L（5 mg/dl）或FLR胆管扩张者，建议术前行胆管引流减黄，使总胆红素降至85.5μmol/L（5 mg/dl）以下，并进行肝储备功能等评价，再实施肝切除手术；合并肝硬化、活动性肝炎，或术前黄疸持续时间超过4周者，建议术前行胆管引流减黄，使总胆红素值降至50 μmol/L（3 mg/dl）以下再进行手术。

（七）胆道恶性梗阻术前减黄后加用保肝、退黄药物

对于胆道恶性梗阻性黄疸，在建立了通畅的胆管引流之后，如何提高减黄的效果，促进肝脏功能的恢复也广受外科医师的关注。国内学者纳入35例伴有重度黄疸的胰头癌病人，将其分组为单纯经皮经肝胆管穿刺引流（PTBD）组（21例）及PTBD+丁二磺酸腺苷蛋氨酸治疗组（14例），结果表明两组病人的血清总胆红素及肝脏酶学指标在减黄后及手术后均出现显著下降，而联合应用丁二磺酸腺苷蛋氨酸的病人在手术前的总胆红素、谷丙转氨酶及术后1周的血清总胆红素、谷丙转氨酶、谷草转氨酶较单纯引流组有了更明显的下降，这提示丁二磺酸腺苷蛋氨酸能够促进胰头癌病人减黄后的肝功能恢复。

S-腺苷蛋氨酸（S-adenosyl-L-methionine，SAMe）作为甲基供体（转甲基作用）和生理性巯基化合物（如半胱氨酸、牛磺酸、谷胱甘肽和辅酶A等）的前提（转硫基作用），参与体内重要的生化反应。临床上可应用于急、慢性病毒性肝炎、酒精性肝病、肝内胆汁淤积、妊娠脂肪肝、经动脉化疗栓塞（transarterial chemoembolization，TACE）及肝移植术后肝细胞黄疸等多种疾病的治疗，取得了较好的疗效。近年来，随着研究深入，SAMe在改善肿瘤细胞低甲基化及保护内毒素诱导Kupffer细胞所致肝脏细胞损害保护

机制方面的研究也在逐步深入展开。对于胆道恶性梗阻，术前减黄的同时予以腺苷蛋氨酸进行治疗，可进一步促进黄疸消退，促进肝功能恢复，提高手术的安全性，其治疗效果更优于单纯行减黄。

熊去氧胆酸类药物广泛地应用于临床已有 20 多年的历史，可用于增加胆汁酸分泌，并使胆汁成分改变，降低胆汁中胆固醇及胆固醇脂，有利于胆结石中的胆固醇逐渐溶解。用于胆汁淤积性肝病、胆固醇结石、原发性胆汁性肝硬化等肝胆疾病具有良好的保肝降黄、溶解胆固醇结石的作用。近年来，术前胆管引流术联合熊去氧胆酸治疗恶性梗阻性黄疸，取得了较好的临床疗效。其具体作用机制包括促进内源性胆汁酸的排泌并抑制其重吸收，改变胆汁成分，加强胆汁流动性，改善胆汁淤积，起到利胆的作用。拮抗疏水性胆酸的细胞毒作用，保护肝细胞膜，有效地缓解胆管上皮细胞的损伤水肿，抑制炎性反应，免疫调节及清除自由基抗氧化作用，抑制肝脏胆固醇合成，促进其转化和排泄，溶解胆固醇性结石。随着梗阻时间的延长，淤积的胆汁造成毛细胆管损害，进一步导致肝损害。重度黄疸使肝功能及全身各系统器官功能损害。经胆管引流术解除恶性胆管梗阻后，联合应用熊去氧胆酸，可促进胆汁排泌，改善胆汁淤积，加快降黄保肝的速度，提高近期临床疗效，为病人尽快恢复肝功能，接受下一步抗肿瘤治疗创造良好的条件。

综合上述研究结果，推荐对恶性梗阻性黄疸的病人在行术前减黄的同时，联合应用 S- 腺苷蛋氨酸和熊去氧胆酸类药物，具有较好的临床疗效。

（八）肝门部胆管癌术后胆管引流

肝门部胆管癌拟行肝大部切除术联合胆肠重建的病人，术前常需胆管引流，但支持术后胆管引流以保护吻合口的证据缺乏。来自荷兰阿姆斯特丹大学附属医疗中心的 Pim B. Olthofdeng 等研究了术后胆管外引流对肝门部胆管癌行肝切除术后胆漏和肝衰竭的影响。该回顾性研究纳入了 2000—2015 年 125 例符合标准的病人，术后胆漏和肝衰竭的定义遵行 ISGLS 标准。其中 89 例行术后胆管外引流，引流组和未引流组在胆漏的发生率上无差异，引流组病人发生术后肝衰竭的概率更高（29% vs. 6%；P=0.004）。多变量分析结果提示，术后胆管外引流是发生肝切除术后肝衰竭（post-hepatectomy liver failure，PHLF）的独立危险因素，表明肝门部胆管癌术后胆管外引流增加了 PHLF 的发生率。

目前尚无明确证据证明术后胆管引流能降低胆道吻合口瘘的风险，因此不常规推荐术后行胆管外引流。

四、出院标准

病人生活基本能够自理，体温正常，疼痛缓解或口服止痛药能良好地控制，无须静脉用药，切口愈合良好，能正常进食，排气、排便通畅，能自由下床活动，可不必等待切口拆线。

五、制订随访计划

为不断提高医疗质量，加强医患沟通，将医疗服务延伸至出院后，使住院病人能得到科学、专业、便捷的院外康复和继续治疗技术服务和指导，需针对出院病人制订个体化随访制度。

建议建立出院病人住院信息登记电子档案，内容应包括姓名、年龄、单位 / 住址、联系电话、门诊诊断、手术名称、住院治疗转归、出院诊断和随访情况等内容，由病人的主管医师负责填写。随访方式包括电话随访、门诊随访等，随访的内容包括了解病人出院后病情变化和恢复情况、指导病人如何用药、如何康复、何时回院复诊等专业技术性指导。随诊时间应根据病人病情和治疗需要而定，对非慢性病病人，应在出院后 2 周内进行第一次随访，对慢性病病人，应在出院后 2 ～ 4 周内进行第一次随访，此后根据具体情况至少随访两次。

六、结语

与传统外科治疗模式相比，加速康复外科已被证实能够有效地减少手术应激反应及并发症的发生，加快病人术后的康复过程，在缩短住院时间、降低住院费用的同时，最大限度地利用了有限的医疗资源。鉴于ERAS的优势，胆道外科医师应贯彻这一理念，将其应用于胆道手术的围手术期。必须强调的是，ERAS是一个多学科协作的过程，同时有赖于一些重要围手术期治疗方法的良好整合。

有目共睹的是，胆道外科近20年的发展非常迅速，腹腔镜、胆道镜、ERCP等技术的广泛应用，使胆道外科在微创技术发展上处于外科尤其是普通外科的领先地位。微创外科的宗旨就是减小病人创伤、加快术后康复，与ERAS的目的完全一致。同微创技术一样，ERAS也必将成为外科学的发展趋势之一。

胆道外科疾病复杂，手术难度较大，手术方式标准化程度较低，因此，胆道手术ERAS实施过程中，不能一概而论，也不能一蹴而就，应根据病人病情、医疗中心及胆道外科医师技术条件分阶段具体实施。可喜的是，近年来国内多位胆道外科专家、学者积极探讨ERAS理念的临床应用效果，总结了宝贵的经验，以用于指导后续的临床实践，利于病人的更好、更快地恢复。我们期待来自国内外同领域专家就尚未明确的议题所开展的前瞻性、多中心临床研究证据。

（汤朝晖　魏妙艳）

参考文献

1. Pedziwiatr M, Matiok M, Kisialeuski M, et al. Enhanced recovery (ERAS) protocol in patients undergoing laparoscopic total gastrectomy . Wideochir Inne Tech Maloinwazyjne, 2014, 9(2): 252-257.
2. Lohsiriwat V. The influence of preoperative nutritional status on the outcomes of an enhanced recovery after surgery (ERAS) programme for colorectal cancer surgery. Tech Coloproctol, 2014, 18(11): 1075-1080.
3. Christelis N, Wallace S, Sage CE, et al. An enhanced recovery after surgery program for hip and knee arthroplasty . Med J Aust, 2015, 202(7): 363-368.
4. Barreca M, Renzi C, Tankel J, et al. Is there a role for enhanced recovery after laparoscopic bariatric surgery? Preliminary results from a specialist obesity treatment center . *Surg Obes Relat Dis, 2016, 12(1): 119*-126.
5. Gillissen F, Ament SM, Maessen JM, et al. Sustainability of an enhanced recovery after surgery program (ERAS) in colonic surgery . World J Surg, 2015, 39(2): 526-533.
6. Feldman LS, Lee L, Fiore J. What outcomes are important in the assessment of Enhanced Recovery After Surgery (ERAS) pathways.Can J Anaesth, 2015, 62(2): 120-130.
7. McLeod RS, Aarts MA, Chung F, et al. Development of an Enhanced Recovery After Surgery Guideline and Implementation Strategy Based on the Knowledge-to-action Cycle . Ann Surg, 2015, 262(6): 1016-1025.
8. 秦新裕．“世界加速康复和围手术期医学大会”会议纪要暨术后加速康复外科理念研究进展．中华胃肠外科杂志，2015(8): 788-789.
9. Scott NB, Mcdonald D, Campbell J, et al. The use of enhanced recovery after surgery (ERAS) principles in Scottish orthopaedic units—an implementation and follow-up at 1 year, 2010–2011: a report from the Musculoskeletal Audit, Scotland. Archives of Orthopaedic & Trauma Surgery, 2013, 133(1): 117-124.

10. 王刚，孙备，姜洪池，等．快速康复外科在胆道外科中应用的初探．中华肝胆外科杂志，2009, 15(1): 31-35.
11. Coolsen MM, van Dam RM, Chigharoe A, et al. Improving outcome after pancreaticoduodenectomy: experiences with implementing an enhanced recovery after surgery (ERAS) program. Digestive Surgery, 2014, 31(3): 177-184.
12. Zhou Y, Wu XD, Fan RG, et al. Laparoscopic common bile duct exploration and primary closure of choledochotomy after failed endoscopic sphincterotomy. International Journal of Surgery, 2014, 12(7): 645-648.
13. Moulton LS, Evans PA, Starks I, et al. Pre-operative education prior to elective hip arthroplasty surgery improves postoperative outcome. International Orthopaedics, 2015, 39(8): 1483-1486.
14. Stergiopoulou A, Birbas K, Katostaras T, et al. The effect of interactive multimedia on preoperative knowledge and postoperative recovery of patients undergoing laparoscopic cholecystectomy. Methods of Information in Medicine, 2007, 46(4): 406.
15. Zhong JX, Kang K, Shu XL. Effect of nutritional support on clinical outcomes in perioperative malnourished patients: a meta-analysis . Asia Pac J Clin Nutr, 2015, 24(3): 367-378.
16. Jie B, Jiang ZM, Nolan MT, et al. Impact of preoperative nutritional support on clinical outcome in abdominal surgical patients at nutritional risk. Nutrition, 2012, 28(10): 1022.
17. Braga M, Ljungqvist O, Soeters P, et al. ESPEN guidelines on parenteral nutrition: surgery. Clinical Nutrition, 2009, 28(4): 378-386.
18. Smith I, Kranke P, Murat I, et al. Perioperative fasting in adults and children: guidelines from the European Society of Anaesthesiology. European Journal of Anaesthesiology, 2011, 28(8): 556-569.
19. Rossi G, Vaccarezza H, Alvarez A. Two-day hospital stay after laparoscopic colorectal surgery, is enhanced recovery program a healthcare system specific issue Reply . World J Surg, 2015, 39(5): 1331-1332.
20. 江志伟，李宁，黎介寿．术后肠麻痹临床表现及病理生理机制．中国实用外科杂志，2007, 27(9): 682-683.
21. 陈晓鹏，王东，崔巍，等．加速康复外科联合腹腔镜胆总管探查术治疗胆总管结石的前瞻性研究．中华消化外科杂志，2015, 14(1):47-51.
22. Stowers MD, Lemanu DP, Hill AG. Health economics in Enhanced Recovery After Surgery programs . Can J Anaesth, 2015,62(2):219-230.
23. Lavu H, Kennedy EP, Mazo R, et al. Preoperative mechanical bowel preparation does not offer a benefit for patients who undergo pancreaticoduodenectomy. Surgery, 2010, 148(2):278-284.
24. Bilku DK, Dennison AR, Hall TC, et al. Role of preoperative carbohydrate loading: a systematic review. Ann R Coll Surg Engl, 2014, 96(1): 15-22.
25. Nelson R, Tse B, Edwards S. Systematic review of prophylactic nasogastric decompression after abdominal operations. British Journal of Surgery, 2005, 92(6): 673-680.
26. Pessaux P, Regimbeau JM, Dondéro F, et al. Randomized clinical trial evaluating the need for routine nasogastric decompression after elective hepatic resection. Br J Surg, 2007, 94(3): 297-303.
27. Zaouter C, Kaneva P, Carli F. Less urinary tract infection by earlier removal of bladder catheter in surgical patients receiving thoracic epidural analgesia. Regional Anesthesia & Pain Medicine, 2009,

34(6):542.

28. Kim JY, Khavanin N, Rambachan A, et al. Surgical duration and risk of venous thromboembolism. Jama Surgery, 2015, 150(2): 110.
29. Caprini JA. Risk assessment as a guide for the prevention of the many faces of venous thromboembolism. The American Journal of Surgery, 2010. Suppl.1A(199).
30. Bahl V, Hu HM, Henke PK, et al. A validation study of a retrospective venous thromboembolism risk scoring method. Annals of Surgery, 2010, 251(2):344.
31. Kreutzer L, Minami C, Yang A, JAMA PATIENT PAGE. Preventing Venous Thromboembolism After Surgery. JAMA, 2016, 315(19): 2136.
32. Caprini JA. Thrombosis risk assessment as a guide to quality patient care. Dis Mon, 2005, 51(2/3): 70-78.
33. Pannucci CJ, Bailey SH, Dreszer G, et al. Validation of the Caprini risk assessment model in plastic and reconstructive surgery patients. Journal of the American College of Surgeons, 2011, 212(1): 105-112.
34. 中华医学会外科学分会 . 围手术期预防应用抗菌药物指南 . 中华外科杂志 , 2006, 23(44).
35. Kurz A, Sessler DI, Lenhardt R. Perioperative normothermia to reduce the incidence of surgical-wound infection and shorten hospitalization. Study of Wound Infection and Temperature Group. N Engl J Med, 1996, 334(19): 1209-1215.
36. Madrid E, Urrutia G, Roquei Figuls M, et al. Active body surface warming systems for preventing complications caused by inadvertent perioperative hypothermia in adults. Cochrane Database Syst Rev, 2016(4): CD009016.
37. Legrand G, Ruscio L, Benhamou D, et al. Goal-Directed Fluid Therapy Guided by Cardiac Monitoring During High-Risk Abdominal Surgery in Adult Patients: Cost-Effectiveness Analysis of Esophageal Doppler and Arterial Pulse Pressure Waveform Analysis. Value in Health the Journal of the International Society for Pharmacoeconomics & Outcomes Research, 2015, 18(5):605-613.
38. Shaw AD, Bagshaw SM, Goldstein SL, et al. Major complications, mortality, and resource utilization after open abdominal surgery: 0.9% saline compared to Plasma-Lyte. Annals of Surgery, 2012, 255(5): 821.
39. Hiltebrand LB, Koepfli E, Kimberger O, et al. Hypotension during fluid-restricted abdominal surgery: effects of norepinephrine treatment on regional and microcirculatory blood flow in the intestinal tract. Anesthesiology, 2011, 114(3): 557.
40. Rd SM, Lad NL, Fisher SB, et al. Value of primary operative drain placement after major hepatectomy: a multi-institutional analysis of 1,041 patients. Journal of the American College of Surgeons, 2015, 220(4): 396-402.
41. Brookesmith M, Figueras J, Ullah S, et al. Prospective evaluation of the International Study Group for Liver Surgery definition of bile leak after a liver resection and the role of routine operative drainage: an international multicentre study. HPB, 2015, 17(1):46–51.
42. Witzigmann H, Diener MK, Kienkötter S, et al. No Need for Routine Drainage After Pancreatic Head Resection: The Dual-Center, Randomized, Controlled PANDRA Trial (ISRCTN04937707). Annals of Surgery, 2016, 264(3):528-537.
43. Diener MK, Tadjalli-Mehr K, Wente MN, et al. Erratum to: Risk–benefit assessment of closed intra-

abdominal drains after pancreatic surgery: a systematic review and meta-analysis assessing the current state of evidence. Langenbecks Archives of Surgery, 2011, 396(1):41.
44. Cheng Y, Yang C, Lin Y, et al. Prophylactic abdominal drainage for pancreatic surgery. The Cochrane Library. John Wiley & Sons, Ltd, 2013:CD010583.
45. Tan M, Law LS, Gan TJ. Optimizing pain management to facilitate Enhanced Recovery After Surgery pathways. Canadian Journal of Anaesthesia, 2015, 62(2):203-218.
46. Vadivelu N, Mitra S, Schermer E, et al. Preventive analgesia for postoperative pain control: a broader concept. Local & Regional Anesthesia, 2014, 7(default):17-22.
47. Listed N. Practice guidelines for acute pain management in the perioperative setting. A report by the American Society of Anesthesiologists Task Force on Pain Management, Acute Pain Section. Anesthesiology, 1995, 82(4):1071-1081.
48. Gan TJ, Diemunsch P, Habib AS, et al. Consensus guidelines for the management of postoperative nausea and vomiting. Anesth Analg, 2014, 118(1): 85-113.
49. Steinberg KP. Stress-related mucosal disease in the critically ill patient: Risk factors and strategies to prevent stress-related bleeding in the intensive care unit. Critical Care Medicine, 2002, 6 suppl(30).
50. 中华医学会外科学分会 . 外科病人围手术期液体治疗专家共识 (2015). 中国实用外科杂志 , 2015, 35(9):960-966.
51. Alhazzani W, Alenezi F, Jaeschke RZ, et al. Proton pump inhibitors versus histamine 2 receptor antagonists for stress ulcer prophylaxis in critically ill patients: a systematic review and meta-analysis. Critical Care Medicine, 2013, 41(3):693-705.
52. Lassen K, Coolsen MM, Slim K, et al. Guidelines for perioperative care for pancreaticoduodenectomy: Enhanced Recovery After Surgery (ERAS®) Society recommendations. Clinical Nutrition, 2012, 31(6):817.
53. 白雪莉 , 张晓雨 , 卢芳燕 , 等 . 肝胆胰外科术后加速康复实施单中心经验 . 中华消化外科杂志 , 2016, 15(1):35-41.
54. Gatt M, Khan S, MacFie J. The enhanced recovery after surgery (ERAS) pathway for patients undergoing major elective open colorectal surgery: a meta-analysis of randomized controlled trials. Clin Nutr, 2010, 29(5): 689-690.
55. 王华 , 汪涛 , 汤礼军 . 快速康复理念在肝硬化伴胆道结石患者围手术期应用的前瞻性研究 . 临床肝胆病杂志 , 2014(11): 1140-1143.
56. Vlug MS, Wind J, Hollmann MW, et al. Laparoscopy in combination with fast track multimodal management is the best perioperative strategy in patients undergoing colonic surgery: a randomized clinical trial (LAFA-study). Annals of Surgery, 2011, 254(6):868.
57. Caumo W, Hidalgo MP, Schmidt AP, et al. Effect of pre-operative anxiolysis on postoperative pain response in patients undergoing total abdominal hysterectomy.Anaesthesia, 2015, 57(8): 740-746.
58. 中国加速康复外科专家组 . 中国加速康复外科围术期管理专家共识 (2016 版). 中华消化外科杂志 , 2016, 6(15).
59. 中国医师协会麻醉学医师分会 . 促进术后康复的麻醉管理专家共识 . 中华麻醉学杂志 , 2015, 2(35).
60. 姬汉书 , 刘雅刚 . 加速康复外科在胆道外科手术中的应用价值 . 中华消化外科杂志 , 2016,

15(4):374-379.

61. 孙志，王鹏远，李威，等. 2012 年全国三级医院胆汁培养病原菌的构成及耐药性分析. 中国临床药理学杂志，2015(11):1038-1041.

62. Al-Badr W, Martin KJ. In vitro activity of moxifloxacin and piperacillin/sulbactam against pathogens of acute cholangitis. World Journal of Gastroenterology, 2008, 14(20):3174-3178.

63. Augenstein VA, Reuter NP, Bower MR, et al. Bile cultures: a guide to infectious complications after pancreaticoduodenectomy. Journal of Surgical Oncology, 2010, 102(5): 478-481.

64. Gurusamy KS, Davidson BR. Surgical treatment of gallstones. Gastroenterology Clinics of North America, 2010, 39(2): 229.

65. Riall TS, Zhang D, Jr TC, et al. Failure to perform cholecystectomy for acute cholecystitis in elderly patients is associated with increased morbidity, mortality, and cost. Journal of the American College of Surgeons, 2010, 210(5): 668-677.

66. Gurusamy KS, Samraj K, Davidson BR. Early versus delayed laparoscopic cholecystectomy for biliary colic. Cochrane Database of Systematic Reviews, 2008, 9(4):CD007196.

67. Gurusamy KS, Koti R, Fusai G, et al. Early versus delayed laparoscopic cholecystectomy for uncomplicated biliary colic. Cochrane Database of Systematic Reviews, 2013, 6(6):CD007196.

68. Grubnik VV, Tkachenko AI, Ilyashenko VV, et al. Laparoscopic common bile duct exploration versus open surgery: comparative prospective randomized trial. Surgical Endoscopy, 2012, 26(8):2165-2171.

69. Dietrich A, Alvarez F, Resio N, et al. Laparoscopic Management of Common Bile Duct Stones: Transpapillary Stenting or External Biliary Drainage. Jsls Journal of the Society of Laparoendoscopic Surgeons, 2014, 18(4).

70. Gurusamy K, Sahay SJ, Burroughs AK, et al. Systematic review and meta-analysis of intraoperative versus preoperative endoscopic sphincterotomy in patients with gallbladder and suspected common bile duct stones. British Journal of Surgery, 2011, 98(7):908-916.

71. Prasson P, Bai X, Qi Z, et al. One-stage laproendoscopic procedure versus two-stage procedure in the management for gallstone disease and biliary duct calculi: a systemic review and meta-analysis. Surgical Endoscopy, 2015, 30(8): 3582-3590.

72. Keus F, Gooszen HG, van Laarhoven CJ. Open, small-incision, or laparoscopic cholecystectomy for patients with symptomatic cholecystolithiasis. An overview of Cochrane Hepato-Biliary Group reviews. Cochrane Database Syst Rev, 2010(1): CD008318.

73. Keulemans Y, Eshuis J, De HH, et al. Laparoscopic cholecystectomy: day-care versus clinical observation. Annals of Surgery, 1998, 228(6):734-740.

74. Johansson M, Thune A, Nelvin L, et al. Randomized clinical trial of day-care versus overnight-stay laparoscopic cholecystectomy. British Journal of Surgery, 2006, 93(1): 40-45.

75. 刘博，李成刚，陈继业，等. 日间手术腹腔镜胆囊切除 1240 例社会和经济效益评价. 中华临床医师杂志：电子版，2011, 5(8):2254-2257.

76. Kehlet H, Wilmore DW. Evidence-based surgical care and the evolution of fast-track surgery. Annals of Surgery, 2008, 248(2):189-198.

77. Farges O, Belghiti J, Kianmanesh R, et al. Portal vein embolization before right hepatectomy: prospective clinical trial. Annals of Surgery, 2003, 237(2):208.

78. Meier RPH, Toso C, Terraz S, et al. Improved liver function after portal vein embolization and an elective right hepatectomy. HPB, 2015, 17(11):1009-1018.
79. Fan ST, Lo CM, Liu CL, et al. Safety of donors in live donor liver transplantation using right lobe grafts. Archives of Surgery, 2000, 135(3):336-340.
80. Farges O, Malassagne B, Flejou JF, et al. Risk of major liver resection in patients with underlying chronic liver disease: a reappraisal. Annals of Surgery, 1999, 229(2): 210-215.
81. Mentha G, Terraz S, Andres A, et al. Operative management of colorectal liver metastases. Seminars in Liver Disease,2013:262-272.
82. Glantzounis GK, Tokidis E, Basourakos SP, et al. The role of portal vein embolization in the surgical management of primary hepatobiliary cancers. A systematic review. European Journal of Surgical Oncology the Journal of the European Society of Surgical Oncology & the British Association of Surgical Oncology, 2017, 43(1):32-41.
83. Ebata T, Yokoyama Y, Igami T, et al. Portal vein embolization before extended hepatectomy for biliary cancer: current technique and review of 494 consecutive embolizations. Digestive Surgery, 2012, 29(1):23-29.
84. Lee SG, Song GW, Hwang S, et al. Surgical treatment of hilar cholangiocarcinoma in the new era: the Asan experience. J Hepatobiliary Pancreat Sci, 2010, 17(4):476.
85. Komori K, Nagino M, Nimura Y. Hepatocyte morphology and kinetics after portal vein embolization. British Journal of Surgery, 2006, 93(6):745-751.
86. Farges O, Belghiti J, Kianmanesh R, et al. Portal vein embolization before right hepatectomy: prospective clinical trial. Annals of Surgery, 2003, 237(2):208.
87. Miyazaki M, Yoshitomi H, Miyakawa S, et al. Clinical practice guidelines for the management of biliary tract cancers 2015: the 2nd English edition. Journal of Hepato-Biliary-Pancreatic Sciences, 2015, 22(4):249.
88. Moole H, Bechtold M, Puli SR. Efficacy of preoperative biliary drainage in malignant obstructive jaundice: a meta-analysis and systematic review. World J Surg Oncol, 2016, 14(1): 182.
89. Katherine EP, Timothy MP, Matthew JW. Perioperative Management of Hilar Cholangiocarcinoma. J Gastrointest Surg, 2015, 19(10): 1889-1899.
90. Su CH, Tsay SH, Wu CC, et al. Factors influencing postoperative morbidity, mortality, and survival after resection for hilar cholangiocarcinoma. Ann Surg, 1996, 223(4): 384–394.
91. 黄志强 . 肝门部胆管癌外科治疗的现状与展望 . 中国普外基础与临床杂志 , 2005(4): 317-320.
92. Laurent A, Tayar C, Cherqui D. Cholangiocarcinoma: preoperative biliary drainage (Con). HPB (Oxford), 2008, 10(2): 126-129.
93. Khuntikeo N, Pugkhem A, Bhudhisawasdi V, et al. Major hepatic resection for hilar cholangiocarcinoma without preoperative biliary drainage. Asian Pacific Journal of Cancer Prevention Apjcp, 2008, 9(1):83.
94. Yoshida Y, Ajiki T, Ueno K, et al. Preoperative bile replacement improves immune function for jaundiced patients treated with external biliary drainage. Journal of Gastrointestinal Surgery, 2014, 18(12):2095-2104.
95. 陈东 , 彭宝岗 , 李绍强 , 等 . 肝门部胆管癌术前减黄临床价值 . 中国实用外科杂志 , 2007, 27(10):805-808.

96. 金昌国，杨滔，董家鸿 . 肝门部胆管癌大范围肝切除术前胆道引流作用的临床研究 . 军事医学，2013, 37(7):529-534.
97. 王林，耿智敏，宋晓刚，等 . 联合精准半肝切除治疗肝门部胆管癌 . 中华消化外科杂志，2013, 12(3):204-209.
98. 张辉，王孟龙 . 肝门部胆管癌的可切除性评估 . 中华肝胆外科杂志，2015, 21(11):789-792.
99. 李澄云，牛秀峰，倪家连 . 术前减黄对肝门部胆管癌手术效果的影响 . 肝胆胰外科杂志，2017(3): 203-206.
100. Chou FF, Sheenchen SM, Chen YS, et al. Postoperative morbidity and mortality of pancreaticoduodenectomy for periampullary cancer. Eur J Surg, 1996, 162(6):477-481.
101. Eshuis WJ, Na VD G, Rauws EA, et al. Therapeutic delay and survival after surgery for cancer of the pancreatic head with or without preoperative biliary drainage. Annals of Surgery, 2010, 252(5): 840-849.
102. Na VDG, Rauws EA, van Eijck CH, et al. Preoperative biliary drainage for cancer of the head of the pancreas. 中国肿瘤临床，2010, 362(6):129-137.
103. Chen Y, Ou G, Lian G, et al. Effect of Preoperative Biliary Drainage on Complications Following Pancreatoduodenectomy: A Meta-Analysis. Medicine, 2015, 94(29):e1199.
104. 中国研究型医院学会消化道肿瘤专业委员会 . 肝脏及胆道恶性肿瘤多学科综合治疗协作组诊疗模式专家共识 . 中华普通外科学文献：电子版，2017, 1(11).
105. Mansour JC, Aloia TA, Crane CH, et al. Hilar Cholangiocarcinoma: expert consensus statement. Hpb the Official Journal of the International Hepato Pancreato Biliary Association, 2015, 17(8):691.
106. 中国抗癌协会 . 肝门部胆管癌规范化诊治专家共识 (2015). 中华肝胆外科杂志，2015, 8(21).
107. Takahashi Y, Nishio MN, Ebata T, et al. Percutaneous transhepatic biliary drainage catheter tract recurrence in cholangiocarcinoma. British Journal of Surgery, 2010, 97(12):1860-1866.
108. Kawakami H, Kuwatani M, Onodera M, et al. Endoscopic nasobiliary drainage is the most suitable preoperative biliary drainage method in the management of patients with hilar cholangiocarcinoma. Journal of Gastroenterology, 2011, 46(2):242-248.
109. Elhanafy E. Pre-operative biliary drainage in hilar cholangiocarcinoma, benefits and risks, single center experience. Hepato-gastroenterology, 2010, 57(99-100):414.
110. Fang Y, Gurusamy KS, Wang Q, et al. Meta-analysis of randomized clinical trials on safety and efficacy of biliary drainage before surgery for obstructive jaundice. British Journal of Surgery, 2013, 100(12):1589-1596.
111. Farges O, Regimbeau JM, Fuks D, et al. Multicentre European study of preoperative biliary drainage for hilar cholangiocarcinoma. British Journal of Surgery, 2013, 100(2):274-283.
112. Iacono C, Ruzzenente A, Campagnaro T, et al. Role of preoperative biliary drainage in jaundiced patients who are candidates for pancreatoduodenectomy or hepatic resection: highlights and drawbacks. Annals of Surgery, 2013, 257(2):191.
113. Sauvanet A, Boher JM, Paye F, et al. Severe Jaundice Increases Early Severe Morbidity and Decreases Long-Term Survival after Pancreaticoduodenectomy for Pancreatic Adenocarcinoma. Journal of the American College of Surgeons, 2015, 221(2):380-389.
114. Son JH, Kim J, Lee SH, et al. The optimal duration of preoperative biliary drainage for periampullary

tumors that cause severe obstructive jaundice. American Journal of Surgery, 2013, 206(1):40-46.
115. 田伏洲 , 石力 , 汤礼军 , 等 . PTBD 联合保肝药物在胰头癌围手术期的应用 .2009 国际普通外科论坛暨全国普外基础与临床进展学术交流大会 , 2009.
116. 王建军 , 赵平 . S- 腺苷蛋氨酸临床应用研究进展 . 中国肝脏病杂志 : 电子版 , 2011, 3(1):57-60.
117. 谢雯 , 赵红 , 成军 . S- 腺苷蛋氨酸临床研究进展 . 世界华人消化杂志 , 2010(33):3553-3558.
118. Sugerman HJ, Brewer WHShiffman ML, Brolin RE, et al. A multicenter, placebo-controlled, randomized, double-blind, prospective trial of prophylactic ursodiol for the prevention of gallstone formation following gastric-bypass-induced rapid weight loss. American Journal of Surgery, 1995, 169(1):91.
119. 于平 , 马展宏 , 魏宝杰 , 等 . 胆管引流术联合熊去氧胆酸治疗恶性梗阻性黄疸 . 临床放射学杂志 , 2007, 26(11):1133-1135.
120. Olthof PB, Coelen RJS, Wiggers JK, et al. External biliary drainage following major liver resection for perihilar cholangiocarcinoma: impact on development of liver failure and biliary leakage. Hpb, 2016, 18(4):348-353.

第十八章 胰腺切除手术

胰腺切除术是目前针对胰腺和壶腹部恶性肿瘤的唯一可能治愈的治疗方法，同时也是部分良性和良恶交界性胰腺或壶腹部疾病的重要治疗方法。胰腺切除最常见的术式是胰十二指肠切除术，其次有胰体尾切除术、全胰切除等，手术适应证包括胰腺癌、壶腹癌、下段胆管癌、十二指肠腺癌等恶性疾病，及胰腺导管内乳头状黏液肿瘤等良恶交界性疾病。

尽管目前的外科手术技术和相应手术器械已经得到飞速发展，胰腺切除手术的并发症发生率和死亡率都有了很大改善，但胰腺切除术仍是腹部外科最复杂的手术之一，与其他手术相比，病人术后住院天数更长，术后并发症发生率更高。故而，胰腺切除术中 ERAS 的应用较其他外科领域起步略晚、实施略保守。

ERAS 理念起源于丹麦，在欧洲各国中发展得较早、较快，在 2004 年就将 ERAS 应用于胰腺切除术。德国 Berberat 等将加速康复理念应用于胰腺切除术中，应用病例数达到 255 例，对这些实施 ERAS 的病人围手术期临床数据的分析表明早期进食、早期拔除引流管、早期活动等 ERAS 项目与病人早期出院密切相关。同一时期，意大利 Balzano 等将 ERAS 应用胰十二指肠切除术，并对比了实施 ERAS 前后病人的围手术期临床数据，结果表明实施 ERAS 不仅显著缩短了病人术后住院天数，同时降低了术后并发症的发生率，尤其是术后胃排空障碍（delayed gastric emptying，DGE）的发生率。这些临床依据证实了 ERAS 在胰腺切除术中的安全和有效性，能够安全加速病人的术后康复。此后，国际上在胰腺手术中对 ERAS 的应用逐步广泛起来。国内的 ERAS 理念引进于 2007 年，之后随着国际上越来越多的临床研究结果证实了 ERAS 在胰腺切除术病人康复中的作用，国内胰腺外科医师逐步开始践行 ERAS 理念，并取得了良好的临床效果和经济获益。2012 年，欧洲 ERAS 协会在众多临床研究结果的循证基础上制定并发布了胰十二指肠术 ERAS 指南，为胰腺外科医师提供了更规范的 ERAS 实施措施。此后，多篇国内相应的专家共识也相继发布，使国内更多的胰腺外科医师勇于尝试将 ERAS 应用于胰腺切除。

同时，随着近年来精准外科、微创外科、损伤控制、多学科诊治等一系列理念的普及，大大地丰富和拓展了 ERAS 的实施，促进了现代外科的进一步发展。本章主要就胰腺切除术 ERAS 实施进行详细论述。

一、术前宣教

术前宣教可以显著提高病人对 ERAS 的依从性，其内容应包括 ERAS 各项目的主要内容和目的、麻醉和手术过程、预设的出院标准和随访安排。病人应该被告知如何准备手术、术后一天的恢复项目和目标是什么，包括大小便、输液和活动方式等。应鼓励病人在康复过程中发挥积极作用，对于胰腺切除术来说，术后的早期进食和早期活动较其他腹部手术的依从率低，尤其需要鼓励病人积极配合。同时，可采取面对面交流、多媒体播放或展板宣传等多种方式促进病人更好地理解和接受。

二、术前多学科精密评估

目前，多数胰腺癌病人在诊断时已处于进展期甚至终末期，极大地限制了病人的手术机会和治疗获益，对于不同临床分期的胰腺癌病人，需要根据其不同的疾病情况制订个体化、精准化的治疗方案。术前多学科联合诊治，可以做到精准化、综合化、一体化诊治，建立针对病人个体的放化疗方案、手术时机和方式以及术后辅助治疗的决策流程，从而提高治疗反应率、手术切除率和生存率。

三、术前胆汁引流

胰腺切除术适应证中胰头癌、下段胆管癌及壶腹部癌都可出现黄疸的临床表现，然而，术前胆道引流减黄治疗对恶性梗阻性黄疸病人利与弊均存在，目前高级别的循证医学根据尚少，故对术前胆汁引流是否常规实施仍有争议。一方面，梗阻性黄疸极易引起肠道菌群易位和门脉系统内毒素血症，胆汁引流可显著改善病人的免疫、凝血及营养状况等，并保护肝脏功能；另一方面，胆汁引流增加了胆道出血、感染的风险，还可能因内镜鼻胆管引流或胆道支架植入术引发急性胰腺炎等疾病，延长了住院时间、增加了术后感染性并发症的风险。

Gaag 等对总胆红素水平处于 40 ~ 250 μmol/L 的病人进行随机分组，对比胆汁引流和早期手术对病人预后的影响，结果表明胆汁引流病人的术后严重等级并发症发生率比早期手术病人显著增加。但对于总胆红素水平高于 250μmol/L 的病人，目前多篇指南仍推荐进行术前胆汁引流。

术前胆汁引流的方式可以选择经皮肝穿刺胆道置管引流（percutaneous transhepatic cholangial drainage，PTCD）、经皮肝穿刺胆囊置管引流（percutaneous transhepatic gallbladder drainage，PTGD）和内镜胆道支架植入术等。相比于内镜下支架放置，PTCD 或 PTGD 胆道减压效果更好，可降低术后胆道感染的发生率。因此，对于合并急性胆管炎、高龄、胆道梗阻时间长、营养状况差或总胆红素水平高于 250μmol/L 的病人，可于术前实施胆汁引流。

四、术前肠道准备和禁食

胰腺切除术中虽然有部分手术涉及胃肠道重建，但仍不推荐进行肠道准备。肠道准备包括机械性肠道准备和口服抗菌药物。机械性肠道准备可导致病人脱水、电解质紊乱，增加手术应激。同时，有研究表明机械性肠道准备的病人术后尿道感染、术区感染等并发症发生率会增加。

传统围手术期照护方案中，病人通常需要禁食过夜，但越来越多的研究表明，禁食时间过长会引起脱水、胰岛素抵抗等不良的代谢状态。早在 2003 年，就有文献推荐术前 6 小时禁食、2 小时禁饮的禁食方案，因有研究证明进食固体食物 3 小时后胃内容物会下降至 20%，而清流质可在进食 1 小时后下降至 10% 以下。经过十几年的临床验证，这一术前禁食方案安全可行，美国麻醉医师协会 2011 年发布的术前禁食实践指南中也推荐了这一方案。此外，也有研究表明术前 2 ~ 3 小时引用富含碳水化合物的饮料可以提高胰岛素的敏感性、稳定代谢状态，并且可以稍微缓解病人术前不适。

故而，胰腺切除 ERAS 中不应常规实施肠道准备，可实施术前 6 小时禁食、2 小时禁饮。

五、术前营养支持治疗

胰腺癌作为胰腺切除术的主要原发病，是一种恶性程度极高、预后极差的消化道肿瘤，早期诊断率低。病人往往因食欲缺乏、消瘦而就诊。有文献报道胰腺癌病人术前营养不良的发生率高达 88%，更重要的是，营养不良与术后并发症发生率和死亡率密切相关。因此，对于胰腺癌手术病人，术前应常规进行全面的营养风险筛查。营养筛查推荐使用 NRS 2002 标准，见表 18-1。对于评分大于等于 3 分的病人，视为营养不良，应对其进行更全面的营养状态评估，无禁忌证时应首选标准肠内营养 10 ～ 14 天。

表 18-1　营养风险筛查表

营养状态削弱程度，评分		疾病严重程度（即应激代谢程度），评分	
无，0 分	正常营养状态	无，0 分	正常营养需求
轻度，1 分	3 个月内体质量下降＞ 5%，或入院前 1 周进食量为正常需求量的 50% ～ 75%	轻度，1 分	如髋部骨折、慢性疾病（肝硬化等）出现新的并发症、慢性阻塞性肺疾病、长期血液透析、糖尿病或肿瘤
中度，2 分	2 个月内体质量下降 >5%，或 BMI 为 18.5 ～ 20.5 kg/m^2 并全身营养状态受损，或入院前 1 周进食量为正常需求量的 25% ～ 50%	中度，2 分	如大的外科手术、脑卒中、重度肺炎或恶性血液病
重度，3 分	1 个月内体质量下降＞ 5%，或 BMI ＜ 18.5 kg/m^2 并全身营养状态受损，或入院前 1 周进食量为正常需求量的 0 ～ 25%	重度，3 分	如严重的头部损伤、骨髓移植、急性生理学及慢性健康状况评分（APACHE）＞ 10 分的危重病人

计算总分的步骤：

（1）根据营养状态削弱程度（选择最差的数值作为评分基础）和疾病严重程度（应激代谢会增加营养需求）进行评分
（2）将 2 项评分相加即得总分
（3）如果病人年龄≥ 70 岁，应在总分基础上再加 1 分作为校正
（4）如果年龄校正后的评分≥ 3 分，应行营养支持治疗

注：（1）评分标准中疾病严重程度为 1 分：慢性病病人因发生并发症住院，虽身体很虚弱，尚能规律下床活动。许多病人蛋白需求增加量可通过日常饮食或其他方式补充

（2）疾病严重程度为 2 分：病人因病卧床，以下病人蛋白需求量增加，如较大的腹部外科手术、严重感染病人。尽管许多病人需人工喂养辅助，但仍可满足需求

（3）疾病严重程度为 3 分：需辅助呼吸、正性肌力药物的危重病人蛋白需求量大量增加，大部分病人无法通过人工喂养满足，蛋白质分解和氮损失显著增加

六、术前预防性抗生素的使用

有充分的研究证据支持术前预防性使用抗菌药物，可降低手术部位感染发生率。对于胰腺手术，常见的感染病原菌有革兰阴性杆菌、链球菌及厌氧菌等，我国卫生部颁布的《抗菌药物临床应用指导原则》中推荐使用第一、第二代头孢菌素（如头孢唑林、头孢呋辛）或头孢曲松，或甲硝唑、头霉素类等药物。2013 年由美国卫生系统药师协会、传染病协会、外科感染协会等共同制定的《外科手术抗生素的预防应用》中首先推荐使用头孢唑林，β- 内酰胺类药物过敏病人可使用克林霉素、万古霉素、氨基糖苷类或喹诺酮类等药物。总体来说，预防性使用的抗菌药物应覆盖所有可能的病原菌。

预防性抗生素应用时间应在切开皮肤 30 分钟至 1 小时前或麻醉开始时，推荐静脉给药，且抗菌药物有效覆盖时间应包括整个手术过程。如手术时间大于 3 小时或超过所用抗菌药物半衰期的 2 倍，或病人术中出血量＞ 1500ml，术中应追加单次剂量。

七、术中预防低体温

术中低体温定义为核心体温低于 36℃，目前已有多项研究表明，术中低体温与术后并发症密切相关，包括心血管疾病、围手术期出血、药物代谢紊乱和术后感染等等，避免术中低体温能有效地降低上述并发症的风险。然而，目前大多数病人术中仍只接受了被动保温，一项随机抽取了北京市 24 家医院手

术病人的横断面研究表明，仅有 10.7% 的病人术中接受了主动保温措施。只接受被动保温措施的病人，手术开始 150 分钟后，核心体温已降至 36℃以下。因此，术中应积极避免低体温发生，除保温毯等被动保温措施外，还应施行主动保温措施如主动充气保暖系统、输液加温、灌洗液加温等，保持病人术中核心体温高于 36℃。

八、术中入路和切口选择

胰腺位于上腹部腹膜后，部位深、解剖关系复杂，因此手术入路和切口以能良好显露手术野为准。开放手术时，临床多选用上腹弓状横切口、上腹正中切口及左或右经腹直肌切口。腹腔镜手术时，一般采用五孔法，即左右肋缘下与腋前线交点、左右锁骨中线与脐水平线交点及脐下缘五点，具体位置可以根据手术者习惯、病灶位置和病人体型决定。手术入路常选用经胃结肠韧带入路、经十二指肠外侧沟入路等，可根据胰腺病变的种类、部位、侵犯程度等选择适当的途径。

九、围手术期引流管道的管理

（一）术区引流管的管理

胰腺切除术后胰瘘是最主要的术后并发症，胆瘘及吻合口出血等也比较常见，术区放置引流管对引流少量瘘、避免因瘘继发的感染有益。同时，胰腺手术吻合口周围留置引流管通常被认为可以减少轻症胰瘘并作为控制治疗的途径。虽然有部分研究表明，不常规留置引流管并未引起术后并发症发生率和死亡率的增加，但类似研究多存在选择性偏倚。Buren 等于 2014 年发表的 RCT 研究表明，对于胰十二指肠切除术，未留置引流管的病人术后并发症发生率和等级显著升高，其中胃瘫、腹腔积液、腹腔感染、严重腹泻、术后腹腔再穿刺的发生率均显著增加，术后住院天数也显著延长，更重要的是，未留置引流管的病人术后 90 天内死亡率由 3% 上升 12%。但对于胰体尾切除术来说，则有研究表明术中不常规留置引流管并未引起术后并发症的增加和术后住院天数的延长。因此，不同的胰腺手术，其留置引流管的推荐策略不同，对于胰十二指肠切除术，常规留置引流管十分必要，同时无论何种术式，高胰瘘风险的病人仍需常规留置引流管。

然而，长期留置的腹腔引流管会增加腹腔感染风险，可能引起由机械压力、侵蚀或抽吸造成的潜在损伤。因此，合理的腹腔引流管早期拔除策略十分必要。针对胰肠吻合口周引流管来说，有前瞻性随机对照研究表明，低胰瘘风险的病人（术后第 1 天引流液淀粉酶 < 5000U/L）中，与术后第 5 天拔除引流管相比，术后第 3 天拔除组胰瘘、腹腔并发症、肺部并发症等发生率都显著下降，引流管拔除时间是胰瘘相关的独立危险因素。此外，Fong 等研究表明，相对于胰腺质地和胰管直径来说，术后第 1 天引流液淀粉酶 < 600 U/L 对不发生胰瘘的预测能力更强，可以对这些病人实施比术后第 3 天更早的引流管拔除策略。因此，术后第 1 天的引流液淀粉酶数值对于预测后续胰瘘的发生十分重要，对于低胰瘘风险病人，该数值低于 600 U/L 时，术后第 3 天拔除腹腔引流管是安全可行的。同时主张在无出血、无瘘、无感染的情况下早期拔除其余腹腔引流管。

（二）胃管和导尿管的管理

ERAS 不同于传统围手术期照护策略，推荐早期拔除各种引流管，包括胃管及导尿管。长期留置胃管不仅不利于胃肠功能的早期恢复，还可能增加发热、肺不张、肺炎、胃食管反流等并发症风险。目前胰腺切除术的 ERAS 中，多实施术后 1 ~ 2 天拔除胃管的策略，已被证实安全、有效。同时，也有不少研究提出了术后不常规留置胃管的策略，结果表明术后不留置胃管未增加术后胃管重置率与相关并发症发生率，且显著缩短了术后住院天数。目前，术后不常规留置胃管仍需更多高等级临床研究的支持，但这进一步证实了早期拔除胃管的安全和有效性。故而，胰腺切除术中应实施早期拔除胃管策略，为早期进食及早期胃肠功能恢复提供基础。同样，导尿管的长期留置会增加尿路感染等发生率，同时也不利于术后早期活动的开展。因此，建议术后第 1 ～ 2 天拔除导尿管。

十、围手术期多模式镇痛

ERAS 的目标是达到无痛、无风险的手术，其中充分止痛是关键。术后良好的镇痛可以提高病人生活质量，缓解其紧张和焦虑情绪，促使病人早期活动，从而促进胃肠道功能恢复，减少术后深静脉血栓形成和肺动脉栓塞的发生，加速病人术后康复。

研究表明 80% 的病人术后经历中到重度疼痛，术后疼痛是病人术前焦虑的主要原因。一方面，镇痛不充分会加重病人术后应激、影响术后早期活动、增加术后并发症的风险，从而推迟病人康复。另一方面，阿片类药物作为传统镇痛方案的主要内容，其产生的不良反应较多，如药物依赖、呼吸抑制、过度镇静、恶心呕吐和尿潴留，等等。病人或医师常因为担心阿片类药物的不良反应而选择降低剂量，从而造成镇痛不充分。

ERAS 主张预防、按时、多模式的镇痛策略，镇痛措施始于术前，覆盖整个术中和术后；主张应按时、有规律地给予病人镇痛药，而不是发生疼痛后再给药。在达到最优镇痛效果的同时降低阿片类药物的用量，从而安全加速病人术后康复。

围手术期多模式镇痛包括硬膜外镇痛（Epidural Analgesia，EDA）、病人自控静脉镇痛泵（patient-control intravenous analgesia，PCIA）、腹横肌平面（transverses abdominis plane，TAP）阻滞、切口周围浸润镇痛、口服药物镇痛等等。镇痛药物需联合应用不同药理作用的药物，其镇痛效果相比单药镇痛更佳，相应用药剂量也可降低。近年来，非阿片类药物联合应用阿片类可使病人不良反应减少，其中 NSAIDs 被我国及国外多个国家的指南推荐为基础用药，建议若无禁忌证可首选 NSAIDs，其针剂可与弱阿片类药物联合应用，片剂可作为口服药物续贯镇痛。在 NSAIDs 针剂的选择上，选择性和非选择性 NSAIDs 均可应用。

目前，胰腺切除术的围手术期镇痛多联合术前预防性镇痛和术后多模式、按时镇痛。术前 1 ～ 3 天可使用能快速通过血 - 脑屏障的药物进行预防镇痛，手术结束时应用 TAP 阻滞，术后联合应用 PCIA 及 NSAIDs 类针剂 5 ～ 7 天，后续口服 NSAIDs 类药物续贯镇痛。

十一、预防性抗血栓栓塞

胰腺切除术是腹部外科最复杂的手术之一，其主要适应证包括胰腺癌、下段胆管癌等恶性肿瘤。一方面，胰腺手术的复杂程度增加了静脉血栓形成（venous thromboembolism，VTE）的风险；另一方面，肿瘤病人发生 VTE 的风险比非肿瘤病人高数倍。这使得预防性抗血栓栓塞在胰腺切除术中十分必要。

首先应对病人进行 VTE 的风险评估，根据 Caprini 评分系统，见表 18-2，≥ 3 分的病人均需进行预防性抗血栓栓塞治疗。预防性治疗措施包括非药物预防和药物预防，其中，非药物预防包括弹力袜和间歇性空气加压（intermittent pneumatic compression，IPC），无论病人是否存在出血风险均可应用；药物预防措施包括普通肝素、低分子肝素（low molecular weight heparin，LMWH）、直接口服抗凝药物（direct-acting oral anticoagulants，DAOCs）（如利伐沙班、达比加群）和阿司匹林等，一般用于无出血风险病人的预防性抗凝治疗，或可待病人出血风险降低后应用。其中，LMWH 与普通肝素比较，代谢快、出血风险低、病人依从性高，可有效降低血栓形成风险，推荐无禁忌证时首选。此外，术后早期活动是基础预防措施，可降低 VTE 风险、缩短预防性抗血栓治疗时间，对于所有病人都适用。

预防性抗血栓栓塞的治疗时机，多推荐开始于术前 12 小时内，可于皮下注射单次剂量的 LMWH。研究表明，相比于常规始于术后的预防性抗血栓栓塞治疗，始于术前的治疗能显著地降低 VTE 的发生率，且并未增加术后出血的风险。此外，对于接受硬膜外麻醉的病人，为减少硬膜外血肿形成，硬膜外导管置入和拔除时间应和 LMWH 使用错开 12 小时。对于治疗时长的选择，一项统计了 1997—2012 年英国术后 VTE 发生率的研究指出，在肝胆胰手术病人出院后 90 天内，VTE 发生率仍有 6.65%，占总 VTE 发生例数的 64.5%，这主要是由于恶性肿瘤本身带来的 VTE 的风险。因此，在排除出血风险的情况下，建议使用 LMWH 至术后可独立活动为止；对恶性肿瘤病人，则建议可使用 LMWH 至术后 4 周。

表 18-2　Caprini 评分系统

以下每项风险因素计 1 分		以下每项风险因素计 2 分
• 年龄 40 ～ 59 岁	• 急性心机梗死	• 年龄 60 ～ 74 岁
• 下肢水肿（现患）	• 充血性心力衰竭（< 1 个月）	• 中心静脉置管
• 静脉曲张	• 卧床内科病人	• 关节镜手术
• 肥胖（BMI > 25 kg/m^2）	• 炎症性肠病史	• 大手术（> 45 分钟）
• 择期小手术	• 1 个月内大手术史	• 恶性肿瘤（既往或现患）
• 败血症	• 肺功能异常（COPD）	• 腹腔镜手术（> 45 分钟）
• 严重肺部疾病、含肺炎（< 1 个月）		• 病人需卧床（> 72 小时）
• 口服避孕药或雌激素替代治疗		• 石膏固定（< 1 个月）
• 妊娠期或产后（< 1 个月）		
• 不明原因死产，习惯性流产（≥ 3 次），早产伴有新生儿毒血症或发育受限		
以下每项风险因素计 3 分		**以下每项风险因素计 5 分**
• 年龄≥ 75 岁	• 血栓家族病史	• 脑卒中（< 1 个月）
• DVT/PE 病史	• 凝血酶原 20210A 阳性	• 多发性创伤（< 1 个月）
• 因子 V leiden 阳性	• 狼疮抗凝物阳性	• 选择性下肢关节置换术
• 血清同型半胱氨酸升高		• 髋关节、骨盆或下肢骨折
• 肝素引起的血小板减少		• 急性骨髓损伤（瘫痪）（< 1 个月）
• 抗性磷脂抗体升高		
• 其他先天或后天血栓形成		

十二、预防恶心、呕吐

PONV 为常见麻醉不良反应，常常使病人感到痛苦不堪。PONV 可以导致病人术后生活质量下降、口服饮食恢复延迟、术后营养支持不佳，从而阻碍病人术后康复。一般来说，术后呕吐的发生率约为 30%，术后恶心的发生率约为 50%，但是在高风险病人中，PONV 的发生率可高达 80%。预防术后恶心、呕吐的治疗目的在于减少 PONV 的发生，加快病人术后恢复，减少额外治疗费用。

PONV 的临床管理指南目前已有许多版本，对于其危险因素的识别也不尽相同，但较为一致的危险因素是女性、PONV 史或胃肠动力性疾病、无抽烟史、青年（小于 50 岁）、腹腔镜手术、全身麻醉手术、气体麻醉、长时间麻醉、术后应用阿片类药物等，同时具有 4 项及以上危险因素的病人，PONV 发生率可达 80%。

对术后恶心、呕吐的预防，可分为降低风险和药物预防两方面。

首先，在允许的情况下应尽可能地减少引起 PONV 的危险因素，如充分利用丙泊酚等诱导维持麻醉剂，避免气体麻醉，减少术中术后阿片类药物的使用及保持充足的水分等。其中，减少术后阿片类药物的使用是最佳的选择。多模式镇痛中 NSAIDs 类药物的应用也降低 PONV 的发生率。

其次，对于 PONV 中危（具有 2 ～ 3 项危险因素）和高危（具有 4 项或以上危险因素）病人，应实施药物预防。常用的药物有5-羟色胺3(5-hydroxytryptamine 3，$5\text{-}HT_3$)受体拮抗剂(如昂丹司琼、多拉司琼)、神经激肽-1(neurokinin-1，NK-1)受体拮抗剂(如阿瑞皮坦、卡索皮坦)、皮质醇(如地塞米松、甲泼尼龙)、丁酰苯类(如氟哌啶醇)、抗组胺类(如茶苯海明、美克洛嗪等)及吩噻嗪类(如氯丙嗪、甲氧氯普胺)等。中危病人选1～2类药物应用，高危病人推荐2种以上的药物联合应用，不同药理机制的药物联合应用的防治恶心、呕吐效果要优于单一用药，且不良反应较小。胰腺切除术中，一般可在麻醉诱导期应用地塞米松，并于手术结束时应用$5\text{-}HT_3$受体拮抗剂，高危病人可加用NK-1受体拮抗剂或丁酰苯类药物。

十三、目标导向性静脉补液

传统围手术期液体管理的补液理念倾向于大量补液，以补充病人术中流失的体液。然而，随着现代医学的不断发展，越来越多的循证依据表明限制性的围手术期补液可以显著地降低肠水肿及吻合口瘘。此外，控制围手术期补液量还可以显著地缩短病人胃排空时间，使排气排便时间提前、术后住院天数减少。Ramy等针对胰十二指肠切除术术后补液量与预后关系的研究表明，过量补液的病人术后并发症等级更严重，术后ICU监护及住院时间更长，并且各种瘘占其术后并发症的42%。

对于围手术期病人，应同时避免因低血容量导致的组织灌注不足和器官功能损害，以及容量负荷过多所致的组织水肿和心脏负荷增加。针对不同病人的个性化目标导向性补液治疗(goal directed fluid therapy，GDFT)可维持病人合适的循环容量和组织氧供，达到加快术后康复的目的。有研究结果显示，相比传统补液方式，GDFT可以降低并发症的发生率和病死率。GDFT的临床参考指标很多，实施过程中，需要连续、动态监测。根据我国围手术期液体治疗专家共识，应维持血压不低于正常值的20%，心率不快于正常值的20%，CVP处于4～12mmHg，尿量维持在0.5ml/(kg·h)以上，血乳酸不超过2mmol/L，中心静脉血氧饱和度($ScvO_2$)> 65%，每搏出量变异度(SVV)不超过13%。由于ERAS中，大部分病人可早期进食，故可以在术后第2～4天停止静脉补液。

十四、术后早期进食和营养支持治疗

胃肠功能的早期恢复是ERAS三大目标之一，术后早期拔除胃管、早期进食及营养支持治疗都能促进病人胃肠功能恢复及全身营养状态提升。胰腺癌病人术前营养不良的发生率高达88%，而研究指出，胰腺切除术能够显著加重病人的营养不良情况，其术后的体重及营养状态都显著低于术前。因此，尽早恢复病人的肠内营养至关重要。对比于肠外营养，肠内营养更能够促进胃肠功能的早期恢复，术后延迟性胃排空障碍(delayed gastric emptying，DGE)的发生率显著降低。Gerritsen等对比分析了胰十二指肠术后肠内营养和口服营养的预后，相比于肠内营养，口服营养病人住院天数由18天显著缩短至13天，术后并发症总发生率显著下降，其中术区感染发生率的下降为主要因素。

传统的术后营养策略不支持早期进食，是由于担心增加术后并发症的风险。然而，目前越来越多的循证依据表明，早期进食不仅不会增加胰腺切除术后并发症的风险，还能够促进胃肠功能的早期恢复，降低DGE的发生率，并且对保持胃肠菌群的平衡、避免肠道菌群移位有显著的效果。

目前已有多篇临床研究表明，胰腺切除术后中实施早期经口进食是安全、可行的。因此，胰腺切除术ERAS中，建议拔除胃管后当天开始进流质食物，逐渐由半流质、软食等过渡到正常饮食。胰腺切除术对病人创伤较大，术后单一普通进食并不能达到病人恢复所需，故而营养支持治疗也尤为重要，推荐病人口服营养制剂，尤其是营养不良的病人，有利于病人的尽快恢复。

十五、术后早期活动

ERAS中早期活动指有目标的合理规划的活动，为病人设立合理的术后每日活动目标。术后长期卧床易增加压疮、肺部感染、胰岛素抵抗、血栓形成等并发症,早期活动能够促进肌肉骨骼系统、呼吸系统等多系统功能恢复,同时促进胃肠功能恢复。

Leeden 等对病人术后早期活动效果的临床研究结果表明,采取目标性早期活动后,病人术后肺部并发症发生率显著下降。一项包含 4 篇腹部手术和 4 篇胸部手术的系统性回顾分析指出,早期活动可以促进胃肠功能恢复,缩短住院天数。

早期活动目标的达成有赖于术前宣传教育、多模式镇痛的施行和引流管的早期拔除等一系列 ERAS 项目的有效实施。因此,进行合理规划的早期活动是安全有益的。推荐术后建立每日活动目标,逐日增加活动量。

在胰腺切除术的 ERAS 中,推荐病人术后第 1 天进行床上活动,术后第 2 天床边坐、下床站立至少 1 小时,术后第 3 天达到搀扶行走的目标。

十六、胰腺切除术后常见并发症

(一) 胰瘘

胰瘘是胰腺切除术后最常见的并发症,其发生率为 5% ~ 25%,致死率也达 20% ~ 50%。常见的胰瘘相关危险因素有男性、肥胖、胰管直径小(≤ 3 mm)、胰腺质地软等。

对于胰瘘的预防,可以在术中选择能够减少胰瘘的吻合术式,或术后应用生长抑素类似物等。研究表明,胰管对黏膜胰空肠吻合术和胰胃吻合术可以减少临床相关性胰瘘。同时,术后可以应用生长抑素类似物,如奥曲肽等,来减少胰酶分泌,从而降低胰瘘的发生率。其效果也得到了多篇 RCT 研究的证实。

胰腺切除术后的胰瘘经术中留置的引流管引流和药物治疗后多能自行闭合,不需要额外治疗措施。但仍有 10% ~ 15% 的胰瘘病人需要术后额外经皮穿刺置管引流积液,5% 的胰瘘病人会发展成腹腔感染,是胰腺切除术后腹腔感染的主要原因。需要抗感染治疗,腹腔冲洗、引流,严重时需要手术干预。

同时,术后第 1 天的引流液淀粉酶数值对于预测后续胰瘘的发生十分重要,术区放置引流管对引流少量瘘、避免因瘘继发的感染有益,胰腺切除术中仍推荐常规留置引流管。

(二) 延迟性胃排空障碍

延迟性胃排空障碍(delayed gastric emptying,DGE)是胰十二指肠术后除胰瘘外最常见的并发症,其发生率在 30% 左右。其危险因素有术前糖尿病、营养不良、恶性肿瘤等。多篇研究指出,DGE 的发生与胰瘘、胆瘘及腹腔感染等显著相关。根据系统性回顾分析表明,术中应用幽门环切(保留幽门的胰十二指肠切除术中)、毕Ⅱ式吻合和 Braun 吻合是可以减少术后 DGE 的发生率的措施。此外,ERAS 中早期进食、营养支持、目标导向性静脉补液等项目也被证实可以加快胃肠功能恢复,减少胃肠水肿,从而降低术后 DGE 的发生。DGE 的处理原则是去除病因、持续胃肠减压、应用胃肠动力药物及营养支持,多数 DGE 病人经非手术治疗 3 ~ 6 周后可以恢复。如果长时间不恢复,可以尽早采用内镜下置入营养管,保持病人的营养供给。长期不能口服的病人,要注意不出微量元素和维生素,尤其是 B 族维生素,以免发生营养性脱髓鞘脑病。

十七、出院标准设置

病人生活基本自理,体温正常,白细胞计数正常,器官功能良好,疼痛缓解或口服止痛药能良好控制,能正常进食,排气排便通畅,切口愈合良好,无感染(不必等待拆线)。

(梁廷波　白雪莉　张晓雨)

参考文献

1. Berberat PO, Ingold H, Gulbinas A, et al. Fast track--different implications in pancreatic surgery. J Gastrointest Surg,2007,11(7):880-887.
2. Balzano G, Zerbi A, Braga M, et al. Fast-track recovery programme after pancreatico- duodenectomy reduces delayed gastric emptying. Br J Surg,2008,95(11):1387-1393.
3. van der Gaag NA, Rauws EA, van Eijck CH, et al. Preoperative biliary drainage for cancer of the head of the pancreas. N Engl J Med,2010,362(2):129-137.
4. 中国医师协会外科医师分会胆道外科医师委员会 . 胆道手术加速康复外科专家共识 (2016 版). 中华消化外科杂志 ,2017,16(1):6-13.
5. Takahashi Y, Nagino M, Nishio H, et al. Percutaneous transhepatic biliary drainage catheter tract recurrence in cholangiocarcinoma. Br J Surg,2010,97(12):1860-1866.
6. Ljungqvist O, Soreide E.Preoperative fasting. Br J Surg,2003,90(4):400-406.
7. Apfelbaum JL, Caplan RA, Connis RT, et al. Practice guidelines for preoperative fasting and the use of pharmacologic agents to reduce the risk of pulmonary aspiration: application to healthy patients undergoing elective procedures an updated report by the american society of anesthesiologists committee on standards and practice parameters. Anesthesiology,2011,114(3):495-511.
8. La Torre M, Ziparo V, Nigri G, et al. Malnutrition and pancreatic surgery: prevalence and outcomes. J Surg Oncol,2013,107(7):702-708.
9. Kondrup J, Rasmussen HH, Hamberg O, et al. Nutritional risk screening (NRS 2002): a new method based on an analysis of controlled clinical trials. Clin Nutr,2003,22(3):321-336.
10. Bratzler DW,Dellinger EP,Olsen KM, et al.Clinical practice guidelines for antimicrobial prophylaxis in surgery.Am J Health Syst Pharm,2013,70(3):195-283.
11. Yi J, Xiang Z, Deng X, et al. Incidence of Inadvertent Intraoperative Hypothermia and Its Risk Factors in Patients Undergoing General Anesthesia in Beijing:A Prospective Regional Survey.PLoS One,2015, 10(9):e0136136.
12. Van Buren G,Bloomston M, Hughes SJ, et al. A randomized prospective multicenter trial of pancreaticoduodenectomy with and without routine intraperiton al drainage. Ann Surg,2014,259(4):605-612.
13. Bassi C, Molinari E, Malleo G, et al. Early versus late drain removal after standard pancreatic resections: results of a prospective randomized trial. Ann Surg,2010,252(2):207-214.
14. Fong ZV, Correa-Gallego C, Ferrone CR, et al. Early drain removal-the middle ground between the drain versus no drain debate in patients undergoing pancreaticoduodenectomy a prospective validation Study. Ann Surg,2015,262(2):378-383.
15. Morgan KA, Lancaster WP, Walters ML, et al. Enhanced recovery after surgery protocols are valuable in pancreas surgery patients. J Am Coll Surg,2016,222(4):658-664.
16. Bai X, Zhang X, Lu F, et al. The implementation of an enhanced recovery after surgery (ERAS) program following pancreatic surgery in an academic medical center of China. Pancreatology, 2016, 16(4):665-670.

17. Park JS, Kim JY, Kim JK, et al. Should gastric decompression be a routine procedure in patients who undergo pylorus-preserving pancreatoduodenectomy. World J Surg,2016,40(11):2766-2770.
18. Fisher WE, Hodges SE, Cruz G, et al. Routine nasogastric suction may be unnecessary after a pancreatic resection. Hpb, 2011,13(11):792-796.
19. Kehlet H.Multimodal approach to control postoperative pathophysiology and rehabilitation. Br J Anaesth,1997,78(5):606-617.
20. Gan TJ, Habib AS, Miller TE, et al. Incidence, patient satisfaction, and perceptions of post-surgical pain: results from a US national survey. Curr Med Res Opin,2014,30(1):149-160.
21. Oderda GM, Evans RS, Lloyd J, et al. Cost of opioid-related adverse drug events in surgical patients.J Pain Symptom Manage,2003,25(3):276-283.
22. Tan M, Law LS, Gan TJ. Optimizing pain management to facilitate enhanced recovery after surgery pathways.Can J Anaesth,2015,62(2):203-218.
23. American Society of Anesthesiologists Task Force on Acute Pain M. Practice guidelines for acute pain management in the perioperative setting: an updated report by the American Society of Anesthesiologists Task Force on Acute Pain Management. Anesthesiology,2012,116(2):248-273.
24. 冷希圣，韦军民，刘连新，等．普通外科围手术期疼痛处理专家共识．中华普通外科杂志 ,2015, 30(2):166-173.
25. Farge D, Debourdeau P, Beckers M, et al. International clinical practice guidelines for the treatment and prophylaxis of venous thromboembolism in patients with cancer.J Thromb Haemost,2013,11(1):56-70.
26. Bahl V, Hu HM, Henke PK, et al. A validation study of a retrospective venous thromboembolism risk scoring method.Ann Surg,2010,251(2): 344-350.
27. Talec P,Gaujoux S,Samama CM.Early ambulation and prevention of post-operative thrombo-embolic risk.J Visc Surg,2016,153(6S): S11-S14.
28. Lassen K, Coolsen MM, Slim K, et al. Guidelines for perioperative care for pancreaticoduodenectomy: Enhanced Recovery After Surgery (ERAS®) Society recommendations. Clin Nutr,2012,31(6):817-830.
29. Reinke CE,Drebin JA,Kreider S,et al.Timing of preoperative pharmacoprophylaxis for pancreatic surgery patients: a venous thromboembolism reduction initiative. Ann Surg Oncol,2012,19(1): 19-25.
30. Bouras G, Burns EM, Howell AM, et al. Risk of post-discharge venous thromboembolism and associated mortality in general surgery: a population-based cohort study using linked hospital and primary care data in England. PLoS One,2015,10(12):e0145759.
31. Rasmussen MS,Jorgensen LN,Wille-Jorgensen P.Prolonged thromboprophylaxis with low molecular weight heparin for abdominal or pelvic surgery. Cochrane Database Syst Rev, 2009, 1(1):CD004318.
32. Apfel CC,Korttila K,Abdalla M, et al. A factorial trial of six interventions for the prevention of postoperative nausea and vomiting. N Engl J Med,2004,350(24):2441-2451.
33. Moiniche S, Romsing J, Dahl JB, et al. Nonsteroidal Antiinflammatory drugs and the risk of operative site bleeding after tonsillectomy: A quantitative systematic review. Anesth Analg,2003,96(1):68-77.
34. Elia N, Lysakowski C, Tramer MR, et al. Does multimodal analgesia with acetaminophen, nonsteroidal antiinflammatory drugs, or selective cyclooxygenase-2 inhibitors and patient-controlled analgesia morphine offer advantages over morphine alone? Meta-analyses of randomized trials. Anesthesiology,2005,103(6):1296-1304.

35. Arslan M, Cicek R, Kalender HU, et al. Preventing postoperative nausea and vomiting after laparoscopic cholecystectomy: a prospective, randomized, double-blind study.Curr Ther Res Clin Exp,2011,72(1):1-12.
36. Gan TJ, Diemunsch P, Habib AS, et al. Consensus guidelines for the management of postoperative nausea and vomiting.Anesth Analg,2014,118(1):85-113.
37. Brandstrup B,Tonnesen H,Beier-Holgersen R,et al.Effects of intravenous fluid restriction on postoperative complications: comparison of two perioperative fluid regimens: a randomized assessor-blinded multicenter trial. Ann Surg,2003,238(5):641-648.
38. Fischer M, Matsuo K,Gonen M,et al.Relationship between intraoperative fluid administration and perioperative outcome after pancreaticoduodenectomy results of a prospective randomized trial of acute normovolemic hemodilution compared with standard intraoperative management. Ann Surg,2010,252(6):952-958.
39. Brandstrup B, Tonnesen H, Beier-Holgersen R, et al. Effects of intravenous fluid restriction on postoperative complications: comparison of two perioperative fluid regimens: a randomized assessor-blinded multicenter trial. Ann Surg,2003,238(5):641-648.
40. Lobo DN, Bostock KA, Neal KR, et al. Effect of salt and water balance on recovery of gastrointestinal function after elective colonic resection: a randomised controlled trial. Lancet,2002,359(9320): 1812-1818.
41. Behman R, Hanna S, Coburn N, et al. Impact of fluid resuscitation on major adverse events following pancreaticoduodenectomy.Am J Surg,2015,210(5):896-903.
42. 赵玉沛，杨尹默，楼文晖，等．外科病人围手术期液体治疗专家共识 (2015). 中国实用外科杂志，2015(9):960-966.
43. Legrand G, Ruscio L, Benhamou D, et al. Goal-directed fluid therapy guided by cardiac monitoring during high-risk abdominal surgery in adult patients: cost-effectiveness analysis of esophageal doppler and arterial pulse pressure waveform analysis.Value Health,2015,18(5):605-613.
44. Kang J, Park JS, Yoon DS, et al. A Study on the Dietary Intake and the Nutritional Status among the Pancreatic Cancer Surgical Patients. Clinical Nutrition Research,2016,5(4):279-289.
45. Rayar M, Sulpice L, Meunier B, et al. Enteral nutrition reduces delayed gastric emptying after standard pancreaticoduodenectomy with child reconstruction. J Gastrointest Surg,2012,16(5):1004-1011.
46. Gerritsen A, Wennink RA, Besselink MG, et al. Early oral feeding after pancreatoduodenectomy enhances recovery without increasing morbidity. HPB.2014,16(7):656-664.
47. Abu Hilal M, Di Fabio F, Badran A, et al. Implementation of enhanced recovery programme after pancreatoduodenectomy: a single-centre UK pilot study. Pancreatology,2013,13(1):58-62.
48. Nikfarjam M, Weinberg L, Low N, et al. A fast track recovery program significantly reduces hospital length of stay following uncomplicated pancreaticoduodenectomy. JOP,2013,14(1):63-70.
49. van der Leeden M,Huijsmans R,Geleijn E, et al. Early enforced mobilisation following surgery for gastrointestinal cancer: feasibility and outcomes. Physiotherapy,2016,102(1):103-110.
50. Castelino T,Fiore JF,Niculiseanu P,et al. The effect of early mobilization protocols on postoperative outcomes following abdominal and thoracic surgery: A systematic review. Surgery,2016,159(4):991-1003.

51. Hu BY, Wan T, Zhang WZ,et al.Risk factors for postoperative pancreatic fistula: Analysis of 539 successive cases of pancreaticoduodenectomy. World J Gastroenterol,2016,22(34): 7797- 7805.

52. Liu QY, Zhang WZ, Xia HT, et al. Analysis of risk factors for postoperative pancreatic fistula following pancreaticoduodenectomy. World J Gastroenterol,2014,20(46):17491-17497.

53. Bai X, Zhang Q, Gao S, et al. Duct-to-Mucosa vs Invagination for Pancreaticojejunostomy after Pancreaticoduodenectomy: A Prospective, Randomized Controlled Trial from a Single Surgeon.J Am Coll Surg,2016,222(1):10-18.

54. Menahem B, Guittet L, Mulliri A, et al. Pancreaticogastrostomy is superior to pancreaticojejunostomy for prevention of pancreatic fistula after pancreaticoduodenectomy: an updated meta-analysis of randomized controlled trials. Ann Surg,2015,261(5):882-887.

55. Li-Ling J, Irving M. Somatostatin and octreotide in the prevention of postoperative pancreatic complications and the treatment of enterocutaneous pancreatic fistulas: a systematic review of randomized controlled trials. Br J Surg,2001,88(2):190-199.

56. Connor S, Alexakis N, Garden OJ, et al. Meta-analysis of the value of somatostatin and its analogues in reducing complications associated with pancreatic surgery. Br J Surg,2005,92(9):1059-1067.

57. Qu H, Sun GR, Zhou SQ, et al. Clinical risk factors of delayed gastric emptying in patients after pancreaticoduodenectomy: a systematic review and meta-analysis. Eur J Surg Oncol,2013, 39(3):213-223.

58. Malleo G, Crippa S, Butturini G, et al. Delayed gastric emptying after pylorus-preserving pancreaticoduodenectomy: validation of International Study Group of Pancreatic Surgery classification and analysis of risk factors. HPB,2010,12(9): 610-618.

59. Panwar R, Pal S. The International Study Group of Pancreatic Surgery definition of delayed gastric emptying and the effects of various surgical modifications on the occurrence of delayed gastric emptying after pancreatoduodenectomy.Hepatobiliary Pancreat Dis Int,2017,16(4):353-363.

第十九章　骨关节手术

第一节　骨关节手术加速康复外科的特点与措施

一、概述

病人临床实践结果及循证医学证据均证实了 ERAS 理论的有效性及安全性。国内 ERAS 的临床应用起步于 2007 年，目前已成立了相应的 ERAS 协作组，并发布了相应的专家共识。骨科手术中也有较多的择期或限期手术，例如髋、膝关节置换术、腰椎融合术、股骨颈骨折内固定术等。与普外科及其他外科手术相比，骨科手术病人术后疼痛更重、术中失血更多、术后功能康复更加重要。医学发展到今天，疾病的治疗不仅仅体现在症状的缓解、畸形纠正等方面，病人还更加关注治疗过程中的感受。因此，ERAS 在骨科中的应用有其独有的特点，同时在不同的骨科亚专业中，其具体实施过程还有所差别。本章将分别介绍 ERAS 在骨科中的关节外科、脊柱外科、创伤骨科和骨肿瘤等亚专业中的具体实施过程。

二、骨科手术创伤大，失血多

骨科手术大多涉及肌肉、骨等血供丰富的组织，手术创伤大，术中、术后出血往往较多。

（一）创伤骨科手术

创伤骨科的手术主要是处理创伤所致的骨折、肌肉、肌腱、韧带、关节囊等软组织损伤以及神经血管损伤，其中急诊手术占很大部分。四肢长骨骨折出血量可多达 1000ml 以上，骨盆骨折出血量更可高达 5000ml，如为开放性损伤，则出血更多。因此，这类病人病情十分紧急，止血、抗休克、维持血容量和血流动力学平稳是首要处理原则。出血控制，病情平稳，一般情况好转后再行骨折复位、内固定，神经、肌腱、韧带修复等手术；而这些手术本身又会造成组织的二次损伤，引起进一步失血。研究报道，髋部骨折手术直接导致的总失血量可在 1200ml 以上，股骨干骨折闭合复位髓内钉内固定术尽管术中出血少，但总失血量仍可在 800 ~ 1000ml 以上，其中大部分为隐性失血。

（二）脊柱外科手术

脊柱的椎体为松质骨，血供丰富，且几乎整个脊柱都有丰富且发达的肌肉附着，因此脊柱手术从显露开始就往往出血较多，尤其是脊柱融合、脊柱矫形、椎体切除等术式往往失血量都很大。研究报道，无内固定的腰椎融合术平均失血量超过 800ml，而腰椎融合内固定术平均失血量超过 1500ml。成人的脊柱矫形术失血量更大，根据融合阶段的多少，失血量可从约 1L 到 3L 之间变化。如复杂的畸形需行前、后路融合者，平均失血量为 3556 ml；如联合椎体截骨术，失血量可多达 4700 ml。

（三）关节外科手术

关节外科尤其髋、膝关节置换是公认的骨科大手术，往往失血量较大。国内外研究表明，初次单侧髋、膝关节置换术创伤造成的总失血量往往都在 1000ml 以上，而翻修手术所致的失血量则可多达 1500 ~ 2000ml。接受关节置换的病人往往都是老年病人，体质、营养状况均较差，术前贫血发生率可高达 25%,术后贫血发生率更可高达 85% 以上。

（四）骨肿瘤外科手术

骨肿瘤外科主要涉及骨骼肌肉软组织的良性和恶性肿瘤。根据肿瘤的良、恶性,肿瘤大小、部位及生长情况可选择瘤体活检术、肿瘤刮除术、边界切除术、广泛切除术、截肢术或关节解脱术等不同术式,而且相应的失血量也不同。日本学者 Akira Kawai 等报道,他们连续收治的 1047 例骨骼肌肉运动系统肿瘤病人手术所致的显性失血量为 0 ~ 26 050ml,其中,活检术的显性失血量平均为 10ml,肿瘤刮除术平均为 100ml,截肢术平均为 190ml,边界切除术平均为 50ml,骨组织肿瘤的广泛切除术平均为 2155ml,软组织肿瘤则为 180ml。然而,他们没有计算病人的隐性失血量和总失血量,而往往手术所致的隐性失血为显性失血量的 2 ~ 3 倍。

脊柱和骨盆肿瘤的手术通常被认为是失血量最大的骨科手术。在现代介入止血法应用之前,骶骨肿瘤手术术中出血量一般在 1600 ~ 13 000ml,常因术中出血凶猛无法控制而导致肿瘤无法彻底切除或出现失血性休克危及生命。近年来,通过介入选择性血管栓塞或阻断技术可显著减少脊柱和骨盆肿瘤的术中出血量,但仍可达 800 ~ 2800ml。

（五）骨科手术的失血控制措施

减少失血是 ERAS 的关键措施,骨科手术失血量大,如何减少围手术期失血是骨科 ERAS 实施的重要内容。《骨科择期手术加速康复—围术期血液管理专家共识》指出骨科围手术期血液管理的核心为:①优化造血;②减少出血;③提高病人贫血耐受性及合理异体输血。措施包括:①术前血液管理;②术中血液管理;③术后血液管理;④异体输血及病人贫血耐受性管理。其具体内容将在本章结合骨科各亚专业的 ERAS 实施策略具体介绍。

三、骨科手术术后疼痛重

骨科围手术期疼痛包括原发疾病和手术操作引起的疼痛,或两者兼而有之。由于骨骼、肌肉、关节等组织、结构的神经分布都非常丰富,因此这些部位的疾病、创伤本身就可引起严重的疼痛,而骨科手术所造成的创伤也会引起明显的疼痛。另外,骨科强调术后肢体的功能锻炼,这无疑也会加重术后疼痛的程度。因此,骨科手术术后的疼痛通常被认为是外科领域的疼痛中最为严重的一种。有效控制术后疼痛,是提高病人对手术质量的整体满意度,降低术后并发症的风险,让病人更早、更好地进行功能锻炼从而实现加速康复的关键。

骨科手术围手术期的疼痛管理贯穿于术前、术中和术后所有阶段,包括病人教育、非药物治疗、药物治疗和微创手术操作减少手术创伤等方面。本章将在骨科不同亚专业的 ERAS 实施措施中具体介绍相关的疼痛管理措施。

四、骨科手术围手术期功能锻炼特点

骨科术后肢体的功能能恢复到何种程度不仅取决于肢体的疾病或创伤本身的严重程度和手术以及围手术期相关治疗的质量,还在很大程度上取决于病人围手术期功能锻炼的效果,尤其是关节部位的手术更是如此。临床实践和研究表明,术前积极功能锻炼可以增加肌肉力量,减轻术后疼痛,缩短术后恢复时间,减少住院时间及费用。积极功能锻炼有利于肢体功能的早期恢复,减少相关并发症。同时,骨科的功能锻炼和疼痛管理相辅相成,良好的疼痛控制有利于早期功能锻炼,增强肌肉力量和增加关节活动度。

骨科手术围手术期的功能锻炼在 ERAS 的具体实施中占据了相当重要的一环。骨科手术围手术期功能锻炼主要包括两方面内容:关节周围肌肉力量训练和关节活动度训练。关节疾病与损伤常伴随着进行性肌萎缩和肌力下降，以膝关节为例，无论是骨关节炎或髌骨骨折术后，股四头肌萎缩与肌无力很常见。接受全膝关节置换术（total knee arthroplasty，TKA）术后一个月，患侧股四头肌的横截面积较术前会下降 10%，即使术后一年，伸膝肌力与健康人对比仍有 30% ~ 40% 的缺失。因此，注重整个围手术期的肌力康复锻炼尤为重要。

肌力训练时应遵循阻力原则、超常负荷原则及疲劳度原则，主要的训练方法包括：等长运动、等张运动及等速运动。四肢、关节部位手术病人围手术期功能锻炼多采用等长运动及等速运动，脊柱手术病人围手术期功能锻炼多采用等长运动。力量训练时应注意根据不同疾病、不同阶段、不同个体设置个体化的力量训练方案，训练前均应评估目前肌力状态；同时掌握正确的运动量，循序渐进，避免过度疲劳和损伤。

对于髋、膝关节置换术病人，手术前后常因骨性限制、关节周围软组织挛缩、关节内外粘连组织的形成、疼痛等因素而影响关节活动度。手术的目的在于去除限制因素，恢复术中的关节力线及关节活动度（ROM）；而术后康复锻炼的目的在于维持并进一步改善。主要方法包括：主动运动、被动运动和助动运动三种，髋、膝关节置换术后多以主动运动和助动运动为主。

（裴福兴　黄　强）

第二节　关节外科加速康复

一、概述

随着世界人口老龄化的进程，关节置换术在全世界呈逐年上升的趋势，我国行髋、膝关节置换术的病人也呈逐年上升的趋势。面对日益增加的关节置换术病人的需求和医疗资源相对日渐紧张的矛盾，要求关节外科医师在强调缩短住院时间、节约医疗成本、减少医疗费用的同时又要保障医疗安全、加快术后康复、提高病人的满意度。因此，如何优化诊治过程中的各个环节，在提高病人满意度、减少住院时间的同时，不增加术后并发症的发生率成为关节外科亟须考虑和解决的问题。

ERAS 在关节外科中的成功应用，使得这一问题得以解决。ERAS 在关节外科中的重点在于提高手术操作技术和优化围手术期管理，涉及术前、术中、术后的方方面面，在实施过程中需要关节外科医师、内科医师、麻醉医师、护士、物理治疗师、心理治疗师等多个学科的联合与配合。

二、关节置换术加速康复实施流程

（一）术前管理

1. 术前宣教　门诊决定要做手术时，即开始对病人及其家属进行健康教育，向病人大致讲解手术方式、手术效果、手术风险、人工关节材料及使用寿命、治疗费用等。入院后医护一体再通过视频宣教、健康指导手册、床旁宣教等方式详细向病人及家属介绍手术相关过程、住院期间的大致流程，缓解病人的焦虑情绪，并教会病人用视觉模拟评分（VAS）对自己的疼痛程度进行自我评估。

2. 评估并存疾病和戒停不良嗜好　病人及医师在门诊决定手术后，就需评估病人的并存疾病，戒停不良嗜好，为手术做好准备。高血压病人入院后常规监测血压每天 4 次，如血压都控制在 130/90 mmHg 以下，则继续使用病人原来的降压方案。如病人入院前用利血平类药物降压，或入院后用原降压方案血压控制不理想，则需要更换降压药物。利血平类药物手术前需停药 7 天，因为利血平可减弱心肌和血管对儿茶酚胺的反应性，麻醉时可能导致心动过缓和低血压，增加围手术期心血管意外的风险。降压药通常首选钙通道阻滞剂（非洛地平、硝苯地平、尼群地平等）或 ACEI/ARB（卡托普利、依那普利、贝那普利或氯沙坦、伊贝沙坦等），如病人无心动过缓或传导阻滞可联用 β 受体阻滞剂（美托洛尔、普萘洛尔、比索洛尔)；如仍达不到理想的降压效果则再联用利尿剂(氢氯噻嗪、螺内酯、吲达帕胺)等。目标是将血压控制在 130/90 mmHg 以下。同时，高血压病人如年龄 > 60 岁或心电图提示有 ST-T 改变，或病人自述既往有胸痛、胸闷等疑似心肌缺血、心绞痛的症状，还需行核素心肌灌注成像必要时甚至行冠脉 CT 或冠状动脉造影检查以排除心肌缺血和中 - 重度冠脉狭窄。

入院后常规监测空腹和三餐后 2 小时血糖。无糖尿病史病人，如监测 1 ~ 2 天后血糖都在正常水平则可停止监测血糖；糖尿病病人，如连续监测显示血糖均控制在 6 ~ 11.1 mmol/L，则继续原降糖方案。如果血糖控制不佳，则需要使用胰岛素控制血糖，具体方案是：首先每餐定量，饮食限糖类但不限蛋白质摄入。通常三餐前选择短效胰岛素，根据体质量及餐后血糖高低调整胰岛素剂量，空腹血糖高可在夜间睡前选择长效胰岛素皮下注射。目标是控制空腹及三餐后血糖在 6 ~ 11.1 mmol/L 的目标血糖范围内。

3. 感染灶筛查 重点询问病人近期有无感冒、咽痛、慢性支气管炎急性发作、尿路刺激征、牙痛等症状；询问病人近期(1 ~ 2 个月以内)有无关节腔穿刺、针灸、小针刀等有创操作史；如是女性病人，还需询问有无阴道炎、盆腔炎等病史。

重点检查咽部黏膜有无充血、淋巴滤泡，扁桃体有无肿大。老年或有慢性支气管炎病史的病人需进行仔细肺部听诊，明确有无干、湿性啰音。对有慢性肾盂肾炎的病人需检查有无肾区叩击痛。仔细检查病人皮肤有无破溃、疥疮、皮癣及皮疹，特别需注意病人有无足癣和股癣。如怀疑有鼻窦炎，需检查鼻旁窦有无叩压痛。常规检查口腔有无溃疡、龋齿及牙龈肿胀。

术前常规检查红细胞沉降率(简称血沉)、C 反应蛋白(CRP)和白细胞介素 -6(IL-6)。华西医院骨科的研究表明，在排除类风湿、强直性脊柱炎、痛风等炎性疾病的基础上，如血沉或 CRP 升高到正常值的 2 倍以上即应怀疑存在感染灶，若两者均升高到正常值的 2 倍以上时，存在感染灶的阳性预测值高达 86.3%，务必做进一步检查，必要时推迟甚至取消手术。如是类风湿等炎性疾病，血沉和 CRP 升高到正常值的 3 倍以上时，提示炎性反应活跃，需暂缓手术，先用激素和非甾体抗炎药治疗，控制炎性反应后再行手术。IL-6 相对于血沉、CRP 具有更高的灵敏性，且 IL-6 与 CRP 的反应具有高度的一致性，结合 IL-6 检查可进一步增加隐匿感染灶的检出率。

所有病人需常规检查小便常规，对复查 2 次小便常规，尿沉渣显微镜检查每高倍镜下白细胞数大于 5 个，或细菌数增多的病人应诊断无症状性菌尿，并口服或静脉给予左氧氟沙星等抗生素治疗，复查小便常规正常后再行手术。

4. 术前预康复 主要包括心肺功能预康复和肢体肌力运动预康复。

(1)心肺功能预康复：术前应戒烟 2 周以上，教会病人深呼吸、有效咳嗽和咳痰，在病情允许下鼓励病人进行步行及爬楼梯锻炼，提升心肺功能，预防术后肺部感染。

(2)肢体肌力运动预康复：以伸屈踝为基本锻炼，髋关节置换术病人强调主动屈髋、展髋及伸膝三个动作，膝关节置换术病人强调主动伸膝和屈膝两个动作。教会病人使用助行器和正确上下床(全髋关节置换术后病人患侧先下、健侧先上)。鼓励病人多行走锻炼，每次行走至少 20 分钟，每天至少 3 次。

5. 术前营养、饮食与输液管理

(1)术前营养状态评估：术前个体化评估病人的营养状态。如在华西医院骨科，每位病人入院都要根据“营养风险筛查 2002”(NRS 2002)进行营养风险筛查评分，评分表主要从疾病状态、营养状态及年龄三个方面进行评估，筛查总分大于 3 分者由责任护士或营养小组护士协助请营养科会诊，由营养师进行营养状况评估，并制定出个体化的营养治疗方案，追踪治疗效果，做到动态评估及反馈。

(2)术前营养支持：术前营养支持以纠正潜在的营养不良为主，应根据病人平时的饮食特点进行安排。对于无营养不良病人，每天应进食蛋白质，每千克体质量 1 ~ 1.5 g，蛋白来源以豆制品、肉、鱼、肝、鸡蛋等优质蛋白为主。对于营养不良病人，更应该进食高蛋白（每千克体质量 2 g 蛋白质）、高热量及富含维生素食物，食欲差者可给予蛋白粉、肠内营养粉剂等补充营养，必要时给予胃蛋白酶、胃肠动力药等，尽快纠正营养不良。

（3）术前禁食：最新研究指出，术前禁食、禁饮过久会导致病人出现饥饿、口渴和焦虑情绪，同时将引起术后胰岛素抵抗，不利于维持机体各个系统的能量需要，会增加术中及术后的液体输注量，导致组织水肿等相关并发症。在 ERAS 理念下，围手术期口服营养、尽量缩短禁饮、禁食时间以保证正常胃肠功能对于减轻手术应激反应、降低术后并发症发生率具有重要的意义。

ERAS 模式主张术前 8 小时进食固体食物（鸡蛋、肉类胃排空时间 6 ～ 8 小时），术前 6 小时进食牛奶等含脂肪、蛋白质的流质，术前 4 小时进食稀饭等碳水化合物半流质，术前 2 ～ 3 小时还可饮用清亮含糖液体，此方案可有效地缓解病人术前口渴、饥饿、焦虑等不适，保护胃肠功能，改善围手术期血糖控制，减少术后恶心、呕吐的发生，促进术后康复。

（4）术前输液：目前 ERAS 的观点认为，限制性输液可促进病人术后胃肠功能恢复，加快病人康复，缩短住院时间，且较目标导向方案更加方便易行，不需有创操作，是关节置换病人围手术期输液的最佳策略。病人麻醉前 2 ～ 3 小时仍可喝清亮液体，因此术前无须过多输液，只需手术室接病人前 30 分钟开始缓慢滴注 500 ml 平衡液即可。接病人前解小便，术中常规不安置尿管。

6. 术前血液管理 按照 WHO 贫血诊断标准：血红蛋白（Hb）男性 < 130 g/L，女性 < 120 g/L 或红细胞比容（HCT）男性 < 39%，女性 < 36% 可诊断贫血，术前贫血病人应查明原因，并进行以下处理：①治疗出血性原发疾病，如消化道溃疡出血、肠息肉出血或痔疮出血等；②停用或减量抗凝药、非甾体类抗炎药及其他引起出血或影响造血药物；③营养指导与均衡膳食，根据病人贫血程度和病人饮食习惯等进行个体化营养和均衡膳食；④补充叶酸、维生素 B_{12}，术前诊断为巨幼细胞性贫血者需补充叶酸和维生素 B_{12}；⑤铁剂的应用，术前存在缺铁性贫血的病人应恰当补充铁剂，可选择口服或静脉输注铁剂；⑥重组人红细胞生成素（rHuEPO）的应用，EPO 可作用于骨髓红系祖细胞，促进红细胞分化与成熟。Hb 提升到 110 g/L 以上再行手术有利于病人的加速康复。

7. 术前镇痛和睡眠管理 对于术前静息时疼痛视觉模拟评分（VAS）≥ 3 分、活动时疼痛 VAS ≥ 5 分的病人可给予 COX-2 特异性抑制剂抗炎镇痛（如塞来昔布 200 mg，bid）。对于睡眠不佳的病人给予地西泮 5 mg 或艾司唑仑 1 ～ 2 mg 睡前口服，如睡眠仍不佳或有焦虑情绪，则改用阿普唑仑 0.4 mg 或 0.8 mg 睡前口服，并可加用奥氮平 2.5 mg 或 5 mg qd。手术前一晚可给予地西泮 10 mg 肌内注射。

（二）术中处理

1. 控制性降压和术中输液 控制性降压指全身麻醉手术时，在保证重要脏器有效供血的情况下，采用降压药物与技术等方法，人为地将平均动脉血压降低其基础值的 30% 左右，使术野出血量随血压降低而减少，终止降压后血压可以迅速恢复至正常水平，不产生永久性器官损害。关节置换术术中控制性降压降使病人血压平稳维持在 90 ～ 110/60 ～ 70 mmHg 范围内是减少术中出血的关键。常规使用喉罩或气管插管全身麻醉，在手术开始切皮时即保证足够的麻醉深度和肌松。

术中输液应关注生理需要量、麻醉体液再分布与血管扩张以及术中失血失液对血容量的影响。在 ERAS 模式的应用下，目前全髋关节置换术（total hip arthroplasty，THA）/TKA 手术通过微创操作、严格电凝止血、控制性降压、氨甲环酸的使用等措施已使得术中失血量减少至 100 ～ 200 ml，术中生理需要量为 100 ～ 200ml（手术时间 1 ～ 1.5 小时），加之体液再分布及血管扩张的影响，术中输液总量控制在 300 ～ 500ml 即可。目前大多数 THA/TKA 手术已不常规放置尿管，尚需以血压、心率等心电监护指标作为输液量的参考。

2. 微创操作理念和减少出血 微创并非是一味追求小切口，而是强调把微创的理念贯穿于整个手术过程中，保护肌肉和软组织，减少组织损伤，核心是组织损伤小、出血少、生理功能影响小。现分别以传统后外侧入路的全髋关节置换术和髌旁内侧入路的全膝关节置换术为例来具体阐述减少组织损伤、减少出血的微创操作理念。

(1)后外侧入路全髋关节置换术的微创操作

1)在切断外旋肌群、切开关节囊前先显露股骨大转子后方血管网以及梨状肌下方、上孖肌上方两处动脉分支，将其电凝。然后紧贴梨状肌、上下孖肌、闭孔内肌大转子附着处电刀将其切断。

2)切断股方肌时，留少部分肌纤维附着在股骨骨面上，以便有出血点时可用电凝使其滋养血管回缩止血。

3)股骨颈截骨后先用骨蜡覆盖断面止血后再进行后续操作。

4)磨锉髋臼时，磨锉到软骨下骨均匀渗血即可，不需磨锉过多髋臼骨质。髋臼假体和内衬放置完毕后先在髋臼内填塞氨甲环酸湿纱布后再进行股骨侧操作。

5)股骨扩髓时，如骨质疏松病人髓腔渗血多，可先用氨甲环酸湿纱布填塞压迫股骨髓腔 2 ~ 3 分钟后再继续操作，这样可明显减少髓腔内出血。

6)股骨假体植入后用骨蜡封闭近端髓腔减少术后髓腔内出血。

7)假体安放完毕冲洗后，再次检查有无出血点，重点是检查关节腔内有无出血，充分电凝止血，常规不安放引流管。

(2)髌旁内侧入路全膝关节置换术的微创操作

1)术中实施控制性降压，可不使用止血带。

2)沿股四头肌腱、内侧髌旁支持带、髌腱内侧缘(均为腱性部分，血供少)依次分段切开并电凝止血，注意电凝髌骨内侧上下缘的膝内上动脉和膝内下动脉。

3)关节腔内滑膜如无过度增生水肿，在不影响假体植入的情况下不需切除，以免增加出血。

4)切除半月板后外、后内侧角以及后方时，应留少许在后方关节囊上，避免伤及后方小动脉分支，引起出血。

5)股骨和胫骨截骨完毕后，将止血纱覆盖于截骨面以减少渗血。

6)等量截骨，不做过多软组织松解可减少出血。膝关节的畸形矫正的关键是合理截骨恢复下肢力线，软组织松解是辅助手段，绝大多数病人通过合理的截骨即可完全矫正关节畸形。

3. 全膝关节置换的止血带优化 止血带在全膝关节置换术中的应用由来已久，其优势在于能保持手术视野清晰，创面干净，骨面渗血减少，有利于骨水泥与骨界面的整合。但也存在诸多风险，包括增加术后隐性失血，引起术后大腿痛，也可能造成止血带麻痹症状。因此，目前对于膝关节置换术中是否使用止血带以及止血带使用时间对术后临床效果的影响，学界尚无一致结论。

华西医院的研究显示，联合术中控制性降压、氨甲环酸应用、微创理念操作与技术，不使用止血带术中出血也可明显减少，术野清晰，并且非止血带组术后隐性失血明显少于止血带组，平均减少 148.6ml；且非止血带组病人的术后疼痛更轻、关节功能恢复更快、住院时间更短、并发症发生率更少。

因此，建议针对手术时间 <1.5 小时，预计出血量 <200ml，术中控制性降压稳定病人可选择不使用止血带，尤其对有动脉血管并发症发生风险的病人，例如术前血管成像显示存在严重动脉粥样硬化，动脉管腔硬化、狭窄或闭塞，腘动脉可疑动脉瘤等，尽可能不使用止血带。

4. 术中疼痛管理 目前术中疼痛管理最常用的措施包括切口周围局部浸润和外周神经阻滞，循证医学证据表明两者镇痛效果和并发症相当，但切口周围局部浸润操作简单，更易于实施。因此，可根据病人情况和医院情况选择不同的镇痛措施。具体措施：

(1)尽量缩短手术时间，优化手术操作及止血带应用，减少术后由创伤引起的炎症反应。

(2)术中切口周围注射镇痛，可选择罗哌卡因 100 ～ 200mg 盐水稀释液，关节囊及皮下细针多点注射，罗哌卡因稀释液中还可加芬太尼、肾上腺素、酮咯酸等药物。

(3)TKA 可选择股神经或收肌管内隐神经阻滞。

(4)可选择 NSAIDs 类药物静脉或肌内注射，如氟比洛芬酯、帕瑞昔布等。

5. 氨甲环酸应用 氨甲环酸（tranexamic acid，TXA）是一种抗纤溶药，其与纤溶酶原的赖氨酸结合位点具有高亲和力，可封闭纤溶酶原的赖氨酸结合位点，使纤溶酶原失去与纤维蛋白结合的能力，导致纤溶活性降低，从而发挥止血作用。目前，大量研究均已证实 TXA 能有效地减少髋、膝关节置换术围手术期失血量并降低输血率。华西医院髋、膝关节置换术 TXA 的应用策略为：切皮前 5 ～ 10 分钟 TXA 15 ～ 20 mg/kg 静脉滴注，在此基础上，术后分别于首剂后 3、6、12 小时再次给予 TXA 10 mg/kg(或总量 1g)静脉滴注。结果发现多次静脉应用可明显减少隐性失血，进一步降低血红蛋白丢失。此外，还发现多次静脉使用 TXA 还可抑制术后炎性反应，减轻疼痛及缩短住院时间。

6. 术中自体血液回输 自体血回输属于关节置换围手术期血液管理策略的一方面，后者包括术前自体血储存、增加红细胞动员，术中使用纤溶抑制剂及自体血回收，术后使用自体引流血回输三部分。自体血回输的适应证包括：预计出血量＞ 20% 病人血容量的手术；难以获得交叉配血血型相合异体血的病人；不接受异体输血，但同意接受术中回收式自体输血的病人（如因宗教信仰等）；输血率＞ 10% 的手术类型，以及平均输血量＞ 1U 的手术。其禁忌证包括：污染的血液；积血在体内超过 6 小时及开放性创伤超过 4 小时有溶血和被污染的危险；使用胶原止血物质的病人应慎用，有导致血栓甚至死亡的危险；恶性肿瘤病人回输后可能有继发转移的危险，一般不用；肝肾功能不全者慎用。

7. 选择性应用尿管 关节置换病人术前是否需要常规安置尿管一直是一个有争议的话题。华西医院研究发现，术前常规放置尿管的病人术后发生尿路感染的概率明显高于术前不放置尿管的病人。因此，建议手术时间短（＜ 1.5 小时），术中出血少（＜ 300ml 或不超过总血容量的 5%）者，术前无须留置导尿。

8. 优化引流管应用 虽然关节置换术后安置引流管可以减轻关节周围的肿胀及瘀斑，但是可能会加重病人的心理负担，造成病人行动不便以及增加引流管意外脱落的风险，不利于病人的早期功能锻炼，降低病人的舒适度及满意度。Meta 分析表明，髋、膝关节置换术术后安置引流管并不能缓解疼痛和减少局部炎性反应，还会影响关节早期功能锻炼和增加感染风险。对于引流管的安置时间，目前普遍认为单侧初次全髋、全膝关节置换术后 24 小时内拔出引流管是比较合适的，长时间置管可能会增加假体周围感染的风险。

华西医院在使用氨甲环酸、优化手术操作技术的前提下研究发现，对于无严重畸形、手术创伤不大的髋、膝关节置换术的病人可不放置引流管，而对于放置了引流管的病人也建议术后早期拔除引流管（术后 6 ～ 12 小时），这样并不会增加关节肿胀与疼痛，有利于加速康复的实施。拔除引流管的指征为出血趋于停止（引流管无明显血液体流出或引流液血清分离）时尽早拔除引流管，可于手术当天或第 2 天拔除。

（三）术后处理

1. 术后恶心、呕吐及饮食管理 术后恶心、呕吐是全身麻醉术后的常见并发症，发生率为 20% ～ 30%，高危病人发生率为 70% ～ 80%。华西医院通过前期研究和围手术期干预，关节置换术后恶心、呕吐发生率从 49.6% 降低到 10.6%。措施包括预防体位：头高 40° ～ 50°，脚高 30°；麻醉诱导时应用地塞米松 10 mg，术晨即开始口服莫沙必利 5mg，术后饮水时再口服莫沙比利，对于术后有恶心的病人再给予地塞米松 10mg 静脉注射。全身麻醉清醒后应尽快开始进饮和进食，病人麻醉清醒后返回病房，先适当饮水，若无呛咳等不适，即可进食碳水化合物为主的食物，如无不适即可恢复正常饮食。

2. 术后疼痛及睡眠管理 术后疼痛管理包括术后预防性镇痛和术后疼痛治疗两部分，首先应采取预防性镇痛，若术后疼痛 VAS 评分≥ 3 分，则立刻转为疼痛治疗。具体措施如下：

(1) 冰敷，抬高患肢，减轻炎性反应。

(2) NSAIDs 类药物，包括口服给药（常用双氯芬酸钠、塞来昔布等）、静脉或肌内注射（氟比洛芬酯、帕瑞昔布等）。

(3) 疼痛加重时联合阿片类药物镇痛，包括羟考酮缓释片、曲马多等。

(4) 延续术前的睡眠管理方案，重视病人睡眠及抗焦虑治疗。术后睡前常规给予安定 5 mg 或艾司唑仑 1 ~ 2 mg 或阿普唑仑 0.4 ~ 0.8mg 口服镇静催眠，如有焦虑情绪，则加服奥氮平 2.5mg 或 5mg。

3. 术后血液管理 国内外研究显示，髋、膝关节置换术后贫血发生率可达到 80% 以上，贫血是延长住院时间、增加术后并发症甚至术后风险的独立危险因素。因此，及时、准确地处理术后贫血，对于减少并发症、加速病人康复至关重要。

(1) 术后减少出血措施：术后应密切观察伤口有无渗血、引流管出血量或注意全身其他部位出血；使用药物预防消化道应激性溃疡出血，减少医源性红细胞丢失。同时，肢体切口部位适当加压包扎、冰敷，减少出血。

(2) 营养支持、补充铁剂和 rHuEPO：对于术后贫血的病人，应持续进行前述营养支持措施，并继续使用 rHuEPO 和铁剂来改善病人的贫血状态。建议术后 Hb < 95 g/L（WHO 标准中重度贫血）病人于术后第 1 天开始应用 rHuEPO 10 000IU/d，连用 5 ~ 7 天，皮下注射或静脉注射，同时联合铁剂 100 ~ 200mg/d 静脉滴注。术后贫血经治疗 Hb 达 100g/L 以上者，可出院后继续口服铁剂治疗或联合 rHuEPO 皮下注射。

(3) 异体输血及贫血耐受性管理：异体输血应参照 2000 年我国卫生部颁发的《临床输血技术规范》中则规定：Hb > 100g/L 一般不必输血；Hb < 70g/L 需要输血；Hb 为 70 ~ 100 g/L，应根据病人的贫血程度、心肺功能情况、有无代谢率增高以及年龄而定。

贫血耐受性管理主要是指通过术前评估、术中优化心输出量、术后加强供氧、减少氧耗，应用药物改善贫血、提高体能等使病人更好地耐受贫血。只要病人血压、氧饱和度、心率、心电图正常，尿量正常，肢体末梢温暖，说明器官灌注和氧合充分，大多 Hb 水平在 70 ~ 80g/L 的病人通过积极实施前述血液管理措施可完全耐受，不需要异体输血。

4. 抗凝和预防深静脉血栓 / 肺栓塞 髋、膝关节置换术病人是静脉血栓栓塞症的高危人群，预防静脉血栓栓塞症非常重要。术前建议常规行下肢静脉彩色多普勒超声筛查有无深静脉血栓。术后尽早进行主动功能锻炼是预防 DVT 的关键。术后当天持续使用足底静脉泵、间歇充气加压装置。6 ~ 8 小时如切口内无明显出血（对于没有放置引流管的病人则观察切口周围有无肿胀，有无异常压痛），则常规给予低分子肝素钠 0.2ml 皮下注射或利伐沙班 5mg 口服抗凝。术后 24 小时再根据病人的体质量和切口内出血情况酌情调整抗凝药剂量。对于血小板降低（< 100×10^9/L）或 PT、APTT、INR 延长的病人应暂缓或停用抗凝药，同时加强功能锻炼。出院前复查静脉彩色多普勒超声，证实无 DVT 方可出院。

根据《中国骨科大手术静脉血栓栓塞症预防指南》，推荐髋、膝关节置换术后抗凝血药物预防持续时间最短为 10 天，可延长至 11 ~ 35 天。在应用时应注意抗凝血药物的有效性和安全性，当病人出现凝血功能异常或出血事件时，应综合评价出血与血栓的风险，及时调整药物剂量或停用。

5. 术后功能锻炼

病人术后回病房麻醉清醒后即开始咳嗽、咳痰锻炼，并主动做踝关节背伸跖屈和股四头肌等长收缩锻炼，在此基础上，THA 病人做屈髋锻炼，肌力较好的病人手术当天即可做髋外展和直腿抬高动作；TKA 病人则做伸膝和直腿抬高锻炼。如病人麻醉清醒较好，无头昏、恶心、呕吐等反应，屈髋、伸膝肌力三级以上则可早期扶助行器下地站立和行走。术后第一天即常规进行咳嗽、咳痰锻炼，THA 病人进行屈髋、外展和伸膝功能锻炼，TKA 病人以伸膝锻炼为主，屈膝锻炼为辅，每小时至少 10 ~ 20 次，并扶助行器下地练习行走。

（四）出院标准及出院管理

1. 出院标准 根据文献和华西医院的临床实践和研究，髋、膝关节置换术术后出院标准主要有以下几点：

(1) 生命体征平稳，精神食欲恢复，大小便正常。

(2) 切口干燥，无红肿、硬结等感染征象。

(3) THA 病人术侧髋关节主动屈曲至少达到 100°、外展至少达到 35°、伸直 0°（对于术前髋关节严重畸形或僵硬的病人要求屈髋至少达到 90°，外展至少达到 30°）；TKA 病人能主动伸膝 0° ~ 5°，主动屈膝 > 100°。

(4) 能自主上下床、扶助行器自主下地行走、如厕无明显困难。

(5) 术侧关节疼痛不明显，口服镇痛药可有效地缓解，不影响病人睡眠和功能锻炼。

2. 出院后疼痛管理 出院以后应继续予以镇痛治疗，直至功能康复良好，避免出现关节慢性疼痛。镇痛主要以口服药物为主，主要选择 NSAIDs 类药物（如双氯芬酸钠），或联合阿片类药物（如羟考酮缓释片）、抗神经病理性疼痛药物（如普瑞巴林）和催眠抗焦虑药（如奥氮平）。

3. 出院后管理 医嘱病人出院后继续住院期间功能锻炼，注意术后 1 个月以内不应过多下地行走，主要加强屈髋外展和伸膝锻炼，以防术侧下肢水肿。如病人住家离医院较远（100 km 或 2 小时车程以上），则需找寻较近的临时住处下榻，直到功能恢复较好、切口拆线，复查无 DVT 后再回家。常规术后一周门诊第一次随访，复查病人恢复情况，并监督和指导病人进行功能锻炼。术后 2 ~ 3 周（具体时间根据手术医师门诊时间而定）门诊第二次随访并安排切口拆线和复查下肢静脉彩色多普勒超声，如无异常，外地病人可回家。之后常规术后 1 个月、3 个月、6 个月、1 年，以后每年门诊随访，如有异常情况随时拨打随访电话及时就诊。

（裴福兴　黄　强）

第三节　创伤骨科加速康复

一、概述

随着机动车保有量的不断增加，老年化社会的进程不断推进，我国骨折病人的发病率也逐年升高。面对骨折病人日益增加的住院需要与相对日渐紧张的医疗资源之间的矛盾，在保障医疗安全、加快术后康复和提高病人满意度的前提下骨创伤科医师应以缩短住院时间、降低医疗支出、节约医疗成本为目标。关于这一矛盾的解决，越来越多的学者将焦点集中在 ERAS 理念引导的新的临床诊疗及综合护理模式上。

ERAS 是指对围手术期病人实施的一整套由循证医学证实的优化措施，从而有效地减少病人心理和身体遭受的创伤应激，实现促进病人顺利康复的目的，ERAS 理念改变了诸多疾病的临床诊疗及护理模式。骨创伤病人在伤后由于创伤后应激、失血、疼痛刺激、饥饿、创伤后并发症的发生，严重影响病人术后康复，需要有效地控制临床诊疗及综合护理的各个环节，进行加速康复介入。

在实际临床工作中，骨创伤外科医师通过手术方式和器械的改进、围手术期管理质量和效率的提高，客观上减少了病人在围手术期所遭受的打击和相关创伤后并发症的发生，缩短骨折病人住院时间，一定程度上促进了病人早日康复。当前，我们需要将这些“经验”通过循证医学方法加以总结、归纳、验证，并进行推广。强化骨创伤外科医师“精准治疗”“有限创伤”“加速康复”“综合护理模式”理念，贯彻在骨创伤外科治疗的全程管理中，提高临床疗效，达到快速康复的目的。

二、创伤外科加速康复实施流程

骨折病人身心因创伤、疾病和治疗所导致的应激状态将影响病人的康复，控制和减少这些应激反应的发生和其所带来的对身体和心理的影响是 ERAS 的核心。ERAS 在创伤骨科中的重点在于提高院前急救水平、提高手术操作技巧和优化围手术期管理。“加速康复”贯穿院前急救、住院前期、围手术期和出院后康复期，涉及外科医师、急诊医师、内科医师、麻醉医师、护士、物理治疗师等多个科室的联合和配合。

（一）院前急救

院前急救是急救医学的延伸和发展，是急救医学重要组成部分，是急救医学的“先遣部队”。它改变了过去那种医师在医院或诊所里等病人上门的传统急救医疗模式，而是迅速把急救医疗送到急、危、重病人的身边，最大限度地减少了病人的“无治疗期”。有文献报道，急、危、重症病人死于原发病的不到 10%，多由于抢救时机延误，并发症加重而死亡。

1. 全身情况评估 急诊医疗团队到达病人受伤现场后应首先隔离人群，迅速排除可能继续造成伤害的原因和搬运伤员时的障碍物，同时搬运伤员时避免造成伤员继发损伤。急诊科团队应运用创伤指数表分辨危重伤员，保证危重伤员得到优先处理。抢救重点：①维持呼吸道的通畅；②心跳、呼吸骤停的抢救；③控制活动性的大出血；④做好伤肢的外固定。

2. 创伤骨科病人院前急救的外固定 在院前急救时，对开放性骨折病人先行加压包扎后，再行骨折的外固定，以保证骨折病人骨折部位的稳定，避免搬运过程中骨折移位导致的二次损伤。上肢骨折的院外急救的外固定：肱骨近端骨折、肱骨干骨折的病人可采用屈肘 90°，U 形石膏进行固定；肱骨远端骨折、肘关节骨折、尺桡骨骨干骨折可采用屈肘 90°，长臂管形石膏进行固定；桡骨远端骨折可采用断臂管形石膏进行固定。骨盆骨折病人可采用床单捆绑法、骨盆捆绑带等进行临时固定。下肢骨折院外急救的外固定：股骨干骨折、股骨远端骨折、髌骨骨折、胫骨平台骨折、中上段胫腓骨骨折可采用长腿石膏托固定；胫腓骨下段骨折、踝关节骨折可采用短腿石膏托固定。

（二）术前管理

1. 心理护理及术前宣教 创伤骨科病人由于创伤打击、患病后心理需求的改变会增加病人术前的焦虑和恐惧，同时会增加手术刺激产生的应激反应，不利于术后恢复。ERAS 认为完善的健康宣教资料及直观的手术方式演示（动画或多媒体）有利于病人及家属直观地了解手术过程及术后的效果，从而消除其顾虑，增强手术治疗的信心，可在一定程度上很好地消除病人紧张、恐惧和焦虑等心理应激，取得病人及家属的配合。

2. 术前营养及饮食管理 创伤后的病人处于“负氮平衡”状态，会增加住院期间病人出现低蛋白血症、伤口感染、伤口愈合延迟等并发症的发生，围手术期的营养干预不应该被忽视。入院后根据“营养风险筛查 2002”（NRS 2002）进行营养风险筛查评分，评分大于 3 分的病人请营养科会诊，营养师对病人进行营养状态及术后出现营养不良风险的评估，制订个体化的治疗方案。对于术前营养状况良好的病人，由于病人处于“负氮平衡”，入院后即应该给予进食蛋白质每千克体重 1 ~ 1.5 g，蛋白来源以豆制品、肉、鱼、肝、鸡蛋等优质蛋白为主。对于术前可自主进食的营养不良病人可进食高蛋白（每千克体质量 2 g 蛋白质）、高热量及富含维生素的食物。对于术前不能进食或营养状态差的病人，可考虑部分或全胃肠外营养（PPN/TPN），可以改善病人的术后营养状况，减少低蛋白血症的发生，甚至可以减少术后感染的发生。肠道功能可或能耐受肠内营养的病人，直接进行胃肠内营养，可以保护病人的胃肠道细菌屏障，防止菌群移位。

3. 疼痛管理 疼痛是病人入院后最为关注的问题之一，也是病人最难以忍受的问题之一，同时在临床上疼痛是加重病人应激反应的重要原因，其贯穿于病人伤后直到伤愈的整个过程。有效的疼痛管理可促使病人早期进行康复锻炼，加速病人的功能康复，减少术后住院时间，增加病人的满意度。疼痛的管理可以通过不同给药途径、应用不同类型药物进行“多模式镇痛”，同时需要骨科医师和麻醉科医师共同合作完成。研究表明，在病人常规使用阿片类镇痛药物的基础上，术前通过硬膜外导管或筋膜下注射进行局部浸润麻醉；术中给予地塞米松和盐酸氯胺酮；术后拔出硬膜外导管后，给予口服缓释阿片类药物以及对乙酰氨基酚、布洛芬、加巴喷丁，并积极地控制恶心症状。该研究支持多模式以减少阿片类药物的使用和减少不良反应的发生。

4. 术前预康复 主要包括心肺功能预康复和非患处肢体肌力运动预康复。

（1）心肺功能预康复：术前引导吸烟病人进行严格戒烟，同时加强深呼吸，有效地咳嗽、咳痰，在病情允许下鼓励病人进行步行及爬楼梯锻炼，提升心肺功能，预防术后肺部感染。

（2）非患处肢体肌力运动预康复：非患处肢体肌力运动与康复以非患处肢体肌肉的等长收缩为基本锻炼，例如髋部骨科病人可进行小腿肌群的等长收缩，同时病人可行踝关节的踝泵运动，加强病人非患处肌肉功能的预康复。

5. 静脉血栓栓塞的预防 创伤骨科大手术是静脉血栓栓塞症的高危人群，预防静脉血栓栓塞症非常重要。术前建议常规行下肢静脉彩色多普勒超声筛查有无深静脉血栓。术后尽早进行主动功能锻炼是预防 DVT 的关键。对接受创伤骨科大手术病人进行静脉血栓预防的方法主要包括基本预防、物理预防和药物预防。

（1）基本预防措施：常规进行静脉血栓知识宣教，建议病人改善生活方式，如戒烟、戒酒、控制血糖及控制血脂等，鼓励病人勤翻身、早期功能锻炼、下床活动、做深呼吸及咳嗽动作；规范使用止血带；手术操作尽量轻柔、精细，避免静脉内膜损伤；术中和术后适度补液，多饮水，避免脱水；术后抬高患肢，防止深静脉回流障碍。

（2）物理预防措施：其预防机制是利用机械原理促使下肢静脉血流加速，减少血液滞留，降低术后下肢深静脉血栓形成的发生率。足底静脉泵、间歇充气加压装置及梯度压力弹力袜等是其常用的装置，推荐其与药物预防联合应用。对于有凝血异常疾病及高危出血风险的病人可仅使用物理预防措施。待病人出血风险降低后，仍建议与药物预防联合应用。对患侧肢体无法或不宜采用物理预防措施的病人，可在对侧肢体实施预防。

物理预防措施的禁忌证：充血性心力衰竭、肺水肿或下肢严重水肿病人；下肢深静脉血栓症、血栓（性）静脉炎或肺栓塞病人；局部情况异常（如皮炎、坏疽、近期接受皮肤移植手术）、下肢血管严重动脉硬化或其他缺血性血管病及下肢严重畸形病人。

（3）药物预防：骨科创伤病人术后 6 ～ 8 小时如切口内无明显出血（对于没有放置引流管的病人则观察切口周围有无肿胀，有无异常压痛），则常规给予低分子肝素钠 0.2 ml 皮下注射或利伐沙班 5mg 口服抗凝。术后 24 小时再根据病人体质量和切口内出血情况酌情调整抗凝药剂量。对于血小板降低（$< 100 \times 10^9$/L）或 PT、APTT、INR 延长的病人应暂缓或停用抗凝药，同时应坚持物理预防及加强术后功能康复。出院前复查静脉彩色多普勒超声，证实无深静脉血栓方可出院。

（三）术中管理

1. 手术技巧及器械改进 遵从微创理念保护骨折部位血供，对于关节内骨折强调精确的骨折解剖复位的 AO 理论，对于非关节内骨折强调正确的长度、轴线及无扭转的 BO 理念。在治疗过程中 AO 和 BO 原则的综合利用，既要关注骨折部位的血供，又要注重骨折复位后的稳定性，同时对于关节内骨折可联合运用关节镜技术达到精准的骨折复位及固定。在骨创伤手术中，手术入路的选择、双极电凝、有限接触钢板的使用等措施可以减少组织损伤及局部血供的丢失，有利于促进骨折愈合。

2. 输液管理 常规建立静脉通道，根据病人心肺功能情况调整术中输液量及速度；不常规使用止血剂，减少血栓形成的机会。ERAS 理念认为，过量的输液可能加重心肺负担，增加肠麻痹的发生率，还可加重毛细血管渗漏，造成组织肿胀；减少液体输入可改善肺功能和低氧血症，有利于减少术后并发症。

（四）术后管理

1. 术后饮食管理 骨折病人术后无明显恶心、呕吐等胃肠道应激反应即可进食少量流质或半流质饮食，随后根据病人胃肠道情况制订进食方案，对无恶心、呕吐病人可多次少量进食流质或半流质逐步过渡到正常饮食，对于出现恶心、呕吐反应的病人可暂停进食，行护胃、镇吐等治疗，待病人胃肠道刺激反应消失后再尝试进食流质或半流质饮食，并逐步过渡到正常饮食。ERAS 理念认为，胃肠道功能未恢复前，少量进食可刺激胃肠蠕动，减轻腹胀、恶心等症状，而且有助于能量和蛋白质的吸收，降低分解代谢，减少术后肠麻痹的发生。

2. 早期功能锻炼 肌肉萎缩，骨质疏松，关节僵硬、变形、畸形等是骨折病人常发生的并发症，特别是长期卧床的老龄病人，术后下肢深静脉血栓、坠积性肺炎、压疮等并发症风险高，对于上述并发症的预防，术前、术后优质护理和早期康复锻炼尤为重要。功能锻炼重点是增加关节活动度，完成持续的被动运动。肌肉静力收缩训练可指导病人自主完成，在后续阶段可以进行对抗肢体重力和举重等练习。

3. 支具及辅助器械的运用 支具又称为矫形器，通过限制或辅助身体运动，或改变身体力线等作用，以减轻功能障碍的体外无创支撑装置，它是现代康复治疗的必备技术，具备稳定支持、固定保护、预防矫正畸形、辅助代偿等功能作用。另外，为阻止关节运动或合并神经损伤时，可使用支具将关节固定在功能位。

（五）不同骨折部位的术后康复流程及要点

个体化的康复训练计划是病人肢体功能尽快恢复的关键。患肢的康复主要分为早期或超早期康复介入和后期关节功能障碍的康复治疗。

1. 早期或超早期康复介入

（1）运用理疗等手段促进伤口肿痛等症状的早日消退，促进伤口的早日康复。

（2）对骨折的病人（特别是关节骨折）运用持续被动运动机（CPM）以最慢速度及最适宜的度数进行关节持续的被动活动。

（3）骨折周围肌肉等长收缩训练，即肌肉收缩、肌张力增加，但不带动关节运动。

（4）涉及关节面的骨折，经过 3 ~ 4 周的固定，骨折稳定后临时取下外固定物，做关节无负荷下的主动运动，以尽早恢复关节的功能。

（5）在进行患侧肢体康复的同时应注重健侧肢体的日常锻炼，促进心肺等全身功能改善。

2. 后期关节功能障碍的康复治疗

（1）对病人行标准的关节粘连松解术后，应用科学的手法及病人可耐受的进度进行持续的牵引。

（2）运动疗法：指导病人应用相关器械进行大量的主动训练，以提高关节活动度以及相关肌肉力量。

（3）指导功能活动：提高步行步态，以及生活质量，对于已经无法进行解决的关节功能障碍可建议手术松解再次康复治疗。

（六）常见骨折术后加速康复流程

1. 肱骨近端骨折

（1）术后 3 ~ 5 天：若病人一般状况良好，伤口无明显渗出时，可以在医师指导下进行肩关节被动活动，预防关节僵硬。同时，可以主动活动腕关节和手指，以利肿胀消退。

(2)术后1周：若病人可下地活动，则指导病人进行肩关节"钟摆样"运动，活动范围由小到大，活动量由少到多，一般3 ~ 5次/天，锻炼后可辅以冰敷减轻关节肿痛。此期禁止肩关节外展练习，锻炼强度根据病人情况而定。

(3)术后3 ~ 6周：复查X线，如病人骨折初步愈合，则可以考虑肩关节的主动活动练习，主要练习肩关节外展、外旋及后伸上举功能。外展练习：嘱病人取仰卧位，双手手指交叉放在头颈后方，两肘向前、向后活动，保持10秒，每组3次，每天3组。后伸练习：嘱病人双手扶握座椅或窗台，缓慢下蹲，使肩关节后伸。前屈练习：嘱病人患侧手扶墙壁，做手指爬墙练习，尽力爬到最高，保持10秒，每组3次，每天3组练习。上举练习：病人取仰卧位，双手持木棒做上举练习，如病人难以完成该动作，可用健手握住患手上举，注意尽量保持肘关节伸直。每组10 ~ 20次，每日3次。该康复阶段的后期可练习以手触背，接触点逐渐向上移动，直至触及肩胛骨下缘。以上锻炼方法应根据病人的具体情况加以练习。

(4)术后6周：主要以三角肌等长收缩训练为主以预防肩部肌肉失用性萎缩。逐渐增加肩关节的活动度，可以控制在每周增加10°左右。

(5)术后8周左右：开始进行日常生活的训练。

(6)术后12周：可抗自身重力主动活动肩关节，可用健侧上肢体牵拉患侧肩关节以增加肩关节活动范围。

(7)术后13周：主动活动肩关节，使关节活动达到正常，逐步增加抗阻力练习，力争锻炼恢复肌肉力量。

2. 肱骨远端骨折 以运动康复安全性评分为依据制订个体化的康复处方。

(1)71 ~ 100分者：可行早期运动康复治疗。

1)术后1 ~ 3天：开始患肢肱二头肌、肱三头肌等长收缩练习，每组10 ~ 20次，每天3 ~ 4组。同时，患侧肩关节、腕关节及手指各关节行主、被动关节活动度练习，各关节活动度训练至正常关节活动度，后其康复训练保持上述关节在正常活动范围内。

2)术后4 ~ 6天：进行被动肘关节活动训练，幅度从无痛可动范围开始，以后酌情增加，每天30分钟至1小时。训练结束后，可冰敷10 ~ 15分钟。

3)术后7 ~ 13天，由康复医师实施对病人肘关节的被动屈伸运动。在疼痛可耐受范围内进行，每组3 ~ 4次，每天1组，被动活动后冰敷10 ~ 15分钟。

4)术后2 ~ 3周：继续被动关节活动度训练，疼痛可耐受范围内行肘关节主动关节活动度训练，每组10 ~ 15次，每天2 ~ 3组，动作应缓慢轻柔。

5)术后4 ~ 8周：逐渐增加被动关节活动练习的强度，进行渐进性抗阻力练习。

6)术后9 ~ 20周：视病人不同情况尤其是骨折是否稳定及愈合情况，继续进行患肢肌力、ROM及日常生活活动能力(ADL)训练。全面恢复关节活动角度及肌肉力量，进行对抗性专项练习，注意循序渐进，避免暴力动作。

(2)0 ~ 70分的病人：对于40 ~ 70分的病人外固定制动至少3周；对于0 ~ 40分的病人，外固定制动至少4周。

1)术后1天：所有病人开始患肢肱二头肌、肱三头肌等长收缩练习，每组10 ~ 20次，每天3 ~ 4组。同时，患侧肩关节、腕关节及手指各关节行主、被动关节活动度练习，各活动度训练至伤前水平。

2)根据术后复查X线解除制动后，开始在康复医师指导下，病人疼痛可耐受条件下行肘关节被动屈伸活动练习，每组3 ~ 4次，每天1组，练习后冰敷10 ~ 15分钟。

3)术后5 ~ 8周(对于0 ~ 40分病人可推迟一周进行该步练习)：继续以上练习，并逐渐增加练习的强度，进行渐进性抗阻力练习。

4）术后 9 ～ 20 周：根据随访 X 线，待病人骨折稳定及愈合后，可继续行患肢肌力、ROM 及 ADL 训练。全面恢复关节活动范围及肌肉力量，可逐步行对抗性专项练习。

3. 尺桡骨干骨折 核心是恢复前臂的旋转功能。

（1）术后 2 周内：以前臂肌群等长收缩练习为主，同时指导病人远端手指屈伸活动，每天 3 组，每组 30 次。

（2）术后 3 ～ 4 周：逐渐恢复肘、腕关节的功能锻炼，逐渐增加活动强度、运动量及运动时间至每天 3 组、每组 60 次的功能活动水平。

（3）术后 5 周后：避免患肢剧烈的高强度活动，逐渐增加患肢功能锻炼至每天 3 组，每组 90 次。

4. 桡骨远端骨折

（1）术后 1 周：在病人疼痛耐受范围内以手指屈伸、对掌、对指锻炼为主，每天 2 次，每次 15 ～ 20 分钟，锻炼后局部采取冰敷 10 分钟，防止肿胀。同时，在整个康复过程中强调病人肘关节和肩关节的主动活动。

（2）术后 2 周：患侧手腕局部热敷 10 分钟，温度 50 ～ 60℃，热敷结束后进行锻炼。伸直型骨折病人在（1）的基础上增加握拳静力性腕屈肌收缩训练，屈曲型骨折病人在（1）的基础上增加伸指位静力性腕伸肌收缩训练。锻炼频率、时间及运动后处理原则同上。

（3）术后 3 ～ 6 周：继续巩固以上训练外，增加大鱼际、小鱼际、蚓状肌和骨间肌力量训练，同时可在骨折部位的近心端使用向心性手法轻柔地按摩。经医师同意，骨折部位固定坚强，可在无痛范围内进行腕关节活动度练习。以上训练每天 2 次，每次 30 ～ 45 分钟。

（4）6 ～ 8 周：锻炼前热敷方法同上，热敷结束后治疗师根据病人骨折稳定及功能改善情况，使用关节松动术Ⅰ级和Ⅱ级进行腕关节活动度训练，治疗中根据病人疼痛的反馈调节松动术的强度。同时，在上臂内收情况下进行前臂旋转练习，并适当增加日常活动及功能性活动练习（电脑打字、捏橡皮泥、处理个人卫生等）。以上训练每天 2 次，每次 1 小时。

5. 骨盆髋臼骨折

（1）术后 1 ～ 2 周，术后使用低分子肝素预防深静脉血栓形成；留置的引流管在观察 24 小时引流量少于 50 ml 时拔除，若使用抗生素则 48 小时后停用，术后早期行髋关节功能锻炼。无论前方、后方入路抑或前后联合入路，均可在术后 3 ～ 4 天在床上行康复锻炼，按照主被动活动结合、循序渐进的原则，先半卧位，再坐直；适当肌肉收缩并活动足踝关节，此期间主要以非负重康复锻炼为主。

（2）术后 3 ～ 4 周，早期可在床上卧坐交替活动，适当髋部外展、内收，屈伸膝关节，避免肌肉萎缩和关节强直；禁止直腿抬高、侧卧、盘腿相关的锻炼；患侧在保护下逐渐负重训练，借助助行器、拐杖等器械下地活动，防止摔倒等意外发生。

（3）术后 5 ～ 6 周，待骨折开始部分愈合时则可尝试负重，此期间应定期复查骨折愈合情况，并在医师指导下加强康复锻炼，最大限度地恢复患侧功能，争取早日重返正常工作和生活。

6. 髋部骨折 主要针对使用内固定治疗的转子间骨折及股骨颈骨折病人。

（1）病人清醒后在疼痛可接受范围内即可行下肢肌群（股四头肌、腘绳肌等）的等长收缩、踝泵运动及足趾的屈伸训练，建议每天大于 300 次。骨折术后 1 ～ 2 天，待伤口无渗血渗液后，开始髋关节的被动外展（20° ～ 30°）、屈髋（30°）、屈膝（30°）锻炼，每天 6 ～ 8 次，10 分钟 / 次，从被动活动无痛的范围开始，循序渐进，逐渐增加，直至产生微痛感为止。术后 3 天开始 CPM 练习（2 次 / 天，30 分钟 / 次），练习后即刻冰敷 30 分钟。

（2）术后 2 周内逐渐由被动过渡到主动活动。原则是软化瘢痕，松解粘连，增加关节活动范围，提高肌力，恢复正常行走功能。具体方式为：3 天后开始进行主动伸屈膝活动，同时进行股四头肌等长收缩锻炼。7 ~ 10 天做肌收缩舒张活动,20 ~ 30 次 / 组,5 ~ 10 组 / 天。2 周开始直腿抬高练习(10 ~ 20 次 / 组,1 ~ 2 组 / 天),在病人骨折稳定及疼痛可耐受前提下,力求在 4 周左右膝关节屈曲达 120°,髋关节屈曲角度达 90°,部分病人可在助行器或双拐辅助下下地行走,患腿可部分负重(小于 1/4 体质量)。

(3) 术后 3 ~ 8 周,下床扶拐部分负重行走。随着髋关节活动范围的逐渐扩大,肌力的逐步提高,增加耐力锻炼。

(4) 术后 2 ~ 3 个月:主要目的是继续强化关节活动度,提高肌力,改善关节稳定性。在骨折愈合程度允许的前提下,开始负重及平衡练习。负重由体质量的 1/4、1/3、1/2、2/3、4/5,逐渐过渡至达到患侧单腿完全负重站立(具体方法是在三点步患肢不负重的基础上,逐渐过渡到两点步,使患肢部分负重和四点步完全负重。然后,由双拐过渡到单拐,再到弃拐行走,单腿完全负重。两点步是左足与右拐同时前迈,然后是右足与左拐同时前迈,如此交替前进。逐渐增加患肢的负重能力。四点步的顺序是左拐 - 右足 - 右拐 - 左足,循环交替迈步)。同时继续加强关节活动度练习,在抱膝屈髋位逐渐缩短足跟与臀部之间的距离,在髋关节感到疼痛处保持 5 ~ 10 分钟,至与健侧腿角度相同。开始蹬车有氧练习,逐渐由轻负荷至大负荷,并逐渐减低座位的高度。加强腿部肌力练习,包括后抬腿练习、俯卧位抗阻屈膝练习、抗阻伸膝练习、提踵练习等。

(5) 术后 4 ~ 6 个月:主要目的是强化肌力及关节稳定。若骨折完全愈合,并足够牢固,即可开始全面恢复日常生活的各项活动。随着肌力的增加逐渐增加下蹲的角度。可行跨步练习,包括前后、侧向跨步练习及患侧单腿蹲起练习。

7. 股骨干及胫腓骨干骨折 骨干骨折因为未累及关节面,由于髓内固定的广泛使用,提倡早期关节功能锻炼,因此我们将股骨干骨折及胫腓骨干骨折归纳为一处讨论。

(1) 术后第 1 天以被动活动为主(主要是受伤部位上下关节的被动屈伸活动)。此时病人可取平卧位,患侧下肢用软枕稍垫高以利于静脉回流;在整个康复过程中保持健侧肢体及躯干的正常活动,增强营养,改善血液循环,可给予及时、合理的物理治疗。

(2) 术后 3 ~ 4 天,在仰卧位开始行患肢髋、踝及足趾的主动练习,患肢股四头肌的等长收缩。

(3) 术后 4 ~ 5 天,病人可持双腋拐做三点式步行,患肢不着地;可在足底沿纵轴进行叩击,每天 2 次,每次 200 下。该过程中,应注意踝关节的背屈,老年病人更应注意,以防止关节挛缩。

(4) 术后 2 周内增加髋、膝、踝关节主动屈、伸及下肢肌群的等长收缩、髋部抗阻练习,进行患肢不负重的主动活动。

(5) 术后 2 ~ 4 周开始在扶持下做起坐练习、双足站立下做踮足尖、下蹲、练习;做患肢髋屈、伸、内收、外展和膝踝关节的屈伸抗阻练习。

(6) 术后 1 个月可在扶杆站立位练习改为双下肢交替步行,增加踝内外翻的抗阻练习,后扶腋拐做四点步行,逐渐增加患肢的负重。

8. 累及膝关节的骨折(股骨远端及胫骨平台骨折) 累及膝关节的骨者,股骨远端骨折及胫骨平台骨折,因其骨折累及膝关节,对于这两者的治疗与康复又与下肢长骨干有所区别。

(1) 术后 1 ~ 4 天主要对病人进行早期评估及指导病人早期康复,早期评估主要包括:精神状态、认知障碍、伤口条件、疼痛、上下肢的感觉和力量,术后 24 ~ 48 小时内监测膝关节的运动和感觉功能。早期康复主要是指指导病人进行踝关节的背屈和跖屈,以及股四头肌的等长收缩。

(2) 在术后 5 天后,待伤口情况好转,膝关节周围肿胀减轻后,可在早期练习的基础上逐步增加直腿抬高,主动伸膝活动,主动辅助屈膝锻炼,膝关节屈曲可从 50° ~ 60° 开始,有条件者可使用 CPM 机辅助进行。

(3) 术后第 2 周开始,尽量恢复膝关节 ROM,改善下肢力量,减轻步态和平衡障碍,增强独立从事各种功能活动的能力。在这一阶段中，膝关节屈伸活动的范围应进一步增加，当股四头肌力量改善后，需要进一步将膝关节 ROM 屈伸超过 80°，尽早恢复关节活动范围。

(4) 术后第 8 周开始，康复的目标是最大限度地恢复 ROM，从而使病人能够完成上下楼梯等更加复杂的活动，开始部分负重。

(裴福兴　王光林　谭　振)

第四节　脊柱外科加速康复

一、概述

如今，中国人口老龄化发展速度加快，骨科脊柱退变性疾患病人逐年增多。在医疗资源相对有限的情况下，随着当今人们对物质生活、精神生活的追求不断提高，脊柱疾病病人对恢复社会功能的要求变得更加强烈。这就对脊柱外科相关治疗及康复提出了新的要求，ERAS 契合脊柱外科的新形势。在保障手术安全和效果的前提下，通过优化围手术期的各项措施，减少围手术期的生理与心理创伤应激，减少并发症，达到加速康复的目的。但目前，临床脊柱外科医师重手术操作而轻围手术期管理的现象仍然明显。究其原因，一是对手术应激对病人正常生理状态的影响认识不够，二是对消除这些应激的综合措施理解不够。因此，ERAS 的新形势下要求骨科医师不仅仅是一个外科手术医师，而是一个更全面的临床统筹决策者，需加强围手术期管理相关知识更新学习，提高相关业务水平。

目前，ERAS 在国内骨科关节外科的应用相对较早。脊柱外科的应用尚处于起步阶段。脊柱疾患不同于关节及创伤，具有手术时间长，出血量较大，老年居多，大多为俯卧位，术后疼痛类型不定等特点。因此，围手术期相关加速康复措施应围绕这些特点进行。在实施过程中，应注意对输液、控制出血、疼痛管理等核心流程有全面的掌握及预案，并警惕各种并发症的发生。

二、脊柱外科加速康复实施流程

(一) 术前管理

1. 术前宣教　术前宣教是 ERAS 的重要组成部分，脊柱外科术前宣教需注意以下问题：

疼痛、畸形、功能障碍是脊柱疾病最常见的症状，互为因果。神经源性疼痛是脊柱疾病疼痛最重要的类型。术前进行疼痛的神经生理学知识宣教能使脊柱手术病人获得更好的术后疗效。

脊柱病人由于长期疼痛、畸形及功能障碍，会影响病人的心理健康，而心理疾病又会影响病人疼痛的缓解。研究表明，腰痛与抑郁存在明显相关性，两者互为因果。心理状态对病人生活质量的影响甚至超过躯体疾病本身。同时，抑郁症本身亦可表现为躯体疼痛、麻木、无力等不适，诊疗过程中应注意与之鉴别。

脊柱病人常伴有呼吸功能减退，术前进行呼吸功能练习可改善病人的肺功能。颈椎前路手术由于术中牵拉，病人常出现术后吞咽困难。术前进行气管推移练习可减少术后吞咽困难的发生。

2. 评估并存疾病和戒停不良嗜好

(1) 术前手术风险评估：生理能力和手术应激评估（the Estimation of Physiological Ability and Surgical Stress，E-PASS）和计数死亡率和发病率的生理学和手术严重性评分（the Physiological and Operative Severity Score for the enUmeration of Mortality and Morbidity，POSSUM）两个评分系统（表 19-1）均能较好地预测脊柱手术病人术后并发症的发生率和死亡率，建议参考相关指标进行风险评估，必要时可对部分指标进行干预，例如补充铁剂纠正贫血、纠正电解质紊乱等。

表 19-1 E-PASS 评分和 POSSUM 评分

参数	E-PASS 评分	POSSUM 评分
术前生理指标	年龄、是否有严重的心脏疾病、是否有严重的肺部疾病、是否有糖尿病、体能状态指数（PSI）和美国麻醉师协会（ASA）分级	年龄、心脏体征、呼吸系统病史、收缩压、脉搏、格拉斯哥昏迷量表（GCS）评分、血色素、白细胞计数、血尿素氮、血钠、血钾和心电图
手术指标	预计失血量、体质量、手术时间和切口长度	手术等级、是否二次手术、预计失血量、是否有腹腔污染、是否为恶性肿瘤、是否急诊手术

(2) 糖尿病的评估和管理：围手术期高血糖会导致术后并发症发生率增高，椎间盘突出复发率增加，神经功能改善受到影响，糖尿病、术前血糖 > 6.9 mmol/L 和术后血糖 > 11.1 mmol/L 是脊柱术后感染的独立危险因素。糖尿病会降低脊柱术后病人的远期疗效，围手术期的血糖控制不会影响病人的远期疗效。建议将空腹血糖控制在 5.56 ～ 10 mmol/L。中国围手术期血糖管理专家共识认为，空腹血糖应控制在 10 mmol/L 以内，随机血糖应控制在 12 mmol/L 以内。

(3) 心、脑血管疾病的评估和管理：脊柱病人常合并有心、脑血管疾病，需长期口服抗血小板药物，对此需权衡停药导致心、脑血管意外的风险和不停药导致围手术期出血的风险。抗血小板药物作为一级预防用药时，围手术期停药不增加血栓性并发症风险，而作为二级预防用药时，围手术期停药会导致血栓性并发症的发生风险增加 1.82 倍。因此，建议抗血小板药物作为一级预防用药时可停药，作为二级预防用药时不停药。停用抗血小板药物需考虑它的半衰期，例如阿司匹林停药 7 ～ 10 天才可减少脊柱术后引流量和引流管留置时间，所以建议术前至少停药 7 天以上。

(4) 吸烟可导致腰椎术后融合率下降，增加切口感染、术中出血及输血、硬膜外血肿、脑脊液漏、螺钉松动及全身并发症发生率，影响神经功能及疼痛恢复，从而延长住院时间，增加术后死亡率，降低病人满意率。术前戒烟 4 周可降低 49% 的术后并发症发生风险。

3. 营养状况的评估和管理 脊柱术后由于病人机体需要较高的基础能量，即使一些术前营养状况良好的病人，术后营养指标（血清白蛋白、血淋巴细胞总数等）仍有可能出现明显的下降，这可能会增加术后并发症的发生率、伤口的延迟愈合和住院时间的延长。对于中高危病人，术前口服补充大量营养素和微量营养素有利于改善病人的营养状况，对分期脊柱重建病人给予全胃肠外营养（TPN）有利于改善病人术后的营养指标，减少并发症的发生。

4. 抗菌药物使用及皮肤准备 手术部位感染（SSI）尤其是深部组织感染，是脊柱外科手术的严重并发症之一，同时也是导致手术失败及术后脊柱内植物翻修的重要原因之一。

根据《抗菌药物临床应用指导原则（2015 年版）》，脊柱手术推荐切皮前 30 分钟至 1 小时或麻醉开始时常规使用第一、第二代头孢菌素，手术时间超过 3 小时或超过所使用药物半衰期 2 倍以上，或成人术中出血量超过 1500ml，术中应追加一次。术前单次应用抗菌药物者与术前术后多次应用抗菌药物者比较，术后感染的发生率无明显区别。一般无须联合用药，总的预防用药时间不超过 24 小时。抗菌药物疗程的不当延长不仅不会降低感染的概率，反而会增加耐药菌的产生。

对于皮肤准备，术前可以使用香皂沐浴以降低体表固有的菌落水平，使用碘酒进行切皮前术区消毒与使用氯己定、聚维酮碘相比可以明显降低术后感染的发生率。

5. 术前血液管理 术前贫血是外科术后发生并发症和死亡的独立危险因素，尤其对于择期手术，术前需进行贫血筛查并及时治疗贫血。按照 WHO 制定的贫血诊断标准：Hb 男性 < 130 g/L，女性 < 120 g/L 或 HCT 男性 < 39%，女性 < 36% 可诊断贫血，术前贫血病人应查明原因，并进行以下处理：

①治疗出血性原发疾病，如消化道溃疡出血、肠息肉出血或痔疮出血等；②停用或减量抗凝药、非甾体类抗炎药及其他引起出血或影响造血药物；③营养指导与均衡膳食，根据病人贫血程度和病人饮食习惯等进行个体化营养和均衡膳食；④补充叶酸、维生素 B_{12}，术前诊断为巨幼细胞性贫血需补充叶酸和维生素 B_{12}；⑤铁剂的应用，术前存在缺铁性贫血的病人应恰当补充铁剂，可选择口服或静脉输注铁剂；⑥重组人红细胞生成素（rHuEPO）的应用，EPO 可作用于骨髓红系祖细胞，促进红细胞分化与成熟。Hb 提升到 110 g/L 以上再行手术有利于病人的加速康复。

（二）术中处理

1. 麻醉选择 全身麻醉病人体验好，易于接受，术后即刻可判断病人神经功能状态，并且适用于时间较长的手术，但是也存在着反流和误吸、呼吸和心脏功能抑制、恶性高热等并发症。椎管内麻醉与全身麻醉相比，具有术后肺部并发症更少，术中可以调整姿势等优点，同时其在术后恶心、呕吐、镇痛药的使用以及高血压的发生率等方面也要优于全身麻醉，但是其存在着加重已有神经症状的风险。局部麻醉与全身麻醉相比，其操作简便、并发症少，对病人生理功能影响小，还可起到一定程度术后镇痛的作用，适用于中、小手术，但病人体验往往不如全身麻醉。

脊柱外科手术大多采用全身麻醉，传统的术前禁食水时间为 6 ~ 8 小时，可能会导致病人不适，同时增加胰岛素抵抗，增加蛋白质分解。目前，已有多个国家的麻醉协会已经修改为术前 2 小时可进食不含固体的清洁流食，术前 2 小时饮用 400ml 含 12.5% 碳水化合物的饮料，以减轻术前饥饿及干渴感，降低术后胰岛素抵抗，维持糖原水平，减少蛋白质分解和增加术后肌力恢复，提高病人的满意率。

2. 手术技术 脊柱外科手术需要将微创、精准的操作理念贯穿于手术全程。从体位摆放开始，由于脊柱手术多采用俯卧位，且手术时间长，可导致眼压升高造成视神经缺血，同时腹部受压可以导致下腔静脉回流不畅，椎旁静脉回流增加，因此，摆放体位时需注意避免眼部受压，并使腹部悬空，减轻腹部受压，以减少术区出血。术中应该规范操作，对于有椎管内操作的需常规使用双极电凝，以减少损伤和出血；酌情使用显微镜辅助技术或佩戴头戴式手术放大镜，以利于放大手术视野、增强术区光源以及减少神经血管损伤。对于脊柱外科手术，术中使用神经电生理监测有利于提高手术的安全性。

双极电凝在应用时需注意：①由于其镊尖有时会与组织发生粘连，在电凝时须保持局部湿润；同时电凝尖端要保持清洁，及时剔除粘连在其上的碳化组织。②使用时根据需要调节电量输出的大小，一般止血用的电凝输出为 1 ~ 4（相当于 6 ~ 22 W），脊髓或神经根上的止血，电凝输出一般为 1。电凝过度可引起组织碳化而破裂脱落导致继发性出血；电凝不足则仅使表浅的组织凝固，无法达到有效止血。此外，应先使镊子接触组织，然后再踩脚踏开关接通电流，以免发生火花引起出血。③选用较宽的镊尖（最常用 0.9 mm）和较低的电凝输出，操作时采用短暂电凝，重复多次，以避免发生电凝过度或镊尖与血管壁粘连。

3. 激素应用 糖皮质激素可以抑制炎性反应、减轻脊髓和神经根水肿、改善局部血液循环，广泛地应用于脊柱外科围手术期。研究显示，麻醉前应用糖皮质激素可有效地减少气道痉挛、喉头水肿等插管所致的并发症。在椎间盘切除术中硬膜外应用激素可以减轻神经根水肿，减少术后早期的疼痛，但不能减少后期的疼痛和缩短住院时间。虽然 2013AANS 急性颈椎和脊髓损伤管理指南中指出，脊髓损伤 8 小时内应用大剂量甲泼尼龙冲击治疗有效，但是由于 NASCIS 多期临床试验研究的实验设计和统计学方法受到质疑，激素用于治疗急性脊髓损伤目前仍存在争议。对于术中及术后出现脊髓损伤的可以将其作为一种治疗选择，但是需要注意可能引起的并发症。

4. 术中出血管理

(1)自体血回输：对于术中预计出血量达到总血容量的 10% 或大于 400 ml 时，建议采用自体血回输。此技术可以有效地节约血源，并能避免感染经血传播疾病以及输血不良反应。但是，由于回输过程中血浆成分丢失较多，出血量大时需注意补充血浆成分。对于脊柱感染和脊柱肿瘤等相对禁忌的病人，在使用自体血回输时可联合白细胞过滤器，初步研究表明它是安全有效的。

⑵控制性降压：尽管控制性降压的效果仍存在一定争议，但是相关研究仍然肯定了控制性降压的作用。其可以减少术中出血，保证手术视野清晰，缩短手术时间，降低输血需求。一般来说，控制性降压需要将收缩压降至 80 ～ 90 mmHg 或平均动脉压降至 50 ～ 65 mmHg（合并高血压的需降至原平均动脉压的 70%），术中监测并根据情况及时调整。对于严重脊柱畸形矫正、肿瘤切除等脊髓缺血损伤高风险手术以及急性脊髓损伤病人，不建议控制性降压，并且术中需维持平均动脉压高于 80 ～ 90 mmHg。

⑶止血药物：氨甲环酸通过竞争性抑制纤溶酶原激活因子，使血浆中的纤溶酶原不能转变为纤溶酶，进而抑制纤维蛋白的溶解。脊柱大手术静脉使用氨甲环酸能够显著降低术中、术后出血及输血量，并且不增加 DVT 的发生率。2013 版欧洲麻醉学会围手术期严重出血管理指南推荐在脊柱手术中应用氨甲环酸，可予首剂 10 ～ 20 mg/kg，后予 1 ～ 10 mg/（kg·h）维持，但是在具体应用时应个体化。

5. 术中液体输液 液体管理存在“自由”“限制”“标准”等方案争议。由于术中自由输液方法容易引起稀释性凝血功能障碍，减少组织氧供，增加出血量，导致并发症发生率和死亡率升高，因此目前一般认为围手术期限制性输液有利于病人术后康复，减少术后并发症，改善病人预后。采用每搏变异量（stroke volume variation，SVV）为目标导向的术中限制性输液可减少脊柱大手术病人术后出血及输血，肺炎、胃肠道功能紊乱的发生率，缩短 ICU 及住院时间，在呼吸道管理方面可降低喉头水肿及再插管率，均有利于促进术后康复进程。

仅输大量晶体液并不能很好地维持微循环血流灌注，且它会向组织间隙渗透，加重术后的水钠潴留，因此合理应用胶体及晶胶结合的输液方案，对脊柱外科术后加速康复具有重要意义。

（三）术后处理

1. 输液 必要情况下给予静脉使用抗生素、镇痛，维持循环容量及纠正电解质失衡，在全身麻醉已清醒，病人开始进食并且血压平稳时就可以停止输液治疗。

2. 疼痛管理 控制术后疼痛是减少病人卧床及住院时间、加速康复的重要方法。脊柱术后疼痛包括切口周围疼痛与神经根性疼痛，与其他类型手术相比疼痛程度更严重，因此需制订更加完善的围手术期疼痛控制方案。

在脊柱外科应用较广泛的是围手术期使用以非甾体抗炎药物为基础的镇痛方案，提倡超前及多模式镇痛。在口服药物有禁忌或困难的情况下，使用病人自控型镇痛泵（PCA）可获得良好的镇痛效果。但对于无阿片类药物用药史的病人，阿片类药物的持续基础输注并不会提高镇痛效果，反而增加术后恶心、呕吐发生的概率。通过这些方法达到减少阿片类药物的用量及其不良反应的目的，可以有效地促进术后康复。

对于围手术期神经根性疼痛的管理，在足量规律使用非甾体类抗炎药（如氟比洛芬酯、双氯芬酸钠或选择性 COX-2 抑制剂）的基础上，加用肌松剂、抗惊厥剂及神经修复剂，可提高总体疗效及病人的满意度。

3. 血栓预防 脊柱手术术后深静脉血栓发生率为 2.8% ～ 12.5%。截瘫、恶性肿瘤、高龄、肥胖、静脉曲张、脑梗死、血栓病史及家族史、D- 二聚体增高、手术时间长、急诊手术等是脊柱手术术后深静脉血栓及肺栓塞高危因素。

血栓预防主要包括基础预防、物理预防和药物预防三个方面。研究表明，术后肢体主动及被动活动、弹力袜及充气加压装置等物理措施可明显地降低脊柱手术术后深静脉血栓发生率。

硬膜外血肿是脊柱术后一种较为严重的并发症，可以导致轻瘫，因此，对于术后是否行药物预防目前仍存在争议。对截瘫及恶性肿瘤等高危病人，在无出血风险情况下应联合药物预防措施，药物预防（主要为低分子肝素)于术后 24 ~ 36 小时内开始应用,截瘫病人预防时间应持续到伤后 3 个月。

4. 术后消化道管理 女性、不吸烟、既往术后有恶心和呕吐病史、晕动症、术前焦虑、偏头痛以及术后应用阿片类药物等高危病人,术后恶心和呕吐的发生率可达 70% ~ 80%。术后恶心和呕吐会加重病人的不适感和降低治疗的满意度,而且因延长住院时间导致增加病人住院费用。因此,对高危病人应预防性使用止吐药物,并减少阿片类药物用量,以降低术后恶心和呕吐的发生率。

腹胀是脊柱手术术后常见并发症,腰椎后路融合术后的腹胀发生率约为 2.6%,前路融合术后的腹胀发生率约为 7.5%,而前后联合入路融合术后的腹胀发生率约为 8.4%,腹胀的原因为结肠麻痹性梗阻。研究表明,咀嚼动作可作为术后腹胀的预防措施,胃肠动力药物是腹胀的主要治疗措施。

5. 切口引流管管理 脊柱术后留置切口引流管可以减轻术区肿胀,但也可能会导致术后血红蛋白丢失增加,增加输血的风险,且是否放置引流管对切口感染、血肿、裂开或再次手术没有明显影响。目前,对于脊柱后路手术是否需要放置引流管暂无高级别的证据支持。脑脊液漏是脊柱外科手术最常见的、有时是不可避免的并发症之一,通过术后放置引流管可有效地处理脊柱术后脑脊液漏,但是对于早期还是延迟拔除引流管尚无定论。

6. 尿管管理 术后留置尿管可以缓解脊柱术后尿潴留,促进膀胱功能恢复,但是术后尿管留置时间过长明显增加尿路感染的发生率,也不利于病人早期功能锻炼,降低了病人的满意度,延长住院时间,所以应该尽早拔管。对男性、高龄、麻醉时间超过 200 分钟等尿潴留高危病人,可适当延长拔管时间。对于脊髓损伤并导致排尿功能障碍的病人,当血流动力学稳定、出入量平衡时,可停止留置导尿,尽早进行间歇导尿。

7. 术后康复锻炼 术后早期进行功能锻炼有利于减轻术后疼痛,促进功能恢复,减少并发症,缩短住院时间,提高病人的满意度。在遵循"提高病人自信""尽早离床""安全而不加重疼痛""主动运动为主被动为辅""适应性起步逐渐增量"的原则下,制订相对个体化的康复锻炼方案,其具体项目主要包含:术后早期适应性训练(如足趾屈伸、踝泵运动、直抬腿等),脊柱稳定性训练(腹横肌、多裂肌锻炼),心血管功能训练(吹气球),步行训练,脊柱交界区(胸腰段、颈胸段)和邻近肢体关节的牵拉训练。

(四)出院标准及出院管理

1. 出院标准 体温正常、疼痛缓解或口服止痛药能良好控制,能正常进食,排气排便通畅,切口引流管和尿管已拔除,切口愈合良好、无感染。

2. 出院后镇痛 出院以后应继续予以镇痛治疗,直至功能康复良好,避免出现慢性疼痛。镇痛主要以口服药物为主,主要选择 NSAIDs 类药物(如双氯芬酸钠或选择性 COX-2 抑制剂),或联合神经修复剂(如甲钴胺)。

3. 出院后管理 术后定期随访监测有利于了解病人的恢复情况并及时处理并发症。脊柱外科的随访除常规功能指数及疼痛评价外,应注意指导病人正确使用康复器具,服药止痛药物及进行正确的康复锻炼。

(裴福兴　孙天胜)

第五节　骨肿瘤外科加速康复

一、概述

骨肿瘤的病人大体可分为良性肿瘤和恶性肿瘤两大类。一般来讲,治疗良性骨肿瘤的手术方式为病灶内切除术(刮除、钻孔和灭活)或边缘切除术,而治疗恶性骨与软组织肿瘤则需要采用广泛切除或根治性切除的手术方式,并联合化疗或放疗等辅助治疗。前者的围手术期康复与普通骨科手术病人类似，而后者则有较多不同的特点。本节主要讨论恶性骨肿瘤手术病人治疗过程中的加速康复问题。

在20世纪70年代之前，截肢术是治疗四肢、肩部、骨盆的骨和软组织恶性肿瘤的主要手术方式，但是现在对85%以上的上述肿瘤采取保肢术治疗。现代保肢术通过对肿瘤广泛或根治性切除，利用人工假体、同种异体移植、自体移植或复合移植物来重建缺失的骨、关节与软组织，再联合化疗或放疗，约有60%的病人可因此而得到治愈。然而，尽管保肢术能够提高病人的长期生存率，改善病人的生活质量，但也相应地导致了各种肢体功能的损害。

普通骨科手术的目标是遵从微创理念，即利用最小的解剖暴露和损伤，来解决局部的问题。但恶性骨肿瘤的保肢术则不同，为了获得理想的肿瘤切除边界，需要有目的地破坏更为广泛的解剖区域，包括皮肤筋膜、肌群、血管神经和淋巴系统等等。另外，骨肿瘤保肢手术的病人常常还需要在术前及术后接受多个疗程的化疗和（或）放疗，以提高其长期生存率。放疗损伤皮肤、皮下组织和骨骼肌，导致其纤维化、挛缩、组织弹性下降和关节僵硬，并可能引起肢体肿胀、伤口延迟愈合、骨坏死或骨量减少，导致骨脆性增加。化疗可导致病人抵抗力下降、慢性的虚弱和疲劳，病人需较长时间住院，致使其难以保持康复治疗的强度和持续性。因此，骨肿瘤保肢术的病人往往较普通骨科病人在康复过程中面临更大的困难和挑战。

二、骨肿瘤保肢术的加速康复

术前管理恶性骨肿瘤手术病人的加速康复模式，贯穿整个围手术期及后期放、化疗过程中，应该由多学科的小组来协同参与完成，它包括骨肿瘤医师、麻醉师、护士、物理治疗师以及肿瘤内科医师。整个ERAS模式由一系列围手术期处理组成，具体包括术前、术中、术后各时期的各项处理措施和治疗技术。术前加速康复的处理要点包括病人教育和心理支持、肢体功能和残疾的评估、贫血及低蛋白血症的纠正、营养支持以及术前疼痛管理等多个方面。术中加速康复的主要技术和措施包括麻醉方式及手术流程的优化、出血的控制、假体的软组织覆盖、肌肉起止点重建等。术后加速康复的处理要点包括优化镇痛、术后早期的康复训练、支具及辅助器械的正确使用、软组织及关节松动治疗、放化疗方案的选择及对症支持治疗，等等。

（一）病人教育和心理支持

病人得知可能患有“肿瘤”后，常常会有不同程度的心理应激反应，部分人还会产生悲观、厌世的情绪，甚至需要抗焦虑药物。但由于本身强烈的求生欲望，病人又会通过各种途径去获取大量杂乱的甚至具有误导性的有关疾病的“知识”。病人面对疾病的复杂情感及自身知识的不系统性会使病人产生烦躁、焦虑甚至对医师不信任等心理问题。因此，对病人采用沟通、引导等方法进行术前心理康复指导是非常重要的。医师应向病人和家属详细讲述该肿瘤的基本知识，将手术及康复流程、术后进一步治疗方案及预后（必要时）等与病人进行沟通。医师还可以让接受手术已康复的病人讲述自己的康复经验，帮助病人树立康复的信心，同时做好病人家属的工作，让病人的家属多开导、关心病人。通过术前心理护理，在病人、家属及医护人员之间形成信任的关系，让病人树立乐观向上的心态和战胜疾病的信心。

（二）麻醉和围手术期的疼痛控制

对于要进行保肢手术的病人而言，需要制订个性化的疼痛控制方案。应根据手术的范围、持续的时间以及术后病人护理的需要决定，术前化疗和放疗的疗效必须予以考虑和评估，要强调术中是否使用局部麻醉、全身麻醉，单独或联合使用以及术后使用局部麻醉和术后采用静脉或硬膜外导管通路的镇痛处理。

因为一般来说，恶性肿瘤病人都伴随各种功能紊乱，所以术前对病人生理和心理基本状态的评估及制订优化措施是麻醉医师基本、首要的工作。许多骨恶性肿瘤病人是年轻人，很少有年龄相关性疾病，如缺血性心脏病和高血压的等。相比较而言，呼吸功能或行动能力的损坏更为常见，先前的治疗措施(如化疗、免疫抑制剂的使用、放疗)，转移灶或手术治疗都能引起此类损害。影响病人快速康复最大的几种不利因素包括贫血，血小板减少，免疫抑制，肾功能和心功能不全，术前和术后都必须评估这些因素。同时，术前必须做好输血准备，术中根据情况使用自体血回输技术，大型的手术如半骨盆切除术，需要大的静脉和动脉输液通路，在术中大出血时，中心静脉测压对评估循环血量很有帮助。近年来，腹主动脉球囊阻断技术在许多骨肿瘤治疗中心也得以推广应用，在骨盆、骶骨肿瘤的术中出血控制上发挥了重要的作用。

(三) 针对软组织功能康复的治疗

手术和放疗损伤了肌肉、韧带及筋膜等软组织的牵张力，加速康复的治疗目标就是尽早恢复其牵张力，并相应地获得满意的关节功能。软组织康复治疗的原则随组织愈合的不同阶段而改变，总共有四个阶段：损伤、炎症、再生、重塑。在炎症期，应避免使用手法训练，因为它会影响胶原纤维的排布，有可能会破坏纤维网。早期康复训练的重点是增加关节活动范围，治疗师可以通过手动拉绳索和滑轮，来完成持续的被动运动。肌肉静力收缩训练可指导病人自主完成，在后续阶段可以进行对抗肢体重力和举重等练习。

软组织的治疗包括以下一些要点：

1. 瘢痕治疗 保肢术会留下长而深的瘢痕，会导致皮肤和软组织的粘连，进而限制关节活动范围并且导致疼痛。瘢痕松动非常重要，方法主要是深部摩擦和伸展，以使瘢痕软化柔韧，超声波也可以用来软化瘢痕。

2. 改善淋巴回流 淋巴系统是一种精细的回收蛋白质和体液的循环通路，具有单向性，开始于细胞间隙，逐渐汇集至淋巴结，最终到达主干静脉，淋巴系统受损后，富含蛋白质和脂肪的体液聚集在细胞内就会导致水肿发生，肿瘤及周围组织的广泛切除会损害淋巴系统。此外，保肢术后较深的瘢痕也会妨碍淋巴回流。

淋巴损伤治疗的目的是通过促进浅表的淋巴回流来减轻水肿。这可以通过一定的肢体运功来刺激淋巴系统在组织中产生抽吸作用来完成，也可以通过使用特制的弹力绷带给予适度的加压包扎，它有助于维持皮肤一定的弹性，从而达到预防组织液聚集的目的。弹力绷带加压包扎是目前减轻水肿的主要方式，应予手术后 6 周左右使用，这时伤口已经愈合，病情已稳定，但是在放疗期间不宜使用。

3. 支具和夹板 由于恶性骨肿瘤的保肢术为了获得理想的肿瘤切除边界，往往会切除较广泛的解剖结构，包括关节囊、关节周围韧带及肌肉，甚至一些重要的神经。故病人术后关节功能的康复训练，尤其是在早期，常需要各种不同类型的康复支具辅助。支具可以是静力性的，也可以是活动性的。上肢支具一般在上肢需要机械固定预防骨折时使用。另外，为了阻止关节运动或已存在神经损伤，需要把关节固定在功能位时，也可以使用上肢支具。上肢的静力性支具包含一个有生理弧度的固定板，用来保持腕关节，处于功能位，而活动性支具可包含一个适用于桡神经麻痹肢体的装置。小腿支具包括静力性腓侧夹板和足固定器，在腓神经损伤时，前者可以保持踝关节背屈 90° 。

三、不同部位手术的加速康复特点和流程

(一) 骨盆肿瘤切除、半骨盆假体置换术

半骨盆假体置换术是骨肿瘤亚专业创伤最大、手术难度及时间最长的术式之一。其围手术期的康复及护理措施直接影响其病人术后功能的恢复和生存质量。传统的半骨盆假体与骶髂关节区接触面的剪切力大，固定螺钉方向与剪切力垂直，故易发生假体松动，甚至断裂，同时亦限制了早期康复护理训练的实施。近年来所采用的组合式半骨盆假体则避免了上述缺点，假体与骶髂关节区接触面的固定稳定

可靠，且所受的剪切力极小，加之假体骨盆和髋关节整体髂股力线内移 1 ～ 2 cm，使其偏心力矩减小，故术后假体松动、断裂的可能性明显减少。但目前国内常规开展半骨盆假体置换术的骨肿瘤中心较少，如何进行规范化的围手术期快速康复，目前尚无统一的标准流程，也缺乏这方面的文献报道。

我科自 2004 年开展该项手术以来，对这类病人的康复训练和护理要点进行了总结，认为应综合病人的一般情况、肿瘤切除范围、人工假体置换术后稳定性和骨盆髋周动力肌修复情况等多种因素，来制订个体化康复训练方案。

1. 术后体位 根据术中人工半骨盆置换的髋臼杯的外展角和前倾角决定病人术后的患肢体位。一般情况下，髋臼杯外展角为 45°，前倾角为 15°。术后患侧下肢均放在旋转中立、外展 15° ～ 25°、屈髋屈膝 15° 位，其目的在于既防止关节假体脱位，又减小切口张力。全身麻醉苏醒后，床头摇高 30° 或取半卧位，患肢仍保持上述体位；若病人平卧，则应用软枕垫高患肢 20° ～ 30°，以改善患肢的血液循环，每 2 小时更换上述体位一次；1 个月内严禁侧卧及屈髋超过 90°。由于此手术切除范围大，股骨近侧端肌肉的附着点缺失或力弱，部分病人术后患肢常处于外旋位，故病人卧床期间应用防旋转支具，使患肢在愈合过程中保持外展和旋转中立位。

2 术后康复训练流程：

(1) 置换后第 1 ～ 3 天：置换后 8 小时即开始足踝屈伸功能锻炼，同时进行股四头肌舒缩训练，促进患肢的血液循环，防止置换后下肢深静脉血栓形成。2 小时 / 次，3 次 / 天，连续持续 3 天。

(2) 置换后第 4 ～ 7 天：开始膝关节主被动训练，要求病人在大腿下垫放软枕使髋关节屈曲 45° ～ 60° 的体位下维持伸膝状态，以增强股四头肌肌力。2 小时 / 次，3 次 / 天，连续持续 4 天。

(3) 置换后第 7 ～ 10 天：鼓励病人在旋转中立位的状态下做患膝髋主动屈曲 45° ～ 60°，并尽可能长时间维持这种状态，以增强髋关节和大腿内外旋肌群肌力及其力的平衡，同时增强屈髋屈膝肌力。2 小时 / 次，3 次 / 天，连续持续 4 天。

(4) 置换后第 10 ～ 14 天：病人移坐至床旁，屈髋不超过 90°，鼓励伸膝锻炼，同时适应支具训练。2 小时 / 次，3 次 / 天，连续持续 5 天。

(5) 置换后 2 ～ 4 周：带腰骨盆髋支具扶助行器下床站立，先以健肢负重为主，患肢负重为辅，3 天后逐渐变为健肢和患肢均匀负重。每次小于 1 小时，3 次 / 天。术后 3 周开始扶助行器行走，每次小于 1 小时，3 次 / 天。

(6) 置换后 1 ～ 3 个月：去除支具保护，扶双拐行走，加强屈髋和外展力量训练。

(7) 置换后 3 个月可弃拐行走，屈髋可超过 90°。

（二）肿瘤膝关节置换术后康复治疗

根据每个病人的具体情况（包括病人的年龄和身体情况、肿瘤类型和部位、手术创伤大小、软组织重建状况等）制订个体化的详细的康复训练计划，是患肢功能尽快恢复的关键。对那些身体条件好、愈合快、手术能够保留较多的软组织且重建状况好、股骨型假体、稳定性好的病人可于术后较早、较快地进行功能康复。

对于股骨远端切除膝关节重建（股骨型膝关节假体置换）的病人，如伤口愈合良好，应于术后 3 天开始用 CPM 做膝关节屈曲锻炼。术后 5 天开始主动屈膝锻炼，医师监控病人的膝关节伸直范围。病人的肌力训练为伸膝（股四头肌）和屈膝（腘绳肌、腓肠肌）的静力性收缩，辅助主动活动及主动锻炼。根据日常生活要求制定行走目标，骨水泥假体术后 2 周可以使用拐杖辅助负重行走。对于非骨水泥假体，负重行走推迟到术后 6 周。

对于胫骨上段肿瘤切除、髌韧带止点重建（胫骨型膝关节假体置换）的病人，其开始康复锻炼的时间要晚于股骨型假体置换的病人。需用石膏或支具伸膝位保护 4 ～ 6 周，待新的关节囊和髌韧带良好愈合后，方可开始功能康复训练。需要强调的是，该手术成功的关键一点是，术中使用腓肠肌（内侧头）转移肌瓣来获得可靠的软组织覆盖，从而防止皮瓣坏死和继发感染，并为可靠的伸膝装置重建提供保障。

1. 股骨型膝关节假体置换术后康复训练步骤

(1) 术后 1 ~ 2 天：此期伤口疼痛明显，伤口引流较多，常规采用下述方法：静脉止痛泵镇痛；抬高患肢并应用足底静脉泵；鼓励病人克服疼痛，尽可能地做屈伸距小腿关节和趾关节运动，进行股四头肌等长收缩训练。静脉应用抗生素；术后第 3 天拔除引流管；拍膝关节正侧位片了解假体位置。

(2) 术后 3 天至术后 2 周：确认假体位置良好后，进行 CPM 锻炼。方法：遵循以下原则，度数要小，速度要慢，短时多次。从 20° 开始，4 次 / 天，上午 2 次，下午 2 次，10 分钟 / 次，以后每天增加 10°，每次增加 10 分钟。第 2 周改为 2 次 / 天，上、下午各 1 次，1 ~ 2 小时 / 次，每天增加 10° ~ 20°。出院时病人的膝关节应达到伸屈 0° ~ 90°，2 周后期争取达到膝关节伸屈 0° ~ 100°。CPM 锻炼间期由医师协助行股四头肌肌力训练。这时病人的疼痛已明显减轻，在伤口基本愈合、关节稳定的情况下，鼓励病人进行下肢肌肉协调性训练，行走练习，每天可搀扶病人站立一两次，根据病人的体力及耐力情况适当进行。

(3) 术后 2 ~ 4 周：此期主要训练方法为行走练习、耐力以及日常生活活动如穿鞋袜，如厕，上、下楼梯等。关节完全稳定后，宜扶病人做下蹲、站立活动。训练中不断鼓励病人克服疼痛，但是每个病人对疼痛的耐受力不同，训练时应因人而异。

(4) 出院训练指导：指导病人出院后继续患肢功能锻炼，同时配合全身关节的运动，并嘱注意事项。训练中避免剧烈运动，不要做跳跃和急转运动，防止关节的损伤，定期随访。

2. 胫骨型膝关节假体置换术后康复训练步骤

(1) 术后 1 ~ 4 周：镇痛；抬高患肢并应用足底静脉泵；鼓励病人克服疼痛，尽可能地做屈伸踝关节和趾关节运动，同时进行股四头肌等长收缩训练。静脉应用抗生素；术后第 3 天拔除引流管；拍膝关节正侧位片了解假体位置。

(2) 术后 4 ~ 6 周：进行 CPM 锻炼。从 20° 开始，4 次 / 天，上午 2 次，下午 2 次，10 分钟 / 次，以后每天增加 10°，每次增加 10 分钟。第 2 周改为 2 次 / 天，上、下午各 1 次，1 ~ 2 小时 / 次，每天增加 10° ~ 20°。出院时病人膝关节应达到伸屈 0° ~ 90°，6 周后期争取达到膝关节伸屈 0° ~ 100°。CPM 锻炼间期由医师协助病人行股四头肌肌力训练。这时病人的疼痛已明显减轻，在伤口基本愈合、关节稳定的情况下，鼓励病人进行下肢肌肉协调性训练，行走练习，每天可搀扶病人站立一两次，根据病人的体力及耐力情况适当进行。

(3) 术后 6 ~ 8 周：此期主要训练方法为行走练习、耐力以及日常生活活动如穿鞋袜，如厕，上、下楼梯等。关节完全稳定后，宜扶病人做下蹲、站立活动。训练中不断鼓励病人克服疼痛，但是每个病人对疼痛的耐受力不同，训练时应因人而异。

(4) 出院训练指导：指导病人出院后继续患肢功能锻炼，同时配合全身关节的运动，并嘱注意事项。训练中避免剧烈运动，不要做跳跃和急转运动，防止关节的损伤，定期随访。

（三）肿瘤髋关节置换术

1. 术后 1 ~ 3 天 此期康复的主要目的是减轻疼痛、防止出现下肢深静脉血栓和静脉炎。患肢用梯形枕置于中立位，静脉镇痛泵止痛，抬高患肢，为减轻术后伤口出血，术后 24 小时内部用冰袋冰敷，术后 48 小时拔除引流管，如 48 小时后引流仍多，可适当延长 24 小时，引流物做常规细菌培养，拍摄髋、膝关节正侧位片，了解假体情况，此期康复在麻醉消退后即开始踝关节的背伸、跖屈活动及股四头肌练习。

2. 术后 3 天至 2 周 此期康复训练的主要目的是减少粘连，增加关节活动度，肌力恢复训练及下肢肌肉协调性训练，此期伤口疼痛明显减轻，精神好转，食欲增加，特别是大便正常后，病人一般有较强烈的康复锻炼欲望。常规行关节拍片，如假体位置良好，则行 CPM 锻炼，使用时从 30° 开始，初始角度 0° ~ 15°，每隔 30 分钟增加 5° ~ 10°，直到病人感到明显疼痛时为止，以后每天增加 10° ~ 20°，争取在一周内达到关节伸屈 0° ~ 90°，膝关节可大于 90°。CPM 锻炼期间由康复师或护士协助病人行股四头肌肌力训练及髋关节内收外展活动，并根据情况扶拐下地练习行走。一般年龄轻，骨质条件较好无明显疏松者，术后 5 ~ 7 天，在护士协助下，病人练习床边站立，病人初次站立时会感到头晕、恶心、出虚汗等，可先让病人在床上或床边行坐位锻炼，待病人适应后再行站立，第 1 次站立时间不超过 5 分钟，下午再重复一次，并逐渐延长站立时间。站立时，一定要有医护人员在床旁看护、指导，防止出现晕厥、摔倒等意外。

3. 术后 3 周 此期病人可下床负重活动，主要用助行器练习下床、行走活动，此时护士应教会病人使用助行器的方法，即“三步法”（助行器 - 患侧 - 健侧）循环进行，直到病人能行走为止，行走距离应循序渐进。个别情况较差者可延长下床负重时间。

4. 术后 4 周及以后 此期康复的主要目的是通过作业训练，使病人恢复日常生活自理能力，并能够进行力所能及的工作。此期康复训练主要应在出院前指导，并教会病人自我康复训练的方法。主要的训练方法有行走练习、蹬车练习、翻身、起坐、穿袜、如厕等。

（四）全肩关节置换术后康复治疗

全肩关节置换术后康复训练包括四个阶段，其中第一阶段的早期康复训练尤为重要。

1. 第一阶段（术后第 1 ~ 14 天）

(1) 术后第 1 ~ 3 天：

1) 掌指关节、腕关节主动活动：握、松拳训练，最大限度地握拳，持续 10 秒，然后过伸掌指关节，持续 10 秒，10 分钟 / 次，8 次 / 天。

2) 肘关节被动屈伸运动：治疗师协助病人最大限度地屈伸肘关节，5 分钟 / 次，2 次 / 天。健肢协助患肢最大限度地伸、屈肘关节，10 分钟 / 次，4 ~ 6 次 / 天。

3) 肘关节主动屈伸运动：患肢主动屈伸肘关节，10 分钟 / 次，4 ~ 5 次 / 天。

(2) 术后第 3 ~ 6 天：被动活动肩关节，在 15° 范围内被动前后摆动肩关节，8 次 / 天。也可用 CPM 进行肩关节被动屈伸，自 15° 始每天增加 5°。

(3) 术后第 6 ~ 10 天：坐起、下地行走；手、肘的主动活动增至 12 次 / 天。增加被动肩关节外展、内收，自 10° 始每天增加 3°。

(4) 术后第 10 ~ 14 天：去除肩外展支具，换用三角巾；在 40° 范围内主动伸、屈，内收、外展肩关节。

2. 第二阶段（术后 2 ~ 6 周） 以肩关节被动活动为主，除训练时间外，均需佩戴肩关节专用吊带。

3. 第三阶段（术后 7 ~ 12 周） 术后 7 ~ 8 周，X 线检查提示肱骨干与大、小结节间有明确骨痂形成后，可根据病人骨折愈合的程度去掉吊带。此阶段训练以肩关节主动活动为主。

4. 第四阶段（术后 12 周以后） 以抗阻力训练为主，可以开始肩关节牵拉训练和抗阻力训练。

（五）人工肱骨头置换术后康复治疗

根据病人术前肩关节活动的范围、肿瘤的大小及累及的范围、肿瘤的性质，个体化制订系统的围手术期康复治疗方案。严格按照规定的步骤进行功能锻炼。人工肱骨头置换术后康复训练包括三个阶段。

1. 第一阶段（术后第 1 周）

(1) 术后当天：病人麻醉清醒后即开始在胸前固定位做指、腕、肘主动等长收缩练习。每个动作重复五六次，以后每天增加 2 次左右，达到 20 次。

(2) 术后第 1 天：开始帮助病人在床上做等长握拳运动 5 分钟 / 次，2 小时 / 天。

(3)术后第3天：开始做腕、肘关节屈伸等被动等张活动，以促进肢体的血液循环。被动活动须在病人能够耐受的范围内，切忌超越术中肩关节活动范围。此外，应使用颈腕吊带固定患肢。

2. 第二阶段(术后2～3周) 开始增加指、腕、肘的主动抗阻运动练习，在上肢悬吊带内做肩前屈、内收和内旋的摆动练习。10天后进行仰卧位肩关节被动前屈、上举及外旋练习，3～5个/次，3次/天。

3. 第二阶段(术后3周以后) 术后第3周起，做肩前后、内外的摆动练习，肩前屈内收、内旋的主动运动，并逐步增加肩外展、后伸和外旋的抗阻力运动练习。肩外展、后伸和外旋的主动牵伸，被动牵引练习，并注意加强肩带肌练习以恢复肩关节的稳定性。

(裴福兴　屠重棋　张闻力)

参考文献

1. Kehlet H.Multimodal approach to control postoperative pathophysiology and rehabilitation.Br J Anaesth,1997, 78(5): 606-617.
2. Kehlet H,Wilmore DW.Multimodal strategies to improve surgical outcome. Am J Surg, 2002,183(6): 630-641.
3. Kehlet H.Fast-track hip and knee arthroplasty.Lancet,2013, 381(9878):1600-1602.
4. Jones EL,Wainwright TW,Foster JD,et al. A systematic review of patient reported outcomes and patient experience in enhanced recovery after orthopaedic surgery. Ann R Coll Surg Engl, 2014, 96(2): 89-94.
5. 周宗科，翁习生，曲铁兵，等．中国髋、膝关节置换术加速康复—围术期管理策略专家共识．中华骨与关节外科杂志，2016, 9(1): 1-9.
6. 周宗科，翁习生，向兵，等．中国髋、膝关节置换术加速康复—围术期贫血诊治专家共识．中华骨与关节外科杂志，2016, 9(1): 10-15.
7. 沈彬，翁习生，廖刃，等．中国髋、膝关节置换术加速康复—围术期疼痛与睡眠管理专家共识．中华骨与关节外科杂志，2016, 9(2): 91-97.
8. Musallam KM,Tamim HM,Richards T,et al. Preoperative anaemia and postoperative outcomes in non-cardiac surgery: a retrospective cohort study. Lancet, 2011, 378(9800): 1396-1407.
9. Lasocki S Krauspe R,von Heymann C,et al. PREPARE: the prevalence of perioperative anaemia and need for patient blood management in elective orthopaedic surgery: a multicentre, observational study. Eur J Anaesthesiol, 2015, 32(3): 160-167.
10. Ljungqvist O,Scott M,Fearon KC.Enhanced Recovery After Surgery: A Review.JAMA Surg, 2017, 152(3): 292-298.
11. Wilson MH,Habig K,Wright C,et al.Pre-hospital emergency medicine. Lancet, 2015, 386(10012): 2526-2534
12. Vincent HK,Horodyski M,Vincent KR,et al. Psychological distress after orthopedic trauma: prevalence in patients and implications for rehabilitation. PMR, 2015, 7(9): 978-989.
13. Archer KR, Castillo RC, Wegener ST, et al. Pain and satisfaction in hospitalized trauma patients: the importance of self-efficacy and psychological distress.J Trauma Acute Care Surg, 2012, 72(4): 1068-1077.
14. Wainwright TW, Immins T, Middleton RG. Enhanced recovery after surgery (ERAS) and its applicability for major spine surgery. Best Pract Res Clin Anaesthesiol, 2016, 30(1): 91-102.

15. Adogwa O, Elsamadicy AA, Mehta AI, et al. preoperative nutritional status is an independent predictor of 30-day hospital readmission after elective spine surgery. Spine, 2016, 16 41(17): 1400-1404.
16. Liang J, Shen J, Chua S,et. al.Does intraoperative cell salvage system effectively decrease the need for allogeneic transfusions in scoliotic patients undergoing posterior spinal fusion? A prospective randomized study. Eur Spine J, 2015, 24(2): 270-275.
17. 马拉沃．骨与软组织肿瘤外科学．上海：上海科学技术出版社，2010.
18. 卡内尔．坎贝尔骨科手术学．第 11 版．北京：人民军医出版社，2011.
19. 郭卫，邱贵兴．中华骨科学：骨肿瘤卷．北京：人民卫生出版社，2010.
20. Wadhwa D, Burman D, Swami N, et al. Quality of life and mental health in caregivers of outpatients with advanced cancer. Psycho-Oncology, 2013, 22(2): 403-410.
21. 廖灯彬，左建容，文守琴，等．组合式半骨盆置换术后早期康复护理对患肢功能的影响．华西医学，2009,24(1):190-193.
22. 郭征，王臻，王军琳，等．膝关节周围肿瘤切除后人工关节重建功能康复的随访评估．中国临床康复，2006,10(4):42-43.
23. 吕汐妍，王跃，谭波．人工全髋关节置换术前康复干预对术后早期关节功能恢复的影响．中国修复重建外科杂志，2013,27(6):653-656.
24. 肖睿，屠重琪，李小彪，等．肱骨近端肿瘤保肢治疗围手术期的系统康复干预．中国临床康复，2005,9(26):34-36.

第二十章 肝脏移植手术

ERAS是指采用一系列有循证医学证据的围手术期优化的管理策略和理念，以阻断或减轻机体的应激反应、促进病人术后快速康复、缩短病人住院时间、降低病人术后并发症发生率以及降低再入院风险和死亡风险。ERAS目前已经广泛应用于胃结直肠外科、胸外科、妇科等外科手术中。20世纪80年代，由于免疫抑制剂环孢素的普及使用，肝移植手术迅猛发展，并逐步成为治疗终末期肝病最为有效的方法。截至目前，我国登记的肝移植数目已经超过2万余例。肝移植的适应证可大致概括为以下四类：慢性良性终末期肝病，急性肝衰竭，无法切除的肝脏肿瘤和先天性代谢障碍性疾病。从疾病发展的轻重缓急来分，主要分为两类：一类是轻型慢性的各种终末期肝病，包括肝硬化、肝癌病人，这类病人术前一般情况较好；另外一类是各种病因导致的重型肝炎急性肝衰竭的病人，此类病人病情凶险，随着疾病进展会出现多器官系统的并发症，如肝肾综合征、肝肺综合征、消化道大出血、严重出血倾向、严重感染、难以纠正的电解质和酸碱平衡紊乱以及Ⅱ度以上肝性脑病、脑水肿，临床处理棘手。同其他外科手术相比，肝脏移植手术操作复杂、创伤巨大以及易受原发病的影响，病人的手术应激反应更强、住院及术后康复时间更长。尽管ERAS在肝脏移植领域的应用仍处于临床探索阶段，尚未得到普遍接受和推广，但利用ERAS的理念可以优化肝移植围手术期的治疗策略，达到减少并发症、促进病人快速康复的目的，所以对肝脏移植手术ERAS实施的策略亦更为迫切。

肝移植ERAS策略总体上可分为术前、术中及术后三个方面。主要内容如下。①术前阶段：积极调整病人心态，改善和优化重要脏器功能，营养支持和防治感染，以更好的状态接受手术；②术中阶段：在尽可能减少影响病人生理功能的前提下，采用更合适的麻醉方式和药物，降低病人手术应激反应，加强麻醉管理和术中器官功能保护，使手术平稳过渡；③术后阶段：运用多模式的综合治疗手段减少病人术后并发症，促进其器官功能恢复，加强营养支持，防治感染，并采用个体化的免疫抑制方案。

一、ERAS肝移植术前治疗策略

（一）术前宣教及术前心理护理

病人一旦列入肝移植等待名单，应立即对其开展肝移植相关知识的宣教工作，增强病人对肝移植知识的了解，消除焦虑，减少心理及生理应激反应。病情危急的急性肝衰竭病人需行急诊肝移植，要尽快完成上述宣教及心理护理，对于已经并发肝性脑病的病人，对病人家属的宣教则尤为重要。

（二）重要脏器功能的改善和优化

病人由于受慢性肝病的影响，易合并心、脑、肺、肾等多脏器功能不全甚至衰竭，重视术前对这些重要脏器功能的改善是肝移植ERAS的术前处理要点。

1. 心肺功能 术前常规行动脉血气分析和肺功能检测来评估病人心肺功能储备以及是否存在严重的肝肺综合征。心脏功能评估主要包括心电图和超声心动图，可疑冠状动脉粥样硬化性心脏病者，可行无创的冠状动脉CT血管造影术（computed tomography angiography，CTA）检查。制订呼吸锻炼计划，指导病人进行正确的呼吸锻炼方法，并指导病人掌握有效咳嗽、体位引流及胸背部拍击等方法，以帮助病人保持呼吸道通畅，及时清除呼吸道分泌物。

2. 肾功能不全的防治 通过尿量、尿比重、尿蛋白、血清肌酐、肾小球滤过率等准确地评估肾功能状况，并分析肾功能不全的原因，针对不同病因给予合适的治疗。准确地诊断肝肾综合征，准确地评估肝肾联合移植的适应证。避免应用肾毒性药物。术前持续性血液净化(continuous blood purification，CBP)对纠正内环境紊乱、改善肾功能、减轻心脏前负荷有重要的价值，避免使用间歇性血液透析，因其并发的低血压会导致脑灌注压下降及加重脑水肿。

3. 纠正凝血障碍及预防出血 长期肝病所致凝血功能障碍，表现为肝脏合成的凝血因子Ⅱ、Ⅴ、Ⅶ、Ⅸ、Ⅹ减少，病理性纤维蛋白原和血小板减少症。主要措施包括：①肠外补充维生素K，促进凝血因子合成；②用血制品改善凝血功能障碍，应注意容量超负荷的风险、输血相关的急性肺损伤以及加重脑水肿的风险，一般应仅限于治疗严重出血或对于有颅内压监测装置的病人进行预防出血，一般情况下，新鲜冷冻血浆常用剂量15～20 ml/kg，血小板计数 $< 30 \times 10^9$/L 和纤维蛋白原水平 < 100 mg/dl 时予以输注血小板和冷沉淀；③肝硬化病人要控制胶体溶液的输注，合并严重门静脉高压时不宜短期输注大量白蛋白，以避免上消化道出血。

4. 神经系统并发症的防治 肝性脑病是重型肝炎的常见并发症，一旦怀疑或诊断为肝性脑病，应立即查找并治疗各种诱因和病因，如消化道出血、电解质紊乱、肾功能不全、感染、镇静催眠药物的应用、便秘等。纠正血容量不足，减轻肠道氮负荷，降低血氨。对于快速进展的肝性脑病需要重点监测颅内压，并行头颅CT或MRI以及脑电图检查了解脑水肿程度和脑功能状态，以评估肝移植手术禁忌证，肝性脑病Ⅲ度以上者需要术前积极脱水，限制钠盐的输注，避免过多血浆的输注以降低颅内压。

(三) 适当的营养治疗

接受肝移植手术的病人普遍存在慢性营养不良的问题。营养支持对于等待肝移植的病人通常包含脂肪、蛋白质、糖类以及一些肝脏特殊的营养配方如支链氨基酸、ω3脂肪酸和精氨酸的供给。

肝移植前要纠正营养不良状态，优先选择经口或肠内营养。营养支持治疗要根据病人的营养状况设定每天营养目标，要循序渐进，尤其对于重度营养不良病人，不仅要避免再喂养综合征，更要重视肝脏分解及合成功能，营养剂是否加重肝脏负担，甚至诱发肝性脑病。术前7～10天联合肠外营养，补充维生素和微量元素，并纠正水、电解质紊乱。病人一旦出现消化道出血、胃肠道功能紊乱，则应给予肠外营养。

(四) 感染的预防和治疗

恰当的营养，维持接近正常的血糖水平，细致的口腔护理，机械通气病人床头抬高30°，侵入性操作和日常使用静脉置管时严格无菌及进行流程化临床检查和监督是有效地控制感染的措施。这些能够有效地减少和延迟医院获得性细菌(主要是革兰阴性菌)感染。对于病程长、长期应用抗生素者，需要警惕肺部和肠道真菌感染。有真菌感染证据时应积极使用抗真菌药物。

(五) 人工肝

对于重型肝炎肝衰竭的病人，人工肝可以在一定程度上替代病变肝脏的功能，为等待适宜供肝赢得宝贵时间，也可为术前多器官功能的改善创造条件。人工肝的使用时机宜在重型肝炎的早中期进行，经皮血管腔内血管成形术(percutaneous transluminal angioplasty，PTA)介于20%～40%和血小板计数 $> 50 \times 10^9$/L 时效果较好。介入时间过晚，相关并发症的发生率越高。

二、ERAS肝移植术中治疗策略

(一) 麻醉方式及麻醉药物选择

1. 麻醉方法 一般选用静吸复合全身麻醉。

2. **麻醉药物** 充分的术前氧储备，一般采用常规诱导。麻醉维持可选择静脉或吸入全身麻醉药物及阿片类药物。肌松药可以选择使用阿曲库铵和顺阿曲库铵。避免使用经肝脏代谢的罗库溴铵等药物。如果计划术后早期拔管，推荐使用短效药物。

（二）麻醉管理

1. **麻醉后置管** 麻醉后安置尿管和胃管，减轻病人的应激性创伤，有利于术后恢复。

2. **呼吸管理** 控制吸入氧浓度，保证动脉血氧分压与氧饱和度正常即可，尽可能地避免长时间高浓度氧（FiO_2 > 80%）吸入；采用肺保护性机械通气策略；对于术前痰多或合并肺炎的病人，建议术前或术中即开始给予大剂量的氨溴索治疗。

3. **血流动力学调控** 无肝前期切除肝脏、无肝期、新肝开放即刻及新肝后期因大出血、下腔静脉阻断或酸性、毒性物质入血对心脏损害等因素常常会导致重型肝炎肝移植术中发生严重低血压或低灌注等情况。在目标导向液体治疗策略基础上常常需要使用部分血管活性药物。特别注意无肝期和新肝期的血流动力学调控。依据情况单次静脉注射和持续泵注多巴胺；使用间羟胺、肾上腺素、去甲肾上腺素；当血压过高时，可用硝酸甘油调控。同时，进行血气及电解质监测，保持内环境稳定和酸碱平衡，注意离子钙的补充。在开放前尤其要关注血钾浓度，以防开放即刻高钾心搏骤停。

4. **凝血功能调控** 重型肝炎病人常合并严重的凝血功能障碍。围手术期需进行床旁凝血监测，进行目标导向凝血功能纠正，重点关注手术开始前、新肝早期、新肝 2 小时后凝血功能，当有紊乱时推荐使用“冲击疗法”补充外源性凝血物质以改善凝血功能，即尽量在 30 ～ 60 分钟内至少补充到接近或达到正常凝血物质 30% 以上。评价标准是床旁或实验室的凝血功能指标。可使用新鲜冷冻血浆、冷沉淀、凝血酶原复合物、纤维蛋白原及重组凝血因子Ⅶ等。

5. **术中保温** 术中监测体温，可采用预加温、提高手术室室温、使用液体加温装置、加温毯、暖风机等多种措施维持病人术中中心体温 > 36 ℃。建议开放前调控体温 > 36.5 ℃。

6. **液体管理** 液体治疗的目的是通过优化循环容量以改善组织灌注，采用“目标导向液体治疗”策略，完善监测，特别强调在无肝期不能单纯依靠快速输液维持血流动力学的稳定，而是在适当补液的前提下，配合血管活性药物维持血流动力学的稳定，避免新肝早期因液体过负荷而出现肝脏肿胀、心力衰竭、肺水肿等并发症，影响病人术后的康复。在术前已经存在肝性脑病和脑水肿的病人，术中应严格控制液体入量，避免含钠液体的输注。

7. **低钠血症的处理原则** 重型肝炎肝移植病人，术前常合并低钠血症。低钠血症的处理应该依据如下原则：①治疗应以神经系统症状为依据而不是以血钠的绝对值为依据；②无症状且神经系统未受累的病人无论血钠多少均不应输注高张液体。有些重型肝炎病人术前存在慢性低钠血症，这类病人术中应严格钠的补充，不宜快速纠正，血钠纠正可按 0.2 mmol/L 速度缓慢进行，同时应纠正低镁血症，低镁血症可加重免疫抑制剂的神经毒性。

8. **合理使用胰岛素，控制高血糖** 除非有明确的低血糖，术中应避免使用含葡萄糖液体。高血糖可以加重脑的损害，形成恶性循环，有必要对术中的高血糖进行积极的处理，以减少乳酸的生成。此外，胰岛素还有中枢神经系统的直接保护作用。

（三）术中器官功能保护

1. **心肺功能保护** 在肝移植手术中，许多因素可加重心肺功能障碍，如肝硬化心肌病、容量超负荷、大出血后输血、血管阻断和开放后血流动力学剧变及毒性物质的作用等。术中应注意心力衰竭、肺水肿、严重的心律失常或心搏骤停的发生。常用的保护措施包括：①心功能保护，维持有效灌注压，使用心肌营养药物，避免容量超负荷，在保证有效灌注下维持较低的中心静脉压；②肺功能保护，重型肝炎病人部分术前已合并肺部感染甚至肝肺综合征导致肺通气效率低下，围手术期应在保证有效循环灌注下避免容量过多,维持较低中心静脉压,术前及术中可使用氨溴索等保护性药物治疗,合并有肺动脉高压病人及新肝早期发生肺动脉压中度以上增高病人可使用前列地尔等治疗,呼吸管理使用保护性肺通气策略,围手术期避免过多红细胞输注导致或加重急性肺损伤的发生。

2. 肾功能保护 肝移植围手术期出现急性肾损伤的情况并不少见,部分病人甚至可发展为急性肾功能不全,严重影响病人的预后。术中注意维持血流动力学的稳定,保证肾脏的灌注,避免长时间的低血压是围手术期保护肾功能最重要、最有效的措施。主要方法包括:①术中应尽量缩短无肝期并可先行开放下腔静脉回流,对于术前已经存在肾功能损害的病人可视情况采用不阻断下腔静脉的经典背驼式肝移植或采用体外静脉转流技术,维持无肝期血流动力学稳定,保证肾脏的灌注,避免造成肾功能进一步恶化。②术中可以使用增加肾灌注的药物如特利加压素来改善肾功能。③对于术前已经出现少尿或无尿的病人,酌情采用术中 CBP 治疗,以改善病人的内环境,为术后肾功能的恢复创造机会。

3. 脑保护 对于术前合并有肝病脑病和脑水肿的重型肝炎的病人,在肝移植围手术期应注重脑损伤的预防及脑保护,常用的具体措施有:①有肝性脑病或脑水肿时可适当过度通气,避免二氧化碳蓄积;②维持循环稳定及脑血流(cerebral blood flow,CBF)稳定;③麻醉药物选择,大部分静脉麻醉药(巴比妥类、苯二氮䓬类、麻醉性镇痛药)以剂量依赖方式同时降低 CBF 和脑氧代谢率,通过降低代谢率,促进局灶性或不完全性全脑缺血的神经功能恢复,常用挥发性麻醉药(七氟烷、地氟烷)均增加 CBF,增加上述药物浓度会使脑血管的自动调节功能减弱甚至消失,应谨慎使用。

(四) 术中监测措施

肝移植术中监测措施包括:①术中常规全身麻醉相关监测,包括心电图、脉搏血氧饱和度、呼气末二氧化碳、尿量(精密尿袋);②呼吸力学及潮气量监测、麻醉深度监测等;③右颈内静脉(8 F 漂浮导管鞘管)和右锁骨下静脉(血液透析管)穿刺置管,并妥善固定,用于输血、补液和放置漂浮导管监测心功能;④左侧桡动脉穿刺置管,用于检测动脉血压和 FlowTrac 检测体循环和肺循环容量;⑤术中床旁监测病人凝血功能,以便调整外源性凝血物质的使用。

三、ERAS 肝移植术后治疗策略

(一) 术后心理干预

医护人员应为病人提供良好的环境,提供相应的心理支持,鼓励病人释放心中的压力和表达心中的情绪,引导病人及时和家属、主治医师、护理人员进行沟通,消除病人的后顾之忧,提高病人战胜疾病的信心。

(二) 术后镇静镇痛及睡眠管理

重症监护室(ICU)镇痛和镇静制度针对需要持续镇痛和(或)镇静的病人,为其提供有效的镇痛镇静方案。由于肾上腺皮质激素的使用,肝移植术后病人多不需要常规镇痛处理。对于需要镇痛的病人,可以考虑阿片类药物等,必要时可以辅助其他类药物镇痛,并在病程记录中记录镇痛治疗原因、治疗药物、镇痛效果及有无不良反应等。

肝移植病人术后早期易发生失眠、谵妄等精神异常,应适当使用镇静药物,保证病人充分休息。首选丙泊酚、右美托咪定,并注意药物不良反应,对使用 1 周以上的病人注意缓慢停药,警惕谵妄发生。

对于已经发生谵妄的病人,应积极寻找原因,移植病人多是由于内环境变化,渗透压升高,夜间睡眠欠佳等原因引起,可减少声、光刺激,减少不必要的护理操作,夜间充分镇静,使病人有充分的睡眠,对躁动型谵妄可选择氟哌啶醇肌内注射治疗,对于内环境紊乱病人予以纠正,必要时可采用 CBP 治疗。

(三) 术后病人隔离的管理

管理内容包括:①重视医院感染的管理,加强对环境卫生监测和保证日常清洁消毒措施的落实;

②应加强对医务人员医院感染预防与控制知识的培训，提高医务人员的认识水平；③病房布局合理，有条件者尽可能地安排单间病房，应配备有效、便捷的手卫生设施，医务人员严格执行手卫生规范；④医务人员应当严格遵守无菌技术操作规程，特别是在实施各种侵入性操作时，应当严格遵守无菌技术操作规程，避免污染；⑤合理使用抗菌药物；⑥建议应对病人进行多重耐药菌的筛查和监测，对确定或高度怀疑多重耐药菌感染病人或定植病人，应当在标准治疗的基础上，实施接触隔离措施，预防传播。

（四）术后液体及内环境管理

1. 输液原则 坚持精准输液和目标导向液体治疗策略，术后早期采用限制性液体策略，对于有效循环容量不足的病人，在补液的同时应结合应用小剂量去甲肾上腺素维持有效灌注。

2. 液体种类选择 对于凝血功能欠佳，术后有渗血的病人，予输注红细胞、血浆等血制品；无明显出血，凝血功能基本正常时应慎用血浆；无明显出血时，血红蛋白≥70～90g/L 应避免输注红细胞。术后早期 24～36 小时内纠正病人低血容量状态应以输注胶体为主。术后循环稳定时应尽快达到负平衡。

3. 内环境管理

(1) 每天监测电解质、血尿素氮、血清肌酐、血清渗透压水平。移植术后常见高钠、低钾、低磷、低镁、低钙血症和高渗透压，常采用适量限盐、胃管注入灭菌注射用水降钠、降渗透压，同时补钾、镁、磷、钙，严重高钠、高渗透压者或保守治疗不佳者可予 CBP。

(2) 每天查血气分析评估酸碱平衡状态。多数病人呈代谢性碱中毒，可能与术中大量血制品输注有关，可予适量补充精氨酸。少数病人呈代谢性酸中毒，可能与循环灌注不足、肾功能不全等相关，严重的代谢性酸中毒（pH＜7.25），可予补碱治疗，术后酸碱紊乱的判断应根据病人容量状态、肾功能和电解质水平综合评估，以纠正病因为主，谨慎补酸、补碱。

（五）肾功能保护

术后肾功能保护方案包括非药物干预和药物干预。非药物干预包括容量治疗，维持肾血流量和肾灌注压，避免使用肾毒性药物，严格控制血糖，缺血预处理或药物预处理。药物干预包括血管舒张药物，推迟钙神经蛋白抑制剂（calcineurin inhibitors，CNI）的使用，利尿药、利钠肽、抗氧化剂、其他如抗炎制剂可一定程度保护肾脏功能。有以下情况可使用 CBP 治疗：急性肺水肿、高钾血症、高容量性心力衰竭、无尿或少尿状态、明显尿毒症症状、严重感染或脓毒症、严重内环境紊乱、高渗透压血症等。

（六）控制肺部感染及保护肺功能

1. 呼吸道管理 ①气管导管套囊的管理，套囊内气量一般注入 5ml 左右，以辅助或控制呼吸时不漏气，气囊内压力一般为 2.7～4.0kPa；②呼吸机管道的管理，呼吸机管道内的冷凝水应及时清除，在离断管道、变换体位及处理冷凝水原液之前应戴手套，之后更换手套并消毒手，湿化罐、雾化器内装液体应每 24 小时全部倾倒更换灭菌用水，用后终末消毒；③机械通气病人的细菌监控，对病人的痰液进行细菌培养；④按需吸痰，建议采用声门下吸痰管进行持续声门下吸引并尽可能使用封闭式吸痰管；⑤呼吸道湿化，加强呼吸道湿化是保证呼吸道通畅、促进排痰、预防呼吸道感染的重要措施；⑥预防呼吸机相关肺炎（ventilator associated pneumonia，VAP）的发生，将床头抬高 30°～40°，可有效地减少或避免反流与误吸；⑦口腔护理，口腔护理能减少细菌数，防止其向下移行而发生 VAP，对存在高危因素的病人建议使用氯己定 2～6 小时冲洗 1 次；⑧每天评估是否具备撤离机械通气的条件，及留置气管插管的必要性，如有可能应尽早拔除气管导管，尽量缩短通气时间，减少细菌在生物膜内定植，降低 VAP 的发生率；⑨预防消化性溃疡，预防深静脉血栓，从而减少 VAP 的发生。

2. 抗感染措施 对于有感染迹象的病例可以在实验室检查结果回报前经验性选用抗生素及抗真菌药物预防及治疗，选用的抗生素应主要针对革兰阴性杆菌，兼顾革兰阳性球菌。不应一味地依赖 X 线胸片、断层扫描和病原体的检查，以免丧失早期治疗的良好时机。尽早留取标本，进行病原检查，重视早期反复、多次、多部位的致病微生物的检测，尽快明确病原菌，尽早针对性用药。一旦感染得到控制及时停用抗生素，避免二重感染。

3. 肺功能保护 肝移植术中创伤较大，术中可能出现液体入量过多，术后出现肺水肿或急性肺损伤，肺部弥散功能障碍，术后补液需实行目标导向性治疗，尽量达到负平衡，对于发生急性呼吸窘迫综合征（acute respiratory distress syndrome，ARDS）的病人更应执行限制补液、小潮气量通气等保护肺功能措施。机械通气期间贯彻 VAP 预防策略，降低 VAP 的发生率。

（七）促进胃肠功能恢复

1. 促进胃肠蠕动 围手术期可留置胃管或空肠营养管，予少量滋养型肠内营养，配合穴位针灸、肠道运动药物、保留灌肠、加强病人早期自主运动等方法，促进肠道蠕动，保持肠道通畅，避免便秘、胀气及腹泻。

2. 早期肠内营养 术后 24 ～ 48 小时内予少量滋养型肠内营养，胃潴留严重时可选择经留置空肠营养管进行营养，肠内营养液的温度应保持在 37℃左右。刚开始建议采用低浓度、低速度的喂养方式，病人若无明显腹泻、腹胀等并发症，可逐步增量。

3. 维持肠道菌群稳定 定期行肠道菌群及细菌球杆比例检测，视病情及时调整抗生素与免疫抑制剂的用量，可经肠道补充益生菌。

4. 营养管道管理 胃管留置深度应为见黄色或黄绿色胃液后再持续推进至长度达 55 ～ 60cm，确保胃管尖端于胃底，管路的体外部分应妥善固定，日间定期冲洗，保证引流通畅。每天评估是否具有留置胃管的必要性，病人通气、通便后若每天引流胃液小于 100 ml 时选择拔除。空肠管尖端延伸过屈氏韧带 5 ～ 10cm，管路的体外部分应反复妥善固定；日间定期冲洗管理；空肠营养管仅用于全液体的肠内营养，避免药物及颗粒状物质经空肠管输注。

（八）术后管道管理

1. 中心静脉导管置入及置入部位的选择

包括：①穿刺前权衡感染与机械损伤的利弊，成人应避免选择股静脉作为穿刺点；②血液透析或终末期肾病应避免选择锁骨下静脉，以防锁骨下静脉狭窄；③应在超声引导下进行中心静脉导管（central venous catheter，CVC）置管（如果条件允许）；④每天进行评估，尽早拔出所有血管内导管。

2. 手卫生与无菌操作 包括：①在接触插管部位前后，以及插入、重置、触碰、护理导管及更换敷料前后都应严格执行手卫生；②进行动脉导管、CVC 置管时严格遵守无菌操作规程；③放置管道或更换导丝时都应采用最大无菌屏障措施，病人全身覆盖无菌巾。

3. 皮肤消毒 在行中心静脉置管、动脉置管和更换敷料前，应用含有氯己定浓度＞ 0.5% 的乙醇溶液进行穿刺皮肤消毒。使用 2% 氯己定每天清洁皮肤一次，以减少导管相关血流感染（catheter related blood stream infections，CRBSI）。

4. 插管部位敷料应用 CVC 置管应至少每 7 天更换透明敷料一次，有穿刺口渗血、渗液或敷料卷边等情况应及时更换敷料。

5. CVC 的更换 无须常规更换 CVC 以预防导管相关感染，切勿仅因单纯发热而拔除 CVC，应综合考虑；如怀疑 CVC 导致发热，应当立即拔除导管并进行导管与外周血标本的培养。

6. 动脉导管置入部位的选择、导管管理及压力监测装置 包括：①成人应选择桡、肱、足背动脉，儿童不应选用肱动脉，无须常规更换动脉导管，仅在有临床指征时才更换动脉导管，不再需要时尽早拔除导管；②尽量选择一次性密闭式压力传感系统，并将压力监测系统和液体输注途径分开；③禁止通过压力系统输液及输注营养液。

7. 尿管及引流管管理 肝移植病人均在术后留置尿管、腹腔引流管监测术后尿量及引流量，对所有置管每天需进行评估，若病人情况允许应尽早拔除尿管及各种引流管，促进早期活动。

（九）病人术后早期活动

肝移植术后病人长期卧床增加肺功能损害、组织氧合不全、下肢静脉血栓等风险。应积极鼓励病人从术后第1天开始活动，每天对病人的意识、肌力、配合能力进行评估并为病人制定锻炼计划和目标，完成每天制定的活动目标。

1. 病人术后早期活动的原则 包括：①先确保病人安全和自身安全；②改善病人的功能障碍要分主次、先后；③意识清楚者以肺部功能恢复、坐位、站位等为目标；④意识不清者以预防肺部感染、压疮、深静脉血栓、关节挛缩、肌肉萎缩等并发症为目标。

2. 病人术后早期活动的重点 包括呼吸功能锻炼、肢体肌力锻炼、关节活动锻炼。

3. 制订个体化的活动计划 应每天对病人的意识、肌力、配合能力进行全面评估并制订个体化的活动目标和计划，完成每天制订的活动目标。

4. 关注ICU病人早期活动潜在风险的发生 因病人术后较虚弱、留置管道较多等原因，病人进行早期活动及功能锻炼过程要预防管道非计划性拔管、跌倒、压疮等风险的发生，做好评估、安全措施和人力安排。

（十）营养及饮食的管理

主要管理措施包括：①推荐使用营养风险筛查（nutritional risk screening，NRS）-2002评分或危重症营养风险（nutrition risk in the critically ill，NUTRIC）评分标准作为营养评估的标准，不要使用传统的内脏蛋白（血清白蛋白、前白蛋白、转铁蛋白）水平作为营养指标，营养评估还包括疾病状态评估、胃肠道功能状态评估、误吸风险评估。②NRS ≥ 3分，NUTRIC ≥ 5分即有营养风险，重型肝炎肝移植病人可能均存在营养不良风险；③在没有因素干扰精确性的前提下，间接热量计算给予104 ~ 125 kJ/kg，需要监测蛋白供给量[1.2 ~ 2.0 g/（kg·d）]。④肠内营养优于肠外营养，术中留置空肠营养管，可于肝移植手术后24 ~ 48小时开始肠内营养，尽快使食糜与肠道绒毛接触，但当血流动力学不稳定时，先充分复苏，撤升压药时，谨慎开始。⑤肠内营养时；应该监测肠内营养耐受性，并需监测误吸的风险，采用连续肠内营养输注方式，必要时可使用胃肠动力药（红霉素、甲氧氯普胺），喂养时床头抬高30° ~ 45°，病人出现腹泻时应积极寻找病因。⑥对NRS ≥ 3分，NUTRIC ≥ 5分或严重营养不良的病人，如果肠内营养不能实施，肠外营养尽快开始，肠外营养时控制血糖在8 ~ 10 mmol/L，如果肠内营养能部分实施，尽早实施肠内营养。

（十一）免疫抑制剂的使用原则

理想的免疫抑制方案是有效地预防排斥反应和最低的药物毒副作用。建议采用个性化药物治疗方案以达到抗排斥和发生不良事件之间的最佳平衡点，对于肾功能不全和肝癌病人，选择性地应用霉酚酸酯和西罗莫司。甲泼尼松龙常在术后短期使用，然后仅用环孢素或他克莫司，或加用霉酚酸酯。术中可应用白细胞介素（IL）-2受体单克隆抗体，推迟CNI的使用，对肾脏有一定的保护作用。术后评估病人的感染风险，在严密监测肝功能的基础上，尽量调控免疫抑制于较低的水平，减少排斥及感染的发生率。为利于尽早康复应做到以下：①减少使用免疫抑制剂的种类；②尽量减少每种免疫抑制剂剂量；③尽量减少免疫抑制剂不良反应；④根据受者的年龄、性别、肝功能等情况制订个体化免疫抑制方案。

目前，在临床全面普及ERAS理念仍有不少阻碍，尤其是对于肝移植手术。主要是因为部分病人传统理念根深蒂固，对ERAS方案不能很好地理解和配合，医疗工作人员对ERAS理念重视度不够，阻碍其普及和推广。其次，考虑到部分措施缺乏循证学依据，临床各科室不能相互协同工作，医院管理层亦缺乏对ERAS策略实施的政策支持。所以，发展推广ERAS理念任重而道远。它除了需要医师和病人个体的理解和重视，更需要医院、国家层面提供资金和政策支持。总之，作为一种充分体现人文关怀的新理念，ERAS 应用于肝移植手术，对降低术后并发症发生率，减少术后机械通气时间及平均住院日，提高病床周转率等方面具有良好的临床效果。不过由于 ERAS 在肝移植手术中临床实践时间较短，相关的临床研究较少，还有很多工作需要完善，包括各种新措施的临床随机对照研究。只有这样才能为 ERAS 贯彻实施提供更多的循证医学依据，完善 ERAS 术后疗效及安全性评价体系，不断完善肝移植手术 ERAS 方案策略等，推动肝移植 ERAS 的长足进步，努力实现“零风险、无痛”的外科终极目标。

（杨　扬　傅斌生）

参考文献

1. European Association for the Study of the Liver. EASL clinical practice guidelines: liver transplantation. J Hepatol, 2016, 64(2): 433-485.
2. Smoter P, Nyckowski P, Grat M, et al. Risk factors of acute renal failure after orthotopic liver transplantation: single-center experience. Transplant Proc, 2014, 46(8): 2786-2789.
3. Kamar N, Guilbeau-Frugier C, Servais A, et al. Kidney histology and function in liver transplant patients. Nephrol Dial Transplant, 2011, 26(7): 2355-2361.
4. Mpabanzi L, Jalan R. Neurological complications of acute liver failure: pathophysiological basis of current management and emerging therapies. Neurochem Int, 2012, 60(7): 736-742.
5. Plank LD, Mathur S, Gane EJ, et al. Perioperative immunonutrition in patients undergoing liver transplantation: a randomized double-blind trial. Hepatology, 2015, 61(2): 639-647.
6. Vera A, Contreras F, Guevara F. Incidence and risk factors for infections after liver transplant: single-center experience at the University Hospital Fundación Santa Fe de Bogotá, Colombia. Transpl Infect Dis, 2011, 13(6): 608-615.
7. Dalal A. Anesthesia for liver transplantation. Transplant Rev (Orlando), 2016, 30(1): 51-60.
8. Li M, Zhang LP, Yang L. Fluids administration andcoagulation characteristics in patients with different model for end-stage liver disease scores undergoing orthotopic liver transplantation. Chin Med J (Engl), 2007, 120(22): 1963-1968.
9. Cheng XS, Tan JC, Kim WR. Management of renal failure in end-stage liver disease: a critical appraisal. Liver Transpl, 2016, 22(12): 1710-1719.
10. Cavallin M, Kamath PS, Merli M, et al. Terlipressin plus albumin versus midodrine and octreotide plus albumin in the treatment of hepatorenal syndrome: a randomized trial. Hepatology, 2015, 62(2): 567-574.
11. Leise MD, Yun BC, Larson JJ, et al. Effect of the pretransplant serum sodium concentration on outcomes following liver transplantation. Liver Transpl, 2014, 20(6): 687-697.
12. Laish I, Braun M, Mor E, et al. Metabolic syndrome in liver transplant recipients: prevalence, risk factors, and association with cardiovascular events. Liver Transpl, 2011, 17(1): 15-22.
13. Schumann R, Mandell MS, Mercaldo N, et al. Anesthesia for liver transplantation in United States academic centers: intraoperative practice. J Clin Anesth, 2013, 25(7): 542-550.
14. Fayed N, Refaat EK, Yassein TE, et al. Effect of perioperative terlipressin infusion on systemic, hepatic, and renal hemodynamics during living donor liver transplantation. J Crit Care, 2013, 28(5): 775-782.
15. Mukhtar A, Salah M, Aboulfetouh F, et al. The use of terlipressin during living donor liver

transplantation: effects on systemic and splanchnic hemodynamics and renal function. Crit Care Med, 2011, 39(6): 1329-1334.

16. Liu LL, Niemann CU. Intraoperative management of liver transplant patients. Transplant Rev (Orlando), 2011, 25(3): 124-129.
17. Errichiello L, Picozzi D, de Notaris EB. Prevalence of psychiatric disorders and suicidal ideation in liver transplanted patients: a cross-sectional study. Clin Res Hepatol Gastroenterol, 2014, 38(1): 55-62.
18. Snowden CP, Hughes T, Rose J, et al. Pulmonary edema in patients after liver transplantation. Liver Transpl, 2000, 6(4): 466-470.
19. Pedersen M, Seetharam A. Infections after orthotopic liver transplantation. J Clin Exp Hepatol, 2014, 4(4): 347-360.
20. Romero FA, Razonable RR. Infections in liver transplant recipients. World J Hepatol, 2011, 3(4): 83-92.
21. Taha AM, Sharif K, Johnson T, et al. Long-term outcomes of isolated liver transplantation for short bowel syndrome and intestinal failure-associated liver disease. J Pediatr Gastroenterol Nutr, 2012, 54(4): 547-551.
22. Binhas M, Amathieu R, Campillo B, et al. French survey on perioperative nutrition in cirrhotic adult patients waiting for liver transplantation. Ann Fr Anesth Reanim, 2013, 32(5): 302-306.
23. Peng S, Lu Y. Clinical epidemiology of central venous catheter-related bloodstream infections in an intensive care unit in China. J Crit Care, 2013, 28(3): 277-283.
24. Halawa A, Boyes S, Roberts F, et al. Challenging the old traditions in renal transplantation: enhanced recovery after renal transplantation. Transpl Int, 2011, 24(S2): 339.
25. Kerwin AJ, Nussbaum MS. Adjuvant nutrition management of patients with liver failure, including transplant. Surg Clin North Am, 2011, 91(3): 565-578.
26. Wiesner RH, Fung JJ. Present state of immunosuppressive therapy in liver transplant recipients. Liver Transpl, 2011, 17(Suppl 3): S1-S9.

中文索引

Z

英文索引

R

S

06